Schubert

Leistungsabrechnung in der Zahnmedizin

Wichtiger Hinweis: Das Abrechnungswesen unterliegt einem ständigen Wandel. Gesetzliche Bestimmungen, Rechtsverordnungen und die vertraglichen Vereinbarungen zwischen Zahnärzten und Krankenkassen werden mit der Zeit geändert bzw. neu geregelt.

Autor und Verlag haben besondere Mühe darauf verwandt, dass die Angaben in diesem Buch genau dem **Wissensstand bei Fertigstellung des Werkes** entsprechen. Dennoch ist jeder Benutzer aufgefordert, bei der praktischen Anwendung eigenverantwortlich die jeweils gültigen rechtlichen Bestimmungen für eine ordnungsgemäße Abrechnung zu prüfen.

Die Auslegung mancher Abrechnungspositionen ist unterschiedlich. In Zweifelsfällen empfehlen wir, sich an die zuständige Zahnärztekammer oder Kassenzahnärztliche Vereinigung (KZV) zu wenden. Im Rahmen der vertragszahnärztlichen Abrechnung sind die Aussendungen der KZV zu beachten, die auch auf regionale Besonderheiten hinweisen.

Für im Buch bestehende Fehler können Autor und Verlag keine Verantwortung und daraus folgende oder sonstige Haftung übernehmen.

Als Beitrag zum **Umweltschutz** wurde dieses Buch auf **chlorfrei gebleichtem** Papier gedruckt.

Libromed online   www.libromed.de

Für den Gebrauch an Schulen. Dieses Buch folgt der neuen Rechtschreibung.
Alle Drucke einer Auflage können im Unterricht parallel verwendet werden.
© 2020 Libromed GmbH, Krefeld

Dieses Werk und seine Teile sind urheberrechtlich geschützt.
Jede Nutzung – außer in den gesetzlich zugelassenen Fällen – bedarf daher der vorherigen schriftlichen Genehmigung des Verlages.

6. Auflage
Druck 4 3 2 1/ 25 24 23 22 21 20
Gebrauchsnamen, Handelsnamen, Warenbezeichnungen usw. können gesetzlich geschützt sein, ohne dass dies im Buch gekennzeichnet wurde.

Titelgestaltung: Scott Krausen
Produktion: Printmanagement Plitt GmbH, Oberhausen

Vertrieb:	Libromed GmbH Winnertzweg 30 B 47803 Krefeld Tel./Fax: 0 21 51/56 44 42

Best.-Nr. 86512
ISBN 978-3-927865-12-9
Band II hat die Best.-Nr. 86513   (ISBN 978-3-927865-13-6)

Vorwort

Unser **modernes, zweibändiges Lehrwerk** enthält die **aktuelle Leistungsabrechnung der Zahnmedizin** übersichtlich nach dem Rahmenlehrplan in 13 Lernfelder gegliedert:
- **Band I Lernfelder 1 – 8**
- **Band II Lernfelder 9 – 13**.

Die Privat- und Kassenabrechnung werden auf neuestem Stand erläutert.

> Kassenabrechnung nach BEMA auf weißen Seiten,
> Privatabrechnung nach GOZ auf blauen Seiten.

Grundsätze unseres Lehr- und Nachschlagewerks sind:
- **Gebührentexte im Original** abgedruckt (grau unterlegt)
- **ausführliche Erläuterungen** mit Bezug auf die **Zahnmedizinische Assistenz**
- **klare, präzise Bewertungen** der Abrechnungsbestimmungen
- handlungsorientierte **Einheit von Text, Bild und Gestaltung**
- fächerübergreifend schneller Zugriff auf **fundiertes Wissen**.

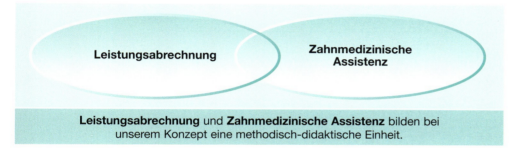

Leistungsabrechnung und **Zahnmedizinische Assistenz** bilden bei unserem Konzept eine methodisch-didaktische Einheit.

Unsere **Leistungsabrechnung** ist:
– ein **Lehrbuch** für die Ausbildung in der Schule und
– ein **Nachschlagewerk** für die tägliche Arbeit in der Praxis.

Der strukturierte Aufbau und ein **umfangreiches Stichwort- und Leistungsverzeichnis** machen das Buch besonders benutzerfreundlich.

Wir **danken** Herrn Hans-Joachim Plitt mit seinem Team für die hervorragende Zusammenarbeit und professionelle Realisation dieses Buches.

Wir wünschen viel **Spaß** bei der Arbeit mit diesem Buch und würden uns über Anregungen und Hinweise zur Weiterentwicklung dieses Lehrbuches freuen.

Krefeld, im Mai 2020

Dr. Fred Schubert   Dr. Barbara Schubert

Zur Benutzung dieses Buches

Dieses Buch enthält die Ausbildungsinhalte der **Lernfelder 1-8** für die **Leistungsabrechnung bei Kassen- und Privatpatienten** (Konservierende Behandlung, Chirurgie, Notfallmaßnahmen, Behandlungen von Verletzungen des Gesichtsschädels, Kiefergelenkserkrankungen).

Das Buch ist komplett 4-farbig gestaltet. Zur sicheren Orientierung dient die durchgängige Verwendung von Farben, Logos und Gestaltungselementen.

| Die Kassenabrechnung wird auf weißem Papier, | die Privatabrechnung auf hellblauem Papier erläutert. |

- Gebührentexte sind grau,
- ✓ abrechenbare Leistungen grün,
- ⛔ nicht abrechenbare Leistungen rot,
- ✎ Eintragungshinweise gelb unterlegt.

Die abgebildeten Logos unterstützen das optische Gedächtnis.

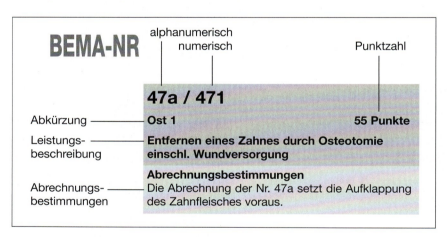

Aufbau des Gebührentextes einer BEMA-Position

Ergänzend enthält dieses Buch **Schaubilder, Diagramme, Übersichten** und **praktische Übungen** zur Veranschaulichung und Selbstkontrolle.
Zu Beginn eines Lernfeldes dienen **Fallsituationen** und **Mindmaps** als Einstieg.

Die einzelnen **Gebührenpositionen der Leistungsabrechnung** bei Kassen- und Privatpatienten werden in diesem Buch detailliert in den verschiedenen **Lernfeldern** beschrieben:

LF 4 – Konservierende Leistungen bei der Kariestherapie und intraorale Röntgenleistungen
LF 5 – Konservierende Leistungen bei endodontischen Behandlungen
LF 7 – Leistungen bei Notfällen
LF 8 – Chirurgische Leistungen, Implantologie
LF 10 – Röntgenleistungen, Leistungen bei Parodontalbehandlungen, kieferorthopädische Leistungen
LF 11 – Individualprophylaxe, Früherkennungsuntersuchungen
LF 12 – Prothetische Leistungen

Die **Lernfelder 1-8** sind in **Band I**, die **Lernfelder 9-13** in **Band II** enthalten.

Inhaltsverzeichnis

1 Im Beruf und Gesundheitswesen orientieren

Zielformulierung 7
Inhalte von Lernfeld 1 7

2 Patienten empfangen und begleiten

2.1 Leistungsabrechnung bei gesetzlich versicherten Patienten (Kassenabrechnung) 9
2.1.1 System der sozialen Sicherung 9
2.1.2 Gesetzliche Krankenversicherung 11
2.1.3 Kassenzahnärztliche Vereinigung 14
2.1.4 Vertragliche Grundlagen der Kassenabrechnung 15
2.1.5 Einheitlicher Bewertungsmaßstab (BEMA) 19
2.1.6 Elektronische Gesundheitskarte (eGK) 21
2.1.7 Formulare 22

2.2 Leistungsabrechnung bei privat versicherten Patienten (Privatabrechnung) 26
2.2.1 Rechtliche Grundlagen 26
2.2.2 Zahnärztekammer 28
2.2.3 Gebührenordnung für Zahnärzte (GOZ) ... 29
2.2.4 Gebührenordnung für Ärzte (GOÄ) 51
2.2.5 Privatleistungen bei gesetzlich versicherten Patienten 53

2.3 Zahnmedizinische Grundlagen 58
2.3.1 Aufbau des Gebisses 58
2.3.2 FDI-Zahnschema 58
2.3.3 Lage- und Richtungsbezeichnungen in der Mundhöhle 59
2.3.4 Okklusion und Artikulation 60
2.3.5 Mundhöhle 60

3 Praxishygiene organisieren

Zielformulierung 61
Inhalte von Lernfeld 3 61

4 Kariestherapie begleiten

Zahnmedizinische Grundlagen 63
4.1 Kassenabrechnung 65
4.1.1 Abrechnungsgrundlagen 65
4.1.2 Allgemeine Leistungen 73
4.1.3 Untersuchungen 82
4.1.4 Basismaßnahmen 89
4.1.5 Füllungen 92
4.1.6 Konfektionierte Kronen und Kronenentfernung 100

4.2 Privatabrechnung 101
4.2.1 Abrechnungsgrundlagen 101
4.2.2 Allgemeine Leistungen 102
4.2.3 Zahnärztliche Untersuchungen 114
4.2.4 Basismaßnahmen 119
4.2.5 Füllungen 124
4.2.6 Konfektionierte Kronen und Kronenentfernung 133

5 Endodontische Behandlungen begleiten

Zahnmedizinische Grundlagen 137
5.1 Kassenabrechnung 138
5.1.1 Abrechnungsgrundlagen 138
5.1.2 Anästhesieleistungen 140
5.1.3 Maßnahmen zur Vitalerhaltung der Pulpa 143
5.1.4 Wurzelkanalbehandlungen 146

5.2 Privatabrechnung 151
5.2.1 Abrechnungsgrundlagen 151
5.2.2 Anästhesieleistungen 151
5.2.3 Maßnahmen zur Vitalerhaltung der Pulpa 153
5.2.4 Wurzelkanalbehandlungen 154

6 Praxisabläufe organisieren

Zielformulierung 161
Inhalte von Lernfeld 6 161

Inhaltsverzeichnis

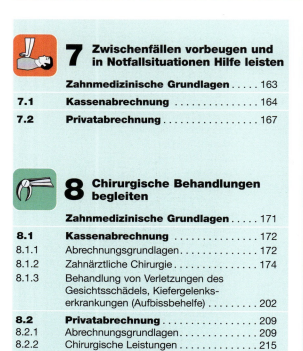

7 Zwischenfällen vorbeugen und in Notfallsituationen Hilfe leisten

Zahnmedizinische Grundlagen 163
7.1 Kassenabrechnung 164
7.2 Privatabrechnung 167

8 Chirurgische Behandlungen begleiten

Zahnmedizinische Grundlagen 171
8.1 Kassenabrechnung 172
8.1.1 Abrechnungsgrundlagen 172
8.1.2 Zahnärztliche Chirurgie 174
8.1.3 Behandlung von Verletzungen des Gesichtsschädels, Kiefergelenkserkrankungen (Aufbissbehelfe) 202
8.2 Privatabrechnung 209
8.2.1 Abrechnungsgrundlagen 209
8.2.2 Chirurgische Leistungen 215
8.2.3 Behandlung von Verletzungen des Gesichtsschädels 237
8.2.4 Aufbissbehelfe und Schienen 240
8.2.5 Implantologische Leistungen 244

Gebührenverzeichnis des Einheitlichen Bewertungsmaßstabes – BEMA (Auszug) ... 268

Gebührenverzeichnis der GOZ und GOÄ (Auszug) 269

Stichwortverzeichnis 272

Bildquellenverzeichnis 274

Abkürzungen

In diesem Buch werden folgende Abkürzungen verwendet:

Abb.	– Abbildung		für Zahnärzte	RVO	– Reichsversicherungsordnung
Abs.	– Absatz	gr.	– griechisch		
AEV	– Arbeiter-Ersatzkassen-Verband	HKP	– Heil- und Kostenplan	S.	– Seite
		IP	– Individualprophylaxe	SGB	– Sozialgesetzbuch
Anm.	– Anmerkung	KB	– Kieferbruch	sog.	– so genannt
BEMA	– Bewertungsmaßstab	KCH	– Konservierend/Chirurgisch	Tab.	– Tabelle
BG	– Berufsgenossenschaft			u.	– und
bzw.	– beziehungsweise	KFO	– Kieferorthopädie	u.a.	– unter anderem
ca.	– circa	KG	– Kiefergelenk	u.v.m.	– und vieles mehr
d.h.	– das heißt	KZBV	– Kassenzahnärztliche Bundesvereinigung	VdAK	– Verband der Angestellten-Krankenkassen
DTA	– Datenträger-Austausch				
eGK	– elektronische Gesundheitskarte	KZV	– Kassenzahnärztliche Vereinigung	vdek	– Verband der Ersatzkassen
ff.	– folgende	lat.	– lateinisch		
ggf.	– gegebenenfalls	LF	– Lernfeld	vgl.	– vergleiche
GKV	– Gesetzliche Krankenversicherung	Nr.,Nrn.	– Nummer, Nummern	z.B.	– zum Beispiel
		PAR	– Parodontal (-behandlung, -status)	ZE	– Zahnersatz
GOÄ	– Gebührenordnung für Ärzte			zzgl.	– zuzüglich
GOZ	– Gebührenordnung	PKV	– Private Krankenversicherung	§	– Paragraph
				§§	– Paragraphen

1 Im Beruf und Gesundheitswesen orientieren

Das **Lernfeld 1** enthält **keine Inhalte der Leistungsabrechnung**.

Zielformulierung

Im **Rahmenlehrplan** sind folgende Ziele von Lernfeld 1 angegeben:
Die angehenden **Zahnmedizinischen Fachangestellten**
– reflektieren ihre Situation in der Praxis mit dem Ziel, teamorientiert zu arbeiten.
– kommunizieren im Praxisteam und mit Personen des beruflichen Umfeldes und entwickeln Lösungsstrategien für dabei auftretende Probleme.
– identifizieren Tätigkeitsfelder und Funktionsbereiche in der Zahnarztpraxis, beschreiben und verknüpfen diese mit Arbeitsabläufen. Dabei beziehen sie den für das eigene Handeln relevanten rechtlichen Rahmen ein.
– skizzieren die Zahnarztpraxis als wirtschaftliches Dienstleistungsunternehmen des Gesundheitswesens und ordnen die Praxis in das Wirtschaftsgefüge ein.
– informieren sich zur Vorbeugung möglicher Risiken für Sicherheit und Gesundheit am Arbeitsplatz und zur aktiven Mitgestaltung ihrer Berufsausbildung und späterer Tätigkeit über Unfallverhütungsvorschriften, gesetzliche und vertragliche Regelungen von Ausbildung und Berufstätigkeit sowie soziale und tarifliche Absicherungen. Dazu werten sie Vertrags- und Regelwerke aus und entwickeln und artikulieren eigene Interessen.
– nutzen aktuelle Medien für die Informationsbeschaffung.

Inhalte von Lernfeld 1

Die im **Rahmenlehrplan** aufgeführten **Inhalte von Lernfeld 1** sind:
– formelle und informelle Organisation, Führungsstile, Kompetenzen
– Berufe und Zweige des Gesundheitswesens
– Berufsorganisationen
– zahnärztliche Organisationen
– Leistungsangebot
– Arbeitssicherheit
– Berufsausbildungsvertrag
– Berufsbildungsgesetz
– Jugendarbeitsschutz
– Arbeitsvertrag
– Arbeitsgerichtsbarkeit
– Sozialversicherung, private Absicherung
– Gehaltsabrechnung
– Kommunikationstechnik.

Lernfeldübersicht

Kassenabrechnung

- Aufbau der Sozialversicherung
- Soziale Entschädigung, soziale Förderung, Sozialhilfe
  - **2.1.1 System der sozialen Sicherung**

- Krankenkassen
- Versicherte Personen
- Leistungen
  - **2.1.2 Gesetzliche Krankenversicherung**

- Aufbau
- Aufgaben
  - **2.1.3 Kassenzahnärztliche Vereinigung**

- Bundesmantelvertrag
- Gesamtverträge
  - **2.1.4 Vertragliche Grundlagen**

- Allgemeine Bestimmungen
- Gebührenpositionen
  - **2.1.5 Einheitlicher Bewertungsmaßstab**

- Aufbau und Handhabung
- Kassengebühr
  - **2.1.6 Elektronische Gesundheitskarte**

- Arzneiverordnungsblatt (Rezept)
- Arbeitsunfähigkeitsbescheinigung (AU)
  - **2.1.7 Formulare**

Privatabrechnung

- **2.2.1 Rechtliche Grundlagen**
  - Behandlungsvertrag
  - Grundzüge der Privatabrechnung

- **2.2.2 Zahnärztekammer**
  - Aufbau
  - Aufgaben

- **2.2.3 Gebührenordnung für Zahnärzte**
  - Paragraphen 1–12
  - Gebührenverzeichnis

- **2.2.4 Gebührenordnung für Ärzte**
  - Paragraphen 1–12
  - Gebührenverzeichnis

- **2.2.5 Privatleistungen bei Kassenpatienten**
  - Privatbehandlung auf Wunsch des Patienten
  - Mehrkostenvereinbarung bei Füllungen
  - Privatleistungen bei Zahnersatz

2.3 Zahnmedizinische Grundlagen

- 2.3.1 Aufbau des Gebisses
- 2.3.2 FDI-Zahnschema
- 2.3.3 Lage- und Richtungsbezeichnungen
- 2.3.4 Okklusion und Artikulation
- 2.3.5 Aufbau der Mundhöhle

2 Patienten empfangen und begleiten

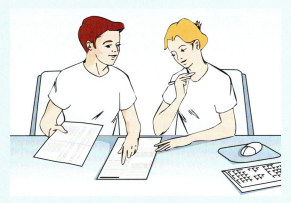

Fallsituation

Stefanie hat ihre Ausbildung zur Zahnmedizinischen Fachangestellten in der Praxis Dr. Müller vor wenigen Tagen begonnen. Heute hilft sie der erfahrenen Mitarbeiterin Nicole an der Rezeption.

Nicole erklärt Stefanie die verschiedenen Formulare und den Ablauf bei der Aufnahme eines neuen Patienten. Dabei erläutert Nicole das unterschiedliche Vorgehen bei gesetzlich und bei privat versicherten Patienten.

Stefanie ist erstaunt, wie viele Verwaltungsarbeiten in der Praxis anfallen. Es sind Heil- und Kostenpläne zu erstellen, ein Patient hat noch Fragen zu einer Mehrkostenvereinbarung, ein weiterer Patient möchte wissen, welche Kosten bei einer Implantatbehandlung auf ihn zukommen.

Stefanie stellt bei der Arbeit fest, wie wichtig nicht nur fundierte Fachkenntnisse, sondern auch Freundlichkeit, Ruhe und Geduld beim Umgang mit den Patienten sind. Dies ist jedoch manchmal gar nicht so einfach!

Fragen zur Fallsituation

1. Wie ist die gesetzliche Sozialversicherung aufgebaut?
2. Welche Krankenkassen unterscheidet man?
3. Welche Bedeutung hat die elektronische Gesundheitskarte (eGK) bei der Behandlung von gesetzlich versicherten Patienten?
4. Wie erfolgt die Abrechnung bei Kassenpatienten und Privatpatienten?

2.1 Leistungsabrechnung bei gesetzlich versicherten Patienten (Kassenabrechnung)

2.1.1 System der sozialen Sicherung

Aufbau der Sozialversicherung

In der Bundesrepublik Deutschland sind ca. 90% der Bevölkerung über die **gesetzliche Sozialversicherung** abgesichert.

Dabei unterscheidet man 5 Versicherungszweige:
– Krankenversicherung
– Pflegeversicherung
– Rentenversicherung
– Arbeitslosenversicherung
– Unfallversicherung.

Diese Versicherungen bieten eine **soziale Vorsorge** im Fall von Krankheit, Pflegebedürftigkeit, Alter, Arbeitslosigkeit und Arbeitsunfall. Die Sozialversi-

System der sozialen Sicherung

cherung beruht dabei auf dem **Solidarprinzip**. Gesunde, junge und arbeitende Versicherte unterstützen – abhängig von ihrem Einkommen – Kranke, Pflegebedürftige, Alte und Arbeitslose. Die Last der Betroffenen wird dadurch solidarisch auf die **Gemeinschaft der Versicherten** verteilt.

Die Versicherten erhalten den Versicherungsschutz durch ihre **Beitragsleistungen**. Im Gegensatz zu den meisten privaten Versicherungen ist die Mehrzahl der Sozialversicherten jedoch nicht freiwillig versichert sondern kraft Gesetzes **Pflichtmitglied**.

Die Höhe der Pflichtbeiträge richtet sich bis zu einer Obergrenze **(Beitragsbemessungsgrenze)** nach dem Einkommen. Ein bestimmter Prozentsatz des versicherungspflichtigen Bruttoeinkommens wird entsprechend vom Arbeitgeber direkt an die Sozialversicherung abgeführt.

Arbeitgeber und Arbeitnehmer bringen den Pflichtbeitrag im Allgemeinen je zur Hälfte auf. Bei der **gesetzlichen Krankenversicherung** aber zahlen die Arbeitnehmer etwas mehr als die Hälfte und bei der **gesetzlichen Unfallversicherung** sind die Arbeitgeber allein beitragspflichtig. Im Gesundheitswesen ist die **Berufsgenossenschaft für Gesundheitsdienst und Wohlfahrtspflege (BGW)** der Träger der gesetzlichen Unfallversicherung.

Die Mitglieder der Sozialversicherung haben einen **Rechtsanspruch** auf die gesetzlichen Leistungen. Die Versicherungsleistungen sind somit bei den **Sozialgerichten** einklagbar.

Soziale Entschädigung, soziale Förderung, Sozialhilfe

Im **System der sozialen Sicherung** unterscheidet man noch 3 weitere Bereiche:
– soziale Entschädigung
– soziale Förderung
– Sozialhilfe.

Die **soziale Entschädigung** dient dem Ausgleich von Gesundheitsschäden, bei denen die Allgemeinheit eine besondere Verantwortung hat. Hierzu gehören insbesondere Kriegsfolgen, Wehrdienstschäden,

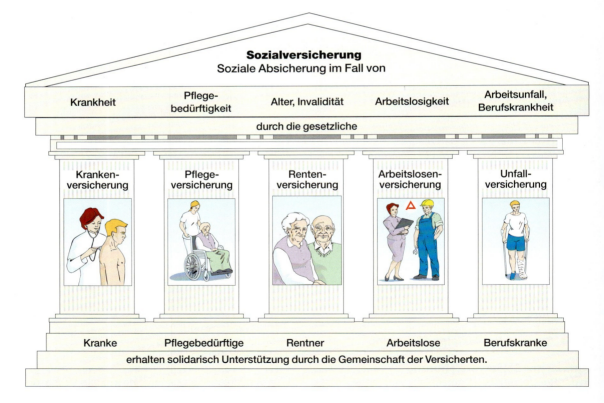

Abb. 2.1 Aufbau der Sozialversicherung

Gesetzliche Krankenversicherung

System der sozialen Sicherung

Sozialversicherung, soziale Vorsorge	Soziale Entschädigung	Soziale Förderung	Sozialhilfe
– Krankenversicherung – Pflegeversicherung – Rentenversicherung – Arbeitslosenversicherung – Unfallversicherung	z. B. – Kriegsopferversorgung – Soldatenopferentschädigung – Impfgeschädigtenversorgung – Entschädigung der Opfer von Gewaltverbrechen	z. B. – Kindergeld – Elterngeld – Kinder- und Jugendhilfe – Ausbildungsförderung – Wohngeld – Schwerbehindertenhilfe	Grundsicherung für alle Bürger, die ihren Lebensunterhalt nicht selbst bestreiten können und von anderer Seite keine ausreichende Hilfe erhalten.

Abb. 2.2 System der sozialen Sicherung

Schäden aufgrund öffentlich empfohlener Impfungen und Schäden durch Gewaltverbrechen.
Die **soziale Förderung** soll dazu beitragen, gleiche Chancen für die persönliche Entfaltung des Einzelnen zu schaffen. Hierzu gehören insbesondere das Kindergeld, das Elterngeld, die Kinder- und Jugendhilfe, die Ausbildungsförderung und das Wohngeld.
Die **Sozialhilfe** ist eine staatliche Grundsicherung, wenn jemand nicht in der Lage ist, aus eigenen Kräften seinen Lebensunterhalt zu bestreiten und auch von anderer Seite keine ausreichende Hilfe erhält. Die **Sozialhilfe** ist im **Sozialgesetzbuch SGB XII** geregelt.

2.1.2 Gesetzliche Krankenversicherung

Die **gesetzliche Krankenversicherung (GKV)** hat die Aufgabe, die Gesundheit der Versicherten zu erhalten, wiederherzustellen oder ihren Gesundheitszustand zu verbessern (§ 1 SGB V).

Die Versicherten sind für ihre Gesundheit mitverantwortlich. Sie sollen durch eine gesundheitsbewusste Lebensführung, durch frühzeitige Beteiligung an gesundheitlichen Vorsorgemaßnahmen sowie durch aktive Mitwirkung an Krankenbehandlung und

Entwicklung der Sozialversicherung

Die Entwicklung der staatlichen Sozialversicherung wurde in Deutschland im Jahr **1881** durch eine **Kaiserliche Botschaft Wilhelms I.** eingeleitet. Diese Botschaft war vom damaligen **Reichskanzler Bismarck** (1815 – 1898) angeregt worden und führte in den nächsten Jahren zum Aufbau der folgenden 3 Versicherungen:

    1883 Krankenversicherung für Arbeiter
    1884 Unfallversicherung für Arbeiter
    1889 Invaliditäts- und Altersversicherung für Arbeiter.

Kernstück dieser neuen Versicherungen war die Einführung der **Pflichtmitgliedschaft** der im Gesetz genannten Personen, die dadurch einen **Rechtsanspruch** auf Hilfe erhielten. Die Arbeiter waren nun kraft Gesetzes für den Fall von Krankheit, betrieblichem Unfall, Invalidität und Erreichung des Rentenalters versichert.
Die einzelnen Versicherungen wurden in den Folgejahren weiterentwickelt und schließlich in der **Reichsversicherungsordnung (RVO)** im Jahr 1911 zusammengefasst. Dabei wurden auch die Angestellten in das System der Sozialversicherung einbezogen. Sie erhielten eine eigenständige Rentenversicherung, die entsprechend als **Angestelltenversicherung** bezeichnet wurde.
1923 kam die **Knappschaftsversicherung** und 1927 die **Arbeitslosenversicherung** hinzu.
Fast 7 Jahrzehnte blieb es bei den 4 Sozialversicherungszweigen Kranken-, Renten-, Unfall- und Arbeitslosenversicherung. 1995 wurde als weiterer Zweig die **Pflegeversicherung** geschaffen.
Die Grundlagen der Reichsversicherungsordnung haben noch heute Bestand. Seit 1976 werden die verschiedenen Sozialgesetze jedoch im neu geschaffenen **Sozialgesetzbuch (SGB)** systematisch zusammengefasst.

Gesetzliche Krankenversicherung

Rehabilitation dazu beitragen, eine Erkrankung zu vermeiden oder ihre Folgen zu überwinden.
Die Krankenkassen haben den Versicherten dabei durch Aufklärung, Beratung und Leistungen zu helfen und auf gesunde Lebensverhältnisse hinzuwirken (§ 1 SGB V).

Sozialgesetzbuch
Rechtliche Grundlage für die **gesetzliche Krankenversicherung** ist das **Fünfte Sozialgesetzbuch (SGB V)**. Das Sozialgesetzbuch (SGB) besteht insgesamt aus **12 Büchern**, ein Sozialgesetzbuch XIV (Soziale Entschädigung) ist geplant.
Auf der Basis des Fünften Sozialgesetzbuches stellen die Krankenkassen den Versicherten die erforderlichen Leistungen unter Beachtung des **Wirtschaftlichkeitsgebotes** (§ 12 SGB V) zur Verfügung, soweit die Versicherten für diese Leistungen nicht selbst aufkommen müssen.

Krankenkassen
Die gesetzlichen Krankenkassen sind **Körperschaften des öffentlichen Rechts (KdöR)** mit Selbstverwaltung. Dies bedeutet, dass sie Aufgaben des Staates unter seiner Aufsicht, aber unter eigener Verwaltung wahrnehmen.

Das **SGB V** gibt folgende **Krankenkassen** an:
– Allgemeine Ortskrankenkassen
– Betriebskrankenkassen
– Innungskrankenkassen
– Sozialversicherung für Landwirtschaft, Forsten und Gartenbau
– Deutsche Rentenversicherung Knappschaft-Bahn-See
– Ersatzkassen.

Zur Unterscheidung von den **Ersatzkassen** werden die anderen gesetzlichen Krankenkassen auch als **Primärkassen** bezeichnet.
Die gesetzlichen Krankenkassen sind die Träger der **Gesetzlichen Krankenversicherung (GKV)**. Davon unterscheidet man die **Private Krankenversicherung (PKV)** und die **sonstigen Kostenträger**.

Sonstige Kostenträger	
– Bundeswehr	BW
– Bundespolizei	BPol
– Polizei	Pol
– Sozialämter, Sozialhilfeträger	Soz, SHT
– Kriegsopferversorgung, Bundesversorgungsgesetz	KOV/BVG
– Berufsgenossenschaft	BG

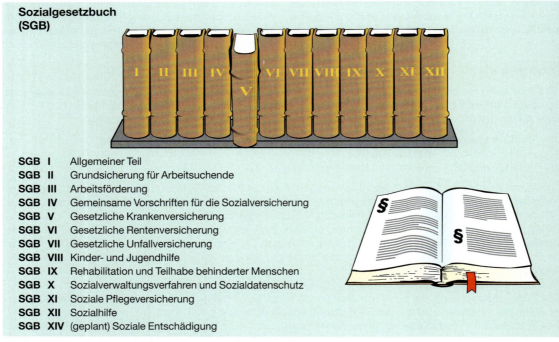

Sozialgesetzbuch (SGB)

SGB I	Allgemeiner Teil
SGB II	Grundsicherung für Arbeitsuchende
SGB III	Arbeitsförderung
SGB IV	Gemeinsame Vorschriften für die Sozialversicherung
SGB V	Gesetzliche Krankenversicherung
SGB VI	Gesetzliche Rentenversicherung
SGB VII	Gesetzliche Unfallversicherung
SGB VIII	Kinder- und Jugendhilfe
SGB IX	Rehabilitation und Teilhabe behinderter Menschen
SGB X	Sozialverwaltungsverfahren und Sozialdatenschutz
SGB XI	Soziale Pflegeversicherung
SGB XII	Sozialhilfe
SGB XIV	(geplant) Soziale Entschädigung

Abb. 2.3 Das Sozialgesetzbuch (SGB) mit den bereits abgeschlossenen Teilen.

Gesetzliche Krankenversicherung

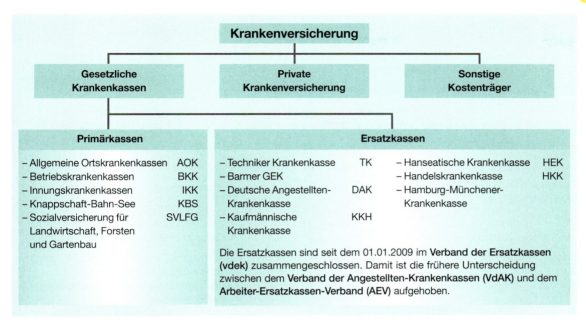

Abb. 2.4 Die gesetzlichen Krankenkassen

Bundeseinheitliches Kassenverzeichnis (BKV)
Alle Primärkassen, Ersatzkassen und sonstigen Kostenträger sind im **Bundeseinheitlichen Kassenverzeichnis (BKV)** aufgeführt. Dabei ist jeder Kasse eine 12-stellige Kassennummer zugeordnet, die bei der Abrechnung angegeben werden muss.

Versicherte Personen
Man unterscheidet:
- **Pflichtversicherte:** Versicherungspflichtig sind kraft Gesetzes grundsätzlich alle Arbeiter und Angestellte bis zu einer bestimmten Verdienstgrenze, Auszubildende, Landwirte, Künstler, Publizisten, Studenten und Rentner.
- **Freiwillig Versicherte:** Für einige Personengruppen besteht die Möglichkeit einer freiwilligen Versicherung in einer gesetzlichen Krankenversicherung. Dies betrifft z. B. unter bestimmten Bedingungen Arbeitnehmer, deren Jahreseinkommen die Beitragsbemessungsgrenze übersteigt.
- **Familienversicherte:** Familienangehörige (Ehegatte und Kinder) von Versicherten sind beitragsfrei im Rahmen der Familienversicherung mitversichert. Dies gilt jedoch nicht, wenn die Familienangehörigen z. B. als Arbeiter, Angestellte oder Auszubildende selbst aufgrund ihres eigenen Einkommens versicherungspflichtig sind.

Leistungen der Krankenkassen

Leistungsarten
Die Versicherten haben insbesondere Anspruch auf folgende Leistungen:
- Verhütung und Früherkennung von Krankheiten
- Behandlung von Krankheiten
- Behandlung und Hilfen bei Schwangerschaft und Mutterschaft
- Maßnahmen zur Rehabilitation.

Es besteht jedoch kein Anspruch auf Leistungen, wenn sie als Folge eines **Arbeitsunfalls** oder einer **Berufskrankheit** zu erbringen sind, da hierfür die **gesetzliche Unfallversicherung** zuständig ist (§ 11 SGB V).

Wirtschaftlichkeitsgebot
Die Leistungen der gesetzlichen Krankenversicherung müssen **ausreichend, zweckmäßig und wirtschaftlich** sein. Sie dürfen das **Maß des Notwendigen** nicht überschreiten. Leistungen, die nicht notwendig oder unwirtschaftlich sind, können **Versicherte** nicht beanspruchen, dürfen die **Leistungserbringer** (Ärzte und Zahnärzte) nicht bewirken und die **Krankenkassen** nicht bewilligen (**§ 12 Abs. 1 SGB V**).

Das **Wirtschaftlichkeitsgebot** ist in gleicher Weise im **Bundesmantelvertrag-Zahnärzte** verankert (**§ 3 Abs. 5 BMV-Z**, siehe Seite 17).

Kostenerstattung, Kassenzahnärztliche Vereinigung

Regelungen zur Kostenerstattung nach § 13 SGB V

- **Alle gesetzlich versicherten Patienten** können **Kostenerstattung** wählen. Hierüber haben sie die **Krankenkasse vor Inanspruchnahme** der Leistung zu **informieren**.
- Eine **Beschränkung** der Wahl **auf die zahnärztliche Versorgung** ist möglich.
- Anspruch auf **Erstattung** besteht **nur in Höhe der Kosten**, die die Krankenkasse **als Sachleistung** zu tragen hätte. Dabei kann die Kasse **Verwaltungskosten** in Höhe von höchstens **5 Prozent** abziehen.
- **Mehrkosten** für eine aufwändige Behandlung **trägt der Versicherte selbst**.
- Die Entscheidung für die **Kostenerstattung** gilt für **ein Kalendervierteljahr (Quartal)**.
- **Zahnärzte ohne Kassenzulassung** dürfen **nur nach vorheriger Zustimmung** der Krankenkasse in Anspruch genommen werden (mit Ausnahme von Notfällen).

Kostenerstattung nach § 13 SGB V

Die **Versicherten** erhalten die Leistungen von der Krankenversicherung in der Regel als **Sach- bzw. Dienstleistungen**. Dies bedeutet, dass die zahnärztlichen Leistungen den Versicherten kostenfrei zur Verfügung gestellt werden, wenn sie die Mitgliedschaft in einer gesetzlichen Krankenversicherung nachweisen.

Die **Krankenkassen übernehmen aber nur bestimmte Therapien**. Für Behandlungen, die über eine **ausreichende, zweckmäßige und wirtschaftliche Versorgung** hinausgehen, können auf Grundlage der gesetzlichen Regelungen keine Kosten übernommen werden.

Alternativ können Versicherte deshalb **anstelle der Sach- oder Dienstleistungen** auch die Kostenerstattung nach § 13 SGB V wählen. Sie brauchen ihre Versichertenkarte dann nicht mehr vorzulegen und können **sämtliche zahnmedizinische Leistungen** in Anspruch nehmen.

Der **Zahnarzt** stellt die erbrachten Leistungen dem Versicherten in **Rechnung (Liquidation)**, der die **Rechnung** anschließend **bei der Krankenkasse einreicht**.

Die **Kasse erstattet** dem Versicherten die Kosten, die für die **Behandlung als Sachleistung** über die Versichertenkarte angefallen wären. Vom Erstattungsbetrag kann die Krankenkasse **Verwaltungskosten** in Höhe von höchstens **5 Prozent** abziehen. **Mehrkosten** für eine aufwändige Behandlung **trägt der Versicherte selbst**.

2.1.3 Kassenzahnärztliche Vereinigung

Grundsätzlich unterscheidet man bei den zahnärztlichen Berufsorganisationen die:
- **Zahnärztekammer** als **Standesvertretung aller Zahnärzte** und
- **Kassenzahnärztliche Vereinigung (KZV)**, die alle **Vertragszahnärzte** vertritt.

Die **Vertragszahnärzte**, früher auch als Kassenzahnärzte bezeichnet, sind die vertraglich zur Versorgung der Kassenpatienten (= sozialversicherten Patienten) zugelassenen Zahnärzte.

Organisation der Kassenzahnärztlichen Vereinigungen

Kassenzahnärztliche Bundesvereinigung (KZBV)

Bundesebene

Kassenzahnärztliche Vereinigung (KZV) des Landes

Landesebene

Bezirks- und Kreisverwaltungsstelle der Kassenzahnärztlichen Vereinigung (KZV)

Bezirks- und Kreisebene

Abb. 2.5 Organisation der Kassenzahnärztlichen Vereinigungen

Vertragliche Grundlagen der Kassenabrechnung

Sowohl die Zahnärztekammer als auch die Kassenzahnärztliche Vereinigung sind **Körperschaften des öffentlichen Rechts (KdöR)**. Sie erfüllen als **Selbstverwaltungen** der Zahnärzte durch Gesetz übertragene Aufgaben unter Aufsicht des Staates.
Die Zahnärzte bzw. Vertragszahnärzte sind Pflichtmitglieder dieser Körperschaften, die auf Bezirks-, Landes- und Bundesebene organisiert sind.

Aufgaben
Die Kassenzahnärztlichen Vereinigungen haben eine **ausreichende, zweckmäßige und wirtschaftliche Versorgung** der sozialversicherten Bevölkerung sicherzustellen. Sie nehmen die Rechte der Vertragszahnärzte gegenüber den Krankenkassen wahr und überwachen die Erfüllung der vertragszahnärztlichen Pflichten ihrer Mitglieder.

Aufgaben der Kassenzahnärztlichen Vereinigung (KZV)

- Sicherstellung einer ausreichenden, zweckmäßigen und wirtschaftlichen vertragszahnärztlichen Versorgung der sozialversicherten Bevölkerung
- Wahrnehmung der Rechte und Interessen der Vertragszahnärzte gegenüber den Krankenkassen
- Überwachung der vertragszahnärztlichen Pflichten, insbesondere des Gebots der wirtschaftlichen Handlungsweise
- Abschluss von Gesamtverträgen mit den Krankenkassen
- Festsetzung eines Honorarverteilungsmaßstabes (HVM)
- Fortbildung der Vertragszahnärzte auf dem Gebiet der vertragszahnärztlichen Tätigkeit und Abrechnung
- Überprüfung der eingehenden Abrechnungsunterlagen der Vertragszahnärzte auf rechnerische oder sachliche Fehler
- Abrechnung mit den Krankenkassen
- Entgegennahme der Gesamtvergütung von den Krankenkassen und Verteilung an die Vertragszahnärzte (Honorarverteilung)
- Geschäftsführung des Zulassungsausschusses
- Geschäftsführung der Prüfungsausschüsse zur Wirtschaftlichkeitsprüfung
- Führung des Zahnarztregisters

→ siehe auch **Zahnmedizinische Assistenz Seiten 14,15: Berufsorganisationen**

2.1.4 Vertragliche Grundlagen der Kassenabrechnung

Nach dem **Sozialgesetzbuch V** wirken die Zahnärzte und Krankenkassen zur **Sicherstellung der vertragszahnärztlichen Versorgung** der Versicherten zusammen.
Dazu schließen die
- **Kassenzahnärztlichen Vereinigungen** und
- **Verbände der Krankenkassen**

Verträge, um eine **ausreichende, zweckmäßige und wirtschaftliche Versorgung** der Versicherten zu gewährleisten und die zahnärztlichen Leistungen angemessen zu vergüten (§ 72 SGB V). Die Kassenzahnärztlichen Vereinigungen und die Krankenkassen sind somit **Vertragspartner**.

Auf **Bundesebene** haben
- die **Kassenzahnärztliche Bundesvereinigung (KZBV)** und
- der **Spitzenverband der Gesetzlichen Krankenversicherung (GKV-Spitzenverband)** mit dem **Bundesmantelvertrag-Zahnärzte (BMV-Z)** bundesweit einheitliche rechtliche Rahmenbedingungen für die Versorgung von gesetzlich krankenversicherten Patienten der Primär- und Ersatzkassen geschaffen. Der **BMV-Z** enthält als **Anlage A** den **Einheitlichen Bewertungsmaßstab für zahnärztliche Leistungen (BEMA)**.

Der **BMV-Z vom 01.07.2018** ersetzt die bis zu diesem Zeitpunkt für Primär- und Ersatzkassen unterschiedlich geregelten Bundesmantelverträge.

Auf **Landesebene** schließen die
- **Kassenzahnärztlichen Vereinigungen (KZV)** und
- **Landesverbände der Krankenkassen**

die so genannten **Gesamtverträge** auf der **Basis des BMV-Z** ab.
Dabei vereinbaren sie auch den in ihrem Bereich gültigen **Punktwert** für die vertragszahnärztlichen Leistungen.

Bundesmantelvertrag-Zahnärzte (BMV-Z)

Der **Bundesmantelvertrag-Zahnärzte** einschließlich der ergänzenden Vereinbarungen und Anlagen ist ein umfangreiches Vertragswerk. An dieser Stelle können nur Grundzüge des Vertrages erläutert werden.
Für die Abrechnung wichtige Einzelheiten des Bundesmantelvertrages werden ergänzend in den jeweiligen Lernfeldern beschrieben.

Vertragliche Grundlagen der Kassenabrechnung

Fünftes Sozialgesetzbuch (SGB V)

Die Kassenzahnärztliche Bundesvereinigung (KZBV) und die Spitzenverbände der Krankenkassen schließen Verträge, um eine **ausreichende, zweckmäßige und wirtschaftliche Versorgung** der Versicherten zu gewährleisten.

⇩

Die **Kassenzahnärztliche Bundesvereinigung (KZBV)** und der
GKV-Spitzenverband (Spitzenverband der Primär- und Ersatzkassen)
vereinbaren den
Bundesmantelvertrag-Zahnärzte (BMV-Z)

⇩

Der **BMV-Z** erhält als **Anlage A** den
Einheitlichen Bewertungsmaßstab für zahnärztliche Leistungen (BEMA).

⇩

BEMA Teil 1	Konservierende und chirurgische Leistungen, Röntgenleistungen, Individualprophylaxe, Früherkennungsuntersuchungen	BEMA Teil 1
BEMA Teil 2	Behandlung von Verletzungen und Erkrankungen des Gesichtsschädels, Kiefergelenkserkrankungen	BEMA Teil 2
BEMA Teil 3	Kieferorthopädische Leistungen	BEMA Teil 3
BEMA Teil 4	Systematische Behandlung von Parodontopathien	BEMA Teil 4
BEMA Teil 5	Versorgung mit Zahnersatz und Zahnkronen	BEMA Teil 5

Abb. 2.6 Vertragliche Grundlagen der Kassenabrechnung

Vertragliche Grundlagen der Kassenabrechnung

Vertragsgegenstand (§ 1 BMV-Z)
Der **BMV-Z** regelt den allgemeinen Inhalt der **Gesamtverträge** der vertragszahnärztlichen Versorgung. Seine **Regelungen** sind **Bestandteil der Gesamtverträge**.

Umfang der vertragszahnärztlichen Versorgung (§ 3 BMV-Z)
Zur vertragszahnärztlichen Versorgung gehören:
1. zahnärztliche Behandlungen gemäß § 28 SGB V
2. Versorgung mit Zahnersatz und Zahnkronen gemäß § 56 SGB V einschließlich der zahntechnischen Leistungen
3. kieferorthopädische Behandlung gemäß §§ 28 und 29 SGB V
4. Implantatversorgungen in besonderen Ausnahmefällen gemäß § 28 SGB V
5. zahnärztliche Individualprophylaxe gemäß § 22 SGB V
6. Früherkennungsuntersuchungen auf Zahn- und Kieferkrankheiten gemäß § 26 SGB V
7. zahnärztliche Verordnung von Arznei-, Verband-, Heil- und Hilfsmitteln, Krankentransporten und Krankenhausbehandlung
8. zahnärztliche Beurteilung der Arbeitsunfähigkeit
9. Erstellung von Berichten für die Krankenkassen, den medizinischen Dienst oder für die Lohnfortzahlung der Versicherten
10. in Notfällen ambulante zahnärztliche Leistungen durch Nichtvertragszahnärzte
11. zahnärztliche Versorgung außerhalb der Praxisräume nach den Vorgaben des SGB V bei entsprechender Pflegebedürftigkeit, Behinderung oder Einschränkung.

Vertragsleistungen sind die im **Einheitlichen Bewertungsmaßstab für zahnärztliche Leistungen (BEMA)** aufgeführten Leistungen **(Anlage A des BMV-Z)**.

Wirtschaftlichkeitsgebot (§ 3 BMV-Z)
Die Vertragsleistungen müssen dem **Wirtschaftlichkeitsgebot nach § 12 SGB V** entsprechen (siehe Seite 13).
Insbesondere muss der **Behandlungsaufwand** in einem **sinnvollen Verhältnis zur Prognose** und zur erreichbaren **Verbesserung des Gesundheitszustandes** stehen.

Rechte und Pflichten der Vertragszahnärzte (§§ 8-11 BMV-Z)
Die **Vertragszahnärzte** sind verpflichtet, die zahnärztliche Versorgung nach den **Bestimmungen des BMV-Z** durchzuführen. Dabei steht den Vertragszahnärzten die Wahl der Therapiemöglichkeiten frei. Die Regeln der zahnärztlichen Kunst und der allgemeine Stand der medizinischen Erkenntnisse sind zu berücksichtigen.
Die **Befunde, Behandlungen und veranlassten Leistungen** sind mit **Datum und Zahnangabe** fortlaufend zu dokumentieren.
Die **zahnärztlichen Aufzeichnungen und sonstigen Behandlungsunterlagen** (z. B. Heil- und Kostenpläne, Modelle zur diagnostischen Auswertung und Planung, Fotografien) sind grundsätzlich **10 Jahre nach Abschluss des Jahres**, in dem die Behandlung abgerechnet wurde, aufzubewahren (§ 8 BMV-Z). Dabei ist zu beachten, dass die Aufbewahrungsfristen gemäß Strahlenschutzgesetz (StrlSchG) und Strahlenschutzverordnung (StrlSchV) zum Teil deutlich länger sind (siehe Zahnmedizinische Assistenz Lernfeld 10.7.5).
Vertragszahnärzte dürfen die **Behandlung** eines Versicherten **nur in begründeten Fällen ablehnen**.
Die Vertragszahnärzte rechnen gegenüber den Versicherten
- die **Eigenanteile** der Versorgung mit Zahnersatz und Zahnkronen und der KFO-Behandlungen,

Aufbewahrungsfristen von Behandlungsunterlagen

Aufzeichnung/Material	Aufbewahrungsfrist	Rechtsgrundlage
Durchschriften der Arbeitsunfähigkeitsbescheinigungen	12 Monate	Erläuterungen zur Vordruckvereinbarung
Karteikarten/Dateien, Befunde und Planungsmodelle	10 Jahre nach Abschluss des Jahres der Behandlung	§ 8 Abs. 3 BMV-Z
Röntgenbilder und zugehörige Aufzeichnungen	10 Jahre (mind. bis zur Vollendung des 28. Lebensjahres des Patienten)	§ 85 Abs. 2 Strahlenschutzgesetz

Vertragliche Grundlagen der Kassenabrechnung

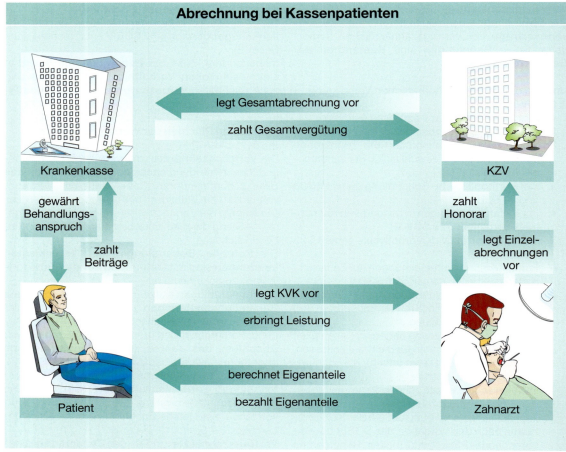

Abb. 2.7 Abrechnung bei der vertragszahnärztlichen Behandlung

- die **Mehrkosten für Zahnfüllungen** nach § 28 SGB V und
- die **Mehrkosten für Zahnersatz** nach § 55 SGB V ab.

Im Übrigen dürfen die Vertragszahnärzte von einem Versicherten eine **Vergütung nur fordern**,
- solange der Versicherte keine gültige **elektronische Gesundheitskarte (eGK)** vorlegt oder
- die **Anspruchsberechtigung** nicht auf andere Weise nachweist oder
- wenn der Versicherte ausdrücklich eine **Behandlung** auf eigene Kosten verlangt (**§ 8 Abs. 7 BMV-Z, siehe Seite 55**).

Die **Vertragszahnärzte** sind verpflichtet, die vertragszahnärztliche Tätigkeit **persönlich** auszuüben. Persönliche Leistungen sind auch zahnärztliche Leistungen durch **genehmigte Assistenten** und entsprechend **angestellte Zahnärzte**.

Überweisungen (§ 11 BMV-Z)
Überweisung erfolgen auf dem **Arzneiverordnungsblatt** (siehe Seite 24).
Auf der Überweisung sind anzugeben:
- Grund der Überweisung,
- Name des Versicherten und
- Name und Anschrift des Vertragszahnarztes.

Einheitlicher Bewertungsmaßstab (BEMA)

Verordnung von Arzneimitteln (§ 12 SGB V)
Für die vertragszahnärztliche Verordnung von Arzneimitteln ist das vorgeschriebene **Arzneiverordnungsblatt (Rezeptformular)** zu verwenden (s. Seite 24).
Nicht verordnungspflichtige Arzneimittel sind **von der Verordnung** ausgeschlossen.
Ausgenommen sind:
- Kinder bis zum vollendeten 12. Lebensjahr,
- Jugendliche bis zum vollendeten 18. Lebensjahr mit Entwicklungsstörungen und
- vom Gemeinsamen Bundesausschuss festgelegte Arzneimittel.

Verlangt ein Versicherter die Verordnung von Arzneimitteln, die
- aus der **Leistungspflicht der Krankenkassen ausgeschlossen** oder
- für die **Behandlung nicht notwendig** sind,

ist dafür ein **Privatrezept** zu verwenden.

Anspruchsberechtigung (§ 18 BMV-Z), elektronische Gesundheitskarte (eGK)
Die Versicherten weisen ihren **Anspruch auf eine vertragszahnärztliche Behandlung** durch Vorlage ihrer **elektronischen Gesundheitskarte (eGK)** nach (siehe Seite 21).
Solange die Versicherten die **eGK nicht vorlegen** oder die **Anspruchsberechtigung nicht auf andere Weise nachweisen**, darf der Vertragszahnarzt eine **Privatvergütung** für die Behandlung verlangen. Wird die eGK oder die Anspruchsberechtigung **in einer Frist von 10 Tagen** nach der ersten Inanspruchnahme vorgelegt, muss die entrichtete **Vergütung zurückgezahlt** werden.

Abrechnung zwischen Vertragszahnarzt und KZV (§ 23 BMV-Z)
Die Leistungen nach **BEMA Teil 1** und die Zuschüsse zur KFO-Behandlung nach **BEMA Teil 3** hat der Vertragszahnarzt **vierteljährlich** abzurechnen,
Leistungen nach **BEMA Teil 2 und 4** und Festzuschüsse zu Zahnersatz und Zahnkronen nach **BEMA Teil 5** werden **monatlich** zu von der KZV festgelegten Terminen abgerechnet.
Die **Abrechnung** erfolgt grundsätzlich auf **Datenträgern** oder mittels **elektronischer Datenübertragung**.
Die **Abrechnung** muss **für jede Krankenkasse gesondert** und getrennt nach den Personenkreisen **Mitglieder (M), Familienangehörige (F)** der Mitglieder und **Rentner (R)** und ihre Familienangehörigen aufgestellt werden.

2.1.5 Einheitlicher Bewertungsmaßstab (BEMA)

Allgemeine Bestimmungen
Der **Einheitliche Bewertungsmaßstab (BEMA)** wurde im Jahr 2003 überarbeitet, trat am 01.01.2004 in Kraft und ist zwischenzeitlich mehrfach aktualisiert worden.
Der **BEMA** gehört als **Anlage A zum Bundesmantelvertrag Zahnärzte (BMV-Z)**.

Die **Allgemeinen Bestimmungen** werden im folgenden Text in der **Originalfassung** wiedergegeben (Nrn. 1-5 grau unterlegt) und dabei durch Erläuterungen und Hinweise ergänzt.

> **Allgemeine Bestimmungen des Einheitlichen Bewertungsmaßstabes für zahnärztliche Leistungen (BEMA)**
>
> 1. Der **Einheitliche Bewertungsmaßstab** gemäß § 87 Abs. 2 und 2h SGB V bestimmt
>   – den Inhalt der abrechnungsfähigen zahnärztlichen Leistungen
>   – und ihr wertmäßiges, in Punkten ausgedrücktes Verhältnis zueinander.
>
>   Der Inhalt des Leistungsanspruchs der Versicherten und der Umfang der vertragszahnärztlichen Versorgung ergibt sich
>   – auf der Grundlage der gesetzlichen Bestimmungen des SGB V
>   – aus den Richtlinien des Bundesausschusses der Zahnärzte und Krankenkassen
>   – in Verbindung mit dem einheitlichen Bewertungsmaßstab für zahnärztliche Leistungen.
>
> 2. Eine Leistung ist als selbstständige Leistung dann nicht abrechnungsfähig, wenn sie Bestandteil einer anderen abrechnungsfähigen Leistung ist. Eine Leistung ist aber nur dann abrechnungsfähig, wenn der Leistungsinhalt vollständig erbracht wird.

Im BEMA ist den abrechnungsfähigen Leistungen jeweils eine **Punktzahl (= Bewertungszahl)** zugeordnet worden. Um das **Honorar** zu ermitteln, muss die Punktzahl mit dem jeweils gültigen **Punktwert** multipliziert werden.

Punktzahl x Punktwert = Honorar

Während die **Punktzahlen** für die Leistungen im **BEMA** festgeschrieben sind, ändern sich die **Punktwerte**. Sie

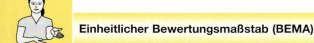

Einheitlicher Bewertungsmaßstab (BEMA)

3. Zahnärztliche Leistungen, die nicht in diesem Bewertungsmaßstab enthalten sind, werden nach dem Gebührenverzeichnis der **Gebührenordnung für Ärzte** vom 12.11.1982 **in der jeweils gültigen Fassung** bewertet.
Zur Ermittlung der Bewertungszahl ist

für 9 GOÄ-Punkte 1 BEMA-Punkt

anzusetzen. Die ermittelten Bewertungszahlen sind **auf ganze Zahlen aufzurunden**.

Die Gebührenordnung für Ärzte ist im Rahmen der Ausübung der Zahn-, Mund- und Kieferheilkunde nach folgender Maßgabe anzuwenden:
Abschnitte B IV (Nrn. 55, 56, 61, 62), **B V, B VI** (Nrn. 70, 75), **C** (Nrn. 200, 204, 210 – nicht in derselben Sitzung mit operativen Eingriffen oder Wundversorgungen, Nrn. 250, 251, 252 – nicht für die Injektion zu Heilzwecken –, 253, 254, 255, 271, 272, 300, 303), **J, L und N** finden Anwendung, soweit der einheitliche Bewertungsmaßstab für zahnärztliche Leistungen keine vergleichbaren Leistungen enthält.

3a. Für die Berechnung von **Wegegeld** und **Reiseentschädigung** gilt §8 Absatz 2 und 3 der Gebührenordnung für Zahnärzte – GOZ.

4. **Vertragszahnärzte**, die auch als Vertragsärzte gemäß § 95 Abs.1 SGB V an der Versorgung teilnehmen, dürfen die in einem **einheitlichen Behandlungsfall** durchgeführten Leistungen
 – entweder nur über die Kassenzahnärztliche Vereinigung oder
 – nur über die Kassenärztliche Vereinigung abrechnen.
Die Abrechnung einzelner Leistungen über die Kassenärztliche Vereinigung schließt die Abrechnung weiterer Leistungen in einem **einheitlichen Behandlungsfall** über die Kassenzahnärztliche Vereinigung aus. Die Aufteilung eines einheitlichen Behandlungsfalls in zwei Abrechnungsfälle ist nicht zulässig.

5. Die **allgemeinen Praxiskosten**, auch die durch die Anwendung von zahnärztlichen Instrumenten und Apparaturen entstehenden Kosten, sind in den abrechnungsfähigen Leistungsansätzen enthalten.
Nicht in den Leistungsansätzen enthalten sind
 – die Kosten für Arzneimittel und Materialien
 – die Kosten für die Instrumente, Gegenstände und Stoffe, die der Kranke zur weiteren Verwendung behält oder die mit einer einmaligen Anwendung verbraucht sind,
 – sowie die zahntechnischen Laborkosten, soweit nicht etwas anderes bestimmt ist,
 – und die Versand- und Portokosten.
Die Kosten der **Röntgendiagnostik** – mit Ausnahme der Versand- und Portokosten – sind in den Leistungsansätzen enthalten.

werden zwischen der jeweiligen KZV und den Krankenkassen ausgehandelt und unterscheiden sich zwischen den einzelnen KZV-Bereichen, den verschiedenen Kostenträgern und auch zwischen einzelnen Teilen des BEMA (z. B. zwischen Kons./Chir. und Prothetik).

Der Einheitliche Bewertungsmaßstab enthält für die Leistungen folgende Angaben:
- Gebührennummer (Geb.-Nr.)
- Leistungsbeschreibung
- Abkürzung der Leistungsbeschreibung
- Abrechnungsbestimmungen
- Punktzahl (= Bewertungszahl).

Aus dem **Gebührenverzeichnis der aktuellen GOÄ** sind nur die folgenden Abschnitte für die vertragszahnärztliche Abrechnung geöffnet:

B IV	Nrn. 55, 56, 61, 62
B V	Zuschläge zu Leistungen von Abschnitt B IV
B VI	Nr. 70 (kurze Bescheinigung, Arbeitsunfähigkeitsbescheinigung)
	Nr. 75 (Arztbrief)
C	Nrn. 200, 204, 210 (Verbände)
	Nrn. 250 - 255 (Blutentnahmen, Injektionen)
	Nrn. 271, 272 (Infusionen)
	Nrn. 300, 303 (Punktionen)
J	Hals-Nasen-Ohrenheilkunde
L	Chirurgie, Orthopädie
N	Histologie, Zytologie, Zytogenetik.

Diese Bestimmung betrifft speziell **Mund-Kiefer-Gesichtschirurgen**, die eine Zulassung als Vertragsarzt und Vertragszahnarzt haben.

Elektronische Gesundheitskarte (eGK)

2.1.6 Elektronische Gesundheitskarte (eGK)

Die **Versicherten der gesetzlichen Krankenkassen** weisen ihren Anspruch auf vertragszahnärztliche Versorgung durch Vorlage der **elektronischen Gesundheitskarte (eGK)**, früher **Krankenversichtenkarte (KVK)**, nach.

Anspruchsberechtigte von **sonstigen Kostenträgern**, die keine Versichertenkarte haben (z. B. Sozialamt, Bundeswehr), legen als Behandlungsausweis einen **Krankenschein** vor.

Die **elektronische Gesundheitskarte (eGK)** ist ein Versicherungsnachweis mit einem elektronischen Speicher. Die Karte enthält die folgenden Angaben:

Optisch und maschinell lesbare Daten
- Familienname und Vorname des Patienten
- Geburtsdatum
- Krankenkasse mit Kostenträgerkennung
- Versichertennummer
- Kennnummer der Karte
- Gültigkeitsdatum.

Nur maschinell lesbare Daten
Elektronisch sind zusätzlich noch folgende, äußerlich nicht sichtbare Daten gespeichert:

- Anschrift des Versicherten
- Versichertenart (Mitglied 1, Familienangehöriger 3, Rentner 5)
- Angaben zu besonderen Personengruppen (z.B. Sozialhilfeempfänger nach dem Bundessozialhilfegesetz, Kriegsopfer nach dem Bundesversorgungsgesetz/Kriegsopferversorgung und Personen aus dem Ausland mit Wohnsitz im Inland).

Der **Versicherte** unterschreibt die Karte auf der Rückseite. Er bestätigt damit, bei der ausstellenden Krankenkasse versichert zu sein. Bei Versicherten unter 15 Jahren unterschreibt der gesetzliche Vertreter.

Die **elektronische Gesundheitskarte (eGK)** muss **einmal im Quartal** eingelesen werden. Die Daten der Gesundheitskarte können dann auf die Vordrucke zur vertragszahnärztlichen Abrechnung übertragen werden.

Wird kein gültiger Versicherungsnachweis vorgelegt, so kann der Zahnarzt für die Behandlung eine Privatvergütung verlangen. Diese Vergütung ist jedoch zurückzuzahlen, wenn der Patient innerhalb von 10 Tagen nach der ersten Behandlung eine gültige Versichertenkarte oder eine andere Anspruchsberechtigung vorlegt.

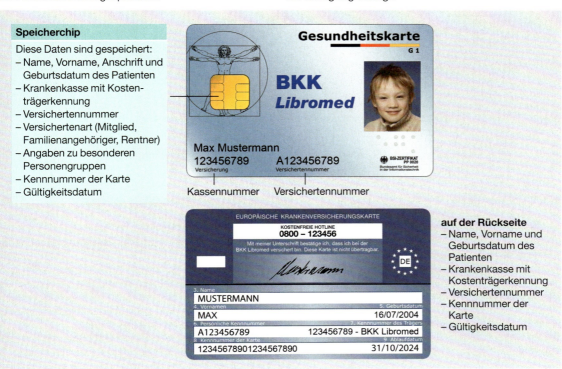

Abb. 2.8 Aufbau der elektronischen Gesundheitskarte (eGK)

Arzneiverordnungsblatt (Rezept)

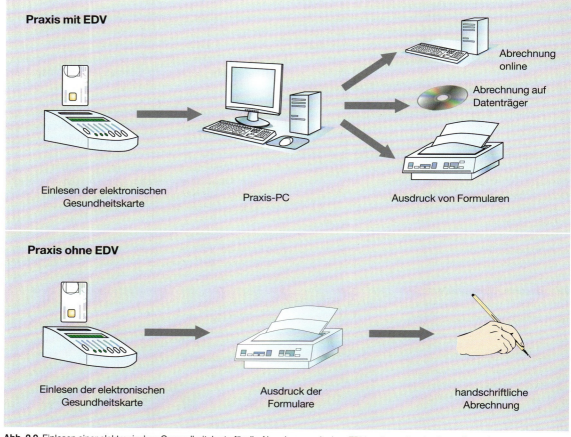

Abb. 2.9 Einlesen einer elektronischen Gesundheitskarte für die Abrechnung mit einer EDV und zum Ausdruck von Formularen

2.1.7 Formulare

In diesem Lernfeld werden die fachübergreifenden Formulare erläutert:
- **Arzneiverordnungsblatt (Rezept)** und
- **Arbeitsunfähigkeitsbescheinigung (AU)**.

Die **speziellen Formulare** für die Abrechnung bzw. Antragstellung in den einzelnen Leistungsbereichen werden handlungsorientiert **in den jeweiligen Lernfeldern** beschrieben (z. B. der Erfassungsschein im Lernfeld 4).

Arzneiverordnungsblatt (Rezept)

Verschreibungspflichtige Arzneimittel dürfen nur von einem approbierten **Arzt** oder **Zahnarzt** verschrieben werden.
Ein **Rezept** ist die schriftliche Anweisung an einen Apotheker, ein bestimmtes Arzneimittel in einer bestimmten Menge für einen bestimmten Patienten abzugeben. Erst mit der Unterschrift des verschreibenden Arztes bzw. Zahnarztes wird das Rezept gültig.
Rechtlich ist das Rezept eine **Urkunde**, die leserlich und dokumentenecht geschrieben werden muss.
Deshalb dürfen bei Rezepten auch keine Aufkleber (z. B. mit den Patientendaten) verwendet werden.

Arzneiverordnungsblatt (Rezept)

Für **vertragszahnärztliche Rezepte** sind spezielle **Arzneiverordnungsblätter** vorgeschrieben (Abb. 2.10). Dabei müssen folgende Angaben gemacht werden:
– Bezeichnung der Krankenkasse
– Name, Vorname, Geburtsdatum und Anschrift des Patienten
– Kassen-Nr.
– Versicherten-Nr.
– Status des Patienten (Mitglied, Familienangehöriger, Rentner)
– Vertragszahnarzt-Nr.
– Gültigkeitsdauer der Versichertenkarte
– Ausstellungsdatum des Rezeptes
– Bezeichnung des Arzneimittels mit Darreichungsform und Menge
– Stempel des Vertragszahnarztes mit Zulassungsnummer
– eigenhändige Unterschrift des verschreibenden Zahnarztes.

Zur **vertragszahnärztlichen Versorgung** gehört die Verordnung von Arzneimitteln nur im Zusammenhang mit der **Behandlung von Zahn-, Mund- oder Kieferkrankheiten**. Dabei ist stets auf eine wirtschaftliche Verordnungsweise zu achten.
Deshalb dürfen auf einem vertragszahnärztlichen Rezept nicht verordnet werden:
– Nähr-, Stärkungs- und Genussmittel, Vitamine
– Zahn- und Mundpflegemittel. Sie gelten als Mittel der täglichen Hygiene.

Mund- und Rachentherapeutika dürfen bei Versicherten, die das 18. Lebensjahr vollendet haben, nicht zu Lasten der Krankenkassen verordnet werden, ausgenommen bei Pilzinfektionen.

Bei der **Verordnung von Fertigarzneimitteln** müssen folgende Angaben gemacht werden:
– Arzneiform (z. B. Tabletten, Dragees)
– Packungsgröße (z. B. N1, N2 oder N3)
– Menge des wirksamen Bestandteils, wenn es Packungen mit unterschiedlichem Arzneimittelgehalt gibt (z. B. 500 mg, 750 mg oder 1000 mg)
– Zusätze zum Arzneimittelnamen (z. B. forte, mite, retard).

Hat der Patient keine elektronische Gesundheitskarte oder einen anderen Versicherungsnachweis vorgelegt, so kann kein vertragszahnärztliches Rezept verwendet werden. Die Verordnung erfolgt dann auf einem Privatrezept mit dem Vermerk, dass ein gültiger Versicherungsnachweis nicht vorlag.

Privatrezept
Ein Privatrezept ist nicht an eine bestimmte Form gebunden. Es muss jedoch folgende Angaben enthalten:
– Name, Anschrift, Telefon-Nr. des verschreibenden Zahnarztes, Datum und die Berufsbezeichnung Zahnarzt
– Bezeichnung des Arzneimittels mit Darreichungsform und Menge
– Name und Anschrift des Patienten, für den das Arzneimittel bestimmt ist
– eigenhändige Unterschrift des verschreibenden Zahnarztes

Im Allgemeinen verwendet man vorgedruckte Privatrezepte, auf denen die Praxisangaben schon vorgegeben sind.

Sprechstundenbedarf
Man unterscheidet 3 Arten der Arzneimittelverordnung:
- **auf den Namen des Patienten:** Der Patient wendet das Arzneimittel nach Anweisung des Zahnarztes selbst an. Dies ist die übliche Verordnungsform in der Praxis.
- **auf den Namen des Patienten, aber zu Händen des Arztes – ad man. med.:** Der Patient besorgt das Arzneimittel in der Apotheke, damit der Zahnarzt es anschließend bei ihm anwendet (z. B. Injektionslösungen).

> zu Händen des Arztes = ad manus medici (ad man. med.)

- **Sprechstundenbedarf:** Im vertragszahnärztlichen Bereich können Arzneimittel, die in der Praxis bei einer Mehrzahl von Patienten angewendet werden, als Sprechstundenbedarf verordnet werden.

Beim **Sprechstundenbedarf** gibt es **in den einzelnen KZV-Bereichen unterschiedliche Regelungen**. Bei der KZV-Nordrhein gilt:
Für **Primärkassen** erfolgt die Verordnung von Sprechstundenbedarf auf dem Rezeptformular zu Lasten der jeweiligen **AOK**. Der Umfang des verordneten Sprechstundenbedarfs muss dabei in einem angemessenen Verhältnis zu den Behandlungsfällen in einem Vierteljahr (Quartal) stehen. Die Verwendung für Privatpatienten und sonstige Kostenträger ist nicht zulässig.
Für **Ersatzkassen (vdek)** wird der Sprechstundenbedarf über eine **Pauschale pro Behandlungsfall** im Rahmen der **Quartalsabrechnung** abgegolten.

Arzneiverordnungsblatt (Rezept)

1 Die Angaben zur Krankenkasse und zum Versicherten sind auf der elektronischen Gesundheitskarte gespeichert und können mit dem Lesegerät und Drucker auf das Verordnungsblatt übertragen werden. Dabei wird automatisch auch das aktuelle Datum ausgedruckt. **Arbeitsunfälle** werden nicht über die Krankenkasse abgerechnet.

2 Die Versicherten müssen in der Apotheke üblicherweise eine Zuzahlung zu den verordneten Arzneimitteln leisten. Sind sie jedoch von der Zuzahlung (Gebühr) befreit, so ist dieses Feld anzukreuzen. Dies gilt für
– Versicherte unter 18 Jahren
– Versicherte mit Befreiungsbescheid der Krankenkasse.

3 Werden Arzneimittel noch in der Nacht benötigt (20 – 7 Uhr), so kann dieses Feld angekreuzt werden, um den Patienten vom Nachtzuschlag zu befreien (noctu lat. – Nacht).

4 Dieses Feld ist anzukreuzen, wenn es sich um sonstige Kostenträger handelt (z. B. Sozialamt).

5 Bei einem Unfall ankreuzen, der kein Arbeitsunfall ist.

6 Bei einem Arbeitsunfall ankreuzen.

7 Ankreuzen, wenn der Apotheker das genannte Arzneimittel nicht durch ein anderes Arzneimittel mit glei-

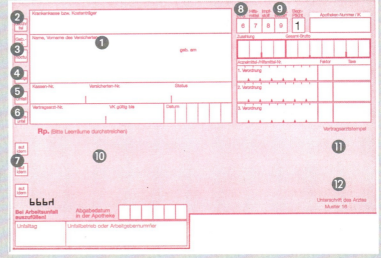

Abb. 2.10 Arzneiverordnungsblatt (vertragszahnärztliches Rezept)

chem Wirkstoff ersetzen darf, welches z. B. kostengünstiger ist (aut idem lat. – oder ähnliches).

8 Dieses Feld ist anzukreuzen, wenn der Patient einen Behandlungsschein nach dem Bundesversorgungsgesetz (BVG) vorgelegt hat.

9 Hier ankreuzen, wenn es sich um die Verordnung von Sprechstundenbedarf handelt.

10 Es dürfen insgesamt nur 3 Arzneimittel auf einem Rezept verordnet werden.

Sind mehr Arzneimittel zu verordnen, so ist ein weiteres Rezeptformular zu verwenden. Leerräume sind zu entwerten, um nachträgliche Ergänzungen zu verhindern.

11 Auf den Vertragszahnarztstempel kann verzichtet werden, wenn dessen Text auf der vorgesehenen Stelle ausgedruckt wird.

12 Erst mit der Unterschrift des Zahnarztes wird das Rezept gültig.

Für **Primärkassen** können als Sprechstundenbedarf verordnet werden:
  Analgetika – Schmerzmittel
  Sedativa – Beruhigungsmittel
  Hypnotika – Schlafmittel
  Analeptika – Mittel mit anregender Wirkung auf das Zentralnervensystem
  Cardiaca – Herzmittel
  Fluoridpräparate

Für **Ersatzkassen** können als Sprechstundenbedarf verordnet werden:
  Analgetika – Schmerzmittel
  Sedativa – Beruhigungsmittel
  Hypnotika – Schlafmittel
  Hämostyptika – Mittel zur Blutstillung

  Desinficientia – Desinfektionsmittel
  Lokalantibiotika – örtlich anzuwendende Mittel gegen Bakterien
  Fungistatika – pilzhemmende Mittel
Kreislaufmittel und Mittel zur Schockbekämpfung, Fluoridpräparate, Verbandstoffe und Nahtmaterial.

Die Kosten für die übrigen Arzneimittel und Materialien in der Praxis sind mit dem Punktwert abgegolten. Es können also **weder auf den Namen des Patienten noch als Sprechstundenbedarf** abgegolten werden:
– Mittel zur örtlichen Betäubung
– Mittel zur konservierenden Behandlung
– Füllungsmaterialien.

Arbeitsunfähigkeitsbescheinigung (AU)

① Dieses Feld kann mit Hilfe der elektronischen Gesundheitskarte ausgefüllt werden.

② Ankreuzen, wenn der Vertragszahnarzt dem Patienten wegen dieser Erkrankung erstmals eine Arbeitsunfähigkeitsbescheinigung ausstellt.

③ Ankreuzen, wenn die Arbeitsunfähigkeit länger dauert, als in der Erstbescheinigung angegeben.

④ Bei Arbeitsunfall oder Berufskrankheit ankreuzen.

⑤ Ein **D-Arzt (Durchgangsarzt)** ist ein von der Berufsgenossenschaft beauftragter Arzt, der bei einem Arbeitsunfall oder einer Berufskrankheit entscheidet, ob eine besondere unfallmedizinische (berufsgenossenschaftliche) Behandlung erforderlich ist. Dazu untersucht er den Patienten und leitet ihn – falls erforderlich – entsprechend weiter.

⑥ Eine Rückdatierung ist in der Regel nur bis zu 2 Tagen zulässig.

Das Datum soll stets zweiziffrig ausgeschrieben werden (TT MM JJ), damit es nicht nachträglich geändert werden kann.

⑦ In der **Zahnmedizin** wird die Diagnose hier **in Worten** eingetragen. In der **Humanmedizin** wird die Diagnose in Form eines **ICD-10-Codes** dokumentiert.

⑧ Dieses Feld wird bei einem Unfall angekreuzt, der kein Arbeitsunfall war (z. B. privater Sportunfall).

⑨ Erst mit der Unterschrift des Zahnarztes wird die Bescheinigung gültig.

Abb. 2.11 Arbeitsunfähigkeitsbescheinigung

Arbeitsunfähigkeitsbescheinigung (AU)

Die **Arbeitsunfähigkeit** eines Patienten darf **nur aufgrund einer zahnärztlichen Untersuchung** bescheinigt werden (§ 15 BMV-Z). Die Bescheinigung soll auf dem dafür vorgesehenen Vordruck erfolgen (Abb. 2.11).
Das Formular besteht aus **4 Blättern**, die im Durchschreibeverfahren ausgefüllt werden:

- **Blatt 1 (gelb)** ist zur Vorlage bei der **Krankenkasse** bestimmt. Auf diesem Blatt ist auch die Diagnose einzutragen.
- **Blatt 2 (gelb)** ist eine Durchschrift zur Vorlage beim **Arbeitgeber**. Hier fehlt der untere Abschnitt mit der Diagnose.
- **Blatt 3 (gelb)** ist eine Durchschrift für den **Versicherten**. Der Aufbau entspricht Blatt 1.
- **Blatt 4 (weiß)** ist eine Durchschrift für den **Vertragszahnarzt**. Der Aufbau entspricht Blatt 1. Diese Durchschrift ist 12 Monate aufzubewahren.

Für die Ausstellung einer Arbeitsunfähigkeitsbescheinigung ist die **GOÄ-Nr. 70 (= 7700)** abrechenbar.
Eine **Rückdatierung** des Beginns der Arbeitsunfähigkeit ist in der Regel **nur bis zu 2 Tagen** vor Behandlungsbeginn zulässig.

Grundlagen der Privatabrechnung

2.2 Leistungsabrechnung bei privat versicherten Patienten (Privatabrechnung)

2.2.1 Rechtliche Grundlagen

Behandlungsvertrag

Die rechtliche Grundlage für die zahnärztliche Behandlung ist der **Behandlungsvertrag** zwischen Patient und Zahnarzt. Dazu ist keine ausdrückliche Vereinbarung notwendig. Vielmehr kommt der Vertrag in der Regel stillschweigend durch das Handeln des Patienten zustande, indem er z. B. auf dem Behandlungsstuhl Platz nimmt und durch entsprechende Fragen und Äußerungen zu erkennen gibt, dass er behandelt werden will.

Der Behandlungsvertrag ist ein **Dienstvertrag**. Der Zahnarzt verpflichtet sich, die Behandlung in Übereinstimmung mit dem Stand der medizinischen Wissenschaft und mit der erforderlichen Sorgfalt durchzuführen. Dabei schuldet der Zahnarzt dem Patienten keinen Behandlungserfolg. Er ist dem Patienten gegenüber jedoch zur sorgfältigen Behandlung, zur gewissenhaften Dokumentation und Aufklärung sowie zur Erteilung von Auskünften verpflichtet. Der Patient ist dem Zahnarzt gegenüber verpflichtet, die vereinbarte Vergütung zu entrichten.

Die Vergütung für die Behandlung wird durch die **Gebührenordnung für Zahnärzte (GOZ)** bestimmt, soweit nicht durch Bundesgesetz etwas anderes bestimmt ist. Eine entsprechende Ausnahme ist die Behandlung von gesetzlich versicherten Patienten. Hier erfolgt die Abrechnung mit den gesetzlichen Krankenkassen auf der Grundlage des einheitlichen **Bewertungsmaßstabes für Zahnärzte (BEMA)**. Einzelheiten der Kassenabrechnung sind Lernfeld 2.1 zu entnehmen.

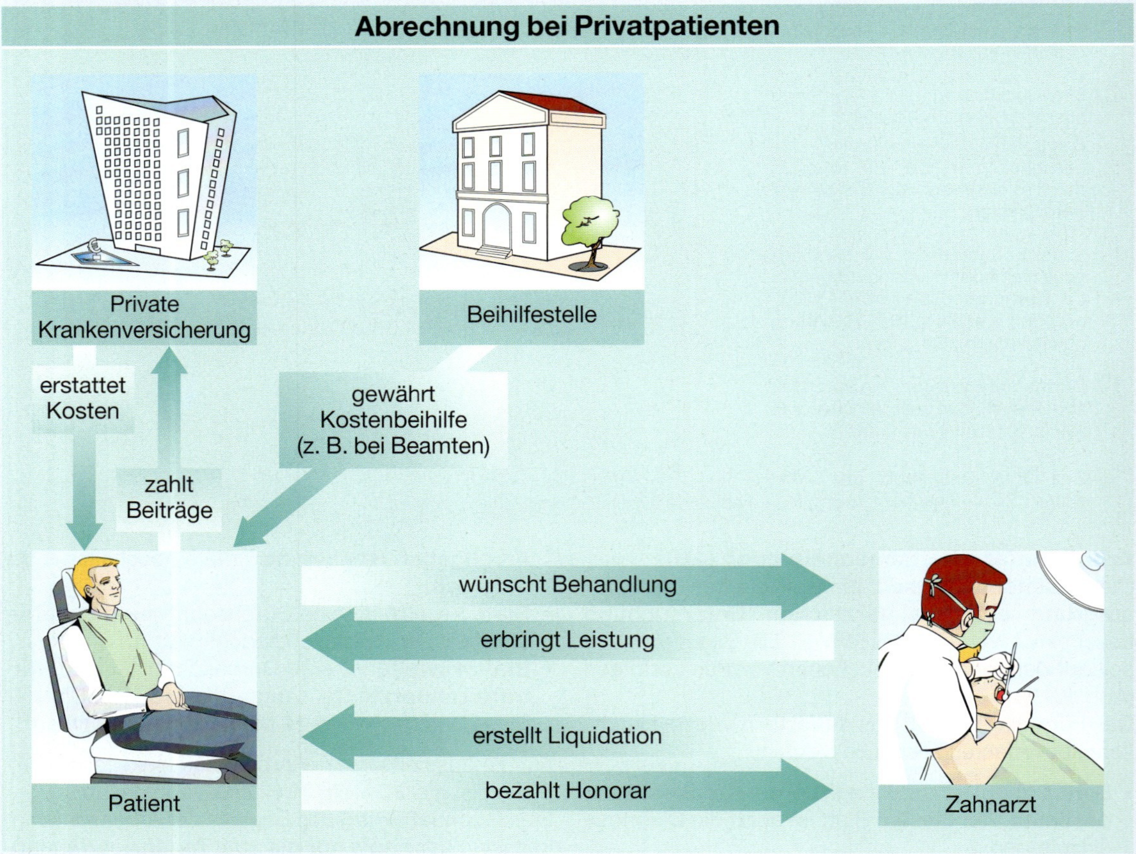

Abb. 2.12 Abrechnung bei Privatpatienten

Grundlagen der Privatabrechnung

Im Gegensatz zur zahnärztlichen Behandlung liegt bei der technischen Herstellung von Zahnersatz ein **Werkvertrag** vor. Zahntechnische Arbeiten müssen fristgerecht und frei von Mängeln hergestellt werden. Bei einem Werkvertrag besteht entsprechend eine **Gewährleistungspflicht**.

Grundzüge der Privatabrechnung

In der Zahnarztpraxis werden Privatrechnungen in folgenden Fällen erstellt:
- bei **Privatpatienten** grundsätzlich immer.
- bei **gesetzlich versicherten Patienten**,
  - wenn sie ausdrücklich eine Behandlung auf eigene Kosten wünschen oder
  - wenn sie bei Zahnfüllungen oder Zahnersatz eine über die vertragszahnärztliche Versorgung hinausgehende Behandlung wählen. Die dann entstehenden **Mehrkosten** werden privat abgerechnet.

Zur Kostenabsicherung von Privatleistungen können **gesetzlich versicherte Patienten** eine **private Zusatzversicherung** abschließen.

Für **Privatpatienten** gibt es grundsätzlich **3 Wege zur Finanzierung** ihrer Krankheitskosten:
- Sie können die **Krankheitskosten selbst tragen**, ohne eine Versicherung abzuschließen.
- Sie können eine **private Krankenversicherung (PKV)** abschließen, um die Krankheitskosten vollständig oder teilweise abzudecken.
- Als Beamte haben Sie einen Anspruch auf Erstattung eines Teils der Krankheitskosten durch die **Beihilfestelle**. Den verbleibenden Rest können Sie durch eine **private Krankenversicherung** abdecken.

Der **Zahnarzt** hat **nur mit dem Patienten ein Vertragsverhältnis** und nicht mit der privaten Krankenversicherung oder Beihilfestelle.

Im Rahmen einer **Privatbehandlung** muss man also genau zwischen den folgenden **zwei Rechtsbeziehungen** unterscheiden, die voneinander unabhängig sind:

1. Zahnarzt – Patient
2. Patient – kostenerstattende Stelle
   (Private Krankenversicherung oder Beihilfestelle).

Rechtsgrundlage für die Privatabrechnung **zwischen Zahnarzt und Patient** ist die **Gebührenordnung für Zahnärzte (GOZ)**.

In der Rechtsbeziehung **zwischen dem Patienten und seiner kostenerstattenden Stelle** sind ergänzend zur Gebührenordnung für Zahnärzte (GOZ) noch die **folgenden Rechtsgrundlagen** zu beachten:

- allgemeine Versicherungsbestimmungen,
- tarifvertragliche Regelungen,
- Bestimmungen des einzelnen Versicherungsvertrags,
- Beihilfebestimmungen.

Die Versicherungsverträge der **privaten Krankenversicherungen (PKV)** und Bestimmungen der **Beihilfe** schränken die Kostenerstattung von Leistungen aus der GOZ in vielen Fällen ein.

Die **kostenerstattenden Stellen (PKV und Beihilfe)** interpretieren Gebührenpositionen und Abrechnungsbestimmungen auch häufig anders als die Zahnärzteschaft. Dabei argumentieren die Versicherungen und Beihilfestellen oft ohne Kenntnis der besonderen Umstände des Einzelfalls und beurteilen zahnärztliche Rechnungen und Kostenpläne manchmal sehr subjektiv ohne entsprechende Fachkenntnis.

In der Folge kommt es immer häufiger zu **unqualifizierten Meinungsäußerungen und Behauptungen der kostenerstattenden Stellen, die einer gewissenhaften Analyse mit zahnärztlichem Sachverstand nicht standhalten**.

Die Patienten erleben somit leider immer häufiger, dass sie **ordnungsgemäß erstellte zahnärztliche Rechnungen nur zum Teil erstattet bekommen**.

In solchen Fällen können die Patienten natürlich nicht erwarten, dass der Behandler seine Rechnung nach den Vorstellungen der kostenerstattenden Stelle anfertigt. Denn **Rechnungsstellung und Kostenerstattung sind zwei rechtlich getrennte Vorgänge**.

Leider wird durch Äußerungen der kostenerstattenden Stellen manchmal der Eindruck erweckt, es sei falsch oder unzulässig abgerechnet worden. Die Sachbearbeiter verwenden dabei in entsprechenden Schreiben in der Regel **vorgefertigte Textbausteine, die jedoch oft mit dem vorliegenden Einzelfall nichts zu tun haben**.

Dieses Hin und Her mit privaten Krankenversicherungen und Beihilfestellen nützt Niemandem und belastet nur in unnötiger Weise das notwendige Vertrauensverhältnis zwischen dem Patienten und seiner kostenerstattenden Stelle.

Grundlagen der Privatabrechnung

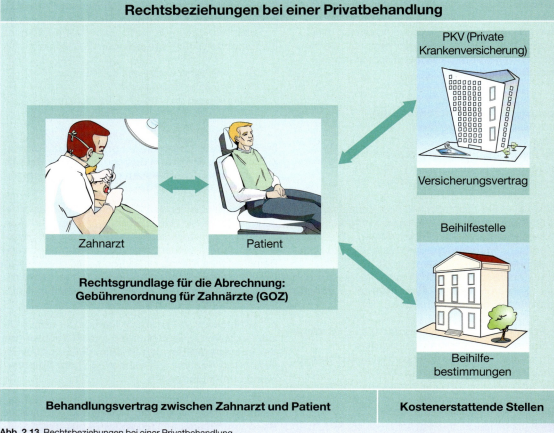

Abb. 2.13 Rechtsbeziehungen bei einer Privatbehandlung

Unabhängig von einem eventuellen Erstattungsanspruch gegenüber einer Versicherung oder Beihilfestelle ist der Privatpatient bei einer ordnungsgemäß nach den **Vorschriften der Gebührenordnung für Zahnärzte (§ 10 GOZ)** erstellten Rechnung gegenüber dem Zahnarzt zahlungspflichtig.

Um die **Kostenerstattung** durch die private Krankenversicherung oder Beihilfestelle muss der Patient sich selbst kümmern.

Die **Privatrechnung** wird auch als **Liquidation** bezeichnet.
Gibt es Unstimmigkeiten bei der zahnärztlichen Liquidation, so ist die **Zahnärztekammer** mit ihrem Sachverstand der geeignete Ansprechpartner zur Klärung der richtigen Auslegung der Gebührenordnung.

2.2.2 Zahnärztekammer
Die **Zahnärztekammer** ist die Standesvertretung aller Zahnärzte. Sie ist eine **Körperschaft des öffentlichen Rechts (KdöR)**. Dies bedeutet, sie erfüllt als Selbstverwaltung der Zahnärzte durch Gesetz übertragene Aufgaben unter Aufsicht des Staates (vergleiche KZV, Seiten 14, 15).
Die Zahnärztekammer bündelt die Fachkompetenz der Mitglieder für eine kontinuierliche Weiterentwicklung des Berufsstandes. Die Zahnärzte im Kammerbereich sind Pflichtmitglieder der Zahnärztekammer, die auf Bezirks-, Landes- und Bundesebene organisiert ist.

Gebührenordnung für Zahnärzte (GOZ)

Aufgaben der Zahnärztekammer (ZÄK)

- Wahrnehmung der beruflichen Rechte und Interessen der Zahnärzte
- Erstellung einer Berufsordnung
- Überwachung der Einhaltung der zahnärztlichen Berufspflichten
- Sicherstellung des zahnärztlichen Notfalldienstes
- Förderung der Qualitätssicherung in der Zahnheilkunde
- Errichtung einer zahnärztlichen Stelle zur Qualitätssicherung nach der Röntgenverordnung
- Erfassung von Arzneimittelrisiken
- Förderung der zahnärztlichen Fortbildung
- Regelung der zahnärztlichen Weiterbildung
- Sicherung und Förderung der Ausbildung von Zahnmedizinischen Fachangestellten sowie ihrer Fort- und Weiterbildung einschließlich Röntgenkunde und Strahlenschutz
- Unterstützung des öffentlichen Gesundheitsdienstes
- Erstattung von Fachgutachten und Benennung von Sachverständigen
- Schlichtung von beruflichen Streitigkeiten zwischen Zahnärzten sowie Zahnärzten und Patienten
- Begutachtung von Behandlungsfehlern
- Unterhalt eines Versorgungswerkes für Zahnärzte

2.2.3 Gebührenordnung für Zahnärzte (GOZ)

Die Vergütung der zahnärztlichen Behandlung wird durch die **Gebührenordnung für Zahnärzte (GOZ)** bestimmt (§ 1 Abs. 1 GOZ).

Die Gebührenordnung für Zahnärzte wurde am 22.10.1987 beschlossen und trat am **01.01.1988** in Kraft **(GOZ 1988)**.

Seit dem **01.01.2012** gilt eine geänderte Gebührenordnung für Zahnärzte **(GOZ 2012)**.

Die **GOZ** ist für **Zahnärzte und Patienten rechtlich bindend**.

Grundsätzlich sind alle zahnärztlichen Behandlungen nach der GOZ zu berechnen, wenn nicht durch ein Bundesgesetz etwas anderes bestimmt ist.

Entsprechend wird die **vertragszahnärztliche Behandlung** von gesetzlich versicherten Patienten nicht nach der GOZ sondern auf der Grundlage des Sozialgesetzbuches (siehe Seite 12) nach dem einheitlichen **Bewertungsmaßstab für Zahnärzte (BEMA)** abgerechnet.

Wünscht ein gesetzlich versicherter Patient jedoch eine Behandlung als Privatpatient, so sind diese Leistungen nach der GOZ zu berechnen. Die Berechnung von Pauschalen ist unzulässig.

Die **Gebührenordnung für Zahnärzte (GOZ)** besteht aus:
- den **Paragraphen 1-12**, in denen die gesetzlichen Grundlagen festgelegt sind,
- dem **Gebührenverzeichnis für zahnärztliche Leistungen**, das als **Anlage 1** zur Gebührenordnung gehört und
- den **Vorgaben für ein maschinenlesbares Rechnungsformular (Anlage 2)**.

Paragraphen der GOZ

§ 1 GOZ	Anwendungsbereich
§ 2 GOZ	Abweichende Vereinbarung
§ 3 GOZ	Vergütungen
§ 4 GOZ	Gebühren
§ 5 GOZ	Bemessung der Gebühren für Leistungen des Gebührenverzeichnisses
§ 6 GOZ	Gebühren für andere Leistungen
§ 7 GOZ	Gebühren bei stationärer Behandlung
§ 8 GOZ	Entschädigungen
§ 9 GOZ	Ersatz von Auslagen für zahntechnische Leistungen
§10 GOZ	Fälligkeit und Abrechnung der Vergütung; Rechnung
§11 GOZ	Übergangsvorschriften
§12 GOZ	Überprüfung

Organisation der Zahnärztekammern

Bundeszahnärztekammer (BZÄK)
Bundesebene
⇧
Zahnärztekammern der Länder
Landesebene
⇧
Bezirks- und Kreiszahnärztekammern
Bezirks- und Kreisebene

Abb. 2.14 Organisation der Zahnärztekammern

Gebührenordnung für Zahnärzte (GOZ)

Gebührenverzeichnis der GOZ
– Abschnitte und Gebührennummern –

Anlage 1 der GOZ

Abschnitt	Gebührennummern
A. Allgemeine zahnärztliche Leistungen	0010 – 0120
B. Prophylaktische Leistungen	1000 – 1040
C. Konservierende Leistungen	2000 – 2440
D. Chirurgische Leistungen	3000 – 3310
E. Leistungen bei Erkrankungen der Mundschleimhaut und des Parodontiums	4000 – 4150
F. Prothetische Leistungen	5000 – 5340
G. Kieferorthopädische Leistungen	6000 – 6260
H. Eingliederung von Aufbissbehelfen und Schienen	7000 – 7100
J. Funktionsanalytische und funktionstherapeutische Leistungen	8000 – 8100
K. Implantologische Leistungen	9000 – 9170
L. Zuschläge zu bestimmten zahnärztlich-chirurgischen Leistungen	0500 – 0530

Vorgaben für maschinenlesbare Rechnungsformulare (Anlage 2 der GOZ)

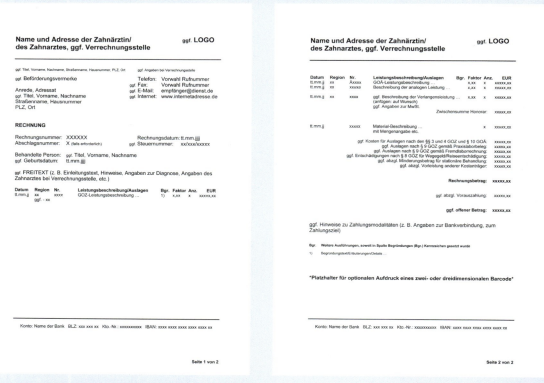

Abb. 2.15 Vorgaben für maschinenlesbare Rechnungsformulare

Gebührenordnung für Zahnärzte (GOZ)

Grundsätzliche Änderungen in der GOZ 2012

1. Auf den ersten Blick fällt sofort auf, dass die **bisherigen dreistelligen Gebührennummern nun vierstellig** sind.
Dabei wurde an die alten Gebührennummern in der Regel einfach eine Null angehängt.

Beispiele:

1988	GOZ 001	– Eingehende Untersuchung	(100 Punkte)
2012	GOZ 0010	– Eingehende Untersuchung	(100 Punkte)
1988	GOZ 201	– Behandlung überempfindlicher Zahnflächen, je Kiefer	(50 Punkte)
2012	GOZ 2010	– Behandlung überempfindlicher Zahnflächen, je Kiefer	(50 Punkte)

Es ist somit relativ einfach, die alten Gebührennummern auf die neuen Ziffern zu übertragen.

2. Einige **Gebührenpositionen der GOZ 1988 sind gestrichen** worden.

Beispiele:

GOZ 1988	Kurzbeschreibung
GOZ 002	– Heil- und Kostenplan auf Anforderung
GOZ 011	– Extraorale Leitungsanästhesie
GOZ 206, 208	– Politur Amalgamfüllung (ein-/zweiflächig)
GOZ 210, 212	– Politur Amalgamfüllung (drei-/mehrflächig)
GOZ 213	– Stiftverankerung einer Füllung
GOZ 214	– Goldhämmerfüllung
GOZ 228	– Provisorische Krone mit Stiftverankerung
GOZ 237	– Devitalisation
GOZ 310	– Trepanation des Kieferknochens
u.v.m.	

3. Neue Gebührennummern sind hinzugekommen.

Beispiele:

GOZ 1040	– Professionelle Zahnreinigung
GOZ 2197	– Adhäsive Befestigung

4. Alte Gebührennummern sind mit einer hinzugefügten Null in der GOZ 2012 **mit einer neuen Leistungsbeschreibung** versehen worden.

Beispiel:

1988	GOZ 213	– Stiftverankerung einer Füllung
2012	GOZ 2130	– Kontrolle, Finieren/Polieren einer Restauration in separater Sitzung

5. Vorhandene **Leistungsbeschreibungen** sind **geändert** worden.

Beispiel:

1988	GOZ 202	– Exkavieren und temporärer Verschluss einer Kavität, als selbstständige Leistung
2012	GOZ 2020	– temporärer speicheldichter Verschluss einer Kavität

6. Abrechnungsbestimmungen sind **geändert oder neu hinzugefügt** worden.

Beispiel:
Bei intraoralen Infiltrationsanästhesien (GOZ 0090) und Leitungsanästhesien (GOZ 0100) sind die Kosten der verwendeten Lokalanästhetika jetzt gesondert berechnungsfähig.

7. Zu bestimmten Leistungen sind **Zuschlagsziffern eingeführt** worden.

GOZ 0110	– Zuschlag für Operationsmikroskop
GOZ 0120	– Zuschlag für Laser
GOZ 0500 -0530	– Zuschläge zu zahnärztlich-chirurgischen Leistungen bei ambulanter Behandlung

Weitere Änderungen werden in diesem Buch jeweils auf den betreffenden Seiten beschrieben und erläutert.

Der **Punktwert**, also der Wert eines GOZ-Punktes in Cent, wurde hingegen nicht verändert.

Punktwert 1988 = 5,62421 Cent
(= 11 Pfennig)
Punktwert 2020 = 5,62421 Cent.

Die Zahnärzte arbeiten also **im Jahr 2020 mit dem gleichen Punktwert wie vor 32 Jahren!**

Preisentwicklung im Vergleich 1991 – 2018	
Auszubildende (ZFA)	+ 144,0 %
Kraftstoff (PKW)	+ 119,7 %
Strom	+ 117,3 %
Verbraucherpreisindex	+ 58,7 %
Nahrungsmittel	+ 50,6 %
Punktwert der GOZ	**+ 0 %**

Quelle: Statistisches Bundesamt, BZÄK

Von großer Bedeutung sind natürlich die **erheblich gestiegenen Betriebskosten** in den Zahnarztpraxen. Insbesondere die **Hygienekosten** sind in den letzten Jahren extrem gestiegen.
Nach einer Analyse des Instituts der Deutschen Zahnärzte (IDZ) haben sich allein die **Hygienekosten in den Zahnarztpraxen in nur 10 Jahren verdoppelt!**
Diese gestiegenen Kosten sind in der GOZ 2012 nicht entsprechend berücksichtigt worden.

Gebührenordnung für Zahnärzte (GOZ)

Paragraphen der GOZ 2012

Die **Gebührenordnung für Zahnärzte (GOZ)** hat **12 Paragraphen**. Die Paragraphen bilden die gesetzliche Grundlage für die Privatabrechnung in der Zahnmedizin.
Es folgen nun die 12 Paragraphen der GOZ
– im **Originaltext** (grau unterlegt)
– mit **Erläuterungen** (auf blauem Grund).

**Erste Verordnung zur Änderung der Gebührenordnung für Zahnärzte (GOZ)
Bundesratsbeschluss vom 04. November 2011
Bundeskabinettsbeschluss vom 16. November 2011**

§ 1 Anwendungsbereich
(1) Die **Vergütungen** für die beruflichen Leistungen der Zahnärzte **bestimmen sich nach dieser Verordnung**, soweit nicht durch Bundesgesetz etwas anderes bestimmt ist.

(2) **Vergütungen** darf der Zahnarzt **nur für Leistungen** berechnen, die **nach den Regeln der zahnärztlichen Kunst für eine zahnmedizinisch notwendige** zahnärztliche Versorgung erforderlich sind. Leistungen, die **über das Maß einer zahnmedizinisch notwendigen zahnärztlichen Versorgung hinausgehen**, darf er **nur** berechnen, wenn sie **auf Verlangen** des Zahlungspflichtigen erbracht worden sind.

---

§ 1 Anwendungsbereich
In **§ 1 Absatz 1 GOZ** wird festgelegt, dass die **zahnärztlichen Leistungen** nach den **Bestimmungen der GOZ** abzurechnen sind.
Abweichungen von dieser Regel sind nur durch ein Gesetz auf Bundesebene möglich, zum Beispiel Abrechnung nach BEMA bei gesetzlich versicherten Patienten.

§ 1 Absatz 2 GOZ unterscheidet:
– **zahnmedizinisch notwendige Leistungen** und
– **Leistungen, die über das Maß einer zahnmedizinisch notwendigen Versorgung hinausgehen**.

Der Zahnarzt darf nur Vergütungen für **zahnmedizinisch notwendige Leistungen** berechnen.
Leistungen, die das Maß einer zahnmedizinisch notwendigen Versorgung überschreiten, dürfen nur berechnet werden, wenn der Zahlungspflichtige (das ist nicht unbedingt der Patient) diese Leistungen verlangt (**Verlangensleistungen**).
Für diese **Verlangensleistungen** gelten folgende **Bestimmungen:**
– **§ 2 Abs. 3 GOZ: schriftliche Vereinbarung** in einem Heil- und Kostenplan **vor** Erbringung der Leistungen, der die einzelnen Leistungen enthält und die Feststellung, dass eine Erstattung möglicherweise nicht gewährleistet ist.
– **§ 10 Abs. 3 GOZ: Kennzeichnung in der Rechnung** als Verlangensleistungen.

 Der Begriff der **medizinisch notwendigen Leistung** ist eindeutig geregelt. **Der Bundesgerichtshof (BGH)** hat festgestellt:

– Eine **Heilbehandlung ist medizinisch notwendig, wenn** es nach den **objektiven medizinischen Befunden und wissenschaftlichen Erkenntnissen** zum Zeitpunkt der Behandlung vertretbar war, sie als medizinisch notwendig anzusehen.
– Dies ist **im Allgemeinen dann** der Fall, wenn eine **wissenschaftlich anerkannte Behandlungsmethode** zur Verfügung steht, die geeignet ist, die Krankheit zu heilen oder zu lindern oder einer Verschlimmerung vorzubeugen.
(BGH-Urteil vom 12.03.2003, Az.: IV ZR 278/01)

Der Bundesgerichtshof hat mit diesem Urteil die Rechte der Patienten gegenüber den kostenerstattenden Stellen enorm gestärkt.
Die **medizinische Notwendigkeit einer Heilbehandlung** ist
– **allein aus medizinischer Sicht** und
– **nicht unter Kostengesichtspunkten**
zu beurteilen.

Leistungen, die **über das Maß einer zahnmedizinisch notwendigen Behandlung** hinausgehen, sind z.B. Leistungen, die **ausschließlich kosmetischen Zwecken** dienen (Beispiel: Austausch intakter Füllungen ohne medizinische Begründung aus ästhetischen Gründen).

Gebührenordnung für Zahnärzte (GOZ)

§ 2 Abweichende Vereinbarung

(1) Durch **Vereinbarung** zwischen Zahnarzt und Zahlungspflichtigem kann eine von dieser Verordnung **abweichende Gebührenhöhe** festgelegt werden.
Die Vereinbarung einer **abweichenden Punktzahl** (§ 5 Absatz 1 Satz 2) oder eines **abweichenden Punktwertes** (§ 5 Absatz 1 Satz 3) ist nicht zulässig. Notfall- und akute Schmerzbehandlungen dürfen nicht von einer Vereinbarung nach Satz 1 abhängig gemacht werden.

(2) Eine **Vereinbarung** nach Absatz 1 Satz 1 ist nach persönlicher Absprache im Einzelfall zwischen Zahnarzt und Zahlungspflichtigem **vor Erbringung der Leistung** des Zahnarztes **schriftlich** zu treffen. Diese muss neben der Nummer und der Bezeichnung der Leistung, dem vereinbarten Steigerungssatz und dem sich daraus ergebenden Betrag auch die **Feststellung** enthalten, dass eine **Erstattung der Vergütung durch Erstattungsstellen möglicherweise nicht in vollem Umfang gewährleistet ist**.
Weitere Erklärungen darf die Vereinbarung nicht enthalten.
Der Zahnarzt hat dem Zahlungspflichtigen einen Abdruck der Vereinbarung auszuhändigen.

(3) **Leistungen nach § 1 Absatz 2 Satz 2** und ihre Vergütung müssen in einem **Heil- und Kostenplan schriftlich** vereinbart werden.
Der **Heil- und Kostenplan** muss **vor** Erbringung der Leistung erstellt werden; er muss die **einzelnen Leistungen und Vergütungen** sowie die Feststellung enthalten, dass es sich um **Leistungen auf Verlangen** handelt und eine Erstattung möglicherweise nicht gewährleistet ist.
§ 6 Absatz 1 bleibt unberührt.

(4) Bei vollstationären, teilstationären sowie vor- und nachstationären privatzahnärztlichen Leistungen ist eine Vereinbarung nach Absatz 1 Satz 1 nur für vom Wahlzahnarzt persönlich erbrachte Leistungen zulässig.

§ 2 Abweichende Vereinbarung

Der § 2 GOZ enthält die konkreten Bestimmungen für zwei unterschiedliche Vereinbarungen:

- Abweichende Gebührenvereinbarung nach § 2 Absatz 1 und 2 GOZ
- Vereinbarung von Verlangensleistungen nach § 2 Absatz 3 GOZ.

Der Absatz 4 von § 2 GOZ enthält noch eine ergänzende Einschränkung für **abweichende Gebührenvereinbarungen** im Zusammenhang mit einer **stationären Behandlung**.

Abweichende Gebührenvereinbarung nach § 2 Abs. 1 und 2 GOZ

Nach **§ 5 GOZ** ist die Gebührenhöhe zwischen dem **1fachen und 3,5fachen Gebührensatz** zu bemessen. Zwischen Zahnarzt und Zahlungspflichtigem kann aber eine von der Gebührenordnung **abweichende Höhe der Vergütung** vereinbart werden **(§ 2 Abs. 1 und 2 GOZ)**.
Eine entsprechende Gebührenvereinbarung ist somit bei einer Gebührenhöhe **über dem 3,5fachen Gebührensatz** vorgeschrieben.

Bei einer Vereinbarung über eine abweichende Gebührenhöhe nach § 2 Abs. 1 und 2 GOZ müssen eine Reihe von Bestimmungen beachtet werden. Einzelheiten können der abgedruckten Mustervereinbarung entnommen werden (Abb. 2.16).

Vorschriften bei einer abweichenden Gebührenvereinbarung nach § 2 Abs. 1 und 2 GOZ

- ✓ nach persönlicher Absprache
- ✓ **vo**r Erbringung der zahnärztlichen Leistung **schriftlich**
- ✓ zwischen Zahnarzt und Zahlungspflichtigem
- ✓ **Gebührennummer**, **Bezeichnung der Leistung**, **vereinbarter Steigerungssatz** und **Betrag** müssen genannt werden
- ✓ Feststellung erforderlich, dass eine **Erstattung** der Vergütung **möglicherweise nicht in vollem Umfang gewährleistet** ist
- ✓ **Aushändigung eines Abdrucks** der Vereinbarung an den Zahlungspflichtigen
- ✓ Unterschrift von Zahnarzt und Zahlungspflichtigem

Bei einer abweichenden Gebührenvereinbarung nach § 2 Abs. 1 und 2 GOZ sind nicht zulässig

- ⊖ abweichende Punktzahl
- ⊖ abweichender Punktwert
- ⊖ **Notfall- und akute Schmerzbehandlung** von Vereinbarung abhängig machen
- ⊖ weitere Erklärungen auf der Vereinbarung
- ⊖ Anwendung **bei physikalischer Therapie, Röntgen- und Laborleistungen** (siehe § 2 Abs. 3 GOÄ)

Gebührenordnung für Zahnärzte (GOZ)

Abweichende Vereinbarung nach § 2 Abs. 1 und 2 GOZ

zwischen .... und ....

Patient bzw. Zahlungspflichtiger .... Zahnarzt
für .... ○ sich selbst

Gemäß § 2 Abs. 1 und 2 der Gebührenordnung für Zahnärzte (GOZ) werden für folgende Leistungen die aufgeführten Gebühren vereinbart.

Region	Geb.-Nr. GOZ/GOÄ	Anzahl	Leistung	Steigerungsfaktor	EUR

Summe

Eine Erstattung der Vergütung durch Erstattungsstellen ist möglicherweise nicht in vollem Umfang gewährleistet.

Ort, Datum .... Ort, Datum ....

Patient/Zahlungspflichtiger .... Zahnarzt

Abb. 2.16 Vereinbarung einer abweichenden Gebührenhöhe nach § 2 Abs. 1 und 2 GOZ

Vereinbarung von Verlangensleistungen nach § 2 Abs. 3 GOZ
(Heil- und Kostenplan)

zwischen .... und ....

Patient bzw. Zahlungspflichtiger .... Zahnarzt
für .... ○ sich selbst

Die nachfolgend aufgeführten Leistungen werden auf Verlangen des Patienten erbracht. Es handelt sich um Leistungen, die über das Maß einer zahnmedizinisch notwendigen Versorgung hinausgehen.
Bei Leistungen, die nicht in der GOZ (Gebührenordnung für Zahnärzte) oder GOÄ (Gebührenordnung für Ärzte) enthalten sind, wird keine Gebührennummer (Geb.-Nr.) angegeben.

Region	Geb.-Nr. GOZ/GOÄ	Anzahl	Leistung	Steigerungsfaktor	EUR
Zahnärztliches Honorar					
Voraussichtliche Kosten für zahntechnische Leistungen					
Voraussichtliche Kosten für Materialien					
Voraussichtliche Gesamtkosten					

Eine Erstattung der Vergütung ist möglicherweise nicht gewährleistet.

Ort, Datum .... Ort, Datum ....

Patient/Zahlungspflichtiger .... Zahnarzt

Abb. 2.17 Vereinbarung von Verlangensleistungen nach § 2 Abs. 3 GOZ

Vor der Unterzeichnung der Vereinbarung muss ein Gespräch zwischen Zahnarzt und Zahlungspflichtigem erfolgt sein. Der wesentliche Inhalt dieses Gesprächs sollte **dokumentiert** werden, z. B. in der Karteikarte.
Die **Gebührenvereinbarung nach § 2 Abs.1 und 2 GOZ** ist bei einer Gebührenhöhe über dem 3,5fachen Gebührensatz vorgeschrieben. Eine **entsprechende Gebührenvereinbarung** kann aber auch bei jedem anderen Steigerungssatz erfolgen, also **auch unter dem 3,5fachen Gebührensatz**. Dies ist auch sinnvoll, um das Honorar mit dem erforderlichen Steigerungsfaktor bereits vor der Behandlung **rechtssicher** mit dem Patienten/Zahlungspflichtigen zu vereinbaren.
Der Patient/Zahlungspflichtige kann dann seine kostenerstattende Stelle **vorab** um eine Zusage der Kostenübernahme bitten.

> **Vor planbaren Leistungen** ist eine **schriftliche Vereinbarung** mit dem Patienten/Zahlungspflichtigen sinnvoll, um vorab Klarheit über Umfang und Kosten der Therapie zu schaffen.
> Eine entsprechende **rechtssichere Gebührenvereinbarung** ist **auch bei einem Steigerungsfaktor unter 3,5 empfehlenswert**.

Vereinbarung von Verlangensleistungen nach § 2 Abs. 3 GOZ
Leistungen, die **über das Maß einer zahnmedizinisch notwendigen Versorgung hinausgehen**, darf der Zahnarzt **nur** berechnen, **wenn der Zahlungspflichtige** diese Leistungen **verlangt** (§ 1 Abs. 2 Satz 2 GOZ).
Diese Leistungen und ihre Vergütung müssen
– **vor** Erbringung der Leistung
– in einem **Heil- und Kostenplan (HKP)**
– **schriftlich** vereinbart werden.

Der **Heil- und Kostenplan** muss,
– die **einzelnen Leistungen und Vergütungen** enthalten und
– die **Feststellung**, dass es sich um **Leistungen auf Verlangen** handelt, und
– eine **Erstattung möglicherweise nicht gewährleistet** ist.

Einzelheiten zum Heil- und Kostenplan sind der abgedruckten Mustervereinbarung zu entnehmen (Abb. 2.17).
In der späteren Rechnung sind die Verlangensleistungen entsprechend zu kennzeichnen (**§ 10 Abs. 3 GOZ**).

Gebührenordnung für Zahnärzte (GOZ)

Vorschriften bei einer Verlangensleistung nach § 2 Abs. 3 GOZ

- ☑ jede einzelne Verlangensleistung und ihre Vergütung muss schriftlich in einem Heil- und Kostenplan (HKP) vereinbart werden
- ☑ vor Erbringung der Leistung
- ☑ Feststellung im HKP erforderlich, dass eine Erstattung möglicherweise nicht gewährleistet ist
- ☑ Die Leistung muss sowohl im Heil- und Kostenplan als auch in der Rechnung als Verlangensleistung bezeichnet werden.

§ 3 Vergütungen
Als Vergütungen stehen dem Zahnarzt **Gebühren**, **Entschädigungen** und **Ersatz von Auslagen** zu.

§ 3 Vergütungen
Man unterscheidet bei den Vergütungen:
– **Gebühren** (§§ 4-7)
– **Entschädigungen** (§ 8)
– **Ersatz von Auslagen** (§ 4 Abs. 3 und 4, § 9).

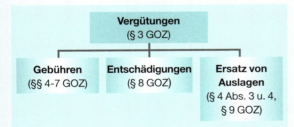

Die **frühere** Überschrift **§ 8 Wegegeld** ist durch die neue Bezeichnung **§ 8 Entschädigungen** ersetzt worden.
Hinweis: Eine **Vereinbarung** nach § 2 Abs. 1 und 2 ist **nur bei Gebühren** möglich.
Es ist **nicht** möglich, **Entschädigungen** oder den **Ersatz von Auslagen** abweichend zu vereinbaren.

§ 4 Gebühren
(1) Gebühren sind Vergütungen für die im **Gebührenverzeichnis (Anlage 1)** genannten zahnärztlichen Leistungen.

(2) Der Zahnarzt kann **Gebühren nur für selbstständige zahnärztliche Leistungen** berechnen, die er selbst erbracht hat oder die unter seiner Aufsicht nach fachlicher Weisung erbracht wurden (eigene Leistungen).
Für eine Leistung, die **Bestandteil** oder eine **besondere Ausführung einer anderen Leistung** nach dem Gebührenverzeichnis ist, kann der Zahnarzt eine Gebühr **nicht berechnen**, wenn er für die andere Leistung eine Gebühr berechnet. Dies gilt auch für die zur Erbringung der im Gebührenverzeichnis aufgeführten operativen Leistungen **methodisch notwendigen operativen Einzelschritte**.
Eine Leistung ist **methodisch notwendiger Bestandteil** einer anderen Leistung, wenn sie **inhaltlich** von der Leistungsbeschreibung der anderen Leistung (Zielleistung) umfasst und auch **in deren Bewertung berücksichtigt** worden ist.

(3) Mit den Gebühren sind die **Praxiskosten** einschließlich der Kosten für Füllungsmaterial, für den Sprechstundenbedarf, für die Anwendung von Instrumenten und Apparaten, sowie für Lagerhaltung abgegolten, soweit nicht im Gebührenverzeichnis etwas anderes bestimmt ist.
Hat der Zahnarzt zahnärztliche Leistungen unter **Inanspruchnahme Dritter**, die nach dieser Verordnung selbst **nicht liquidationsberechtigt** sind, erbracht, so sind die hierdurch entstandenen Kosten ebenfalls **mit der Gebühr abgegolten**.

(4) **Kosten**, die nach Absatz 3 mit den Gebühren abgegolten sind, **dürfen nicht gesondert berechnet** werden. Eine Abtretung des Vergütungsanspruchs in Höhe solcher Kosten ist gegenüber dem Zahlungspflichtigen unwirksam.

(5) Sollen **Leistungen durch Dritte** erbracht werden, die diese dem Zahlungspflichtigen unmittelbar berechnen, so hat der Zahnarzt ihn darüber zu unterrichten.

Gebührenordnung für Zahnärzte (GOZ)

§ 4 Gebühren

Gebühren sind **Vergütungen für** die im Gebührenverzeichnis genannten **zahnärztlichen Leistungen** (§ 4 Abs. 1 GOZ).

Gebühren dürfen nur berechnet werden (§ 4 Abs. 2 GOZ):
- für **selbstständige zahnärztliche Leistungen**,
- die der **Zahnarzt selbst** erbracht oder
- die **unter seiner Aufsicht** nach fachlicher Weisung erbracht worden sind.

Im Umkehrschluss dürfen Leistungen **nicht** berechnet werden, die
- **Bestandteil** oder
- **besondere Ausführung** einer anderen Leistung sind,
- **wenn** der Zahnarzt die **andere (größere) Leistung berechnet**.

Damit wird eine **Doppelberechnung von Teilleistungen** ausdrücklich ausgeschlossen, die in einer anderen Leistung enthalten sind und mit dieser Hauptleistung bereits berechnet werden.

In § 4 Abs. 2 Satz 3 wird dieses **Zielleistungsprinzip** nochmals besonders für operative Leistungen hervorgehoben. In Abs. 2 Satz 4 wird der Begriff des **methodisch notwendigen Bestandteils** einer anderen Leistung erläutert.

Methodisch notwendige Bestandteile der **operativen Entfernung eines Zahnes** sind zum Beispiel:
- operativer Zugang mit Schnitt und Aufklappung
- Knochenabtragung (Osteotomie)
- eventuelle Teilung (Separation) bei einem mehrwurzeligen Zahn
- Entfernung der einzelnen Zahnfragmente
- Reinigung der Wunde
- Glätten des Knochens
- Wundverschluss mit Naht ohne Lappenbildung.

Es handelt sich bei den hier aufgeführten chirurgischen Arbeitsschritten um einzelne, **methodisch notwendige Teilleistungen**, die alle dem übergeordneten **Ziel** der **operativen Zahnentfernung** dienen. Entsprechend können diese Teilleistungen nicht gesondert berechnet werden.

Anders sind jedoch **ergänzende chirurgische Leistungen** zu bewerten, die
- **nicht** Inhalt der Leistungsbeschreibung und
- **nicht** in der Bewertung berücksichtigt sind.

Hierzu gehören zum Beispiel:
- Stillung einer Blutung durch Abbinden oder Umstechen des Gefäßes oder durch Knochenbolzung (**GOZ-Nr. 3060**),
- plastischer Verschluss einer eröffneten Kieferhöhle (**GOZ-Nr. 3090**),
- Operation einer Zyste durch Zystektomie in Verbindung mit einer Osteotomie oder Wurzelspitzenresektion (**GOZ-Nr. 3190**)

Hierbei handelt es sich um **selbstständige zahnärztliche Leistungen**, die **gesondert** berechnet werden.

Praxiskosten

§ 4 Absatz 3 GOZ legt fest, dass mit den Gebühren die **Praxiskosten einschließlich** der Kosten für
- **Füllungsmaterial**,
- **Sprechstundenbedarf**,
- die **Anwendung von Instrumenten und Apparaten**
- und **Lagerkosten** abgegolten sind,

wenn im Gebührenverzeichnis **nicht etwas anderes bestimmt ist**.

Diese abgegoltenen Kosten dürfen nicht gesondert berechnet werden (§ 4 Abs. 4 GOZ).

Bei **zahntechnischen Leistungen** kann das verwendete Material nach **§ 9 Abs. 1 GOZ** berechnet werden.

Von der allgemeinen Abgeltungsregel nach § 4 Abs. 3 GOZ sind alle Kosten ausgenommen, die nach den Vorschriften des Gebührenverzeichnisses ausdrücklich gesondert berechnet werden dürfen.

Gebührenordnung für Zahnärzte (GOZ)

Gesondert berechnungsfähig sind insbesondere:

• Abformmaterialien	(Allgemeine Bestimmungen Abschnitt A Ziffer 2 → Seite 102)
• antibakterielle Materialien	(GOZ-Nr. 4025)
• atraumatisches Nahtmaterial	(Allgemeine Bestimmungen Abschnitt D3 → Seite 210, E2 → Band II, K2 → Seite 245)
• Explantationsfräsen zum einmaligen Gebrauch	(Allgemeine Bestimmungen Abschnitte D3, K2)
• Implantate, Implantatteile, Implantatfräsen zum einmaligen Gebrauch	(Allgemeine Bestimmungen Abschnitt K2)
• Knochenersatzmaterialien	(Allgemeine Bestimmungen Abschnitte D3, E2, K2)
• Knochenkollektor oder -schaber zum einmaligen Gebrauch	(GOZ-Nrn. 4110, 9090)
• konfektionierte apikale Stiftsysteme	(GOZ-Nr. 3120)
• konfektionierte Kronen	(GOZ-Nr. 2250)
• konfektionierte Provisorien	(GOZ-Nrn. 2260, 2270)
• Lokalanästhetika	(GOZ-Nrn. 0090, 0100)
• Materialien zur Förderung der Blutgerinnung	(Allgemeine Bestimmungen Abschnitte D3, E2, K2)
• Materialien zur Förderung der Geweberegeneration	(Allgemeine Bestimmungen Abschnitte D3, E2, K2)
• Materialien zum Verschluss von oberflächlichen Blutungen bei hämorrhagischen Diathesen oder zum Schutz wichtiger anatomischer Strukturen	(Allgemeine Bestimmungen Abschnitt D3 → Seite 210, Abschnitt E2 → Band II, Abschnitt K2 → Seite 245)
• Materialien zur Fixierung von Membranen	(Allgemeine Bestimmungen Abschnitt E2)
• Medikamententräger, individuell hergestellt	(GOZ-Nr. 1030)
• Nickel-Titan-Instrumente zur Wurzelkanalaufbereitung zum einmaligen Gebrauch	(Allgemeine Bestimmungen Abschnitt C)
• Verankerungselemente	(GOZ-Nr. 2195)

Leistungen durch Dritte

Wenn **Leistungen durch Dritte** (z. B. Pathologe, Laborarzt) erbracht werden, die diese Leistungen direkt dem Patienten/Zahlungspflichtigen berechnen, so hat der Zahnarzt den Zahlungspflichtigen darüber zu unterrichten (§ 4 Abs. 5 GOZ).
Wird z. B. vom Zahnarzt eine **Gewebeprobe** entnommen, so untersucht ein **Pathologe** das entnommene Gewebe und berechnet seine Leistungen anschließend dem Patienten. Darüber hat der Zahnarzt den Patienten/Zahlungspflichtigen zu informieren. Anders sieht es bei der Beauftragung eines **zahntechnischen Labors** aus. Der Zahnarzt schließt einen **Werkvertrag** (siehe Seite 27) mit dem Zahntechniker ohne Vertragsbeziehung zum Patienten ab. Die hier entstehenden Kosten werden als **Auslagen nach § 9 Absatz 1 GOZ** berechnet.

§ 5 Bemessung der Gebühren für Leistungen des Gebührenverzeichnisses

(1) Die Höhe der einzelnen Gebühr bemisst sich nach dem **Einfachen bis Dreieinhalbfachen des Gebührensatzes**.
Gebührensatz ist der Betrag, der sich ergibt, wenn die **Punktzahl** der einzelnen Leistung des Gebührenverzeichnisses mit dem **Punktwert** vervielfacht wird.
Der Punktwert beträgt 5,62421 Cent.
Bei der Bemessung von Gebühren sind sich ergebende **Bruchteile eines Cents unter 0,5 abzurunden und Bruchteile** von **0,5 und mehr aufzurunden**; die **Rundung ist erst nach der Multiplikation mit dem Steigerungsfaktor** nach Satz 1 vorzunehmen.

(2) Innerhalb des **Gebührenrahmens** sind die Gebühren unter Berücksichtigung der **Schwierigkeit** und **des Zeitaufwandes** der einzelnen Leistung sowie **der Umstände bei der Ausführung** nach billigem Ermessen zu bestimmen. Die Schwierigkeit der einzelnen Leistung kann auch durch die **Schwierigkeit des Krankheitsfalles** begründet sein. Bemessungskriterien, die bereits in der Leistungsbeschreibung berücksichtigt worden sind, haben hierbei außer Betracht zu bleiben. Der **2,3fache Gebührensatz** bildet die **nach Schwierigkeit und Zeitaufwand durchschnittliche Leistung** ab; ein Überschreiten dieses Gebührensatzes ist nur zulässig, wenn Besonderheiten der in Satz 1 genannten Bemessungskriterien dies rechtfertigen; Leistungen mit unterdurchschnittlichem Schwierigkeitsgrad oder Zeitaufwand sind mit einem niedrigeren Gebührensatz zu berechnen.

§ 5 Bemessung der Gebühren

Die Gebühren können bei Privatrechnungen – anders als bei der vertragszahnärztlichen Abrechnung – individuell nach dem **Schwierigkeitsgrad** und **Zeitaufwand** der einzelnen Leistungen sowie den **Umständen bei der Ausführung** bemessen werden (§ 5 Absatz 2 GOZ).

Dabei sind folgende Fachbegriffe wichtig:
– Punktzahl
– Punktwert
– Gebührensatz
– Steigerungsfaktor
– Gebühr
– Gebührenrahmen.

Gebührenordnung für Zahnärzte (GOZ)

Punktzahl – Jede Leistung hat eine bestimmte Punktzahl. Durch die Punktzahlen werden die unterschiedlichen Leistungen – ähnlich wie bei der vertragszahnärztlichen Abrechnung – zueinander in Beziehung gesetzt. Eine aufwändige Leistung hat entsprechend eine höhere Punktzahl als eine einfache Leistung.

Punktwert – Der Wert eines Punktes beträgt in der GOZ seit 01.01.1988 unverändert 11 Pfennig = 5,62421 Cent.

> **Punktwert (GOZ) = 5,62421 Cent**

Gebührensatz – Der Gebührensatz ist der Betrag, der sich durch Multiplikation von Punktzahl und Punktwert ergibt.

> **Gebührensatz = Punktzahl x Punktwert**

Punktzahl, Punktwert und damit auch der Gebührensatz sind durch die Gebührenordnung vorgegeben und somit nicht durch den abrechnenden Zahnarzt veränderbar.

Steigerungsfaktor und Gebühr – Um den individuellen **Schwierigkeitsgrad** und **Zeitaufwand** der einzelnen Leistungen zu berücksichtigen, wird der Gebührensatz mit dem **Steigerungsfaktor** multipliziert.
Das Ergebnis ist die **Gebühr**.

> **Gebühr = Gebührensatz x Steigerungsfaktor**

Mit dem **Steigerungsfaktor** werden nach § 5 Abs. 2 GOZ die folgenden individuellen Gegebenheiten der einzelnen Leistungen berücksichtigt:
– Schwierigkeitsgrad der Leistung
– Zeitaufwand der Leistung
– Umstände bei der Ausführung
– Schwierigkeit des Krankheitsfalles.

Gebührenrahmen – Als Gebührenrahmen wird in § 5 Abs. 1 GOZ die Gebührenspanne zwischen dem 1fachen (Einfachsatz) und 3,5fachen des Gebührensatzes bezeichnet.

> Der **2,3fache Gebührensatz** bildet die **nach Schwierigkeit und Zeitaufwand durchschnittliche Leistung** ab.

Wird der **2,3fache Gebührensatz überschritten**, so muss dies
– durch **Besonderheiten (Schwierigkeit, Zeitaufwand, Umstände bei der Ausführung)** gerechtfertigt sein (§ 5 Abs. 2 GOZ)
– und **in der Rechnung** verständlich und nachvollziehbar **begründet** werden (§ 10 Abs. 3 GOZ).

Die Überschreitung des 2,3fachen Gebührensatzes kann begründet werden durch:
– überdurchschnittliche Schwierigkeit der Leistung
– überdurchschnittlichen Zeitaufwand der Leistung
– besondere Umstände bei der Ausführung
– überdurchschnittliche Schwierigkeit des Krankheitsfalles.

Alleinige Begründungen wie „schwierig" oder „zeitaufwändig" reichen nicht aus. Die Begründungen müssen sich individuell auf die einzelnen Leistungen beziehen (z. B. weit überdurchschnittlich schwieriges Anlegen von Spanngummi aufgrund von erheblichem Zahnengstand).
Einzelheiten, wie eine rechtssichere Begründung für die Überschreitung des 2,3fachen Gebührensatzes zu formulieren ist, werden auf der Seite 47 ausführlich erläutert.

Ist in der Leistungsbeschreibung bereits ein besonders hoher Schwierigkeitsgrad (z. B. GOZ-Nr. 3045) oder großer Umfang (z. B. GOZ-Nr. 6080) berücksichtigt, so kann dieses Kriterium nicht mehr als Grund für einen erhöhten Steigerungsfaktor herangezogen werden (§ 5 Abs. 2).

Beispiele:
GOZ-Nr. 3045 – Entfernen eines extrem verlagerten und/oder extrem retinierten Zahnes durch umfangreiche Osteotomie bei gefährdeten anatomischen Nachbarstrukturen.
→ besonders hoher Schwierigkeitsgrad ist in der Leistungsbeschreibung bereits berücksichtigt.

GOZ-Nr. 6080 – Maßnahmen zur Einstellung der Kiefer in den Regelbiss während der Wachstumsphase einschließlich Retention, hoher Umfang.
→ großer Umfang ist in der Leistungsbeschreibung bereits berücksichtigt.

Gebührenordnung für Zahnärzte (GOZ)

Abweichende Gebührenvereinbarung
Wird der **3,5fache Gebührensatz überschritten**, so muss dies
- **vor Erbringung** der Leistung
- **schriftlich** zwischen Zahnarzt und Zahlungspflichtigem **vereinbart** werden (§ 2 Abs. 1 und 2 GOZ).

Einzelheiten zur abweichenden Gebührenvereinbarung siehe auf Seite 33.

Gebührensätze der GOZ

Einfachsatz	– untere Grenze des Gebührenrahmens
bis 2,3fach	– keine Begründung erforderlich
über 2,3fach	– Begründung erforderlich
über 3,5fach	– abweichende Gebührenvereinbarung vorher erforderlich

Rundung
Der Punktwert hat 5 Stellen hinter dem Komma (Punktwert in der GOZ = 5,62421 Cent).
In der Rechnung ist auf **volle Cent-Beträge** zu runden. Dabei gelten nach § 5 Absatz 1 GOZ folgende Regeln:

1. Bruchteile unter 0,5 sind abzurunden, Bruchteile von 0,5 und mehr sind aufzurunden (kaufmännische Rundungsregel).
2. Die Rundung erfolgt erst nach Multiplikation mit dem Steigerungsfaktor.

§ 6 Gebühren für andere Leistungen

(1) **Selbstständige zahnärztliche Leistungen**, die in das Gebührenverzeichnis nicht aufgenommen sind, können **entsprechend einer nach Art, Kosten- und Zeitaufwand gleichwertigen Leistung** des **Gebührenverzeichnisses dieser Verordnung** berechnet werden.

Sofern auch eine nach Art, Kosten- und Zeitaufwand gleichwertige Leistung im Gebührenverzeichnis dieser Verordnung nicht enthalten ist, kann die selbstständige zahnärztliche Leistung entsprechend einer nach Art, Kosten- und Zeitaufwand gleichwertigen Leistung der in Absatz 2 genannten Leistungen des Gebührenverzeichnisses der **Gebührenordnung für Ärzte** berechnet werden.

(2) Die Vergütungen sind nach den **Vorschriften der Gebührenordnung für Ärzte** zu berechnen, soweit die Leistung nicht als selbstständige Leistung oder Teil einer anderen Leistung im Gebührenverzeichnis der Gebührenordnung für Zahnärzte enthalten ist und wenn die Leistungen, die der Zahnarzt erbringt, in den folgenden Abschnitten des **Gebührenverzeichnisses der Gebührenordnung für Ärzte** aufgeführt sind:

1. B I, B II, B III unter den Nummern 30, 31 und 34, B IV bis B VI,
2. C I unter den Nummern 200, 204, 210 und 211, C II, C III bis C VII, C VIII nur soweit eine zugrunde liegende ambulante operative Leistung berechnet wird,
3. E V und E VI,
4. J,
5. L I, L II unter den Nummern 2072 bis 2074, L III, L V unter den Nummern 2253 bis 2256 im Rahmen der Behandlung von Kieferbrüchen, L VI unter den Nummern 2321, 2355 und 2356 im Rahmen der Behandlung von Kieferbrüchen, L VII, L IX,
6. M unter den Nummern 3511, 3712, 3714, 3715, 4504, 4530, 4538, 4605, 4606 und 4715.
7. N unter der Nummer 4852 sowie
8. O.

Gebührenordnung für Zahnärzte (GOZ)

§ 6 Absatz 1 Analogberechnung

Fachbegriffe		
Analogberechnung	=	Berechnung einer analogen (entsprechenden) Leistung
Analogleistung	=	nach Art, Kosten- und Zeitaufwand gleichwertige Leistung
analog	=	entsprechend

Der zahnmedizinische Fortschritt der letzten Jahre ist nur unzureichend in der **GOZ 2012** abgebildet worden.
Moderne Behandlungskonzepte werden nur zum Teil im Gebührenverzeichnis berücksichtigt. § 6 GOZ gibt die Möglichkeit, zahnärztliche Leistungen zu berechnen, die über den Rahmen der Gebührenordnung hinausgehen.
Dabei ist das folgende abgestufte Vorgehen bei **Analogleistungen** in § 6 Absatz 1 GOZ vorgegeben:

1. Selbstständige zahnärztliche Leistungen,
   – die **nicht im Gebührenverzeichnis der GOZ oder GOÄ** (gemäß § 6 Absatz 2) enthalten sind,
   – für die es aber eine **nach Art, Kosten- und Zeitaufwand gleichwertige Leistung** im Gebührenverzeichnis der **GOZ** gibt, können **entsprechend (= analog)** dieser gleichwertigen Leistung aus der **GOZ** berechnet werden.
2. Wenn aber **im Gebührenverzeichnis der GOZ auch keine** nach Art, Kosten- und Zeitaufwand **gleichwertige Leistung** enthalten ist, kann die selbstständige zahnärztliche Leistung
   – **entsprechend (= analog)** einer nach Art, Kosten- und Zeitaufwand gleichwertigen Leistung der in § 6 Absatz 2 genannten **Leistungen des Gebührenverzeichnisses der GOÄ** berechnet werden.

Praktisch geht man so vor, dass man eine nach Art, Kosten- und Zeitaufwand gleichwertige Leistung **zuerst im Gebührenverzeichnis der GOZ** und dann – falls in der GOZ nicht gefunden – **in der GOÄ** sucht.
Bei der schließlich ermittelten gleichwertigen (analogen) Leistung bestimmt man den **individuellen Steigerungsfaktor** und berechnet so die **Gebühr**.
In der Rechnung muss die Analogleistung gemäß § 10 Absatz 4 GOZ mit dem Hinweis **„entsprechend"** gekennzeichnet werden.

Ergänzend ist die **Analogleistung** in der Rechnung mit einem kleinen **a** hinter der entsprechenden Gebührennummer zu kennzeichnen.

Beispiel:
GOZ 2195a für eine Leistung **analog GOZ 2195** bei der Vorbereitung eines zerstörten Zahnes durch einen Schraubenaufbau zur Aufnahme einer plastischen Füllung.

Vorschriften für Analogleistungen in der Rechnung

Analogleistungen müssen in der Rechnung
– verständlich beschrieben werden,
– den Hinweis „entsprechend" enthalten,
– mit der Gebührennummer und Bezeichnung der gleichwertigen Leistung versehen werden und
– mit einem kleinen **a** hinter der entsprechenden Gebührennummer gekennzeichnet werden.

§ 6 Absatz 2 GOÄ-Leistungen

Neben den in der GOZ aufgeführten zahnärztlichen Leistungen werden in der Zahnarztpraxis auch **ärztliche Leistungen** erbracht. Dies gilt vor allem in der **zahnärztlichen Chirurgie** und **Implantologie**.
Entsprechend sind nach § 6 Absatz 2 der GOZ auch einige Abschnitte des Gebührenverzeichnisses der GOÄ für die zahnärztliche Liquidation geöffnet.
Die Aufzählung in § 6 Absatz 2 GOZ schränkt den Zugriff auf das Gebührenverzeichnis der GOÄ deutlich ein.
Einzelheiten über die für Zahnärzte geöffneten Abschnitte des Gebührenverzeichnisses der GOÄ können der abgedruckten Übersicht auf Seite 41 entnommen werden.
Bei der Berechnung von GOÄ-Leistungen sind die Vorschriften der GOÄ anzuwenden. Die **Gebührenordnung für Ärzte (GOÄ)** wird im **Lernfeld 2.2.4** erläutert (siehe Seite 51).

Gebührenordnung für Zahnärzte (GOZ)

Abschnitte des Gebührenverzeichnisses der GOÄ, die nach § 6 Absatz 2 für Zahnärzte geöffnet sind

B I	Allgemeine Beratungen und Untersuchungen	E V	Wärmebehandlung
B II	Zuschläge	E VI	Elektrotherapie
B III	Spezielle Beratungen und Untersuchungen (Nrn. 30, 31, 34)	J	Hals-Nasen-Ohrenheilkunde
B IV	Visiten, Konsiliartätigkeit, Besuche, Assistenz	L I	Wundversorgung, Fremdkörperentfernung
B V	Zuschläge zu B IV	L II	Extremitätenchirurgie (Nrn. 2072 – 2074)
B VI	Berichte, Briefe	L III	Gelenkchirurgie
C I	Anlegen von Verbänden (Nrn. 200, 204, 210, 211)	L V	Knochenchirurgie (Nrn. 2253 – 2256 bei Kieferbruchbehandlungen)
C II	Blutentnahmen, Injektionen, Infiltrationen, Infusionen, Transfusionen, Abstrichentnahmen	L VI	Frakturbehandlung (Nrn. 2321, 2355, 2356 bei Kieferbruchbehandlungen)
C III	Punktionen	L VII	Chirurgie der Körperoberfläche
C IV	Kontrastmitteleinbringungen	L IX	Mund-Kiefer-Gesichtschirurgie
C V	Impfungen und Testungen	M	Laboratoriumsuntersuchungen (Nrn. 3511, 3712, 3714, 3715, 4504, 4530, 4538, 4605, 4606, 4715)
C VI	Sonographische Leistungen		
C VII	Intensivmedizinische Leistungen	N	Histologie, Zytologie und Zytogenetik (Nr. 4852)
C VIII	Zuschläge zu ambulanten Operations- und Anästhesieleistungen (nur mit ambulanter operativer Leistung)	O	Strahlendiagnostik, Nuklearmedizin, Magnetresonanztomographie und Strahlentherapie

Zusammenfassung – Ermittlung der richtigen Gebührenposition nach § 6 GOZ

Erbrachte Leistung soll berechnet werden

1. Handelt es sich um eine **selbstständige zahnärztliche Leistung**?
   - nein → **nicht** berechnungsfähig
   - ja ↓

2. Ist die Leistung im **Gebührenverzeichnis der GOZ** enthalten?
   - ja → mit Gebührennummer der **GOZ** berechnen
   - nein ↓

3. Ist die Leistung in den **geöffneten Abschnitten der GOÄ** enthalten? (gemäß § 6 Abs. 2 GOZ)
   - ja → mit Gebührennummer der **GOÄ** berechnen
   - nein ↓

4. Gibt es eine **Analogleistung** im Gebührenverzeichnis der **GOZ**?
   - ja → mit Gebührennummer der **GOZ analog** berechnen
   - nein ↓

5. mit Gebührennummer der **GOÄ analog** berechnen (nach § 6 GOZ)

Gebührenordnung für Zahnärzte (GOZ)

§ 7 Gebühren bei stationärer Behandlung

(1) Bei vollstationären, teilstationären sowie vor- und nachstationären privatzahnärztlichen Leistungen sind die nach dieser Verordnung berechneten **Gebühren** einschließlich der darauf anfallenden Zuschläge **um 25 vom Hundert zu mindern**. Abweichend davon beträgt die Minderung für Leistungen und Zuschläge nach Satz 1 von **Belegzahnärzten** oder **niedergelassenen anderen Zahnärzten 15 vom Hundert**.
Ausgenommen von dieser Minderungspflicht ist der Zuschlag nach Buchstabe J in Abschnitt B V des Gebührenverzeichnisses der Gebührenordnung für Ärzte.

(2) Neben den nach Absatz 1 geminderten Gebühren darf der Zahnarzt Kosten nicht berechnen; die §§ 8 und 9 bleiben unberührt.

§ 7 Gebühren bei stationärer Behandlung

Im Krankenhaus tätige Zahnärzte müssen keine Praxiskosten tragen. Aufgrund der geringeren Kosten sind die Gebühren mit den zugehörigen Zuschlägen bei ihnen **um 25 Prozent zu mindern**.
Belegzahnärzte und niedergelassene Zahnärzte nutzen im Krankenhaus zwar die dortige Einrichtung, setzen aber auch eigenes Personal und eigene Geräte ein. Bei ihnen werden die Gebühren und Zuschläge deshalb nur **um 15 Prozent gemindert**.
Von dieser Minderung unberührt sind:
– Entschädigungen nach § 8 GOZ
– Ersatz von Auslagen für zahntechnische Leistungen nach § 9 GOZ.

§ 8 Entschädigungen

(1) Als Entschädigungen für Besuche erhält der Zahnarzt **Wegegeld** oder **Reiseentschädigungen**; hierdurch sind Zeitversäumnisse und die durch den Besuch bedingten Mehrkosten abgegolten.

(2) Der Zahnarzt kann für jeden Besuch ein **Wegegeld** berechnen. Das Wegegeld beträgt für einen Besuch **innerhalb eines Radius um die Praxisstelle des Zahnarztes** von
1. bis zu zwei Kilometern 4,30 Euro, bei Nacht (zwischen 20:00 und 8:00 Uhr) 8,60 Euro,
2. mehr als zwei Kilometern bis zu fünf Kilometern 8,00 Euro, bei Nacht 12,30 Euro,
3. mehr als fünf Kilometern bis zu zehn Kilometern 12,30 Euro, bei Nacht 18,40 Euro,
4. mehr als zehn Kilometern bis zu 25 Kilometern 18,40 Euro, bei Nacht 30,70 Euro.

Erfolgt der Besuch von der **Wohnung** des Zahnarztes aus, so tritt bei der Berechnung des Radius die Wohnung des Zahnarztes an die Stelle der Praxisstelle.
Werden **mehrere** Patienten in derselben häuslichen Gemeinschaft oder in einem Heim, insbesondere in einem Alten- oder Pflegeheim besucht, darf der Zahnarzt das **Wegegeld** unabhängig von der Anzahl der besuchten Patienten und deren Versichertenstatus insgesamt **nur einmal** und **nur anteilig** berechnen.

(3) Bei **Besuchen außerhalb eines Radius von 25 Kilometern** um die Praxisstelle des Zahnarztes tritt an die Stelle des Wegegeldes eine **Reiseentschädigung**. Als Reiseentschädigung erhält der Zahnarzt:
1. **0,42 Euro für jeden zurückgelegten Kilometer**, wenn er einen eigenen Kraftwagen benutzt, bei Benutzung anderer Verkehrsmittel die tatsächlichen Aufwendungen,
2. **bei Abwesenheit bis zu acht Stunden 56,00 Euro**, bei Abwesenheit von mehr als acht Stunden **112,50 Euro je Tag**,
3. Ersatz der Kosten für notwendige **Übernachtungen**.

Abs. 2 Satz 3 und 4 gilt entsprechend.

Gebührenordnung für Zahnärzte (GOZ)

§ 8 Entschädigungen

Als **Entschädigungen für Besuche** erhält der Zahnarzt
- **Wegegeld** (bis zu 25 Kilometer im Umkreis),
- **Reiseentschädigung** (über 25 Kilometer im Umkreis).

Wegegeld wird nach **§ 8 Absatz 2 GOZ** berechnet.

Umkreis	Pauschale am Tag	Pauschale bei Nacht
bis 2 km	4,30 EUR	8,60 EUR
über 2 bis 5 km	8,00 EUR	12,30 EUR
über 5 bis 10 km	12,30 EUR	18,40 EUR
über 10 bis 25 km	18,40 EUR	30,70 EUR

Einzelheiten sind § 8 Absatz 2 GOZ zu entnehmen.

Reiseentschädigungen werden nach **§ 8 Absatz 3 GOZ** bei Besuchen in einem Umkreis von **mehr als 25 Kilometern** berechnet.

Als Reiseentschädigung erhält der Zahnarzt:
- **Kilometerpauschale**
  (0,42 EUR pro zurückgelegtem Kilometer)
- **Abwesenheitspauschale**
  (bis zu 8 Stunden 56,-- EUR,
  mehr als 8 Stunden 112,50 EUR pro Tag)
- **Ersatz der Übernachtungskosten**.

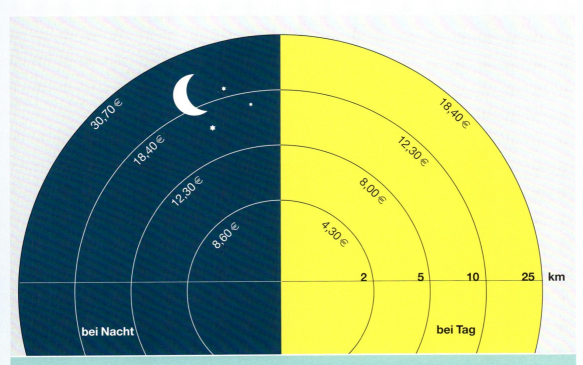

Abb. 2.18 Wegegeld im Umkreis bis zu 25 Kilometern (nach § 8 Absatz 2 GOZ)

Gebührenordnung für Zahnärzte (GOZ)

§ 9 Ersatz von Auslagen für zahntechnische Leistungen

(1) Neben den für die einzelnen zahnärztlichen Leistungen vorgesehenen Gebühren können als **Auslagen die dem Zahnarzt tatsächlich entstandenen angemessenen Kosten für zahntechnische Leistungen** berechnet werden, soweit diese Kosten nicht nach den Bestimmungen des Gebührenverzeichnisses mit den Gebühren abgegolten sind.

(2) Der Zahnarzt hat dem Zahlungspflichtigen **vor der Behandlung** einen **Kostenvoranschlag** des gewerblichen oder des praxiseigenen Labors über die voraussichtlich entstehenden Kosten für zahntechnische Leistungen anzubieten und auf dessen Verlangen in Textform vorzulegen, sofern die Kosten insgesamt voraussichtlich einen **Betrag von 1.000 Euro überschreiten**.
Für Behandlungen, die auf der Grundlage eines Heil- und Kostenplans für einen Behandlungszeitraum von mehr als zwölf Monaten geplant werden, gilt Satz 1 nur, sofern voraussichtlich bereits **innerhalb eines Zeitraums von sechs Monaten** Kosten von **mehr als 1.000 Euro** entstehen.
Der **Kostenvoranschlag** muss die **voraussichtlichen Gesamtkosten** für zahntechnische Leistungen und die dabei verwendeten Materialien angeben. Art, Umfang und Ausführung der einzelnen Leistungen, Berechnungsgrundlage und Herstellungsort der zahntechnischen Leistungen sind dem Zahlungspflichtigen auf Verlangen näher zu erläutern.
Ist eine **Überschreitung** der im Kostenvoranschlag genannten Kosten **um mehr als 15 vom Hundert** zu erwarten, hat der Zahnarzt den Zahlungspflichtigen hierüber unverzüglich **in Textform zu unterrichten**.

§ 9 Ersatz von Auslagen für zahntechnische Leistungen

Der **Behandlungsvertrag** zwischen Zahnarzt und Patient ist ein **Dienstvertrag**.
Im Rahmen der Behandlung schließt der Zahnarzt mit dem Zahntechniker einen **Werkvertrag** ab (siehe Seite 27) oder erbringt die zahntechnischen Leistungen selbst.

§ 9 Absatz 1 GOZ legt eindeutig fest, dass der **Zahnarzt** Anspruch auf
– **Ersatz der tatsächlich entstandenen angemessenen Kosten für zahntechnische Leistungen** hat,
– **wenn diese Kosten** nicht nach den Bestimmungen des Gebührenverzeichnisses **mit den Gebühren abgegolten** sind.
Dies bezieht sich
– auf die handwerklichen Leistungen
– und die Materialien.

Der Zahnarzt mit einem **Eigenlabor (Praxislabor)** hat dabei die gleichen Ansprüche wie ein Zahnarzt, der mit einem **Fremdlabor (gewerbliches Labor)** zusammenarbeitet.

§ 9 Absatz 2 GOZ legt die **Informationspflichten** des Zahnarztes gegenüber dem Zahlungspflichtigen bei zahntechnischen Leistungen fest:
- Liegen die Kosten für die Zahntechnik voraussichtlich über **1.000 Euro**, so muss der Zahnarzt dem Zahlungspflichtigen
  – einen **Kostenvoranschlag anbieten**
  – und **auf Verlangen schriftlich vorlegen**.
- Liegen die Kosten für die Zahntechnik voraussichtlich bis zu **1.000 Euro**, so muss der Zahnarzt **keinen Kostenvoranschlag** anbieten. Damit soll ein unverhältnismäßig großer Aufwand z. B. bei Reparaturen vermieden werden.
- Für **Langzeitbehandlungen** (mehr als 12 Monate geplant, z. B. in der Kieferorthopädie) muss ein **Kostenvoranschlag** nur angeboten werden, wenn die Kosten für die Zahntechnik voraussichtlich **innerhalb von 6 Monaten** den Betrag von **1.000 Euro übersteigen**.

Der Kostenvoranschlag muss nach § 9 Absatz 2 GOZ die **voraussichtlichen Gesamtkosten** für
– die **zahntechnischen Leistungen**
– und die dabei verwendeten **Materialien**
angeben.

Auf Verlangen sind dem **Zahlungspflichtigen**
– Art, Umfang und Ausführung der Leistungen,
– Berechnungsgrundlage und
– Herstellungsort
näher zu erläutern.

Der **Kostenvoranschlag** muss anschließend sorgfältig **überwacht** werden. Sobald erkennbar wird, dass der Kostenvoranschlag voraussichtlich **um mehr als 15 Prozent überschritten** wird, muss der Zahnarzt den Zahlungspflichtigen hierüber unverzüglich schriftlich informieren.
Ansonsten droht der Verlust des Anspruchs auf die Mehrvergütung wegen Verletzung der Anzeigepflicht.

Gebührenordnung für Zahnärzte (GOZ)

§ 10 Fälligkeit und Abrechnung der Vergütung; Rechnung

(1) Die **Vergütung** wird fällig, wenn dem Zahlungspflichtigen eine dieser Verordnung entsprechende **Rechnung nach der Anlage 2** erteilt worden ist. Künftige Änderungen der Anlage 2 werden durch das Bundesministerium für Gesundheit durch Bekanntmachung veröffentlicht.

(2) Die **Rechnung** muss insbesondere enthalten:
1. das **Datum** der Erbringung der Leistung,
2. bei **Gebühren** die **Nummer** und die **Bezeichnung der einzelnen berechneten Leistung** einschließlich einer verständlichen **Bezeichnung des behandelten Zahnes** und einer in der Leistungsbeschreibung oder einer Abrechnungsbestimmung **gegebenenfalls genannten Mindestdauer** sowie den jeweiligen **Betrag** und den **Steigerungssatz**,
3. bei Gebühren für vollstationäre, teilstationäre sowie vor- und nachstationäre privatzahnärztliche Leistungen zusätzlich den **Minderungsbetrag nach § 7**,
4. bei **Entschädigungen** nach § 8 den **Betrag**, die **Art der Entschädigung** und die **Berechnung**,
5. bei **Ersatz von Auslagen** nach § 9 **Art, Umfang und Ausführung der einzelnen Leistungen und deren Preise** sowie die direkt zurechenbaren **Materialien und deren Preise**, insbesondere Bezeichnung, Gewicht und Tagespreis der verwendeten Legierungen,
6. bei nach dem Gebührenverzeichnis gesondert berechnungsfähigen Kosten **Art, Menge und Preis verwendeter Materialien**; die Auslagen sind dem Zahlungspflichtigen auf Verlangen näher zu erläutern.

(3) Überschreitet die berechnete Gebühr nach Absatz 2 Nr. 2 **das 2,3fache des Gebührensatzes**, ist dies auf die einzelne Leistung bezogen für den Zahlungspflichtigen verständlich und nachvollziehbar **schriftlich zu begründen**. Auf Verlangen ist die Begründung näher zu erläutern.
Soweit im Fall einer **abweichenden Vereinbarung nach § 2** auch ohne die getroffene Vereinbarung ein Überschreiten der in Satz 1 genannten Steigerungssätze gerechtfertigt gewesen wäre, ist das **Überschreiten auf Verlangen des Zahlungspflichtigen schriftlich zu begründen**; die Sätze 1 und 2 gelten entsprechend.
Die **Bezeichnung der Leistung** nach Absatz 2 Nr. 2 kann entfallen, wenn der Rechnung eine Zusammenstellung beigefügt ist, der die Bezeichnung für die abgerechnete Leistungsnummer entnommen werden kann.
Bei **Auslagen** nach Absatz 2 Nr. 5 ist der **Beleg** oder ein sonstiger Nachweis beizufügen. Wurden zahntechnische Leistungen in Auftrag gegeben, ist eine den Erfordernissen des Absatzes 2 Nr. 5 entsprechende Rechnung des Dentallabors beizufügen; insoweit genügt es, in der Rechnung des Zahnarztes den Gesamtbetrag für diese Leistungen anzugeben.
Leistungen, die **auf Verlangen** erbracht worden sind (§ 1 Abs. 2 Satz 2 und § 2 Abs. 3), **sind als solche zu bezeichnen**.

(4) Wird eine **Leistung nach § 6 Abs. 1** berechnet, ist die entsprechend bewertete Leistung für den Zahlungspflichtigen verständlich zu beschreiben und mit dem **Hinweis „entsprechend"** sowie der Nummer und der Bezeichnung der als gleichwertig erachteten Leistung zu versehen.

(5) Durch Vereinbarung mit öffentlich-rechtlichen Kostenträgern kann eine von den Vorschriften der Absätze 1 bis 4 abweichende Regelung getroffen werden.

(6) Die **Übermittlung von Daten an einen Dritten** zum Zwecke der Abrechnung ist **nur zulässig, wenn der Betroffene** gegenüber dem Zahnarzt in die Übermittlung der für die Abrechnung erforderlichen Daten **schriftlich einwilligt** und den Zahnarzt insoweit schriftlich von seiner **Schweigepflicht** entbunden hat.

§ 10 Fälligkeit und Abrechnung der Vergütung; Rechnung

Fälligkeit der Rechnung
Die **Vergütung wird fällig**, wenn dem Zahlungspflichtigen eine der Gebührenordnung entsprechende **Rechnung nach der Anlage 2** (siehe Seite 30) erteilt worden ist (§ 10 Abs. 1 GOZ).
Durch die Vorgaben der Anlage 2 wird die Rechnungserstellung auf einem einheitlich **maschinenlesbaren Formular** vorgeschrieben.
Die Rechnung muss nach § 10 GOZ insbesondere enthalten:
1. **Datum**, wann die Leistung erbracht wurde.
   Wurde die Leistung in mehreren Sitzungen erbracht, so ist das letzte Datum anzugeben. Bei der Berechnung einer Krone wird daher das Datum der definitiven Eingliederung angegeben.

Gebührenordnung für Zahnärzte (GOZ)

2. **bei Gebühren**
   - die Gebührennummer.
   - die Bezeichnung der berechneten Leistung. Die Bezeichnung der Leistung kann entfallen, wenn der Rechnung eine Zusammenstellung beigefügt ist, der die Bezeichnung für die abgerechnete Gebührennummer entnommen werden kann (§ 10 Abs. 3 GOZ).
   - eine verständliche Bezeichnung des behandelten Zahnes.
   - eine eventuell genannte Mindestdauer (z. B. bei GOZ-Nrn. 1000, 1010).
   - den jeweiligen Betrag.
   - den Steigerungssatz. Wird der 2,3fache Steigerungssatz überschritten, so ist dies schriftlich zu begründen (§ 10 Abs. 3 GOZ).
   - Auf Verlangen ist die Begründung näher zu erläutern.

3. **bei Gebühren für stationäre sowie vor- und nachstationäre privatzahnärztliche Leistungen** zusätzlich den Minderungsbetrag nach § 7 GOZ.

4. **bei Entschädigungen nach § 8**
   - Betrag,
   - Art der Entschädigung
   - und Berechnung.

5. **bei Ersatz von Auslagen für zahntechnische Leistungen**
   - Art, Umfang und Ausführung der einzelnen Leistungen,
   - Preise der Leistungen,
   - Materialien und deren Preise,
   - Bezeichnung, Gewicht und Tagespreis der verwendeten Legierungen.

   Ein Beleg oder sonstiger Nachweis ist beizufügen. Wurden zahntechnische Leistungen in Auftrag gegeben, so ist eine Rechnung des Dentallabors beizufügen, die den hier unter Nr. 5 aufgezählten Anforderungen genügt. In der zahnärztlichen Rechnung muss dann nur der Gesamtbetrag dieser Leistung angegeben werden (§ 10 Abs. 3 GOZ).

6. **bei gesondert berechnungsfähigen Kosten**
   - Art, Menge und Preis verwendeter Materialien. Die Auslagen sind auf Verlangen näher zu erläutern.

Die **Benennung einer Diagnose** ist in der Rechnung **nicht erforderlich**.

Überschreitung des 2,3fachen Gebührensatzes
Bemessen nach § 5 Absatz 2 GOZ

Die Gebühren werden nach **§ 5 Absatz 2 GOZ** unter Berücksichtigung
- der **Schwierigkeit** der Leistung,
- des **Zeitaufwandes** der Leistung,
- der **Umstände bei der Ausführung** und
- der **Schwierigkeit des Krankheitsbildes**

bemessen.
Bemessungskriterien, die bereits in der Leistungsbeschreibung berücksichtigt sind, bleiben außer Betracht (siehe Seite 38).

Der **2,3fache Gebührensatz** bildet die nach Schwierigkeit und Zeitaufwand **durchschnittliche Leistung** ab.

Leistungen mit **unterdurchschnittlichem** Schwierigkeitsgrad oder Zeitaufwand sind **unter dem 2,3fachen Gebührensatz**, überdurchschnittlich schwierige oder zeitaufwändige Leistungen **über dem 2,3fachen Gebührensatz** zu berechnen.

Nach § 5 Absatz 1 GOZ wird die Gebühr nach folgender Formel berechnet:

$$\text{Punktzahl der Leistung} \times \text{Punktwert} \times \text{Steigerungsfaktor} = \text{Gebühr}$$

Das **Produkt von Punktzahl und Punktwert** ist der **Gebührensatz (= Einfachsatz)**.
Punktzahl und **Punktwert** sind durch die Gebührenordnung vorgegeben. Sie dürfen nicht verändert werden (§ 2 Abs. 1 GOZ).
Ein höherer oder niedrigerer Schwierigkeitsgrad oder Zeitaufwand kann durch einen **Steigerungsfaktor über oder unter 2,3** berücksichtigt werden.

Begründen nach § 10 Absatz 3 GOZ
Überschreitet die nach § 5 GOZ berechnete **Gebühr das 2,3fache des Gebührensatzes**, ist dies nach **§ 10 Absatz 3 GOZ** auf die einzelne Leistung bezogen zu **begründen**.
Diese Begründung kann kurz gefasst werden, muss aber für den Zahlungspflichtigen **verständlich** und **nachvollziehbar** sein.
Nur **auf Verlangen** ist die Begründung näher zu **erläutern**.

Gebührenordnung für Zahnärzte (GOZ)

Es gelten somit folgende Vorschriften bei der Rechnungslegung:
- Alle Gebühren sind nach § 5 GOZ zu bemessen.
- Überschreitet eine Gebühr den 2,3fachen Gebührensatz, ist dies schriftlich zu begründen.
- Auf Verlangen ist die Begründung näher zu erläutern.

Bemessen und Begründen in der Rechnung
In der Rechnung sind die
- Bemessung der Gebühren (nach § 5 GOZ)
- und Begründung (nach § 10 Abs. 3 GOZ)

rechtssicher bei Überschreitung des 2,3fachen Gebührensatzes zu dokumentieren.
Dazu ist der erhöhte Schwierigkeitsgrad oder Zeitaufwand in Worte zu fassen, zum Beispiel:
– überdurchschnittlich schwierige Behandlung,
– besonders zeitaufwändige Behandlung,
– extrem schwierige und zeitaufwändige Behandlung.

Ergänzend ist der so in Worte gefasste erhöhte Schwierigkeitsgrad oder Zeitaufwand mit einer Begründung zu verknüpfen, die sich auf die einzelne
– Leistung,
– Krankheit,
– Person und/oder
– Behandlungsmethode
bezieht.

Das abgebildete Schema verdeutlicht die Verknüpfung von
– Bemessung der Gebühr nach § 5 GOZ
– und Begründung der Überschreitung des 2,3fachen Gebührensatzes nach § 10 Absatz 3 GOZ.

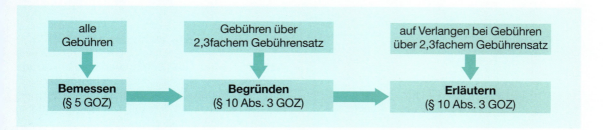

Gebührenordnung für Zahnärzte (GOZ)

Bei einer Zahnsteinentfernung können z. B. **folgende Begründungen** für eine Überschreitung des 2,3fachen Gebührensatzes angeführt werden:

aufgrund
– sehr umfangreicher, extrem fest haftender Beläge.
– besonders empfindlicher Zähne mit sehr starker Zahnfleischentzündung.
– extrem eng stehender, stark verschachtelter Zähne.
– starker Blutungsneigung bei Einnahme von gerinnungshemmenden Medikamenten.
– massiv erhöhtem Würge- und Brechreiz bei Makroglossie (vergrößerter Zunge).
– sehr stark eingeschränkter Kooperationsfähigkeit bei frühkindlichem Hirnschaden.

In der Rechnung kann somit bei der **Zahnsteinentfernung** eine **Überschreitung des 2,3fachen Gebührensatzes** wie folgt rechtssicher begründet werden:

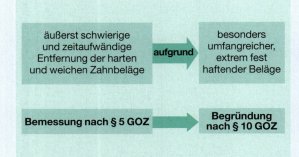

Abweichende Vereinbarung nach § 2 Absatz 1 und 2 GOZ

Wurde **vor** der Behandlung eine Gebührenvereinbarung nach § 2 Absatz 1 und 2 GOZ getroffen, so wird **in der Rechnung** auf diese **abweichende Gebührenvereinbarung hingewiesen**. Eine weitergehende Begründung ist zunächst **nicht** erforderlich.

Beispiel:
3,8facher Faktor gemäß abweichender Vereinbarung nach § 2 Abs. 1 und 2 GOZ vom ...

§ 10 Absatz 3 GOZ legt in Satz 3 fest, dass aber **auf Verlangen des Zahlungspflichtigen** das Überschreiten des 2,3fachen Gebührensatzes **schriftlich zu begründen** ist, wenn auch ohne Vereinbarung ein Überschreiten des 2,3fachen Gebührensatzes gerechtfertigt gewesen wäre.

Verlangensleistungen (§ 10 Absatz 3 GOZ)

Verlangensleistungen sind **Leistungen, die über das Maß einer zahnmedizinischen notwendigen Versorgung hinausgehen und Leistungen auf Verlangen des Zahlungspflichtigen erbracht werden** (§ 1 Abs. 2 Satz 2 GOZ).

Verlangensleistungen müssen nach § 2 Absatz 3 GOZ **vor** Erbringung der Leistung in einem **Heil- und Kostenplan** mit ihrer Vergütung **schriftlich vereinbart** werden.
In der **Rechnung** müssen die **Verlangensleistungen** nach § 10 Abs. 3 GOZ **als solche bezeichnet** werden.

Verlangensleistungen sind in der GOZ geregelt:

§ 1 Abs. 2 Satz 2	– **Definition** einer Verlangensleistung
§ 2 Abs. 3	– **Heil- und Kostenplan vor** Erbringung der Leistung
§ 10 Abs. 3	– **Kennzeichnung** einer Verlangensleistung **in der Rechnung**

Analogleistungen (§ 10 Absatz 4 GOZ)

Eine **Analogleistung** ist nach § 6 Absatz 1 GOZ eine **nach Art, Kosten- und Zeitaufwand gleichwertige Leistung**, die berechnet wird, wenn die tatsächlich erbrachte Leistung weder im Gebührenverzeichnis der GOZ noch im nach § 6 Absatz 2 GOZ geöffneten Bereich der GOÄ enthalten ist.
In der **Rechnung** müssen **Analogleistungen** nach § 10 Absatz 4 GOZ
– **verständlich beschrieben** werden,
– den Hinweis **„entsprechend"** enthalten und
– mit der **Gebührennummer** und **Bezeichnung der gleichwertigen Leistung** versehen werden.
Ergänzend werden **Analogleistungen** in der Rechnung mit einem **kleinen „a"** hinter der entsprechenden Gebührennummer gekennzeichnet.

Beispiel: GOZ 3200a für eine Leistung analog GOZ 3200 bei einer Operation einer Zyste durch Zystostomie als selbstständige Leistung.

Analogleistungen sind in der GOZ geregelt:

§ 6 Abs. 1	– Definition einer Analogleistung und Ermittlung einer Analogleistung aus der GOZ oder GOÄ
§ 10 Abs. 4	– Beschreibung und Kennzeichnung einer Analogleistung in der Rechnung

Gebührenordnung für Zahnärzte (GOZ)

Datenschutz (§ 10 Absatz 6 GOZ)

Behandlungsdaten stehen als **personenbezogene Gesundheitsdaten** unter besonderem Schutz. Hierzu gehören die:
1. **Vertraulichkeit der Daten** und
2. **Verfügungsbefugnis über die Daten**.

Die **Vertraulichkeit der Daten** begründet die **ärztliche Schweigepflicht**.

Die **Verfügungsbefugnis über die Daten** (der sog. **Datenschutz**) ist das durch das Grundgesetz geschützte **informationelle Selbstbestimmungsrecht** des Patienten über seine Daten (Artikel 2 Abs. 2 Grundgesetz).

Die **Weitergabe von Daten** (z. B. an eine Abrechnungsgesellschaft) kann deshalb **nur mit schriftlicher Einwilligung des Betroffenen** erfolgen.
Diese **schriftliche Einwilligung** muss umfassen:
1. **Entbindung von der Schweigepflicht**
2. **Einwilligung in die Übermittlung** von Daten an Dritte zu Abrechnungszwecken.

§ 10 Absatz 6 GOZ hebt diese hohen Rechtsgüter der **Vertraulichkeit der Daten** und des **Datenschutzes** hervor.
Die Entbindung von der Schweigepflicht und die Einwilligung in die Datenübermittlung können in einem Schriftstück zusammengefasst werden. Diese Erklärungen können jederzeit widerrufen werden.
Durch den Begriff **Betroffene** wird sichergestellt, dass auch der Patient geschützt wird, der nicht selbst Zahlungspflichtiger ist.

Weitere Anforderungen an die Rechnung

Ergänzend zu den Vorschriften der Gebührenordnung muss die Rechnung auch **allgemeinen Anforderungen** entsprechen. Dazu gehören:
– Name und Anschrift des Zahnarztes
– Name und Anschrift des Zahlungspflichtigen
– Name des behandelten Patienten (falls er nicht der Zahlungspflichtige ist)
– Rechnungsdatum
– Rechnungsnummer
– Steuernummer
– Rechnungsbetrag (Summe).

Zur Erleichterung des **Zahlungsverkehrs** ist auch die Angabe einer Bankverbindung sinnvoll.

§ 11 Übergangsvorschriften

Die **Gebührenordnung für Zahnärzte in der vor dem 01.01.2012 geltenden Fassung** gilt weiter für
1. **Leistungen, die vor** dem Inkrafttreten der Verordnung vom **01.01.2012** erbracht worden sind,
2. **vor dem Inkrafttreten der Verordnung** vom 01.01.2012 **begonnene Leistungen** nach den **Nummern 215 bis 222, 500 bis 523 und 531 bis 534** des Gebührenverzeichnisses der Gebührenordnung für Zahnärzte in der vor dem 01.01.2012 geltenden Fassung, wenn sie erst nach Inkrafttreten der Verordnung vom 01.01.2012 beendet werden,
3. Leistungen des Gebührenverzeichnisses der Gebührenordnung für Zahnärzte in der vor dem 01.01.2012 geltenden Fassung, die aufgrund einer **vor dem Inkrafttreten der Verordnung** vom 01.01.2012 **geplanten und begonnenen kieferorthopädischen Behandlung bis zum Behandlungsabschluss**, längstens jedoch **bis zum Ablauf von vier Jahren nach Inkrafttreten dieser Verordnung**, erbracht werden.

§ 11 Übergangsvorschriften

Die Übergangsvorschriften werden noch bis zum 31.12.2015 Bedeutung für **kieferorthopädische Behandlungen** haben (§ 11 Ziffer 3 GOZ).
Vor dem 01.01.2012 geplante und begonnene kieferorthopädische Behandlungen werden
– **bis zum Behandlungsabschluss**,
– längstens **bis zum 31.12.2015**
nach der alten **GOZ 1988** berechnet.

§ 12 Überprüfung

Die **Bundesregierung prüft** die Auswirkungen der Neustrukturierung und -bewertung der Leistungen der Gebührenordnung für Zahnärzte. Sie **berichtet** dem Bundesrat **bis spätestens Mitte des Jahres 2015** über das Ergebnis der Prüfung und die tragenden Gründe.

Gebührenordnung für Zahnärzte (GOZ)

Gebührenverzeichnis der GOZ
Das **Gebührenverzeichnis** für zahnärztliche Leistungen gehört als **Anlage 1** zur GOZ.

Der **Aufbau des Gebührenverzeichnisses**
– mit den **Abschnitten A-L**
– und den zugehörigen **Gebührennummern**
  ist in der Übersicht auf der Seite 30 dargestellt.

Den meisten Abschnitten sind zu Beginn **Allgemeine Bestimmungen** vorangestellt.
Bei **Abschnitt A** wird z. B. unter Ziffer 1 der Begriff eines **Behandlungsfalls** definiert.

Als **Behandlungsfall** gilt für die **Behandlung derselben Erkrankung** der **Zeitraum eines Monats** nach der jeweils ersten Inanspruchnahme des Zahnarztes.

Erscheint ein Patient also z. B. am 10. Januar zur Behandlung, so beginnt ein neuer Behandlungsfall einen Monat später am 11. Februar.
Kommt der Patient jedoch zwischenzeitlich wegen einer **anderen Erkrankung** zur Behandlung, so handelt es sich um **zwei Behandlungsfälle**.

Das **Gebührenverzeichnis** enthält für alle Leistungen folgende Angaben:
Nummer   – Gebührennummer
                       (Geb.-Nr.) von 0010 bis 9170
Leistung   – Beschreibung der Leistung
Punktzahl   – Bewertung der Leistung in Punkten
Gebühr in Euro – Betrag, der sich durch Multiplikation der Punktzahl mit dem Punktwert ergibt. Der Punktwert beträgt 5,62421 Cent.

In diesem Buch werden – analog zu den vertragszahnärztlichen Gebührenpositionen – die folgenden Angaben gemacht:

Geb.-Nr.	Punkte	EUR (1fach)
Leistungsbeschreibung		
Abrechnungsbestimmungen		

Dabei wird stets nur der **einfache Gebührensatz in EUR** angegeben.
Zur Ermittlung der Gebühr ist die **Punktzahl** mit dem **Punktwert (5,62421 Cent)** und dem **Steigerungsfaktor** zu multiplizieren.

Beispiel:

GOZ 0090	Punkte	EUR
	60	3,37
Intraorale Infiltrationsanästhesie		
Abrechnungsbestimmungen		

Wird die Leistung nach der GOZ-Nr. **0090 je Zahn mehr als einmal berechnet**, ist dies in der Rechnung zu begründen.
Bei den Leistungen nach den GOZ-Nrn. 0090 und 0100 sind die Kosten der verwendeten **Anästhetika** gesondert berechnungsfähig.

Berechnung der Gebühr für die GOZ-Nr. 0090 bei durchschnittlichem Schwierigkeitsgrad und Zeitaufwand:

60 Punkte x 5,62421 Cent x 2,3 = 7,76 EUR

Die Rundung auf zwei Stellen hinter dem Komma erfolgt erst nach der Multiplikation mit dem Steigerungsfaktor (§ 5 Abs. 2 GOZ).

2.2.4 Gebührenordnung für Ärzte (GOÄ)

Die **Zahnmedizin** ist ein integraler Bestandteil der Medizin. Zur Zahnmedizin gehört nicht nur die Behandlung von Zähnen, sondern umfassend die gesamte
- **Vorbeugung,**
- **Diagnostik** und
- **Therapie**

von Zahn-, Mund- und Kieferkrankheiten.
Zahnärzte könnte man somit auch als **Fachärzte für Zahn-, Mund- und Kieferkrankheiten** bezeichnen. Dabei bestehen viele Überschneidungen mit anderen medizinischen Fachdisziplinen, wie z. B.
- innere Medizin,
- Chirurgie,
- Orthopädie,
- Radiologie,
- Kinderheilkunde,
- Dermatologie (Hautkrankheiten) und
- medizinische Psychologie.

Eine besondere Bedeutung hat der
- **Facharzt für Mund-Kiefer-Gesichtschirurgie (MKG-Chirurg),**

der sowohl Arzt als auch Zahnarzt ist und somit ein unverzichtbares Bindeglied darstellt zwischen
- **Zahnmedizin und Humanmedizin,**
- **ambulanter und stationärer Behandlung**

(siehe auch Zahnmedizinische Assistenz Seite 15).

Die Gebührenordnung für Zahnärzte deckt das Spektrum der Zahn-, Mund- und Kieferkrankheiten nicht komplett ab. Deshalb können Zahnärzte auch zum Teil Leistungen aus der **Gebührenordnung für Ärzte (GOÄ)** berechnen.
Die Gebührenordnung für Zahnärzte regelt in **§ 6 Absatz 2** den **Zugriff von Zahnärzten auf die Gebührenordnung für Ärzte (GOÄ)**.

> **Zahnärzte** können Leistungen nach den Vorschriften der **Gebührenordnung für Ärzte (GOÄ)** berechnen, wenn
> - die Leistung **nicht im Gebührenverzeichnis der GOZ** enthalten ist und
> - die Leistung in den nach **§ 6 Absatz 2 GOZ** für **Zahnärzte geöffneten Abschnitten der GOÄ** aufgeführt ist.

Das **Gebührenverzeichnis der GOÄ** steht den Zahnärzten also nur zum Teil zur Verfügung.
Die für Zahnärzte geöffneten Abschnitte sind in der Übersicht auf der Seite 41 aufgezählt.

Zahnärzte, die gleichzeitig approbierte Ärzte sind, können entsprechend ihrer ärztlichen Zulassung selbstverständlich auch auf die anderen Abschnitte der GOÄ zugreifen.

Aufbau der Gebührenordnung für Ärzte (GOÄ)

Die Gebührenordnung für Ärzte (GOÄ) stammt vom 12. November 1982 und wurde zwischenzeitlich mehrfach geändert und ergänzt. Im Aufbau ähnelt die GOÄ der Gebührenordnung für Zahnärzte (GOZ). Sie besteht aus
- den **Paragraphen 1–12** mit den gesetzlichen Grundlagen und
- dem **Gebührenverzeichnis für ärztliche Leistungen** mit den Abschnitten A–P.

Die Paragraphen der Gebührenordnungen für Ärzte (GOÄ) bzw. Zahnärzte (GOZ) stimmen inhaltlich in vielen Punkten überein. Es sind jedoch einige Unterschiede und Besonderheiten zu beachten.

Bemessung der Gebühren (§ 5 GOÄ)

Das ärztliche Gebührenverzeichnis enthält – wie das Gebührenverzeichnis der GOZ – für jede Leistung eine **Punktzahl**, die mit dem **Punktwert** multipliziert wird.
Der **Punktwert** ist in der GOÄ etwas höher als in der GOZ. Nach § 5 GOÄ beträgt der **Punktwert 5,82873 Cent** (früher 11,4 Pfennig).

> **Punktwert (GOÄ) = 5,82873 Cent**

Wie in der GOZ ergibt das Produkt von Punktzahl und Punktwert den Gebührensatz.

> **Gebührensatz = Punktzahl x Punktwert**

Der **Gebührensatz** wird – ebenfalls wie bei der GOZ – in Abhängigkeit vom Schwierigkeitsgrad und Zeitaufwand mit dem Steigerungsfaktor multipliziert. Das Ergebnis ist die individuell bemessene **Gebühr**.

> **Gebühr = Gebührensatz x Steigerungsfaktor**

Bruchteile eines Cent werden auch in der GOÄ bei der Berechnung der Gebühr unter 0,5 abgerundet und ab 0,5 aufgerundet (§ 5 Abs. 1 GOÄ).

Gebührenordnung für Ärzte (GOÄ)

Gebührenrahmen in der GOÄ
Für die **meisten ärztlichen Leistungen** reicht der Gebührenrahmen – wie bei der GOZ – vom **1fachen bis 3,5fachen des Gebührensatzes**.
Ein **Überschreiten des 2,3fachen Gebührensatzes** ist wie bei Leistungen aus der GOZ
- unter **Berücksichtigung von Schwierigkeit und Zeitaufwand** zu bestimmen (§ 5 Abs. 2 GOÄ)
- und **in der Rechnung zu begründen** (§ 12 Abs. 3 GOÄ).

Reduzierter Gebührenrahmen
Für Leistungen aus den **Abschnitten A, E und O** gilt nur ein **reduzierter Gebührenrahmen bis zum 2,5fachen des Gebührensatzes**. Dabei ist eine Begründung bei Überschreitung des 1,8fachen Gebührensatzes anzugeben. Dieser eingeschränkte Gebührenrahmen gilt somit für **technische Leistungen**:
- A. Gebühren in besonderen Fällen (z. B. Wiederholungsrezept, Verweilgebühr)
- E. Physikalisch-medizinische Leistungen (z. B. Wärmebehandlung, Elektrotherapie)
- O. Strahlendiagnostik (Röntgenleistungen), Nuklearmedizin, Magnetresonanztomographie und Strahlentherapie.

Für **Laborleistungen (Abschnitt M)** gilt sogar nur ein **Gebührenrahmen bis zum 1,3fachen des Gebührensatzes**. Dabei muss eine Begründung bei Überschreitung des 1,15fachen des Gebührensatzes angegeben werden.

Abweichende Vereinbarung (§ 2 GOÄ)
Die Bestimmungen über abweichende Vereinbarungen von § 2 GOÄ entsprechen in ihren Grundzügen § 2 GOZ.
Notfall- und akute Schmerzbehandlungen dürfen nicht von einer abweichenden Vereinbarung abhängig gemacht werden (§ 2 Abs. 1 GOÄ).

Für Leistungen aus den **Abschnitten A, E, M und O** (z. B. Röntgenleistungen) ist eine **abweichende Vereinbarung nicht zulässig**.

§ 10 GOÄ Ersatz von Auslagen
(1) Neben den für die einzelnen ärztlichen Leistungen vorgesehenen Gebühren **können als Auslagen nur berechnet werden**
1. die Kosten für diejenigen **Arzneimittel, Verbandmittel** und **sonstigen Materialien**, die der Patient zur weiteren Verwendung behält oder die mit einer einmaligen Anwendung verbraucht sind, soweit in Absatz 2 nichts anderes bestimmt ist,
2. **Versand- und Portokosten**, soweit deren Berechnung nach Absatz 3 nicht ausgeschlossen ist,
3. die im Zusammenhang mit Leistungen nach Abschnitt O bei der **Anwendung radioaktiver Stoffe** durch deren Verbrauch entstandenen Kosten sowie
4. die **nach den Vorschriften des Gebührenverzeichnisses als gesondert berechnungsfähig ausgewiesenen Kosten**.

Die Berechnung von Pauschalen ist nicht zulässig.

(2) **Nicht berechnet** werden können die Kosten für
1. **Kleinmaterialien** wie Zellstoff, Mulltupfer, Schnellverbandmaterial, Verbandspray, Gewebeklebestoff auf Histoacrylbasis, Mullkompressen, Holzspatel, Holzstäbchen, Wattestäbchen, Gummifingerlinge,
2. Reagenzien und Narkosemittel zur **Oberflächenanästhesie**,
3. **Desinfektions- und Reinigungsmittel**.

Gebührensätze in der GOÄ

	Gebührenrahmen	Begründung erforderlich	abweichende Vereinbarung
Abschnitte B-D, F-L, N, P	1,0 - 3,5fach	über 2,3fach	über 3,5fach
technische Leistungen Abschnitte A, E, O	1,0 - 2,5fach	über 1,8fach	nicht zulässig
Laborleistungen Abschnitt M	1,0 - 1,3fach	über 1,15fach	nicht zulässig

Zuschläge zu Beratungen, Untersuchungen, Besuchen und ambulanten Operationen dürfen nur mit dem **einfachen Gebührensatz** berechnet werden.

Privatleistungen bei Kassenpatienten

4. **Augen-, Ohren-, Nasentropfen, Puder, Salben** und **geringwertige Arzneimittel** zur sofortigen Anwendung sowie für
5. **folgende Einmalartikel**: Einmalspritzen, Einmalkanülen, Einmalhandschuhe, Einmalharnblasenkatheter, Einmalskalpelle, Einmalproktoskope, Einmaldarmrohre, Einmalspekula.

(3) **Versand- und Portokosten** können nur von dem Arzt berechnet werden, dem die gesamten Kosten für Versandmaterial, Versandgefäße sowie für den Versand oder Transport entstanden sind. [...]

Für die Versendung der Arztrechnung dürfen Versand- und Portokosten nicht berechnet werden.

Ersatz von Auslagen (§ 10 GOÄ)

Werden Leistungen aus dem Gebührenverzeichnis der GOÄ angesetzt, so sind auch die Vorschriften der GOÄ zu beachten.
Der Ersatz von Auslagen wird in § 10 GOÄ geregelt. Im Zusammenhang mit GOÄ-Leistungen können **nach § 10 GOÄ als Auslagen berechnet werden**:

- **Kosten für Arzneimittel, Verbandmittel und sonstige Materialien**,
  - die der Patient zur weiteren Verwendung behält
  - oder die mit einer einmaligen Anwendung verbraucht sind (§ 10 Abs. 1 GOÄ),
  - mit Ausnahme der in § 10 Abs. 2 GOÄ aufgezählten Materialien.
- **Versand- und Portokosten**, wenn die Berechnung nicht nach § 10 Abs. 3 GOÄ ausgeschlossen ist.
- **Kosten durch Verbrauch radioaktiver Stoffe**.
- **gesondert berechnungsfähige Kosten** nach den Vorschriften des Gebührenverzeichnisses.

Pauschalen dürfen **nicht** berechnet werden.
Für die **Versendung der Arztrechnung** dürfen **keine Versand- und Portokosten** berechnet werden.

2.2.5 Privatleistungen bei gesetzlich versicherten Patienten

Umfang der vertragszahnärztlichen Behandlung

Gesetzlich versicherte Patienten haben unter Vorlage eines gültigen Versicherungsnachweises Anspruch auf Leistungen zur
- Verhütung,
- Früherkennung und
- Behandlung

von Zahn-, Mund- und Kieferkrankheiten nach den Bedingungen der gesetzlichen Krankenkassen.
Die Leistungen müssen **ausreichend, zweckmäßig und wirtschaftlich** sein und dürfen das **Maß des Notwendigen nicht überschreiten**. Leistungen, die nicht notwendig oder unwirtschaftlich sind,
- können Versicherte nicht beanspruchen,
- dürfen die Leistungserbringer nicht bewirken
- und die Krankenkassen nicht bewilligen
  (§ 12 Abs. 1 SGB V).

Nicht zur vertragszahnärztlichen Behandlung gehören nach § 28 Abs. 2 SGB V:
- die **kieferorthopädische Behandlung** von Versicherten, die zu Beginn der Behandlung das **18. Lebensjahr** vollendet haben. Dies gilt nicht für Versicherte mit schweren Kieferanomalien, bei denen eine kombinierte kieferchirurgische und kieferorthopädische Behandlung erforderlich ist.
- **funktionsanalytische und funktionstherapeutische Maßnahmen**
- **implantologische Leistungen** mit Ausnahme von besonders schweren Fällen, bei denen die Krankenkasse diese Leistung einschließlich der Suprakonstruktion übernimmt (siehe Seite 263).

Vorschriften bei Privatbehandlung eines gesetzlich versicherten Patienten

Wünscht ein gesetzlich versicherter Patient eine über den engen Rahmen der vertragszahnärztlichen Versorgung hinausgehende Behandlung, so muss
- **vor Beginn** der Behandlung
- eine **schriftliche Vereinbarung**

zwischen Zahnarzt und Versichertem getroffen werden. Dabei unterscheidet man **3 Möglichkeiten einer Vereinbarung**:
- **Patientenerklärung zur Privatbehandlung auf Wunsch des Patienten**
  nach § 8 Abs. 7 BMV-Z
- **Mehrkostenvereinbarung bei Füllungen** nach § 28 Abs. 2 SGB V
- **Heil- und Kostenplan Teil 2** bei prothetischen Behandlungen (siehe auch Abb. 2.19).

Privatleistungen bei Kassenpatienten

Privatleistungen bei gesetzlich versicherten Patienten

Ein gesetzlich versicherter Patient hat Anspruch auf eine ausreichende, zweckmäßige und wirtschaftliche Versorgung. Wünscht er eine darüber hinausgehende Behandlung, so gibt es 3 Möglichkeiten.

Privatbehandlung auf Wunsch des Patienten

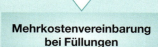
Mehrkostenvereinbarung bei Füllungen

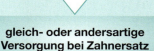
gleich- oder andersartige Versorgung bei Zahnersatz

Private Vereinbarung (nach § 8 Abs. 7 BMV-Z)

Mehrkostenvereinbarung (gemäß § 28 Abs. 2 SGB V)

Heil- und Kostenplan Teil 2 (gemäß §§ 55 u. 56 SGB V)

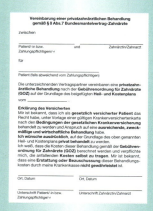
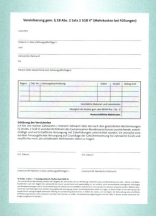
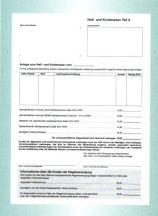

Der Patient trägt die gesamten Kosten der gewünschten Privatbehandlung nach den Bestimmungen der Gebührenordnung für Zahnärzte (GOZ).

Der Zahnarzt rechnet mit der KZV die vergleichbare preisgünstigste Füllung im Rahmen der vertragszahnärztlichen Versorgung ab. Der Patient trägt die Mehrkosten.

Der Patient trägt den Eigenanteil, die Krankenkassen zahlen die Festzuschüsse.

Abb. 2.19 Privatleistungen bei gesetzlich versicherten Patienten

Kostenerstattung nach § 13 SGB V

Die **Versicherten** können bei ihrer Krankenkasse anstelle der **Sach- oder Dienstleistungen** auch die **Kostenerstattung nach § 13 SGB V** wählen. Sie erhalten dann von ihrem Zahnarzt eine Rechnung über die erbrachten Leistungen, die sie anschließend bei ihrer Krankenkasse zur Kostenerstattung einreichen können.

Einzelheiten zur Kostenerstattung werden in **Lernfeld 2.1.2** auf **Seite 14** erläutert.

Privatleistungen bei Kassenpatienten

Privatbehandlung auf Wunsch des Patienten nach § 8 Abs. 7 BMV-Z

Ein **gesetzlich versicherter Patient** kann verlangen, **auf eigene Kosten** behandelt zu werden.
Rechtliche Grundlage für diese Privatbehandlung von gesetzlich Versicherten ist **§ 8 Abs. 7 BMV-Z**. Danach dürfen Vertragszahnärzte von Versicherten eine Vergütung fordern, wenn diese klar erkennbar verlangen, auf eigene Kosten behandelt zu werden. Hierüber ist
– **vor Beginn** der Behandlung
– **eine schriftliche** Vereinbarung
zwischen dem Vertragszahnarzt und dem Versicherten zu treffen (siehe Abb. 2.20).

Eine **private Vereinbarung** nach § 8 Abs. 7 BMV-Z ist in folgenden Fällen anzuwenden:
- Grundsätzlich für **jede Behandlung**, die **auf Wunsch des Patienten** als Privatbehandlung durchgeführt wird.
- Für alle **Behandlungen**, die **nach den Richtlinien nicht notwendig** sind. Hierzu zählen z. B.:
  – professionelle Zahnreinigung
  – Austausch intakter Füllungen
  – Versorgung mit Kronen ausschließlich aus ästhetischen Gründen
  – Neuversorgung bei funktionstüchtigem Zahnersatz aus ästhetischen Gründen
  – Anfertigung von Zweitprothesen.

Bei einer **Privatbehandlung auf Wunsch des Patienten** nach § 8 Abs. 7 BMV-Z wird der Patient **auf eigene Kosten** behandelt. Eine Erstattung oder Bezuschussung der Kosten durch die Krankenkasse ist nicht gewährleistet.

Anders sieht es aus bei einer
- **Mehrkostenvereinbarung** nach § 28 SGB V bei Füllungen und
- **Privatbehandlung bei Zahnersatz** nach §§ 55 und 56 SGB V
  (gleichartiger oder andersartiger Zahnersatz).
Hier hat der Patient einen **gesetzlichen Anspruch** auf einen **Kostenzuschuss**.
Wenn die entsprechenden Voraussetzungen vorliegen, wird deshalb die nachfolgend beschriebene
- **Mehrkostenvereinbarung bei Füllungen** getroffen bzw. der
- **Heil- und Kostenplan Teil 2** verwendet.

Der Patient trägt dann **nur die Kosten**, die **über die vertragszahnärztliche Versorgung** hinausgehen.

Vereinbarung einer privatzahnärztlichen Behandlung gemäß § 8 Abs. 7 Bundesmantelvertrag-Zahnärzte

zwischen

_____   und   _____
Patient/-in bzw.   Zahnärztin/Zahnarzt
Zahlungspflichtigem/-r

für

_____
Patient (falls abweichend vom Zahlungspflichtigen)

Die unterzeichnenden Vertragspartner vereinbaren eine **privatzahnärztliche Behandlung** nach der **Gebührenordnung für Zahnärzte (GOZ)** auf der Grundlage des beigefügten **Heil- und Kostenplans** vom _____.

Erklärung des Versicherten
Mir ist bekannt, dass ich als **gesetzlich versicherter Patient** das Recht habe, unter Vorlage einer gültigen Krankenversichertenkarte nach den **Bedingungen der gesetzlichen Krankenversicherung** behandelt zu werden und Anspruch auf eine **ausreichende, zweckmäßige und wirtschaftliche Behandlung** habe.
Ich wünsche ausdrücklich, auf der Grundlage des oben genannten Heil- und Kostenplans **privat behandelt** zu werden.
Ich weiß, dass die Kosten dieser Behandlung gemäß der **Gebührenordnung für Zahnärzte (GOZ)** berechnet werden und verpflichte mich, die anfallenden **Kosten selbst zu tragen**. Mir ist bekannt, dass eine **Erstattung oder Bezuschussung** dieser Behandlungskosten durch meine Krankenkasse **nicht gewährleistet** ist.

_____   _____
Ort, Datum   Ort, Datum

_____   _____
Unterschrift Patient/-in bzw.   Unterschrift Zahnärztin/Zahnarzt
Zahlungspflichtige/-r

Abb. 2.20 Patientenerklärung zu einer Privatbehandlung

Verlangt der Versicherte eine Behandlung **auf eigene Kosten**, soll hierüber **vor Beginn** der Behandlung eine **schriftliche Vereinbarung** zwischen dem Vertragszahnarzt und dem Versicherten getroffen werden.
In dieser Vereinbarung soll sich der Vertragszahnarzt den **Wunsch des Versicherten** bestätigen lassen, die **Behandlung auf eigene Kosten** durchführen zu lassen (§ 8 Abs. 7 BMV-Z).

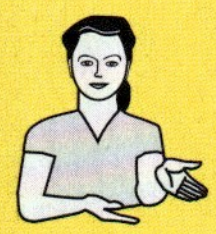

Privatleistungen bei Kassenpatienten

Mehrkostenvereinbarung bei Füllungen nach § 28 Abs. 2 SGB V

Wählen Versicherte bei **Zahnfüllungen** eine über die vertragszahnärztliche Versorgung hinausgehende Behandlung, so müssen sie die **Mehrkosten selbst tragen** (§ 28 Abs. 2 SGB V).
Dies betrifft zum Beispiel Kompositfüllungen in Adhäsivtechnik (**SDA-Restaurationen** = Füllungen in **S**chmelz-**D**entin-**A**dhäsivtechnik) nach GOZ-Nrn. 2060-2120, wenn keine Ausnahmeindikation vorliegt.

Der Zahnarzt
– rechnet in diesen Fällen die vergleichbare **preisgünstigste plastische Füllung** nach dem einheitlichen Bewertungsmaßstab für Zahnärzte (**BEMA**) über die **KZV** ab
– und stellt die entstandenen **Mehrkosten** dem Patienten nach der Gebührenordnung für Zahnärzte (**GOZ**) in Rechnung (Gesamtkosten minus vertragszahnärztliche Abrechnung).

Der Patient trägt dann nur die Mehrkosten, die über den vertragszahnärztlichen Rahmen hinausgehen.
Dazu ist es erforderlich, dass **vor Beginn** der Behandlung eine **schriftliche Vereinbarung** zwischen dem Zahnarzt und dem Versicherten getroffen wird, mit der eine über den vertragszahnärztlichen Rahmen hinausgehende Versorgung vereinbart wird (siehe Vordruck Abb. 2.21).

Die Mehrkostenregelung gilt nicht für Fälle, in denen intakte plastische Füllungen ausgetauscht werden.
Einzelheiten zur Mehrkostenregelung bei Füllungen sind **Lernfeld 4.1.5** zu entnehmen (siehe Seite 97).

Abb. 2.21 Vordruck für eine Mehrkostenvereinbarung bei Füllungen

Privatleistungen bei Kassenpatienten

Privatleistungen bei Zahnersatz
– Heil- und Kostenplan Teil 2 –

Das **Sozialgesetzbuch (§ 55 SGB V)** unterscheidet im Rahmen der vertragszahnärztlichen Versorgung **3 Arten von Zahnersatz**:
- **Regelversorgung**
  (Versorgung nach den Richtlinien)
- **gleichartiger Zahnersatz**
  (geht über die Regelversorgung hinaus)
- **andersartiger Zahnersatz**
  (weicht von der Regelversorgung ab).

Hinzu kommen so genannte **Mischfälle**, also Kombinationen einer Regelversorgung bzw. gleichartigen Versorgung mit einer andersartigen Versorgung.

Die Krankenkassen haben den Versicherten nach § 55 SGB V einen **befundbezogenen Festzuschuss** bei einer Versorgung mit Zahnersatz zu zahlen, wenn die Versorgung
- **medizinisch notwendig** ist und
- einer **anerkannten Methode** entspricht.

> Ein **befundorientierter Zuschuss** ist
> - ein **fester Zuschuss** der Krankenkasse in Euro
> - bezogen auf einen **bestimmten Befund**
> - für zahnärztliche **und** zahntechnische Leistungen
> - bei einer **medizinisch notwendigen Versorgung mit Zahnersatz** (einschließlich Kronen und Suprakonstruktion = Zahnersatz auf Implantaten)
> - mit einer **anerkannten Behandlungsmethode**.

Diesen **befundbezogenen Festzuschuss** zahlen die Krankenkassen unabhängig davon, für welche Versorgung sich der Patient entscheidet,
- **Regelversorgung**,
- **gleichartigen Zahnersatz** oder
- **andersartigen Zahnersatz**.

Die **Festzuschüsse** decken im Durchschnitt **50 % der Kosten für die Regelversorgung** ab. Die über die Festzuschüsse hinausgehenden Kosten hat der Versicherte selbst zu tragen. Durch das **Bonusheft** können sich die Festzuschüsse erhöhen.
Wählt ein Versicherter
- einen über die Regelversorgung hinausgehenden **gleichartigen Zahnersatz**
- oder einen von der Regelversorgung **abweichenden Zahnersatz** (z. B. auf Implantaten),

so muss der **Versicherte** die **Mehrkosten** selbst tragen. Er behält aber seinen **gesetzlichen Anspruch auf den befundorientierten Festzuschuss**.

Voraussetzung ist, dass
- **vor der Behandlung** ein **Heil- und Kostenplan (HKP) Teil 1 und 2** erstellt und
- **vor Behandlungsbeginn** die **Bewilligung der Krankenkasse** eingeholt wird.

Teil 2 des HKP ist **nur** auszufüllen, **wenn gleich- oder andersartige Leistungen geplant** sind.
Die Einzelheiten zum Vorgehen beim Zahnersatz werden im **Band II der Leistungsabrechnung** erläutert (Lernfeld 12.1.1). Siehe dort:
– Befundorientierte Festzuschüsse
– Arten von Zahnersatz
– Heil- und Kostenplan Teil 1
– Heil- und Kostenplan Teil 2.

Abb. 2.22 Heil- und Kostenplan Teil 2

Zahnmedizinische Grundlagen

2.3 Zahnmedizinische Grundlagen

Im Rahmen der Leistungsabrechnung kommt es auf eine exakte Beschreibung und Dokumentation der Behandlungsmaßnahmen an. Die dazu notwendigen Fachkenntnisse sind Thema der **Zahnmedizinischen Assistenz**. An dieser Stelle wird deshalb nur ein kurzer Überblick gegeben.

2.3.1 Aufbau des Gebisses

> Die **Zähne (dens lat. – Zahn)** sind ein Teil des Kauorgans, das vom Ober- und Unterkiefer, dem Kiefergelenk, den Kaumuskeln und dem umliegenden Weichgewebe gebildet wird.

Die Zähne dienen der Nahrungsaufnahme und -zerkleinerung, indem die Speisen mit den Schneidezähnen abgebissen, mit den Eckzähnen festgehalten und mit den Seitenzähnen zermahlen werden. Weiterhin haben die Zähne große Bedeutung für die Sprache.

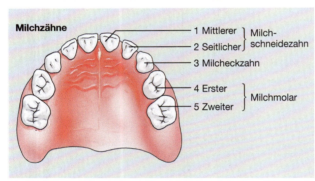

Abb. 2.23 Milchzähne im Oberkiefer

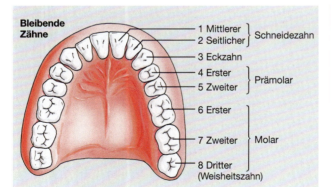

Abb. 2.24 Bleibendes Gebiss im Oberkiefer

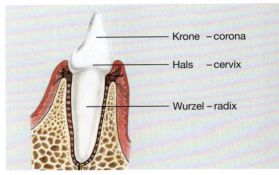

Abb. 2.25 Äußerer Aufbau eines Zahnes

Man unterscheidet an den Zähnen:
– eine in die Mundhöhle hineinragende **Krone** (corona lat. – Krone) und
– eine im Alveolarfortsatz des Kiefers durch den Zahnhalteapparat befestigte **Wurzel** (radix lat. – Wurzel).

Am Übergang der Krone zur Wurzel befindet sich der normalerweise vom Zahnfleisch bedeckte **Zahnhals** (cervix lat. – Hals).

Das Gebiss im Kindesalter, auch **Milchgebiss** genannt, besteht aus 20 Zähnen. In jeder Kieferhälfte befinden sich:
– 2 Milchschneidezähne
– 1 Milcheckzahn
– 2 Milchmahlzähne (Milchmolaren).

Die ersten Milchzähne erscheinen mit dem 6. Lebensmonat. Mit ca. 2 ½ Jahren ist das Milchgebiss in der Regel vollständig ausgebildet.

Vom 6. Lebensjahr an brechen die Zähne des **bleibenden Gebisses** durch. Es enthält insgesamt 32 Zähne, sodass in jeder Kieferhälfte 8 Zähne liegen.

Das bleibende Gebiss enthält in jeder Kieferhälfte:	
2 Schneidezähne	– Incisivi (Einzahl: Incisivus)
1 Eckzahn	– Caninus (Mehrzahl: Canini)
2 kleine Mahlzähne	– Prämolaren (Vormahlzähne) (Einzahl: Prämolar)
3 Mahlzähne	– Molaren (Einzahl: Molar)

2.3.2 FDI-Zahnschema

Um die einzelnen Zähne kurz und exakt bezeichnen zu können, wurden verschiedene Zahnschemata entwickelt. Das Gebiss wird dabei stets in **vier Quadranten** unterteilt, die jeweils einer Kieferhälfte ent-

Zahnmedizinische Grundlagen

sprechen. Die einzelnen Zähne werden so aufgeschrieben, wie der Untersucher sie beim vor ihm sitzenden Patienten sieht. Die Zähne im rechten Oberkiefer des Patienten werden also entsprechend im Zahnschema links oben eingetragen.

Bei der Leistungsabrechnung wird das international gebräuchliche **FDI-Zahnschema** (FDI=Fédération Dentaire Internationale) verwendet. Dies gilt sowohl für die **Handabrechnung** als auch die **papierlose Abrechnung** mit einem Abrechnungsprogramm.

Das FDI-Zahnschema ist ein zweiziffriges System, bei dem:
– die **erste Zahl den Quadranten** (die Kieferhälfte) und
– die **zweite Zahl den Zahn** innerhalb des Quadranten angibt.

Der Quadrant oben rechts hat die Ziffer 1, oben links 2, unten links 3 und unten rechts 4. Innerhalb der Quadranten werden die Zähne jeweils von der Mittellinie ausgehend durchnummeriert. Zuerst wird stets die Zahl des Quadranten genannt, dann die Zahl des Zahnes.

Auch die Milchzähne können nach diesem Schema unterschieden werden. Der Quadrant oben rechts hat im Milchgebiss die Zahl 5, oben links 6, unten links 7 und unten rechts 8.

Einzelheiten zu den anderen Zahnschemata sind der **Zahnmedizinischen Assistenz** zu entnehmen.

FDI-Zahnschema

Bleibende Zähne

R 18 17 16 15 14 13 12 11 | 21 22 23 24 25 26 27 28 L
  48 47 46 45 44 43 42 41 | 31 32 33 34 35 36 37 38

Milchzähne

R 55 54 53 52 51 | 61 62 63 64 65 L
  85 84 83 82 81 | 71 72 73 74 75

14 Erster Prämolar, oben rechts
   (sprich: eins–vier)
73 Milcheckzahn, unten links
   (sprich: sieben–drei)
42 Seitlicher bleibender Schneidezahn, unten rechts
   (sprich: vier–zwei)

2.3.3 Lage- und Richtungsbezeichnungen in der Mundhöhle

Um sich in der Mundhöhle exakt orientieren zu können, gibt es eine Reihe von Lage- und Richtungsbezeichnungen.

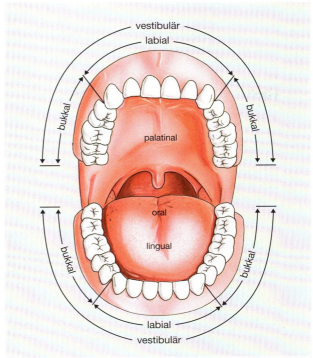

labial	– zur Lippe
bukkal	– zur Wange
vestibulär	– zum Mundvorhof
lingual	– zur Zunge
palatinal	– zum Gaumen
oral	– zur Mundhöhle
mesial	– zur Mitte des Zahnbogens hin
distal	– von der Mitte des Zahnbogens weg
approximal	– zum Nachbarzahn
interdental	– zwischen den Zähnen
inzisal	– zur Schneidekante
okklusal	– auf der Kaufläche
koronal	– an der Zahnkrone
zervikal	– am Zahnhals
radikulär	– an der Wurzel
apikal	– an der Wurzelspitze
gingival	– am Zahnfleisch
subgingival	– unter dem Zahnfleisch
supragingival	– über dem Zahnfleisch
zentral	– in der Mitte
lateral	– seitlich
horizontal	– waagerecht
vertikal	– senkrecht
sagittal	– von vorn nach hinten
transversal	– quer verlaufend

Abb. 2.26 Lage- und Richtungsbezeichnungen in der Mundhöhle

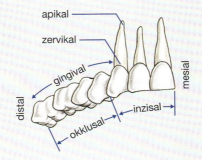

Abb. 2.27 Lage- und Richtungsbezeichnungen an den Zähnen

Zahnmedizinische Grundlagen

2.3.4 Okklusion und Artikulation

Der Kontakt zwischen den Ober- und Unterkieferzähnen beim Schließen der Zähne wird als **Okklusion** (occludere lat. – verschließen) bezeichnet. Die Zähne, die aufeinander beißen, nennt man **Antagonisten** (antagonistes gr. – Gegner). Mit Ausnahme der unteren mittleren Schneidezähne sowie der letzten oberen Molaren haben die Zähne jeweils zwei Antagonisten, einen Haupt- und einen Nebenantagonisten. Der Hauptantagonist ist stets der gleichnamige Zahn im Gegenkiefer (Abb. 2.28).

Bei regelrechter Okklusion greifen die Schneidekanten der oberen Frontzähne über die unteren Frontzähne. Die Mittellinie des Oberkiefers stimmt dabei mit der Mittellinie des Unterkiefers überein.

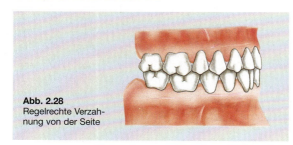

Abb. 2.28 Regelrechte Verzahnung von der Seite

Die Verschiebung der Zahnreihen gegeneinander unter Zahnkontakt durch Gleitbewegungen des Unterkiefers wird als **Artikulation** (articulus lat. – Gelenk) bezeichnet. Die Form der Gleitbewegungen hängt unter anderem von der Zahnstellung, der Höckerform und der Gelenkbahn im Kiefergelenk ab.

2.3.5 Mundhöhle

Die Mundhöhle (cavum lat. – Höhle; os, oris lat. – Mund) stellt den **ersten Abschnitt des Verdauungssystems** dar. Sie dient der Aufnahme und Vorbereitung der Nahrung für die weitere Verdauung im Magen-Darm-Trakt.

Vorne wird die Mundhöhle von den Lippen, seitlich von den Wangen, unten von Zunge und Mundboden und oben vom Gaumen begrenzt. Nach hinten geht der Mund im Bereich der Gaumenbögen in den mittleren Rachenabschnitt über.

Die Mundhöhle ist von einer **Schleimhaut (Mukosa)** ausgekleidet, die aus einem mehrschichtigen Plattenepithel besteht. Durch Drüsenabsonderungen wird diese Schleimhaut feucht gehalten. An Stellen mit besonders starker mechanischer Beanspruchung, vor allem im Bereich der Gingiva (dem Zahnfleisch), ist die Schleimhaut verhornt.

> **Aufgaben der Mundhöhle**
> - Aufnahme und Zerkleinerung der Nahrung durch den Kauvorgang
> - Kontrolle der Nahrung durch Geschmacks-, Temperatur- und Tastempfinden
> - Verflüssigung der Nahrung, um sie gleitfähig zu machen und ihre chemische Aufspaltung einzuleiten
> - Beginn der Kohlenhydratverdauung durch das Enzym α-Amylase. Stärke kann dadurch in Malzzucker (Maltose) aufgespalten werden.
> - Sprachbildung.

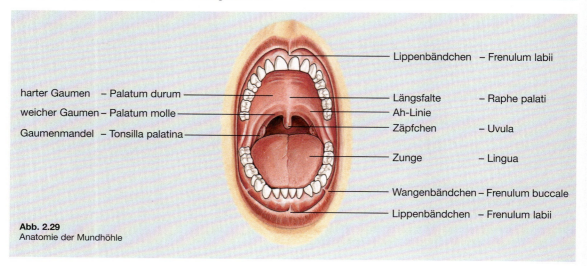

Abb. 2.29 Anatomie der Mundhöhle

3 Praxishygiene organisieren

Das **Lernfeld 3** enthält **keine Inhalte der Leistungsabrechnung**.

Zielformulierung

Im **Rahmenlehrplan** sind folgende Ziele von Lernfeld 3 angegeben:
Die angehenden **Zahnmedizinischen Fachangestellten**
– informieren sich über Infektionsgefahren in der Zahnarztpraxis.
– beschreiben Infektionswege und planen fachgerecht Desinfektions- und Sterilisationsmaßnahmen zur Minimierung des Infektionsrisikos.
– planen Schutzmaßnahmen zur Vermeidung der Weiterverbreitung von Krankheitserregern und treffen fallbezogen eine begründete Auswahl auch unter Berücksichtigung wirtschaftlicher und umweltgerechter Aspekte.
– organisieren, dokumentieren und überprüfen die Durchführung von Hygienemaßnahmen im Team unter Beachtung der Unfallverhütungsvorschriften.
– planen die Pflege und Wartung von Instrumenten und Geräten vor ökonomischem und ökologischem Hintergrund und zeigen Wege für die umweltgerechte Entsorgung von Praxismaterialien auf.

Inhalte von Lernfeld 3

Die im **Rahmenlehrplan** aufgeführten **Inhalte von Lernfeld 3** sind:
– persönliche Hygiene
– Immunisierungen
– Postexpositionsprophylaxe
– Mikroorganismen
– Hygienekette
– Hygieneplan
– Arbeitsmittel
– berufsrelevante Infektionskrankheiten
– meldepflichtige Krankheiten
– Praxiskosten
– Abfallsammlung, Abfalltrennung.

Lernfeldübersicht

Kassenabrechnung

4.1.1 Abrechnungsgrundlagen
- Richtlinien
- Abrechnung nach BEMA

4.1.2 Allgemeine Leistungen
- Beratung Ä1
- Besuche 151–155
- Zuschläge für Besuche 161 a-f, 162 a-f, 165, 171–173
- Mundgesundheitsstatus 174 a und -aufklärung 174 b
- Wegegeld § 8 GOZ
- Konsil. Erörterung 181, 182
- Begleitung, Assistenz → GOÄ
- Berichte, Briefe, → GOÄ

4.1.3 Zahnärztliche Untersuchung
- Eingehende Untersuchung 01
- Zuschlag 03
- PSI-Code 04
- Abstrich 05
- Sensibilitätsprüfung 8
- Röntgendiagnostik der Zähne Ä 925 a-d

4.1.4 Basismaßnahmen
- Mundschleimhautbehandlung 105
- Beseitigen scharfer Zahnkanten 106
- Entfernen harter Zahnbeläge 107, 107a

4.1.5 Füllungen
- Behandlung überempfindlicher Zahnflächen 10
- Provisorischer Verschluss 11
- Besondere Maßnahmen beim Präparieren oder Füllen 12
- Füllungen aus plastischem Material 13 a-h
- Stiftverankerung einer Füllung 16, 601

4.1.6 Konfektionierte Kronen, Kronenentfernung
- Konfektionierte Krone 14
- Kronenentfernung 23

Privatabrechnung

4.2.1 Abrechnungsgrundlagen
- Gebührenordnung für Zahnärzte GOZ
- Gebührenordnung für Ärzte GOÄ

4.2.2 Allgemeine Leistungen
- Beratungen, Untersuchungen GOÄ 1–6, 15, 30, 31, 34, GOZ 619
- Visiten, Konsile, Besuche, Assistenz GOÄ 45–62
- Zuschläge A–J, K1, K2
- Entschädigungen § 8 GOZ
- Berichte, Briefe, Gutachten GOÄ 70, 75, 76, 80, 85, 95, 96

4.2.3 Zahnärztliche Untersuchung
- Eingehende Untersuchung GOZ 0010
- Vitalitätsprüfung GOZ 0070
- PSI-Code GOZ 4005
- Röntgendiagnostik d. Zähne GOÄ 5000

4.2.4 Basismaßnahmen
- Mundschleimhautbehandlung GOZ 4020
- Subgingivale Behandlung GOZ 4025
- Beseitigung von scharfen Kanten, groben Vorkontakten GOZ 4030, 4040
- Entfernung harter u. weicher Zahnbeläge GOZ 4050, 4055, 4060

4.2.5 Füllungen
- Behandlung überempfindlicher Zahnflächen GOZ 2010
- Temporärer Verschluss GOZ 2020
- Besondere Maßnahmen beim Präparieren oder Füllen GOZ 2030, 2040
- Füllungen aus plastischem Material, Adhäsivkomposit GOZ 2050–2120
- Kontrolle/Politur GOZ 2130
- Einlagefüllungen GOZ 2150–2170
- Zahnaufbau für Kronen GOZ 2180–2195

4.2.6 Konfektionierte Kronen, Kronenentfernung
- Konfektionierte Krone GOZ 2250
- Entfernung von Inlays, Kronen ...Wurzelstiften GOZ 2290, 2300
- Wiedereingliederung eines Inlays oder einer Krone GOZ 2310

4 Kariestherapie begleiten

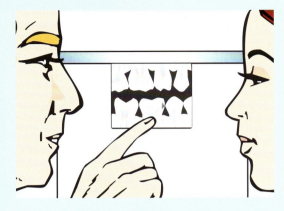

Fallsituation

Die 24-jährige Patientin Bianca Schmitz kommt zum ersten Mal in die Praxis Dr. Müller. Sie ist bei der Barmer Ersatzkasse versichert.
Frau Schmitz ist gesund, nimmt keine Medikamente regelmäßig ein und hat keine Allergie.
Die eingehende Untersuchung ergibt den folgenden Befund:
Fehlende Zähne 18, 28, 38, 48
Kariöse Zähne   11, 46
Zahnstein vorhanden.
Die Zähne 11 und 46 reagieren vital. Auf einer zusätzlich durchgeführten Bissflügelaufnahme ist eine Approximalkaries mesial an Zahn 46 zu erkennen.
Dr. Müller berät Frau Schmitz und erläutert die Vor- und Nachteile der verschiedenen Füllungsmaterialien.
Er schlägt folgende Behandlung vor:
– 46 Kompositfüllung okklusal-mesial in Adhäsiv- und Schichttechnik
– 11 Kompositfüllung mit distalem Eckenaufbau und Verankerung mit 2 Stiften.
Dr. Müller bittet die Zahnmedizinische Fachangestellte Nicole, eine Mehrkostenvereinbarung nach § 28 SGB V für die Patientin vorzubereiten.

Fragen zur Fallsituation

1. Wie wird die heute durchgeführte Untersuchung abgerechnet?
2. Wie rechnen Sie die geplante Behandlung ab? Erstellen Sie dazu die entsprechende Mehrkostenvereinbarung!
3. Wie erfolgt die Abrechnung, wenn die Patientin eine nachgewiesene Amalgamallergie hat?
4. Wie würde die Berechnung der Leistungen erfolgen, wenn die Patientin privat versichert wäre?

Zahnmedizinische Grundlagen
Die zahnmedizinischen Grundlagen werden ausführlich im Rahmen der **Zahnmedizinischen Assistenz** erläutert.
Dazu gehören:
– Zahnaufbau
– Zahn- und Gebissentwicklung
– Kariesentstehung und -verlauf
– Befunderhebung und Kariesdiagnostik
– Kariestherapie.

Die **Kariestherapie (Kariesbehandlung)** ist ein Hauptaufgabengebiet der **konservierenden Zahnheilkunde (Zahnerhaltungskunde)**.

Zahnmedizinische Grundlagen

Vor der Kariestherapie ist zunächst eine sorgfältige Untersuchung (**Kariesdiagnostik**) erforderlich. Dabei wird insbesondere auf beginnende Karies (**Initialkaries**), versteckt liegende Karies (z. B. **Approximalkaries**) und **Risikofaktoren** für die Kariesentstehung geachtet.

Karies ist eine **Entkalkung (Demineralisation)** der Zahnhartsubstanzen (Schmelz, Dentin, Wurzelzement) durch Säuren, die von Bakterien in der Mundhöhle aus Zucker gebildet werden.

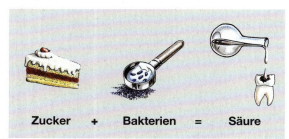

Abb. 4.1 Säurebildung im Mund durch Bakterien

Besondere Bedeutung für die Kariesentstehung hat die **Plaque**. Dies ist ein festhaftender, nicht abspülbarer Zahnbelag, der aus Nahrungsresten, Speichelbestandteilen, Bakterien und ihren Stoffwechselprodukten besteht.
Dieser bakterielle Belag muss mit Zahnbürste oder Zahnseide regelmäßig entfernt werden. Dabei müssen vor allem die **Prädilektionsstellen für Karies** (bevorzugt betroffene Zahnbereiche) gereinigt werden. Hierzu gehören die Fissuren, Approximalflächen, Zahnhälse, freiliegende Wurzeln sowie Kronen- und Füllungsränder.

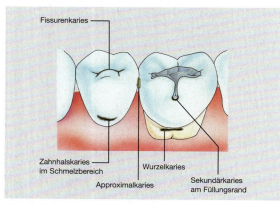

Abb. 4.2 Prädilektionsstellen für Karies

Risikofaktoren für die Kariesentstehung

- häufige Aufnahme von niedermolekularen Kohlenhydraten (speziell Zucker)
- große Plaquemengen durch schlechte Mundhygiene
- hoher Anteil von Kariesbakterien (vor allem Streptococcus mutans)
- verminderte Speichelfließrate und niedrige Pufferkapazität des Speichels
- ungünstige Zahnstellung und Zahnfehlbildungen
- Mundatmung
- unzureichende Fluoridzufuhr
- indirekte Faktoren (Lebensweise, chronische Krankheiten, soziale Lage, Beruf)

Im **Frühstadium** kann eine Karies noch **reversibel (umkehrbar)** sein. Mineralstoffe aus dem Speichel (Kalzium, Phosphat und Fluorid) können in den Zahnschmelz eingebaut werden und so zu einer **Remineralisation** von initialen Entkalkungen führen. Dazu ist eine sorgfältige Plaqueentfernung und regelmäßige Fluoridanwendung (z. B. mit Zahnpaste) erforderlich.

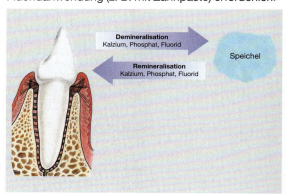

Abb. 4.3 Demineralisation (Entkalkung) und Remineralisation

Bei anhaltend schlechter Mundpflege und häufigem Zuckerkonsum kommt es zum Fortschreiten der Karies mit der Bildung von **kariösen Defekten**. Dann muss eine entsprechende **Kariestherapie** erfolgen mit:
- Entfernung der entkalkten Zahnhartsubstanz und
- anschließender Füllung (z. B. Amalgam, Komposit, Kompomer, Gold oder Keramik).

Wird die zahnärztliche Behandlung nicht rechtzeitig durchgeführt, so kommt es schließlich zu einer **Entzündung der Zahnpulpa (Pulpitis)** mit der Gefahr von **Spätfolgen** (z. B. Knochenentzündung, radikuläre Zyste oder Abszess).

Grundlagen der Kassenabrechnung

4.1 Kassenabrechnung

4.1.1 Abrechnungsgrundlagen

Die **Abrechnung der Kariestherapie** erfolgt im Rahmen der vertragszahnärztlichen Versorgung nach dem einheitlichen Bewertungsmaßstab **BEMA Teil 1**. **Privatleistungen** – wie z. B. Mehrkosten bei Füllungen, die über eine vertragszahnärztliche Behandlung hinausgehen – werden nach der **Gebührenordnung für Zahnärzte (GOZ)** berechnet. Eine Übersicht der verschiedenen Leistungen bei der Kariestherapie ist am Anfang dieses Lernfeldes abgebildet.

Die Abrechnung von **Maßnahmen zur Kariesvorbeugung** (z. B. Fluoridierung, Fissurenversiegelung) im Rahmen der Individualprophylaxe und Früherkennungsuntersuchungen sind Thema von **Lernfeld 11**.

Die Abrechnung von **endodontischen Behandlungen** wird in **Lernfeld 5** beschrieben.

Richtlinien für die vertragszahnärztliche Versorgung

Allgemeines

> In § 92 Abs.1 SGB V ist gesetzlich geregelt, dass der gemeinsame Bundesausschuss der Zahnärzte und Krankenkassen **Richtlinien für eine ausreichende, zweckmäßige und wirtschaftliche vertragszahnärztliche Versorgung** beschließt. Diese Richtlinien sind auf eine **ursachengerechte, zahnsubstanzschonende und präventionsorientierte Behandlung** ausgerichtet.

Die **vertragszahnärztliche Versorgung** umfasst die Maßnahmen, die geeignet sind,
- Krankheiten der Zähne,
- des Mundes und
- der Kiefer

nach dem wissenschaftlich anerkannten Stand der medizinischen Erkenntnisse
- zu verhüten,
- zu heilen,
- durch diese Krankheiten verursachte Beschwerden zu lindern
- oder Verschlimmerungen abzuwenden.

Der Erfolg der Behandlung hängt auch von der **Mitarbeit des Patienten** ab. Der Zahnarzt soll deshalb den Patienten auf die Notwendigkeit einer ausreichenden Mundhygiene hinweisen.

Maßnahmen, die lediglich kosmetischen Zwecken dienen, gehören nicht zur vertragszahnärztlichen Versorgung. Das **Maß des medizinisch Notwendigen** darf nicht überschritten werden. Die diagnostischen Maßnahmen und die Therapie haben dem **Gebot der Wirtschaftlichkeit** zu entsprechen.

> **Richtlinien des Bundesausschusses der Zahnärzte und Krankenkassen für eine ausreichende, zweckmäßige und wirtschaftliche vertragszahnärztliche Versorgung (Behandlungsrichtlinien) in der ab 01. Januar 2004 gültigen Fassung (Auszug)**

Abschnitt B
Vertragszahnärztliche Behandlung

I. Befunderhebung und Diagnose einschließlich Dokumentation

1. Zur **vertragszahnärztlichen** Versorgung gehören
   – die **Befunderhebung und Diagnose**
   – sowie ihre **Dokumentation**.

   Inhalt und Umfang der diagnostischen Maßnahmen sind **in zahnmedizinisch sinnvoller Weise zu beschränken**.

   Die zahnärztlichen Maßnahmen beginnen mit Ausnahme von Akut- oder Notfällen grundsätzlich mit der **Untersuchung zur Feststellung von Zahn-, Mund- und Kieferkrankheiten**. Diese Untersuchung soll in regelmäßigen Abständen wiederholt werden. Sie umfasst diagnostische Maßnahmen um festzustellen, ob ein pathologischer Befund vorliegt, oder ob weitere diagnostische, präventive und/oder therapeutische Interventionen angezeigt sind.

   Bei der Untersuchung sollen die klinisch notwendigen Befunde erhoben werden. Sie umfasst auch ggf. die Erhebung des **Parodontalen Screening-Index (PSI)**. Bei Code 1 und 2 liegt eine Gingivitis, bei Code 3 und 4 eine Parodontitis vor.

II. Röntgendiagnostik

1. Die **Röntgenuntersuchung** gehört zur vertragszahnärztlichen Versorgung, wenn
   – die **klinische Untersuchung** für eine Diagnose **nicht ausreicht**
   – oder bestimmte **Behandlungsschritte** dies erfordern.

2. Röntgenuntersuchungen dürfen nur durchgeführt werden, wenn dies aus **zahnärztlicher Indikation** geboten ist. Dies kann auch der Fall sein zur

Richtlinien

Früherkennung von Zahnerkrankungen, z. B. wenn der Verdacht auf **Approximalkaries** besteht, die klinisch nicht erkennbar ist.

3. Vor Röntgenuntersuchungen ist stets abzuwägen, ob ihr **gesundheitlicher Nutzen das Strahlenrisiko überwiegt**. Die **Strahlenexposition ist auf das notwendige Maß zu beschränken**.
Bei Röntgenuntersuchungen von Kindern und Jugendlichen ist ein besonders strenger Indikationsmaßstab zugrunde zu legen.

4. Bei neuen Patienten oder bei Überweisungen sollen nach Möglichkeit **Röntgenaufnahmen**, die **von vorbehandelnden Zahnärzten** im zeitlichen Zusammenhang angefertigt worden sind, beschafft werden. Diese Röntgenaufnahmen sollen **vom nachbehandelnden Zahnarzt in Diagnose und Therapie einbezogen** werden.

5. Für Röntgenuntersuchungen findet die **Röntgenverordnung** Anwendung. Das gilt auch für die **Aufzeichnungspflicht**.

III. Konservierende Behandlung

1. Die Vorbeugung und Behandlung der Gingivitis, Parodontitis und Karies bei Patienten, die das 18. Lebensjahr vollendet haben, umfasst insbesondere
   – die **Anleitung des Patienten zu effektiver Mundhygiene** und
   – **Hinweise zur Reduktion von Risikofaktoren**
   – sowie ggf. die **Entfernung harter Beläge und iatrogener Reizfaktoren**.

2. Die konservierende Behandlung sollte **ursachengerecht, zahnsubstanzschonend und präventionsorientiert** erfolgen.
Jeder Zahn, der erhaltungsfähig und erhaltungswürdig ist, soll erhalten werden. Jeder kariöse Defekt an einem solchen Zahn soll behandelt werden. Dabei soll die gesunde natürliche Zahnhartsubstanz so weit wie möglich erhalten bleiben. Die Regelungen zur endodontischen Behandlung in Nummer 9 dieser Richtlinien sind zu beachten.

3. Die **konservierende Behandlung der Zähne** soll so erfolgen, dass
   a) die Kavitäten unter Beachtung der Substanzschonung präpariert werden,
   b) die Karies vollständig entfernt wird,
   c) notwendige Maßnahmen zum Pulpenschutz durchgeführt werden,
   d) Form und Funktion der Zähne wiederhergestellt werden,
   e) die Füllungsoberflächen geglättet werden.

4. Es sollen nur **anerkannte und erprobte plastische Füllungsmaterialien** gemäß ihrer medizinischen Indikation verwendet werden. Die aktuellen Gebrauchs- und Fachinformationen und Aufbereitungsmonographien sollen berücksichtigt werden.

5. Alle nach Nummer 4 indizierten plastischen Füllungen sind auch im Seitenzahnbereich im Rahmen der vertragszahnärztlichen Versorgung zu erbringen. **Adhäsiv befestigte Füllungen im Seitenzahngebiet** sind **nur in Ausnahmefällen** Bestandteil der vertragszahnärztlichen Versorgung.
Im Frontzahnbereich sind in der Regel **adhäsiv befestigte Füllungen** das Mittel der Wahl. **Mehrfarbentechnik** im Sinne einer ästhetischen Optimierung ist **nicht Bestandteil der vertragszahnärztlichen Versorgung**.

6. Zur form- und funktionsgerechten Füllungsgestaltung sind gegebenenfalls **geeignete Hilfsmittel** anzuwenden (wie z. B. Matrizen/Keile).

7. Das Legen einer **Einlagefüllung**, ebenso die gegebenenfalls im Zusammenhang mit der Herstellung und Eingliederung erbrachte **Anästhesie** oder durchgeführten **besonderen Maßnahmen** sind **nicht Bestandteile der vertragszahnärztlichen Versorgung**, wohl aber eine vorausgegangene Behandlung des Zahnes.

8. In der konservierenden Behandlung hat die **Erhaltung der vitalen Pulpa** Vorrang.
Bei Erhaltung der Zähne durch Methoden der **Pulpaüberkappung und Wurzelkanalbehandlung** soll in angemessenen Zeitabständen eine **klinische** und ggf. eine **Sensibilitätsprüfung** bzw. **röntgenologische Kontrolle** des Heilerfolges durchgeführt werden.

9. Punkt 9 betrifft endodontische Maßnahmen. (→ siehe Lernfeld 5.1, Seite 138)

Richtlinien

10. In der Regel ist die **Entfernung eines Zahnes** angezeigt, wenn er nach den in diesen Richtlinien beschriebenen Kriterien **nicht erhaltungsfähig** ist.
Ein Zahn, der nach diesen Richtlinien nicht erhaltungswürdig ist, soll entfernt werden. Eine **andere Behandlung** von nicht erhaltungswürdigen Zähnen ist **kein Bestandteil der vertragszahnärztlichen Versorgung**.

11. Die **Milchzähne** sollen durch eine **konservierende Behandlung erhalten** werden, damit
    – die Kaufähigkeit des kindlichen Gebisses bewahrt und
    – eine Fehlentwicklung des bleibenden Gebisses verhütet wird.

IV. Chirurgische Behandlung
(→ siehe Lernfeld 8.1, Seite 173)

V. Systematische Behandlung von Parodontopathien (PAR-Behandlung)
(→ siehe Band II, Lernfeld 10.1)

VI. Sonstige Behandlungsmaßnahmen

1. Zur vertragszahnärztlichen Versorgung gehören
    – das **Entfernen von harten verkalkten Belägen** und
    – die **Behandlung von Erkrankungen der Mundschleimhaut**.
2. Aufbissbehelfe
    (→ siehe Lernfeld 8.1, Seite 203)

I. Befunderhebung und Diagnose

Die Richtlinien zur vertragszahnärztlichen Versorgung betonen neben der **sorgfältigen Behandlung** die Bedeutung der **Dokumentation** und **wirtschaftlichen Behandlungsweise**. Dabei wird hervorgehoben, dass die diagnostischen Maßnahmen in **zahnmedizinisch sinnvoller Weise zu beschränken** sind.
Es soll also nicht alles getan werden, was möglich sondern nur was zahnmedizinisch notwendig ist. Eine Entscheidung hierüber kann sicherlich im Einzelfall schwierig sein.
Grundlage für die vertragszahnärztliche Behandlung ist die **Untersuchung zur Feststellung von Zahn-, Mund- und Kieferkrankheiten Nr. 01** (siehe S. 83).

Sie ist regelmäßig zu wiederholen und dient nicht nur zur Feststellung behandlungsbedürftiger Krankheitsbefunde sondern auch zur **Vorsorge** und **Früherkennung**.
Ergänzend kann die Erhebung des **Parodontalen Screening-Index PSI Nr. 04** erforderlich sein (siehe Seite 85). Der PSI gibt einen orientierenden Überblick, ob eine Parodontalerkrankung vorliegt und welcher Behandlungsbedarf besteht.

II. Röntgendiagnostik

Die Richtlinien zur Röntgendiagnostik weisen neben den Pflichten zur **sorgfältigen Dokumentation** und **wirtschaftlichen Behandlungsweise** auch auf die **Risiken** bei der Anwendung von Röntgenstrahlen hin. Es ist daher stets abzuwägen, ob der gesundheitliche Nutzen einer Röntgenuntersuchung gegenüber dem Strahlenrisiko überwiegt (Abschnitt II, Nr. 3).

Röntgenuntersuchungen gehören zur vertragszahnärztlichen Versorgung,
– wenn die klinische Untersuchung für eine Diagnose nicht ausreicht,
– wenn bestimmte Behandlungsschritte dies erfordern (z. B. bei Wurzelkanalbehandlungen, siehe LF 5.1.4),
– zur Früherkennung von Zahnerkrankungen (z. B. Bissflügelaufnahmen zur Kariesdiagnostik im Approximalbereich, siehe LF 4.1.3 Seite 87).

Im Sinne des Patienten sind **Röntgenaufnahmen von vorbehandelnden Zahnärzten** mit in die Diagnostik und Therapie des nachbehandelnden Zahnarztes einzubeziehen. Dies dient auch zur Vermeidung einer unnötigen Strahlenbelastung durch so genannte Doppeluntersuchungen.
Über frühere Röntgenuntersuchungen gibt der **Röntgenpass** einen guten Überblick (siehe Lernfeld 10.7.5 in der **Zahnmedizinischen Assistenz**).

III. Konservierende Behandlung

Die Richtlinien zur konservierenden Behandlung legen besonderen Wert auf die **Eigenverantwortung und Mitwirkung des Patienten**.

Entsprechend umfasst die konservierende Behandlung zur Vorbeugung von Karies und Parodontalerkrankungen insbesondere:
– die Anleitung des Patienten zu effektiver Mundhygiene und
– Hinweise zur Reduktion von Risikofaktoren
  (→ zahngesunde Ernährung).

Abrechnung über Erfassungsschein

Die Behandlung selbst soll
– **ursachengerecht**,
– **zahnsubstanzschonend** und
– **präventionsorientiert** sein.
Jeder Zahn, der erhaltungsfähig und erhaltungswürdig ist, soll erhalten werden. Einzelheiten hierzu werden unter den Nrn. 3 - 6 der Richtlinien beschrieben.

Einlagefüllungen und die im Zusammenhang mit der Herstellung und Eingliederung erbrachte Anästhesie sowie besondere Maßnahmen sind nicht Bestandteil der vertragszahnärztlichen Versorgung.

Ist ein **Zahn** nach den Richtlinien **nicht erhaltungsfähig und nicht erhaltungswürdig** (siehe auch Nr. 9 der Richtlinien in Lernfeld 5, Seite 138), so soll er **entfernt werden**. Eine andere Behandlung ist nicht Bestandteil der vertragszahnärztlichen Versorgung.

Abrechnung über Erfassungsschein (Papierabrechnung)

Die Abrechnung der
– konservierenden Leistungen (Kariestherapie und Wurzelkanalbehandlung = Endodontie)
– chirurgischen Leistungen
– Röntgenuntersuchungen
– Individualprophylaxe
– und Früherkennungsuntersuchungen
wird im Rahmen der **Quartalsabrechnung**
– in **Papierform** (handschriftlich oder per EDV bedruckte Erfassungsscheine)
– auf einem **Datenträger**
– oder **Online**
bei der KZV eingereicht.
Bei der Abrechnung in Papierform ist der **Erfassungsschein** zu verwenden.

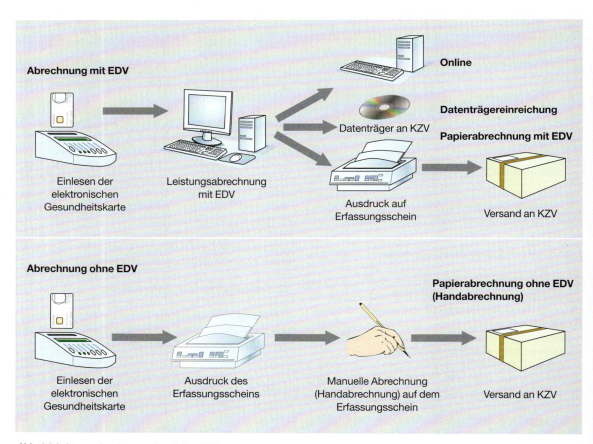

Abb. 4.4 Leistungsabrechnung mit und ohne EDV

Ausfüllen eines Erfassungsscheines

Der Erfassungsschein hat das Format DIN A 5 und ist maschinell lesbar. Er muss besonders sorgfältig ausgefüllt werden, da er bei der zuständigen KZV in der Regel mit Hilfe eines Beleglesegerätes bearbeitet wird. Je besser und deutlicher der Erfassungsschein ausgefüllt wird, desto einfacher und schneller kann auch die Bearbeitung durch die KZV erfolgen.

Der Erfassungsschein ist in roter Blindfarbe gedruckt. Die roten Felder des Erfassungsscheines werden somit vom Belegleser bei der maschinellen Bearbeitung in der KZV nicht erkannt. Entsprechend darf der Erfassungsschein auch **nicht mit rot schreibenden Stiften** ausgefüllt werden.

Die Erfassungsscheine sind bei den Verwaltungsstellen oder der Landesgeschäftsstelle der KZV erhältlich.

Erfolgt die **Beschriftung mit Hilfe einer EDV**, so kann mit Zustimmung der KZV statt des Erfassungsvordruckes auch ein unbedrucktes Endlosformular im Format DIN A 5 verwendet werden. Dabei sind die Maßangaben des Erfassungsscheines exakt einzuhalten.

Behandlungen, die aufgrund von **Überweisungen** erfolgen, sind ebenfalls auf dem Erfassungsschein abzurechnen. Da es keinen speziellen Überweisungsvordruck gibt, erfolgt die Überweisung an einen anderen Arzt oder Zahnarzt auf einem Rezeptvordruck. Die Überweisung kann grundsätzlich nur ein Vertragszahnarzt vornehmen, dem ein gültiger Behandlungsausweis vorliegt.

Ausfüllen eines Erfassungsscheines

Die erbrachten Leistungen werden im Erfassungsschein in der zeitlichen Reihenfolge des Behandlungsablaufs eingetragen (chronologische Eintragung).

Beim **manuellen Ausfüllen des Erfassungsscheins (Handabrechnung)** sind folgende Punkte zu beachten:
– schwarz schreibende Mikrofaserstifte benutzen
– grundsätzlich in Blockschrift und Großbuchstaben schreiben
– alle Felder linksbündig ausfüllen
– Erfassungsscheine nicht knicken oder falten
– keine Heftklammern und keinen Klebstoff verwenden
– Korrekturen am besten mit einem Korrekturband/-stift (z. B. Tipp-Ex) durchführen.

Wenn die **Abrechnung ausgedruckt wird**, ist sorgfältig darauf zu achten, dass
– alle Erfassungsscheine gut leserlich bedruckt sind und
– die richtige Justierung vorgenommen wurde.

Alle Zeichen, die sich außerhalb der weißen Felder befinden, werden vom Belegleser nicht erkannt und somit nicht berücksichtigt.

Bei der Abrechnung von **sonstigen Kostenträgern** muss zusätzlich zum ausgefüllten Erfassungsschein ein **Berechtigungsnachweis** beigefügt werden.

> Beachten Sie beim Ausfüllen der Erfassungsscheine die **Hinweise Ihrer KZV**! Achten Sie dabei insbesondere auf regionale Unterschiede zu den hier angegebenen Bestimmungen!

Der Erfassungsschein besteht aus einem **Kopfteil** und einem **Leistungsteil**.

Zum **Kopfteil des Erfassungsscheines** gehören:
- Versichertenfeld
- anzukreuzende Felder für:
  - Notdienstbehandlung
  - Unfall/Unfallfolgen
- auszufüllende Felder für:
  - Quartal und Jahr
  - Laufende Nummer (Lfd. Nr.)
  - Folgeschein Blatt Nr.
- Unterschriftenfeld des Versicherten
- Feld für den Abrechnungsstempel des Vertragszahnarztes (KZV-Stempel).

Einzelheiten sind Abb. 4.5 zu entnehmen (siehe S. 70).

Der **Leistungsteil des Erfassungsscheines** besteht aus:
- Datumsspalte
- Zahnspalte
- Leistungsspalte
- Bemerkungsspalte.

In der **Datumsspalte** wird der Behandlungstag (Tag und Monat) angegeben, an dem die abrechnungsfähige Leistung erbracht worden ist. Werden in einer Sitzung mehrere Leistungen erbracht, so genügt die Datumsangabe bei der ersten Eintragung. Finden jedoch **an einem Tag mehrere Sitzungen** statt, so wird jede weitere Sitzung durch eine erneute Datumsangabe gekennzeichnet. Ansonsten wird das Datum zu Beginn einer neuen Spalte bzw. auf einem Folgeschein nicht wiederholt.

In der **Zahnspalte** wird der behandelte Zahn nach dem **FDI-Zahnschema** bezeichnet. Bei überzähligen

Aufbau eines Erfassungsscheines

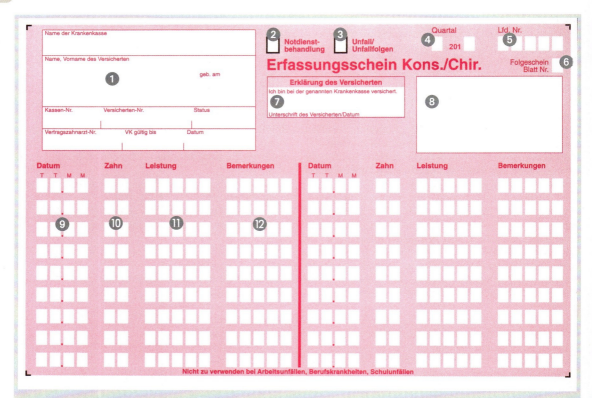

1. Das **Versichertenfeld** wird mit den Daten der Krankenversichertenkarte bedruckt. Ersatzweise kann dieses Feld auch manuell ausgefüllt werden.

2. Das Feld **Notdienstbehandlung** ist anzukreuzen, wenn das Formular als **Notdienstschein** verwendet wird.

3. Das Feld **Unfall/Unfallfolgen** ist bei Unfällen anzukreuzen (z. B. bei einem privaten Unfall zu Hause). Bei Arbeitsunfällen, Unfällen in Schule oder Kindergarten sowie Berufskrankheiten wird der Erfassungsschein nicht verwendet. In diesen Fällen erfolgt die Abrechnung mit der Berufsgenossenschaft bzw. Gemeindeunfallversicherung.

4. Die Angabe von **Quartal und Jahr** richtet sich nach dem Vierteljahr, in dem die zahnärztlichen Leistungen erbracht werden. Das Abrechnungsquartal wird mit den Ziffern 1- 4 angegeben.

   1. Quartal: Januar, Februar, März
   2. Quartal: April, Mai, Juni
   3. Quartal: Juli, August, September
   4. Quartal: Oktober, November, Dezember

5. Im Feld **Lfd. Nr**. werden die Erfassungsscheine linksbündig innerhalb einer Krankenkasse durchgehend nummeriert (von 1 bis zur Gesamtzahl).

6. Das Feld **Folgeschein Blatt Nr**. wird ausgefüllt, wenn ein Erfassungsschein allein nicht für die Abrechnung der erbrachten Leistungen bei einem Patienten ausreicht. Auf dem ersten Erfassungsschein wird hier eine 1 eingetragen, auf dem zweiten Schein eine 2, auf dem dritten Schein eine 3 usw.

   Die Lfd. Nr. bleibt auf den Erfassungsscheinen eines Patienten gleich. Sie wird entsprechend auf den Folgescheinen wiederholt. Der Kopfteil mit dem Versichertenfeld muss auch auf allen Folgescheinen vollständig ausgefüllt werden.

7. Das **Unterschriftenfeld** wird in der Regel nicht ausgefüllt.

   Die Krankenkassen sind zur Übernahme der Kosten verpflichtet, wenn eine gültige Krankenversichertenkarte vorgelegt wurde. Entsprechend ist eine Unterschrift des Versicherten auf dem Erfassungsschein normalerweise nicht erforderlich.

8. In diesem Feld ist der **Abrechnungsstempel** des Vertragszahnarztes (KZV-Stempel) aufzutragen.

9. In der **Datumsspalte** werden Tag und Monat der zahnärztlichen Behandlung zweiziffrig angegeben. (Beispiel: 5. Januar = 05 01)

10. In der **Zahnspalte** wird der behandelte Zahn nach dem FDI-Zahnschema bezeichnet.

11. In der **Leistungsspalte** wird die Gebührennummer linksbündig eingetragen.

12. In der **Bemerkungsspalte** wird die erbrachte Leistung genauer beschrieben. Hierzu gehört z. B. bei Füllungen die exakte Füllungslage.

Abb. 4.5 Aufbau des Erfassungsscheines

Ausfüllen eines Erfassungsscheines

Zähnen wird als zweite Ziffer eine 9 angegeben (Beispiel: überzähliger bleibender Zahn im Oberkiefer rechts = Zahn 19, überzähliger Milchzahn im Oberkiefer rechts = Zahn 59).
Wenn die Behandlung keinen Bezug zu bestimmten Zähnen hat, ist die Zahnangabe entbehrlich. Dies gilt z. B. bei den Gebührennummern 8, 10, 105, 106, 107 und IP 4.
Die Eintragung in der Zahnspalte gilt für alle folgenden Leistungen, bis eine neue Eintragung in der Zahnspalte erfolgt. Bei Röntgenaufnahmen ist die Zahnangabe entbehrlich, wenn sie sich aus den Zahnangaben für die anderen eingetragenen Leistungen ergibt.

> Die genauen **Eintragungshinweise** zu jeder Gebührennummer erhalten Sie in diesem Buch auf den **gelben Hinweisfeldern** mit dem Logo ✏️.

In der **Leistungsspalte** ist die Gebührennummer des einheitlichen Bewertungsmaßstabes (BEMA) linksbündig einzutragen. Dabei sind 2 Schreibweisen der Gebührennummern zu unterscheiden:
- **alphanumerische Schreibweise**
  (Beispiel: 13A einflächige Füllung)
- **numerische Schreibweise**
  (Beispiel: 131 einflächige Füllung).

In diesem Buch finden Sie beide Schreibweisen. Orientieren Sie sich, welche Schreibweise in Ihrem KZV-Bereich anzuwenden ist!

Für jede abrechnungsfähige Gebührennummer ist eine neue Zeile zu verwenden. Werden in einer Sitzung Leistungen nach den **Nrn. 28, 32, 35, 54 an einem Zahn** oder **Nr. 62** mehrfach erbracht, so ist der Faktor in die **Bemerkungsspalte** einzutragen.

Bei Füllungen nach den **Nrn. 13 a-h** ist die **Füllungslage** in der Bemerkungsspalte anzugeben. Für die Bezeichnung der Füllungslage sind folgende Buchstaben bzw. Ziffern zu verwenden:
- m = 1 = mesial
- o = 2 = okklusal bzw. inzisal
- d = 3 = distal
- v = 4 = vestibulär (bukkal, zervikal bzw. labial)
- l = 5 = lingual bzw. palatinal.

Ergänzend gibt es die Bezeichnung:
- z = 7 = zervikal.

Diese Angabe ist zusätzlich zu den Füllungslagen 1-5 für Ausnahmen von der **zweijährigen Gewährleistung** erforderlich (siehe Seite 97).

Bei **Röntgenaufnahmen** sind Begründungen anzugeben. Hierfür sind in der Bemerkungsspalte folgende Ziffern zu verwenden:
- 0 = Bissflügelaufnahme
- 1 = konservierend/chirurgische Behandlung
- 2 = Gelenkaufnahme
- 3 = kieferorthopädische Behandlung
- 4 = Parodontalbehandlung
- 5 = Versorgung mit Zahnersatz und Zahnkronen.

Treffen mehrere Begründungen zu, so reicht die Angabe einer Ziffer aus.

Bei **Anästhesien** im Rahmen einer Versorgung mit Zahnersatz und Zahnkronen ist in der Bemerkungsspalte die Ziffer 5 einzutragen.

Abrechnungsfähige **Material- und Laborkosten** sowie **Auslagenersatz** sind in der Leistungsspalte mit den folgenden **Ordnungsnummern** einzutragen:
- **601** Materialkosten bei Verwendung von Stiften
- **602** Telefon-, Versand-, Portokosten
- **603** Laborkosten Zahnarztlabor
- **604** Laborkosten Fremdlabor.
- **605** Pauschalbetrag Abformmaterial

In der Bemerkungsspalte sind die **Beträge in Cent** einzutragen.

Die ausgefüllten Erfassungsscheine werden bei der **Quartalsabrechnung** zusammen mit den Berechtigungsnachweisen der sonstigen Kostenträger, den Laborbelegen und den Formblättern der KZV eingereicht. Beachten Sie dabei bitte die Vorschriften ihrer zuständigen KZV!

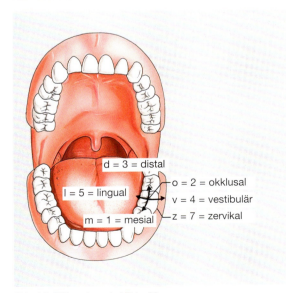

Abb. 4.6 Füllungslagen bei Zahn 36

Elektronische Abrechnung

Elektronische Abrechnung (Papierlose Abrechnung)

Seit **01.01.2012** ist **jede Zahnarztpraxis** verpflichtet, ihre vertragszahnärztlichen Leistungen an die KZV grundsätzlich **elektronisch oder maschinell verwertbar auf Datenträgern** zu übermitteln.

Es gibt somit folgende Möglichkeiten zur Einreichung der Abrechnungsdaten:
- **Online** über das Abrechnungsportal der KZV,
- **per CD** (Datenträgeraustausch = DTA).

Die Daten der elektronischen Gesundheitskarte müssen einmal im Quartal eingelesen werden. Die Leistungsabrechnung erfolgt dann mit einem **elektronischen Datenverarbeitungssystem (EDV)**, mit dem die Leistungen erfasst, gespeichert und verarbeitet werden.

Bei der Quartalsabrechnung werden die gespeicherten Daten an die KZV übermittelt.

Für die **Sonstigen Kostenträger** (Bundeswehr, Bundespolizei, Zivildienst, Polizei, Sozialämter) gelten die Regelungen zur elektronischen Abrechnung nicht. Hier muss die KZV weiterhin Papierrechnungen für die Kostenträger erstellen und zum Teil auch die Versicherungsnachweise weiterleiten. Dennoch bitten viele **Kassenzahnärztliche Vereinigungen** darum, auch diese Behandlungsfälle – wenn möglich – zusätzlich elektronisch zu übermitteln.

Um eine elektronische Abrechnung durchzuführen, müssen folgende **Voraussetzungen** erfüllt sein:
- **Genehmigung**: Das eingesetzte Abrechnungsprogramm (die Software) muss von der zuständigen Kassenzahnärztlichen Vereinigung genehmigt sein. Der Vertragszahnarzt hat dazu der KZV bei jeder EDV-Abrechnung zu bestätigen, dass er die genehmigte Programmversion verwendet hat.
- **BEMA-Prüfmodul**: Bei der elektronischen Abrechnung wird das so genannte BEMA-Prüfmodul verwendet. Dies ist ein eigenständiges Abrechnungsprogramm, mit dessen Hilfe geprüft wird, ob die Abrechnung rechnerisch und nach den Vorschriften des BEMA richtig ist. Die Zahnarztpraxis hat hiermit die Möglichkeit, Fehler bei der Abrechnung zu erkennen und entsprechend zu korrigieren.
- **Bundeseinheitliches Kassenverzeichnis (BKV)**: Alle Primärkassen, Ersatzkassen und sonstigen Kostenträger sind im Bundeseinheitlichen Kassenverzeichnis (BKV) aufgeführt. Dabei ist jeder Kasse eine 12-stellige Kassennummer zugeordnet, die bei der Abrechnung mit der EDV angegeben werden muss. Das Bundeseinheitliche Kassenverzeichnis wird den Zahnarztpraxen dazu online zur Verfügung gestellt. Bei der Abrechnung ist darauf zu achten, dass die jeweils aktuelle Version des BKV verwendet wird.

Hinweise zur elektronischen Abrechnung

- Vor Erstellung der Abrechnung alle **Updates** des Software-Herstellers einlesen.
- Aktuelle Version des **Bundeseinheitlichen Kassenverzeichnisses (BKV)** der KZV verwenden.
- Fehlermeldungen des **BEMA-Prüfmoduls** beachten und bearbeiten.
- **Sicherung** der Abrechnung durchführen
- **Berechtigungsnachweise** der **Sonstigen Kostenträger** der Abrechnung beilegen.

Vergleich von elektronischer und Papierabrechnung

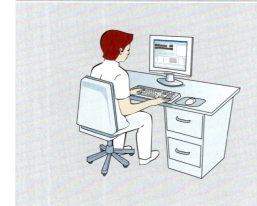
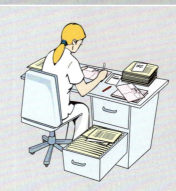

Beratung

4.1.2 Allgemeine Leistungen

Beratung

Ä 1 / 1 (numerisch)
Ber   9 Punkte
Beratung eines Kranken, auch fernmündlich

1. Eine Leistung nach **Nr. Ä1** kann als **alleinige Leistung** oder neben der **ersten zahnärztlichen Leistung** abgerechnet werden. Sie kann jedoch **neben Nr. 01 nicht abgerechnet** werden, wenn beide Leistungen in derselben Sitzung erbracht werden. Ferner kann eine Beratungsgebühr nicht neben einer Gebühr für einen **Besuch** abgerechnet werden.
2. Wenn in dem **Behandlungsfall** bereits eine Beratungs- oder Besuchsgebühr abgerechnet worden ist, kann auch neben der ersten zahnärztlichen Leistung eine Beratungsgebühr nicht abgerechnet werden.
3. Eine Leistung nach Nr. Ä1 kann nicht anstelle einer Gebühr für eine andere zahnärztliche Leistung abgerechnet werden.
4. Über die **Nrn. Ä 1, 01 k und 01** hinausgehende Möglichkeiten der Abrechnung einer Untersuchung und/oder Beratung bestehen nicht.
5. Eine Leistung nach Nr. Ä1 zum Zwecke des Abschlusses einer zahnärztlichen Behandlung ist keine abrechnungsfähige Leistung.
6. Die Tatsache, dass sich ein **Krankheitsfall** über mehrere Abrechnungszeiträume erstreckt (z. B. Wurzelbehandlung, Maßnahmen nach chirurgischen Eingriffen), berechtigt für sich allein den Zahnarzt nicht, in jedem neuen **Abrechnungszeitraum** die Nr. Ä1 abzurechnen.
7. Erstreckt sich ein Krankheitsfall über mehrere Abrechnungszeiträume (Quartale), so ist nach voraufgegangener Leistung nach Nr. 01 oder Ä1 die Nr. Ä1 im Folgequartal nur abrechnungsfähig, wenn zwischen der Leistung nach Nr. 01 oder Ä1 im **Vorquartal** und der Leistung nach Nr. Ä1 im **Folgequartal** ein Zeitraum von 18 Kalendertagen überschritten ist, es sei denn, die Behandlung in diesem Folgequartal geht über den nach Nr. 01 oder Ä1 erhobenen Befund hinaus. Als **alleinige Leistung** ist die Nr. Ä1 immer abrechnungsfähig.
8. Eine Leistung nach Nr. Ä1 kann nicht im Zusammenhang mit einer kieferorthopädischen Behandlung abgerechnet werden. Sie ist jedoch dann während einer kieferorthopädischen Behandlung abrechnungsfähig, wenn sie anderen als kieferorthopädischen Zwecken dient.

Nr. 01 – Eingehende Untersuchung zur Festellung von Zahn-, Mund- und Kieferkrankheiten (siehe **Seite 83**)
Nr. 01 k – Kieferorthopädische Untersuchung zur Klärung von Indikation und Zeitpunkt kieferorthopädisch-therapeutischer Maßnahmen (siehe **Seite 84**)
Beratungsgebühr – Nr. Ä1
Besuchsgebühren – Nrn. 151-155 (siehe **Seite 75**)
alleinige Leistung – Es wird keine weitere Leistung in derselben Sitzung erbracht.
Behandlungsfall – umfasst die gesamte von einem Vertragszahnarzt in einem **Quartal (Vierteljahr)** vorgenommene Behandlung eines Patienten.
Krankheitsfall – Behandlung einer Krankheit. Die Behandlung einer Krankheit kann sich über **mehrere Quartale** erstrecken.
Abrechnungszeitraum – Der Abrechnungszeitraum ist ein **Kalendervierteljahr (= Quartal)**.

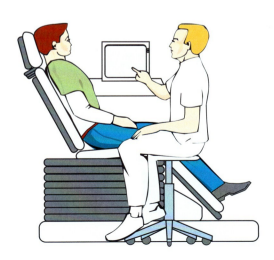

Beratung

Nr. Ä1 ist abrechenbar

- ✓ als alleinige Leistung immer (auch mehrfach an einem Tag in getrennten Sitzungen)
- ✓ neben der ersten zahnärztlichen Leistung (aber nicht neben Nr. 01, Nr. 02 oder einer Besuchsgebühr in derselben Sitzung oder wenn bereits eine Beratungs- oder Besuchsgebühr im Quartal abgerechnet wurde)
- ✓ im neuen Quartal, wenn seit der Abrechnung der Nr. 01 oder Ä1 im Vorquartal mehr als 18 Kalendertage vergangen sind (wenn ein neuer Krankheitsfall vorliegt auch innerhalb der 18-Tage-Frist)
- ✓ für eine telefonische Beratung
- ✓ vor einer Nr. 01 in Ausnahmefällen (z. B. Schmerzfall)
- ✓ neben den IP-Leistungen IP 1-IP 5 (siehe LF 11.1)
- ✓ neben KFO-Leistungen, wenn die Beratung nicht die KFO-Behandlung betrifft

Für Patienten von Ersatzkassen gilt abweichend die folgende Sonderregel:
- ✓ Wurde eine zahnärztliche Leistung im neuen Quartal vor Ablauf der 18-Tage-Frist erbracht, so kann die Nr. Ä1 neben der ersten zahnärztlichen Leistung nach Ablauf der 18-Tage-Frist abgerechnet werden.

Nr. Ä1 ist nicht abrechenbar

- ⛔ neben Nr. 01, Nr. 02 oder einer Besuchsgebühr in derselben Sitzung
- ⛔ neben der ersten zahnärztlichen Leistung, wenn bereits eine Beratungs- oder Besuchsgebühr im Quartal abgerechnet wurde
- ⛔ im neuen Quartal neben der ersten zahnärztlichen Leistung, wenn die 18-Tage-Frist noch nicht verstrichen ist und kein weiterer Befund erhoben wurde
- ⛔ anstelle einer anderen zahnärztlichen Leistung
- ⛔ zum Abschluss einer zahnärztlichen Behandlung
- ⛔ automatisch in jedem neuen Quartal
- ⛔ im Zusammenhang mit einer KFO-Behandlung, wenn die Beratung kieferorthopädischen Zwecken dient
- ⛔ neben Nrn. IP1-IP5, wenn die Beratung individualprophylaktischen Zwecken dient
- ⛔ für die Vereinbarung eines Termins
- ⛔ für eine Arzneimittelverordnung (Rezept) ohne Beratung
- ⛔ bei einer Überweisung ohne Beratung

✎ Eintragung der **Nr. Ä1** mit Datum ohne Zahnangabe. Mehrere Beratungen an einem Tag sind durch **Wiederholung des Datums** zu kennzeichnen. Die **Uhrzeit** ist in den Behandlungsunterlagen zu dokumentieren.

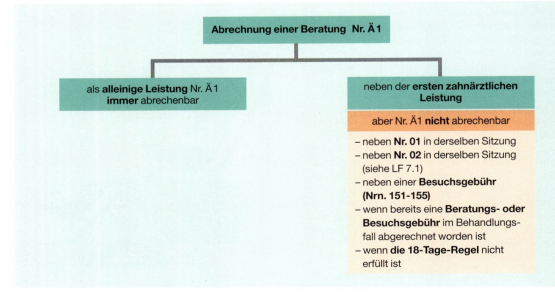

Besuche

151 — 38 Punkte
Bs1

Besuch eines Versicherten, einschließlich Beratung und eingehende Untersuchung

Abrechnungsbestimmungen
Neben der Leistung nach **Nr. 151** sind die Leistungen nach **Nrn. 153a, 153b, 154 und 155** nicht abrechnungsfähig. Die **Nr. 151** kann **zusätzlich** zum **Wegegeld** und zur **Reiseentschädigung** abgerechnet werden.

152a — 34 Punkte
Bs2a

Besuch je weiterem Versicherten in derselben häuslichen Gemeinschaft
in unmittelbarem zeitlichen Zusammenhang mit einer Leistung nach Nr. 151 –
einschließlich Beratung und eingehende Untersuchung

152b — 26 Punkte
Bs2b

Besuch je weiterem Versicherten in derselben Einrichtung
in unmittelbarem zeitlichen Zusammenhang mit einer Leistung nach Nr. 151 –
einschließlich Beratung und eingehende Untersuchung

Abrechnungsbestimmungen
1. Die Leistung nach **Nr. 152a** ist **nur abrechnungsfähig** für Versicherte, die **in derselben Privatwohnung** des nach **Nr. 151** aufgesuchten Versicherten leben.
2. Die Leistung nach **Nr. 152b** ist abrechnungsfähig für Versicherte **in derselben Einrichtung** (z. B. betreute Wohngemeinschaft, stationäre Pflegeeinrichtung).
3. **Neben** den Leistungen nach **Nrn. 152a und 152b** sind die Leistungen nach **Nrn. 153a, 153b, 154 und 155 nicht abrechnungsfähig**. Die **Nrn. 152a und 152b** können **zusätzlich** zum **Wegegeld** und zur **Reiseentschädigung** abgerechnet werden.

153a — 30 Punkte
Bs3a

Besuch eines Versicherten in einer Einrichtung zu vorher vereinbarten Zeiten und bei regelmäßiger Tätigkeit in der Einrichtung einschließlich Beratung und eingehende Untersuchung, ohne Vorliegen eines Kooperationsvertrags nach § 119b Abs. 1 SGB V, welcher den verbindlichen Anforderungen der Vereinbarung nach § 119b Abs. 2 SGB V entspricht.

153b — 26 Punkte
Bs3b

Besuch je weiterem Versicherten in derselben Einrichtung in unmittelbarem zeitlichen Zusammenhang mit einer Leistung nach Nummer 153a zu vorher vereinbarten Zeiten und bei regelmäßiger Tätigkeit in der Einrichtung einschließlich Beratung und eingehende Untersuchung, ohne Vorliegen eines Kooperationsvertrags …

Abrechnungsbestimmungen
1. Zu den **Einrichtungen** zählen **stationäre Pflegeeinrichtungen und Einrichtungen**, in denen Leistungen zur **Teilhabe am Arbeitsleben** oder am **Leben in der Gemeinschaft**, die **schulische Ausbildung** oder die **Erziehung von Menschen mit Behinderungen** im Vordergrund des Zwecks der Einrichtung stehen.
2. Die Leistungen nach **Nrn. 153a und 153b** sind **neben** den Leistungen nach **Nrn. 151, 152a, 152b, 154 und 155 nicht abrechnungsfähig**.
Die **Nrn. 153a und 153b** können **zusätzlich** zum **Wegegeld** und zur **Reiseentschädigung** abgerechnet werden.

154 — 30 Punkte
Bs4

Besuch eines pflegebedürftigen Versicherten in einer stationären Pflegeeinrichtung (§ 71 Abs. 2 SGB XI) im Rahmen eines Kooperationsvertrags
nach § 119b Abs. 1 SGB V,
einschließlich Beratung und eingehende Untersuchung

Abrechnungsbestimmungen
1. Die Leistung nach **Nr. 154** ist **nur abrechnungsfähig** für pflegebedürftige Versicherte, die in einer **stationären Pflegeeinrichtung** betreut werden, wenn der Vertragszahnarzt mit der stationären Pflegeeinrichtung einen **Kooperationsvertrag** gemäß § 119b Abs. 1 SGB V geschlossen hat und wenn die hierfür zuständige **Kassenzahnärztliche Vereinigung** die Berechtigung zur Abrechnung festgestellt hat.
2. **Neben** der Leistung nach **Nr. 154** sind die Leistungen nach **Nrn. 151, 152a, 152b, 153a und 153b nicht abrechnungsfähig**.
Die **Nr. 154** kann **zusätzlich** zum **Wegegeld** und zur **Reiseentschädigung** abgerechnet werden.

155 — 26 Punkte
Bs5

Besuch je weiterem pflegebedürftigen Versicherten in derselben stationären Pflegeeinrichtung (§71 Abs. 2 SGB XI) im Rahmen eines Kooperationsvertrags
nach § 119b Abs. 1 SGB V, in unmittelbarem zeitlichen Zusammenhang mit einer Leistung nach Nr. 154 –
einschließlich Beratung und eingehende Untersuchung.

Abrechnungsbestimmungen
1. …
(wie Abrechnungsbestimmung Nr. 1 bei BEMA-Nr. 154).
2. …
(wie Abrechnungsbestimmung Nr. 2 bei BEMA-Nr. 154).

Zeitzuschläge und Kinderzuschlag für Besuche

161 Zuschläge für Besuche nach den Nrn. 151 und 154

161a — 18 Punkte
ZBs1a
Zuschlag für **dringend angeforderte** und **unverzüglich durchgeführte Besuche**

161b — 29 Punkte
ZBs1b
Zuschlag für **Montag bis Freitag in der Zeit von 20 bis 22 Uhr oder 6 bis 8 Uhr** durchgeführte Besuche

161c — 50 Punkte
ZBs1c
Zuschlag für **Montag bis Freitag in der Zeit zwischen 22 und 6 Uhr** durchgeführte Besuche

161d — 38 Punkte
ZBs1d
Zuschlag für an **Samstagen, Sonn- oder Feiertagen in der Zeit zwischen 8 und 20 Uhr** durchgeführte Besuche

161e — 67 Punkte
ZBs1e
Zuschlag für an **Samstagen, Sonn- oder Feiertagen in der Zeit von 20 bis 22 Uhr oder 6 bis 8 Uhr** durchgeführte Besuche

161f — 88 Punkte
ZBs1f
Zuschlag für an **Samstagen, Sonn- oder Feiertagen in der Zeit zwischen 22 und 6 Uhr** durchgeführte Besuche

Abrechnungsbestimmung
Die Zuschläge nach den **Nrn. 161a bis 161f** sind **nicht nebeneinander abrechnungsfähig**.

165 — 14 Punkte
ZKi
Zuschlag zu den Leistungen nach den **Nrn. 151, 152a, 152b, 153a, 153b, 154 und 155 bei Kindern bis zum vollendeten vierten Lebensjahr**.

---

162 Zuschläge für Besuche nach den Nrn. 152 und 155

162a — 9 Punkte
ZBs2a
Zuschlag für **dringend angeforderte** und **unverzüglich durchgeführte Besuche**

162b — 15 Punkte
ZBs2b
Zuschlag für **Montag bis Freitag in der Zeit von 20 bis 22 Uhr oder 6 bis 8 Uhr** durchgeführte Besuche

162c — 25 Punkte
ZBs2c
Zuschlag für **Montag bis Freitag in der Zeit zwischen 22 und 6 Uhr** durchgeführte Besuche

162d — 19 Punkte
ZBs2d
Zuschlag für an **Samstagen, Sonn- oder Feiertagen in der Zeit zwischen 8 und 20 Uhr** durchgeführte Besuche

162e — 34 Punkte
ZBs2e
Zuschlag für an **Samstagen, Sonn- oder Feiertagen in der Zeit von 20 bis 22 Uhr oder 6 bis 8 Uhr** durchgeführte Besuche

162f — 44 Punkte
ZBs2f
Zuschlag für an **Samstagen, Sonn- oder Feiertagen in der Zeit zwischen 22 und 6 Uhr** durchgeführte Besuche

Abrechnungsbestimmung
Die Zuschläge nach den **Nrn. 162a bis 162f** sind **nicht nebeneinander abrechnungsfähig**.

Zuschläge bei pflegebedürftigen Patienten

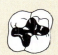

171 Zuschlag für Besuche nach Nrn. 151, 152

171a   37 Punkte
PBA1a
Zuschlag für das **Aufsuchen von Versicherten, die einem Pflegegrad nach § 15 SGB XI zugeordnet sind, oder Eingliederungshilfe nach § 53 SGB XII erhalten**

171b   30 Punkte
PBA1b
Zuschlag für das **Aufsuchen je weiterem Versicherten, der einem Pflegegrad nach § 15 SGB XI zugeordnet ist oder Eingliederungshilfe nach § 53 SGB XII erhält**,
in derselben häuslichen Gemeinschaft oder Einrichtung in unmittelbarem zeitlichen Zusammenhang mit einer Leistung nach **Nr. 171a**

Abrechnungsbestimmungen
1. Die Zuschläge nach **Nrn. 171a und 171b** sind abrechnungsfähig für Versicherte, die einem **Pflegegrad** nach § 15 Abs. 1 SGB XI zugeordnet sind oder **Eingliederungshilfe** nach § 53 SGB XII erhalten und die **Zahnarztpraxis** aufgrund ihrer Pflegebedürftigkeit, Behinderung oder Einschränkung **nicht oder nur mit hohem Aufwand aufsuchen** können.
2. Der Zuschlag nach **Nr. 171a** ist **nur in Verbindung** mit einem Besuch nach **Nr. 151**, der Zuschlag nach **Nr. 171b** ist nur in Verbindung mit einem Besuch nach **Nr. 152a oder Nr. 152b** abrechnungsfähig.
Der Zuschlag nach **Nr. 171a** ist **neben den Zuschlägen** nach **Nrn. 161 und 165**, der Zuschlag nach **Nr. 171b neben** den Zuschlägen nach **Nrn. 162 und 165** abrechnungsfähig.
Die Zuschläge nach **Nrn. 171a und 171b** sind **neben** dem **Wegegeld** und der **Reiseentschädigung** abrechnungsfähig.
3. Die **Anspruchsberechtigung** auf einen Zuschlag nach **Nr. 171a oder Nr. 171b** ist vom Zahnarzt in der Patientenakte zu dokumentieren (ggf. anhand des Bescheides der Pflegekasse oder des Bescheides über die Eingliederungshilfe nach § 53 SGB XII, sofern ein solcher dem Zahnarzt vorgelegt wird).
Bei befristeten Bescheiden ist der **Fristablauf** zu **dokumentieren**.
4. Die **Notwendigkeit des Aufsuchens**, beispielsweise bei fehlender Unterstützung durch das Lebensumfeld, bei Desorientierung oder bei Bettlägerigkeit, ist zu **dokumentieren**.

172 Zuschlag nach § 87 Abs. 2j SGB V für die kooperative und koordinierte zahnärztliche pflegerische Versorgung von pflegebedürftigen Versicherten in stationären Pflegeeinrichtungen im Rahmen eines Kooperationsvertrags nach § 119b Abs. 1 SGB V

172a   40 Punkte
SP1a
Zuschlag für das **Aufsuchen eines pflegebedürftigen Versicherten in einer stationären Pflegeeinrichtung**

172b   32 Punkte
SP1b
Zuschlag für das **Aufsuchen je weiterem pflegebedürftigen Versicherten in derselben stationären Pflegeeinrichtung** in unmittelbarem zeitlichen Zusammenhang mit einer Leistung nach **Nr. 172a**

Abrechnungsbestimmungen
1. Die Zuschläge nach **Nrn. 172a und 172b** sind **nur abrechnungsfähig** für pflegebedürftige Versicherte, die in einer stationären Pflegeeinrichtung (§ 71 Abs. 2 SGB XI) betreut werden, wenn der Vertragszahnarzt mit der stationären Pflegeeinrichtung einen **Kooperationsvertrag** gemäß § 119b Abs. 1 SGB V geschlossen hat, welcher den verbindlichen Anforderungen der Vereinbarung nach § 119b Abs. 2 SGB V entspricht und wenn die hierfür zuständige **Kassenzahnärztliche Vereinigung** die Berechtigung zur Abrechnung festgestellt hat.
2. Der Zuschlag nach **Nr. 172a** ist **nur in Verbindung** mit einem Besuch nach **Nr. 154**, der Zuschlag nach **Nr. 172b** ist nur in Verbindung mit einem Besuch nach **Nr. 155** abrechnungsfähig.
Der Zuschlag nach **Nr. 172a** ist **neben** den Zuschlägen nach **Nrn. 161 und 165**, der Zuschlag nach **Nr. 172b** ist **neben** den Zuschlägen nach **Nrn. 162 und 165** abrechnungsfähig.
Die Zuschläge nach **Nrn. 172a und 172b** sind **neben** dem **Wegegeld** und der **Reiseentschädigung** abrechnungsfähig.
3. Der Vertragszahnarzt kann für pflegebedürftige Versicherte, die in einer stationären Pflegeeinrichtung (§ 71 Abs. 2 SGB XI) betreut werden, mit welcher der Vertragszahnarzt einen Kooperationsvertrag gemäß § 119b Abs. 1 SGB V abgeschlossen hat, der den verbindlichen Anforderungen der Vereinbarung nach § 119b Abs. 2 SGB V entspricht und insoweit den Vertragszahnarzt zur Abrechnung der Zuschläge nach **Nrn. 172a und 172b** berechtigt, **keine Leistungen nach Nrn. 171a und 171b** abrechnen.

Zuschläge bei pflegebedürftigen Patienten

173 Zuschlag für Besuche nach Nr. 153

173a   32 Punkte
ZBs3a
Zuschlag für das Aufsuchen nach Nr. 153a von Versicherten, die einem Pflegegrad nach § 15 SGB XI zugeordnet sind oder Eingliederungshilfe nach § 53 SGB XII erhalten

173b   24 Punkte
ZBs3b
Zuschlag für das Aufsuchen nach Nr. 153b je weiterem Versicherten, der einem Pflegegrad nach § 15 SGB XI zugeordnet ist oder Eingliederungshilfe nach § 53 SGB XII erhält, in derselben Einrichtung in unmittelbarem zeitlichen Zusammenhang mit einer Leistung nach **Nr. 173a**.

Abrechnungsbestimmungen
1. Die Zuschläge nach **Nrn. 173a und 173b** sind abrechnungsfähig für Versicherte, die einem **Pflegegrad** nach § 15 SGB XI zugeordnet sind oder **Eingliederungshilfe** nach § 53 SGB XII erhalten und die Zahnarztpraxis aufgrund ihrer Pflegebedürftigkeit, Behinderung oder Einschränkung nicht oder nur mit hohem Aufwand aufsuchen können.
2. Der Zuschlag nach **Nr. 173a** ist **nur in Verbindung** mit einem Besuch nach **Nr. 153a**, der Zuschlag nach **Nr. 173b** ist **nur in Verbindung** mit einem Besuch nach **Nr. 153b** abrechnungsfähig.
Die Zuschläge nach **Nrn. 173a und 173b** sind **neben** dem Zuschlag nach **Nr. 165** abrechnungsfähig.
3. Die **Anspruchsberechtigung** auf einen Zuschlag nach **Nr. 173a** oder **Nr. 173b** ist vom Zahnarzt in der Patientenakte zu **dokumentieren** (ggf. anhand des Bescheides der Pflegekasse oder des Bescheides über die Eingliederungshilfe nach § 53 SGB XII, sofern ein solcher dem Zahnarzt vorgelegt wird).
Bei befristeten Bescheiden ist der **Fristablauf** zu **dokumentieren**.

Besuche

Besuch eines Versicherten **151**	→	weiterer Besuch in derselben Privatwohnung **152a**
		weiterer Besuch in derselben Einrichtung **152b**
Besuch in einer Einrichtung zu vereinbarter Zeit ohne Koop.-Vertrag **153a**	→	weiterer Besuch in derselben Einrichtung zu vereinbarter Zeit ohne Koop.-Vertrag **153b**
Besuch eines pflegebed. Versicherten in stationärer Pflege mit Koop.-Vertrag **154**	→	weiterer Besuch eines pflegebed. Versicherten in derselben Pflegeeinrichtung mit Koop.-Vertrag **155**

Zeitzuschläge

| Zuschläge für Besuche nach Nrn. 151 und 154 **161a-f** | → | Zuschläge für weitere Besuche nach Nrn. 152 und 155 **162a-f** |

Kinderzuschlag

Zuschlag für Besuche von Kindern bis zum vollendeten 4. Lebensjahr zu Nrn. 151-155
165

Pflegezuschläge

Zuschlag für Besuche nach Nr. 151 **171a**	→	Zuschlag für weitere Besuche nach Nrn. 152a und 152b **171b**
Zuschlag für Besuche mit Koop.-Vertrag nach Nr. 154 **172a**	→	Zuschlag für weitere Besuche mit Koop.-Vertrag nach Nr. 155 **172b**
Zuschlag für Besuche ohne Koop.-Vertrag nach Nr. 153a **173a**	→	Zuschlag für weitere Besuche ohne Koop.-Vertrag nach Nr. 153b **173b**

Prävention bei pflegebedürftigen Patienten

174
Präventive zahnärztliche Leistungen nach § 22a SGB V zur Verhütung von Zahnerkrankungen bei Versicherten, die einem Pflegegrad nach § 15 SGB XI zugeordnet sind oder Eingliederungshilfe nach § 53 SGB XII erhalten.

174a — 20 Punkte
PBa
Mundgesundheitsstatus und individueller Mundgesundheitsplan

Abrechnungsbestimmungen
Die Erhebung des **Mundgesundheitsstatus** umfasst die Beurteilung des Pflegezustands der Zähne, des Zahnfleisches, der Mundschleimhaut sowie des Zahnersatzes, einschließlich Dokumentation anhand des **Vordrucks** gemäß § 8 der Richtlinie des Gemeinsamen Bundesausschusses nach § 22a SGB V.
Der individuelle Mundgesundheitsplan umfasst insbesondere die Angabe:
- der gegenüber dem Versicherten und ggf. der Pflege- oder Unterstützungspersonen zur Anwendung empfohlenen **Maßnahmen und Mittel zur Förderung der Mundgesundheit**…,
- der empfohlenen **Durchführungs- bzw. Anwendungsfrequenz** dieser Maßnahmen und Mittel,
- ob die Maßnahmen **von dem Versicherten selbst**, mit **Unterstützung** durch die Pflege- oder Unterstützungsperson **oder vollständig durch diese** durchzuführen sind,
- zur Notwendigkeit von **Rücksprachen** mit weiteren an der Behandlung Beteiligten sowie zum vorgesehenen Ort der Behandlung.

Bei der Erstellung des Plans werden Angaben des Versicherten und ggf. der Pflege- oder Unterstützungspersonen berücksichtigt.
Der individuelle **Mundgesundheitsplan** wird **in den Vordruck** gemäß § 8 der Richtlinie des Gemeinsamen Bundesausschusses nach § 22a SGB V eingetragen.

174b — 26 Punkte
PBb
Mundgesundheitsaufklärung

Abrechnungsbestimmungen
Die **Mundgesundheitsaufklärung** umfasst die folgenden Leistungen:
- **Aufklärung über die Inhalte** des Mundgesundheitsplans nach **Nr. 174a**,
- **Demonstration** und ggf. praktische Anleitung zur **Reinigung der Zähne und des festsitzenden Zahnersatzes**, des Zahnfleisches sowie der Mundschleimhaut,
- **Demonstration** und ggf. praktische Unterweisung zur **Prothesenreinigung** und zur Handhabung des herausnehmbaren Zahnersatzes,
- **Erläuterung des Nutzens** der vorstehenden Maßnahmen…

Bei der **Mundgesundheitsaufklärung** sind die **Lebensumstände des Versicherten** zu erfragen sowie dessen **individuelle Fähigkeiten und Einschränkungen** angemessen zu berücksichtigen. Sofern der Versicherte der Unterstützung durch eine **Pflege- oder Unterstützungsperson** bedarf, ist diese im jeweils erforderlichen Umfang in die Mundgesundheitsaufklärung **einzubeziehen**…
Soweit dem Versicherten ein Verständnis oder die Umsetzung der Hinweise aus der Mundgesundheitsaufklärung nur eingeschränkt möglich ist, sind diese Maßnahmen im jeweils erforderlichen Umfang auf **Pflege- oder Unterstützungspersonen** zu konzentrieren bzw. ggf. zu beschränken. In diesen Fällen sind den Pflege- oder Unterstützungspersonen **konkrete Hinweise zur Mund- und Prothesenpflege** und zur Zusammenarbeit mit dem Versicherten zu geben.

1. Die Leistungen nach **Nrn. 174a und 174b** sind nur abrechnungsfähig für Versicherte, die einem **Pflegegrad** nach § 15 SGB XI zugeordnet sind oder **Eingliederungshilfe** nach § 53 SGB XII erhalten. Die **Anspruchsberechtigung** auf eine Leistung nach **Nr. 174a oder Nr. 174b** ist vom Zahnarzt in der Patientenakte zu **dokumentieren** (ggf. anhand des Bescheides der Pflegekasse oder des Bescheides über die Eingliederungshilfe nach § 53 SGB XII, sofern ein solcher dem Zahnarzt vorgelegt wird).
Bei befristeten Bescheiden ist der **Fristablauf** zu **dokumentieren**.
2. Die Leistungen nach **Nrn. 174a und 174b** können **je Kalenderhalbjahr** abgerechnet werden.
Neben den Leistungen nach **Nrn. 174a und 174b** können **am selben Tag** erbrachte Leistungen nach **Nrn. IP 1, IP 2, FU 1 und FU 2 nicht abgerechnet** werden.

Abrechnung von Besuchen und Zuschlägen, Konsiliarische Erörterung

Abrechnung von Besuchen und Zuschlägen

	Zuschläge			
	Zeit	Kinder	Pflege	Weg/Reise
151 Besuch	161 a-f	165	171 a	Nrn. 7810-7841 Nrn. 7928-7930
152 a/b weiterer Besuch	162 a-f	165	171 b	Nrn. 7810-7841 Nrn. 7928-7930
153 a vorher vereinbarter Besuch, stat. Pflege o.Ä. ohne Koop.-Vertrag	keine	165	173 a	Nrn. 7810-7841 Nrn. 7928-7930
153 b vorher vereinbarter weiterer Besuch mit 153 a ohne Koop.-Vertrag	keine	165	173 b	Nrn. 7810-7841 Nrn. 7928-7930
154 Besuch, stat. Pflege mit Koop.-Vertrag	161 a-f	165	172 a	Nrn. 7810-7841 Nrn. 7928-7930
155 weiterer Besuch mit 154 mit Koop.-Vertrag	162 a-f	165	172 b	Nrn. 7810-7841 Nrn. 7928-7930

181   14 Punkte
Ksl
Konsiliarische Erörterung mit Ärzten und Zahnärzten

Abrechnungsbestimmungen
1. Die Leistung nach **Nr. 181** ist **nur abrechnungsfähig**, wenn sich der **Zahnarzt zuvor oder im unmittelbaren zeitlichen Zusammenhang** mit der konsiliarischen Erörterung **persönlich mit dem Versicherten und dessen Erkrankung** befasst hat.
2. Die Leistung nach **Nr. 181** ist auch dann **abrechnungsfähig**, wenn die Erörterung zwischen einem **Zahnarzt** und dem ständigen persönlichen ärztlichen/zahnärztlichen **Vertreter eines anderen Arztes/Zahnarztes** erfolgt.
3. Die Leistung nach **Nr. 181** ist **nicht abrechnungsfähig**, wenn die Zahnärzte Mitglieder **derselben Berufsausübungsgemeinschaft** oder einer **Praxisgemeinschaft** von Ärzten/Zahnärzten gleicher oder ähnlicher Fachrichtung sind.
Sie ist **nicht abrechnungsfähig** für **routinemäßige Besprechungen**.

182   14 Punkte
KslK
Konsiliarische Erörterung mit Ärzten und Zahnärzten im Rahmen eines Kooperationsvertrags nach § 119b Abs. 1 SGB V

Abrechnungsbestimmungen
1. Die Leistung nach **Nr. 182** ist **nur abrechnungsfähig** für konsiliarische Erörterungen, die **pflegebedürftige Versicherte** betreffen, welche in einer stationären Pflegeeinrichtung (§ 71 Abs. 2 SGB XI) betreut werden, wenn der Vertragszahnarzt mit der stationären Pflegeeinrichtung einen **Kooperationsvertrag** gemäß § 119b Abs. 1 SGB V geschlossen hat und wenn die hierfür zuständige **Kassenzahnärztliche Vereinigung** die Berechtigung zur Abrechnung festgestellt hat.
2. Die Leistung nach **Nr. 182** ist auch dann **abrechnungsfähig**, wenn die Erörterung zwischen einem **Kooperationszahnarzt** und dem ständigen persönlichen ärztlichen/zahnärztlichen **Vertreter eines anderen Arztes/Zahnarztes** erfolgt.
3. Die Leistung nach **Nr. 182** ist **nicht abrechnungsfähig**, wenn die Zahnärzte Mitglieder **derselben Berufsausübungsgemeinschaft** oder einer **Praxisgemeinschaft** von Ärzten/Zahnärzten gleicher oder ähnlicher Fachrichtung sind.

Wegegeld, Reiseentschädigung, ärztliche Assistenz

Wegegeld und Reiseentschädigung
Nach den **Allgemeinen Bestimmungen des BEMA** erfolgt die Berechnung von **Wegegeld und Reiseentschädigung** nach § 8 Abs. 2 und 3 der **Gebührenordnung für Zahnärzte** (siehe Seiten 19, 20, 42, 43).

Wegegeld
Bei der **Abrechnung von Wegegeld nach § 8 GOZ** im Rahmen der vertragszahnärztlichen Abrechnung sind die folgenden **Nummern** für einen Besuch innerhalb der angegebenen Radien um die Praxisstelle des Zahnarztes anzusetzen:

Nr.	Leistung (vgl. Seite 43)	EUR
7810	bis 2 km	4,30
7811	bei Nacht (zwischen 20 und 8 Uhr)	8,60
7820	über 2 bis 5 km	8,00
7821	bei Nacht (zwischen 20 und 8 Uhr)	12,30
7830	über 5 bis 10 km	12,30
7831	bei Nacht (zwischen 20 und 8 Uhr)	18,40
7840	über 10 bis 25 km	18,40
7841	bei Nacht (zwischen 20 und 8 Uhr)	30,70

Erfolgt der Besuch von der **Wohnung** des Zahnarztes aus, so tritt bei der Berechnung des Radius die Wohnung des Zahnarztes an die Stelle der Praxisstelle. Werden **mehrere** Patienten in derselben häuslichen Gemeinschaft oder in einem Heim, insbesondere in einem Alten- oder Pflegeheim besucht, darf der Zahnarzt das **Wegegeld** unabhängig von der Anzahl der besuchten Patienten und deren Versichertenstatus insgesamt **nur einmal** und **nur anteilig** berechnen.

Reiseentschädigung
Bei **Besuchen außerhalb eines Radius von 25 Kilometern** um die Praxisstelle des Zahnarztes tritt an die Stelle des Wegegeldes eine **Reiseentschädigung**. Bei Reiseentschädigungen werden die folgenden **Nummern** abgerechnet:

Nr.	Leistung	EUR
7928	pro zurückgelegtem Kilometer und pauschal bei Abwesenheit bis zu 8 Stunden	0,42 EUR 56,00 EUR
7929	pro zurückgelegtem Kilometer und pauschal bei Abwesenheit von mehr als 8 Stunden	0,42 EUR 112,50 EUR
7930	Kosten für notwendige Übernachtungen	Betrag

GOÄ-Abschnitt B IV
(siehe auch Privatabrechnung Seiten 109-112)

Aus dem **GOÄ-Abschnitt B IV** können im Rahmen der vertragszahnärztlichen Abrechnung nur die **Nrn. 55, 56, 61 und 62** angesetzt werden (siehe Seite 19: **Allgemeine Bestimmungen des BEMA Ziffer 3**).

GOÄ 55 / 7550   56 BEMA-Punkte
Begleitung eines Patienten zur unmittelbar notwendigen stationären Behandlung
(siehe auch Privatabrechnung Seite 110)

GOÄ 56 / 7560   20 BEMA-Punkte
Verweilen,
ohne Erbringung anderer ärztlicher Leistungen
(siehe auch Privatabrechnung Seite 110)

GOÄ 61 / 7610   15 BEMA-Punkte
Beistand bei der ärztlichen Leistung eines anderen Arztes (Assistenz),
je angefangene halbe Stunde
(siehe auch Privatabrechnung Seite 111)

GOÄ 62 / 7620   17 BEMA-Punkte
Zuziehung eines ärztlichen Assistenten bei operativen Leistungen,
je angefangene halbe Stunde.

Abrechnungsbestimmung
Wird die **GOÄ-Nr. 62** berechnet, kann der assistierende Arzt die **GOÄ-Nr. 61** nicht berechnen.
(siehe auch Privatabrechnung Seite 111)

GOÄ-Zuschläge, Berichte, Briefe

GOÄ-Abschnitt B V
Abrechnung von Zuschlägen
(siehe auch Privatabrechnung Seiten 111, 112)

✏️ Grundsätzlich werden die GOÄ-Positionen bei der Abrechnung konservierender und chirurgischer Leistungen (KCH-Abrechnung) in Form von vierstelligen Abrechnungsnummern eingetragen. Dies bedeutet:

1. **Vierstellige GOÄ-Nummern**, die für die vertragszahnärztliche Abrechnung geöffnet sind, werden unverändert bei der KCH-Abrechnung übernommen.

2. **Dreistelligen GOÄ-Nummern** wird bei der KCH-Abrechnung eine **8** vorangestellt.

   Beispiel GOÄ-Nr. 253 = Nr. 8253
   (intravenöse Injektion)

3. **Zweistellige GOÄ-Nummern** werden am Anfang durch eine **7** und am Ende durch eine **0** ergänzt.

   Beispiel GOÄ-Nr. 70 = Nr. 7700
   (kurze Bescheinigung oder kurzes Zeugnis, Arbeitsunfähigkeitsbescheinigung)

4. **Zuschläge zu den GOÄ-Nrn. 55, 56, 61 und 62** werden nach **Abschnitt B V der GOÄ** berechnet (siehe Seiten 111 und 112). Im Rahmen der Kassenabrechnung wird die **Endziffer 0** dann durch folgende Ziffern ersetzt:
   - 1 Zuschlag E
   - 2 Zuschlag F
   - 3 Zuschlag G
   - 4 Zuschlag H
   - 5 Zuschläge H und F
   - 6 Zuschläge H und G.

Der **Zuschlag K2** wird bei Abrechnung der **Nrn. 55 und 56** als **Nr. 7003** angegeben.

Beispiel GOÄ-Nr. 55 mit **Zuschlägen F und K2** wird vertragszahnärztlich abgerechnet:
7552 und 7003
(siehe auch Seite 112)

Die **Zuschläge E-H und K2** werden in diesem Buch auf den **Seiten 111 und 112** erläutern.

GOÄ-Abschnitt B VI
Berichte, Briefe
(siehe auch Privatabrechung Seite 113)

GOÄ 70 / 7700   5 BEMA- Punkte
Kurze Bescheinigung oder kurzes Zeugnis, Arbeitsunfähigkeitsbescheinigung

GOÄ 75 / 7750   15 BEMA- Punkte
Ausführlicher schriftlicher Krankheits- und Befundbericht
(einschließlich Angaben zur Anamnese, zu dem(n) Befund(en), zur epikritischen Bewertung und gegebenenfalls zur Therapie)

Abrechnungsbestimmungen

Die Befundmitteilung oder der einfache Befundbericht ist mit der Gebühr für die zugrunde liegende Leistung abgegolten.

Die **GOÄ-Nr. 70** umfasst eine kurze Bescheinigung, ein kurzes Zeugnis oder eine Arbeitsunfähigkeitsbescheinigung. Eine **Arbeitsunfähigkeitsbescheinigung (AU)** darf nur aufgrund einer zahnärztlichen Untersuchung des Patienten ausgestellt werden (§15 BMV-Z). Die Bescheinigung hat auf dem dafür vorgesehenen Vordruck zu erfolgen (siehe Seite 25).
Eine Durchschrift der Arbeitsunfähigkeitsbescheinigung ist 12 Monate aufzubewahren.

Die **GOÄ-Nr. 75** wird für **Arztbriefe** berechnet.
Der Arztbrief geht über einen einfachen Befundbericht hinaus und enthält Informationen zum Gesundheitszustand des Patienten, zur Diagnose und gegebenenfalls zur Therapie.

GOÄ 70 / 7700 ist abrechenbar

- ✓ für eine kurze Bescheinigung, ein kurzes Zeugnis oder eine Arbeitsunfähigkeitsbescheinigung (auch für Folgebescheinigungen)
- ✓ Portokosten sind zusätzlich abrechenbar.

GOÄ 75 / 7750 ist abrechenbar

- ✓ für einen Arztbrief z.B. eines Zahnarztes an den Hausarzt oder einen Facharzt
- ✓ Portokosten sind zusätzlich abrechenbar.

Eingehende Untersuchung

4.1.3 Untersuchungen

01
U 18 Punkte
Eingehende Untersuchung zur Feststellung von Zahn-, Mund- und Kieferkrankheiten einschließlich Beratung

Abrechnungsbestimmungen
1. **Neben** einer Leistung nach **Nr. 01** kann für dieselbe Sitzung eine **Beratungsgebühr nicht abgerechnet** werden. Für eine der nachfolgenden Sitzungen kann eine Leistung nach **Nr. Ä1** nur dann abgerechnet werden, wenn sie als alleinige Leistung erbracht wird (siehe Abrechnungsbestimmung Nr. 1 Satz 1 zu Nr. Ä1).
2. Eine Leistung nach **Nr. 01** kann **je Kalenderhalbjahr** einmal abgerechnet werden, frühestens **nach Ablauf von 4 Monaten**.
   Eine Leistung nach **Nr. 01** kann **neben** einer Leistung nach **Nr. FU 1 oder Nr. FU 2** in demselben Kalenderhalbjahr **nicht** abgerechnet werden. Im folgenden Kalenderhalbjahr kann eine Leistung nach **Nr. 01 frühestens vier Monate nach** Erbringung der **Nr. FU 1 oder Nr. FU 2** abgerechnet werden.
3. Die festgestellten Befunde sind fortlaufend mit folgenden **Mindestangaben in der Karteikarte** aufzuzeichnen:
   kariöse Defekte = c;
   fehlende Zähne = f;
   zerstörte Zähne = z;
   Zahnstein, Mundkrankheit, sonstiger Befund (z. B. Fistel).
4. Über die Nrn. Ä1, 01k und 01 hinausgehende Möglichkeiten der Abrechnung einer Untersuchung bestehen nicht.
5. Eine eingehende Untersuchung zur Feststellung von Zahn-, Mund- und Kieferkrankheiten stellt in einem Behandlungsfall in der Regel die **erste Maßnahme** dar (Ausnahmen: z. B. Schmerzfall).
6. Eine Leistung nach Nr. 01 kann nicht im Zusammenhang mit einer kieferorthopädischen Behandlung abgerechnet werden.
   Sie ist jedoch dann während einer kieferorthopädischen Behandlung abrechnungsfähig, wenn sie anderen als kieferorthopädischen Zwecken dient.

Die **Nr. 01** umfasst die **eingehende Untersuchung und schriftliche Befunderhebung**. Die Dokumentation der Nr. 01 erfolgt in der Patientenakte. Die Nr. 01 ist in der Regel die **erste Maßnahme in einem Behandlungsfall**. Eine Ausnahme stellt ein **Schmerzfall** dar, bei dem die Schmerzbehandlung im Vordergrund steht. Hier kann die Nr. 01 – falls erforderlich – in der nächsten Sitzung erbracht werden.

Nr. 01 ist abrechenbar
- ✅ für eine eingehende Untersuchung mit schriftlicher Befunderhebung
- ✅ in der Regel als erste Maßnahme in einem Behandlungsfall
- ✅ einmal pro Kalenderhalbjahr, frühestens 4 Monate nach Abrechnung der letzten Untersuchung
- ✅ bei zahnlosem Kiefer zur Feststellung von Mund- und Kieferkrankheiten
- ✅ neben den Leistungen der Individualprophylaxe IP 1 - IP 5 (siehe LF 11.1)
- ✅ während einer KFO-Behandlung, wenn sie anderen als kieferorthopädischen Zwecken dient.

Nr. 01 ist nicht abrechenbar
- ⛔ in der gleichen Sitzung mit Nr. Ä1
- ⛔ mehrfach im Kalenderhalbjahr
- ⛔ im gleichen Kalenderhalbjahr neben einer Früherkennungsuntersuchung (FU 1 oder FU 2)
- ⛔ vor Ablauf von 4 Monaten nach Abrechnung einer eingehenden Untersuchung (Nr. 01) oder Früherkennungsuntersuchung (FU 1 oder FU 2) im vorherigen Kalenderhalbjahr
- ⛔ im Zusammenhang mit einer KFO-Behandlung
- ⛔ neben einer Besuchsgebühr

✎ Eintragung **Nr. 01** mit Datum ohne Zahnangabe. Befund in der Patientenakte dokumentieren.
  Im **Bonusheft** das Datum der eingehenden Untersuchung eintragen:
  – bei 12-17-jährigen Patienten ein Eintrag pro Kalenderhalbjahr
  – bei Erwachsenen eine Eintragung pro Kalenderjahr (siehe LF 11.1 und 12.1).

Das **Bonusheft** dient dem Versicherten als Nachweis, um erhöhte Krankenkassenzuschüsse bei Zahnersatz beanspruchen zu können (siehe LF 12.1).

Kieferorthopädische Untersuchung, Ohnmacht

01k — 28 Punkte

Kieferorthopädische Untersuchung
zur Klärung von Indikation und Zeitpunkt kieferorthopädisch-therapeutischer Maßnahmen

Abrechnungsbestimmungen
Die Leistung beinhaltet folgende Bestandteile:
1. **Ärztliches Gespräch**
2. **Spezielle kieferorthopädische Anamnese**
3. **Spezielle kieferorthopädische Untersuchung**
   - 3.1 Extraorale Untersuchung
   - 3.2 Intraorale Untersuchung von Weichteilen und Knochen
   - 3.3 Feststellung der Kieferrelation
   - 3.4 Feststellung von dento-alveolären Anomalien
   - 3.5 Feststellung des Dentitionsstadiums
4. **Aufklärung und Beratung**
5. **Kieferorthopädischer Befund, Dokumentation**
6. **Ggf. Feststellung des kieferorthopädischen Indikationsgrades (KIG)**

Eine Leistung nach **Nr. 01k** ist **frühestens nach sechs Monaten erneut** abrechnungsfähig.
Eine Leistung nach Nr. 01k kann nur von dem Zahnarzt erbracht bzw. abgerechnet werden, der ggf. die kieferorthopädische Behandlungsplanung nach der **Nr. 5** durchführt.
Neben einer Leistung der **Nr. 01k** kann eine Leistung der **Nr. 01 nicht abgerechnet** werden.

Die **kieferorthopädische Untersuchung** nach Nr. 01k wird durchgeführt, um zu klären,
1. **ob** eine kieferorthopädische Behandlung erforderlich ist (Indikation) und
2. **wann** mit der Behandlung begonnen werden soll (Zeitpunkt).

Die Feststellung des Behandlungsbedarfs nach den **kieferorthopädischen Indikationsgruppen (KIG)** gehört nur dann zur **Nr. 01k**, wenn der Zahnarzt bei der Untersuchung zum Ergebnis kommt, dass mit der Behandlung zu beginnen ist.
Ein Zahnarzt, der einen Patienten untersucht und dann zur kieferorthopädischen Behandlung überweist, kann die **Nr. 01k** nicht abrechnen, sondern nur die **eingehende Untersuchung Nr. 01**.

Einzelheiten zur KFO-Abrechnung werden in **Band II Lernfeld 10.1.4** erläutert.

KFO-Behandlung → **Zahnmedizinische Assistenz,** Lernfeld 10.6
KFO-Abrechnung → **Leistungsabrechnung Band II,** Lernfeld 10.1.4 und 10.2.4

02 — 20 Punkte

Ohn
Hilfeleistung bei Ohnmacht oder Kollaps

Abrechnungsbestimmungen
Neben einer Leistung nach der **Nr. 02** ist für dieselbe Sitzung eine Leistung nach der **Nr. Ä1** nicht abrechnungsfähig.

Bei einem **Kreislaufkollaps** liegt eine Fehlsteuerung der Blutverteilung vor, bei der das Blut durch eine Weitstellung der Gefäße in die unteren Körperbereiche versackt. Das Gehirn wird dadurch nicht mehr ausreichend mit Blut versorgt. In der Folge wird dem Patienten zunächst schwindelig, dann kommt es zu einer kurzzeitigen Bewusstlosigkeit.
Zur **Behandlung** wird der Patient flach gelagert, wobei die Beine gleichzeitig hochgelegt werden.
Die Blutversorgung des Gehirns wird dadurch verbessert und der Patient kommt schnell wieder zu Bewusstsein. Zusätzlich ist ein feucht-kalter Lappen auf der Stirn hilfreich.
Ergänzend sind **Kreislauf** (Puls und Blutdruck) sowie **Atmung** zu überwachen.

Nr. 02 ist abrechenbar
- ✓ für die Hilfeleistung bei Ohnmacht oder Kollaps
- ✓ zusammen mit GOÄ-Nrn. 250 - 255, 271, 272, 300, 303 (Blutentnahmen, Injektionen, Infusionen, Punktionen)
- ✓ zusammen mit Nr. 03 (Zuschlag)

Nr. 02 ist nicht abrechenbar
- ⊖ zusammen mit Nr. Ä1 (Beratung)

Der **Notfallkoffer** sollte immer griffbereit zur Verfügung stehen. Verbrauchte **Notfallmedikamente** können über Rezept als **Sprechstundenbedarf** ersetzt werden. Für Einzelheiten hierzu siehe Seite 23.

Zuschlag, PSI-Code

03 — 15 Punkte
Zu

Zuschlag für Leistungen außerhalb der Sprechstunde,
bei Nacht (20 Uhr bis 8 Uhr) oder an Sonn- und Feiertagen

Abrechnungsbestimmungen
1. Wird eine **dringend notwendige zahnärztliche Leistung** ausgeführt, so erhält der Zahnarzt den einmaligen Zuschlag nur, sofern er nicht während dieser Zeit üblicherweise seine Sprechstunde abhält oder seine Bestellpraxis ausübt oder wenn der Kranke nicht bereits vor Ablauf der Sprechstunde in den Praxisräumen des Zahnarztes anwesend war.
2. Bei Leistungen außerhalb der Sprechstunde (nicht an Sonn- und Feiertagen und bei Nacht) ist die **Uhrzeit** anzugeben.
3. Eine Leistung nach Nr. 03 kann **nicht neben** Leistungen nach **Abschnitt B IV** der Gebührenordnung für Ärzte abgerechnet werden.

Nr. 03 ist abrechenbar
- ✓ je Sitzung
- ✓ als Zuschlag zu allen dringend notwendigen Leistungen außerhalb der üblichen Sprechstunde (auch bei einer telefonischen Beratung)
- ✓ bei Behandlung im Notdienst

Nr. 03 ist nicht abrechenbar
- ⊖ bei geplanter Behandlung außerhalb der Sprechstunde (wenn der Patient einen Termin außerhalb der üblichen Sprechstunde erhalten hat).
- ⊖ wenn der Patient bereits vor Ablauf der Sprechstunde in der Praxis war
- ⊖ neben Leistungen nach Abschnitt B IV der GOÄ (z. B. Besuche)

✎ Eintragung der **Nr. 03** mit Datum ohne Zahnangabe.
Die **Uhrzeit** muss nur angegeben werden, wenn die Nr. 03 werktags zwischen 8 Uhr und 20 Uhr abgerechnet wird. Sie wird in der Bemerkungsspalte eingetragen.

04 — 10 Punkte
Erhebung des PSI-Code

Abrechnungsbestimmung
Eine Leistung nach **Nr. 04** kann **einmal in zwei Jahren** abgerechnet werden.

Auch im Rahmen einer Kariestherapie ist es sinnvoll, einen Parodontalindex zur Früherkennung von Erkrankungen des Zahnhalteapparates zu erheben.
Der Parodontale Screening-Index (PSI) ist ein einfach durchzuführender Index, mit dem eine **Entzündung des Zahnhalteapparates (Parodontitis)** schnell festgestellt und gut beurteilt werden kann. Die Befunde werden dabei in den **Codes 0 – 4** zusammengefasst.
Bei **Code 1 und 2** liegt eine **Gingivitis**, bei **Code 3 und 4** eine behandlungsbedürftige **Parodontitis** vor.
Einzelheiten zum PSI-Code werden in **Band II** erläutert (dort Seite 22, 23).

Screening – Suchverfahren (wörtl. Heraussieben) zur Feststellung von krankhaften Befunden (to screen engl. – sieben)

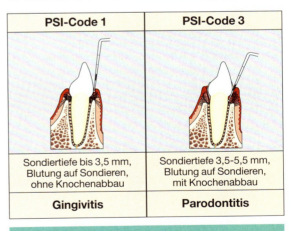

PSI-Code 1	PSI-Code 3
Sondiertiefe bis 3,5 mm, Blutung auf Sondieren, ohne Knochenabbau	Sondiertiefe 3,5-5,5 mm, Blutung auf Sondieren, mit Knochenabbau
Gingivitis	**Parodontitis**

Nr. 04 ist abrechenbar
- ✓ für die Erhebung des PSI-Code
- ✓ einmal in 2 Jahren

✎ Abrechnung mit Datum ohne Zahnangabe

Abstrich zur Krebsvorsorge, Sensibilitätsprüfung

05 — 20 Punkte

Gewinnung von Zellmaterial aus der Mundhöhle und Aufbereitung zur zytologischen Untersuchung, einschließlich Materialkosten

Abrechnungsbestimmungen

1. Eine Leistung nach **Nr. 05** kann nur
   - zur **Gewinnung von Zellmaterial** von der Mundschleimhaut mittels **Bürstenabstrich**
   - für die **Exfoliativzytologie**
   - zum Zweck der **Frühdiagnostik von Karzinomen**
   abgerechnet werden.
2. Eine Leistung nach **Nr. 05** kann
   - nur bei Vorliegen einer **Leukoplakie**, **Erythroplakie** oder **Lichen planus**
   - **einmal innerhalb von zwölf Monaten**
   abgerechnet werden.

Die **Nr. 05** dient der **Frühdiagnostik eines Mundhöhlenkarzinoms**. Dazu werden mit einer Abstrichbürste Zellen von der Oberfläche der Mundschleimhaut gewonnen, auf einen Glasobjektträger übertragen und sofort mit einem Fixationsspray fixiert.
Das fixierte und getrocknete Präparat wird anschließend angefärbt und unter dem Mikroskop untersucht.

Fachbegriffe

Exfoliativzytologie	Untersuchung abgelöster oder abgeschilferter Zellen
Leukoplakie	weißliche, nicht abwischbare Schleimhautveränderung, die eine Krebsvorstufe sein kann
Erythroplakie	rötliche Schleimhautveränderung
Lichen planus	entzündliche Haut-/Schleimhauterkrankung unklarer Ursache

Nr. 05 ist abrechenbar

- ☑ für die Gewinnung und Aufbereitung von Zellmaterial aus der Mundhöhle zur zytologischen Untersuchung
- ☑ für die Exfoliativzytologie
- ☑ zur Frühdiagnostik eines Mundhöhlenkarzinoms
- ☑ nur bei Vorliegen einer Leukoplakie, einer Erythroplakie oder eines Lichen planus
- ☑ 1x innerhalb von 12 Monaten

✎ Eintragung mit Datum.

8 ViPr — 6 Punkte

Sensibilitätsprüfung der Zähne

Abrechnungsbestimmung
Leistungen nach Nr. 8 sind auch bei der Versorgung mit Zahnersatz und Zahnkronen auf dem Erfassungsschein abzurechnen.

 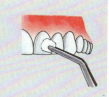

Bei der **Sensibilitätsprüfung** (früher **Vitalitätsprüfung** genannt) wird getestet, ob der Patient Kälte, Wärme oder elektrische Reize an einem Zahn spürt.

Sensibilitätsprüfung mit Kältespray

Die Nr. 8 fällt vor allem im Zusammenhang mit einer **eingehenden Untersuchung (Nr. 01)** an. Im Rahmen von **Maßnahmen zur Vitalerhaltung einer Pulpa (Nrn. 25–27)** kann eine Sensibilitätsprüfung im Verlauf der Behandlung mehrmals erforderlich sein (siehe LF 5).

Nr. 8 ist abrechenbar

- ☑ einmal pro Sitzung
- ☑ mehrfach an demselben Zahn in verschiedenen Sitzungen
- ☑ auch bei der Versorgung mit Zahnersatz und Zahnkronen

Nr. 8 ist nicht abrechenbar

- ⊖ mehrfach in einer Sitzung

✎ Eintragung der **Nr. 8** mit Datum ohne Zahnangabe. Das **Ergebnis der Sensibilitätsprüfung** wird in der Patientenakte dokumentiert.

Röntgendiagnostik der Zähne

Röntgendiagnostik der Zähne

Ä 925a / 9251
Rö 2   12 Punkte
bis zwei Aufnahmen

Ä 925b / 9252
Rö 5   19 Punkte
bis fünf Aufnahmen

Ä 925c / 9253
Rö 8   27 Punkte
bis acht Aufnahmen

Ä 925d / 9254
Stat   34 Punkte
Status bei mehr als acht Aufnahmen

Mit der Abrechnung der Nrn. Ä 925a bis Ä 925d sind auch die Beurteilung und die obligatorische schriftliche Befunddokumentation abgegolten.

Abrechnungsbestimmungen
1. Bis zu **drei nebeneinander stehende Zähne** oder das Gebiet ihrer Wurzelspitzen sind – soweit dies nach den individuellen anatomischen Verhältnissen möglich ist – mit einer Aufnahme zu erfassen.
2. **Bei unterschiedlicher klinischer Situation** im Rahmen endodontischer oder chirurgischer Behandlung sind in derselben Sitzung erbrachte Röntgenaufnahmen **je Aufnahme nach Nr. Ä 925a** abrechenbar.
3. Die Darstellung beider Kiefer durch ein **Orthopantomogramm** schließt die gleichzeitige Anfertigung eines **Rö-Status nach Ä 925d** aus. Eine zusätzliche **Gelenkaufnahme** ist bei der Abrechnung zu kennzeichnen.
4. **Bissflügelaufnahmen** zur Kariesfrüherkennung werden nach Geb.-Nr. **Ä 925a oder b** abgerechnet und sind bei der Abrechnung zu kennzeichnen.
5. Röntgenaufnahmen sind auch bei der **Versorgung mit Zahnersatz und Zahnkronen** auf dem **Erfassungsschein** abzurechnen. Dies ist bei der Abrechnung zu kennzeichnen.

Zur **Röntgendiagnostik der Zähne** werden **intraorale Röntgenaufnahmen** angefertigt. Der Röntgenfilm – auch als **Zahnfilm** bezeichnet – befindet sich bei diesen Aufnahmen in der Mundhöhle.
Im Gegensatz dazu befindet sich der Röntgenfilm bei Schädelaufnahmen und Panoramaaufnahmen (OPG) außerhalb der Mundhöhle. Diese Aufnahmen werden entsprechend auch als **extraorale Röntgenaufnahmen** bezeichnet.
Die Röntgendiagnostik ist Thema von Lernfeld 10. Da die intraoralen Röntgenaufnahmen aber große Bedeutung für die **Kariesdiagnostik** haben, wird die Abrechnung der Zahnröntgenaufnahmen bereits an dieser Stelle erläutert.

Bei einem **Röntgenstatus (Rö-Status)** werden die Alveolarfortsätze beider Kiefer mit allen Zähnen durch Einzelzahnaufnahmen dargestellt.
Bissflügelaufnahmen werden vor allem zur Kariesdiagnostik im Approximalbereich durchgeführt. Man verwendet dazu in der Regel Zahnfilme im Querformat 3 x 4 cm, die einen Bissflügel haben, auf den der Patient beißt.
Auf einer Bissflügelaufnahme werden die Kronen der Ober- und Unterkieferzähne gleichzeitig abgebildet. Dies ermöglicht eine gute Kariesdiagnostik im Approximalbereich bei halbierter Strahlenbelastung gegenüber getrennten Aufnahmen von Ober- und Unterkiefer.

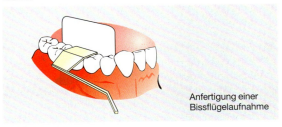
Anfertigung einer Bissflügelaufnahme

In gleicher Sitzung erbrachte Bissflügelaufnahmen und andere Zahnfilmaufnahmen werden bei der Abrechnung zu einer **Abrechnungsgruppe** zusammengefasst.

Beispiel   2   Bissflügelaufnahmen
          + 3   weitere Zahnfilme
          = Rö 5   (Ä 925b)

Mit einer **Röntgenaufnahme** sind bis zu 3 nebeneinander stehende Zähne oder das Gebiet ihrer Wurzelspitzen zu erfassen, soweit dies bei den individuellen anatomischen Verhältnissen möglich ist (siehe Abbildung auf Seite 88).

Röntgendiagnostik der Zähne

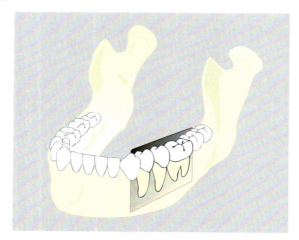

Im Rahmen **endodontischer und chirurgischer Behandlungen** sind in derselben Sitzung erbrachte Röntgenaufnahmen **bei unterschiedlicher klinischer Situation** je Aufnahme nach Ä 925a abrechenbar.

Beispiel einer **endodontischen Behandlung** (Wurzelkanalbehandlung):
1. Röntgenaufnahme zu Beginn, um den Wurzelverlauf festzustellen.
2. Röntgenmessaufnahme zur Längenbestimmung des Wurzelkanals.
3. Kontrollaufnahme nach durchgeführter Wurzelkanalfüllung.

Beispiel einer **chirurgischen Behandlung**:
1. Röntgenaufnahme vor dem Eingriff zur Lagediagnostik eines Fremdkörpers.
2. Röntgenfilm während des Eingriffs bei Verdacht auf Fremdkörperrest.
3. Röntgenfilm nach dem Eingriff zur Kontrolle, ob der Fremdkörper vollständig entfernt wurde.

Portokosten für den Versand von Röntgenaufnahmen werden mit der **Ordnungsnummer 602** abgerechnet.

Die **Aufbewahrungsfristen** für Röntgenaufnahmen richten sich nach der **Röntgenverordnung (RöV)**. Röntgenbilder und die zugehörigen Aufzeichnungen sind **10 Jahre lang** nach der letzten Untersuchung aufzubewahren. Die Aufzeichnungen von Röntgenuntersuchungen eines Patienten, der das 18. Lebensjahr noch nicht vollendet hat, sind bis zur Vollendung des 28. Lebensjahres des Patienten aufzubewahren.

Ä 925 a–d sind abrechenbar

- ✓ für intraorale Röntgenaufnahmen der Zähne einschließlich der Beurteilung und schriftlichen Befunddokumentation
- ✓ grundsätzlich nur einmal pro Sitzung, wobei die angefertigten Röntgenaufnahmen für die Abrechnung zusammengezählt werden. Bis zu 3 nebeneinander stehende Zähne sind mit jeweils einer Aufnahme zu erfassen.
- ✓ **Ä 925a mehrmals** in einer Sitzung bei unterschiedlichen klinischen Situationen im **Rahmen endodontischer oder chirurgischer Behandlungen**
- ✓ Bissflügelaufnahmen zur Kariesfrüherkennung (Ä 925a oder b mit Begründungsziffer 0)
- ✓ bei der Versorgung mit Zahnersatz und Zahnkronen mit Begründungsziffer 5
- ✓ Einzelaufnahmen neben einem Orthopantomogramm

Ä 925 a–d sind nicht abrechenbar

- ⊖ für Wiederholungsaufnahmen aufgrund unzureichender Aufnahmetechnik oder Filmverarbeitung
- ⊖ ein **Rö-Status (Ä 925d) neben** einem Orthopantomogramm **(Ä 935d)** (In einzelnen KZV-Bereichen ist ein Rö-Status jedoch im Rahmen einer systematischen PAR-Behandlung neben einem Orthopantomogramm abrechenbar.)
- ⊖ mehr als 5 Bissflügelaufnahmen
- ⊖ Kosten für Röntgenfilme und Filmverarbeitung sind nicht zusätzlich abrechenbar

✎ Eintragung der **Ä 925 a–d** mit **Datum** und **Begründung in der Bemerkungsspalte**:
  0 = Bissflügelaufnahme
  1 = konservierend/chirurgische Behandlung
  2 = Gelenkaufnahme
  3 = kieferorthopädische Behandlung
  4 = Parodontalbehandlung
  5 = Versorgung mit Zahnersatz und Zahnkronen.

Treffen mehrere Begründungen zu, so wird dennoch nur eine Ziffer angegeben.
Bei der **Ä 925 a–c** wird ein Zahn in der Zahnspalte angegeben. Die Zahnangabe ist entbehrlich, wenn sich der Zahnbezug aus den Zahnangaben für andere Leistungen ergibt.
Bei der **Ä 925d** ist keine Zahnangabe erforderlich. Zur Abrechnung von **Portokosten** wird die **Nr. 602** in der Leistungsspalte mit dem entsprechenden Cent-Betrag in der Bemerkungsspalte eingetragen.

Mundschleimhautbehandlung

4.1.4 Basismaßnahmen

105

Mu 8 Punkte

Lokale medikamentöse Behandlung von Schleimhauterkrankungen,
Aufbringung von auf der Mundschleimhaut haftenden Medikamenten oder
Behandlung von Prothesendruckstellen,
je Sitzung

Abrechnungsbestimmungen
Die Behandlung von **Prothesendruckstellen** kann nur dann auf dem Erfassungsschein abgerechnet werden, wenn die **Prothese länger als drei Monate eingegliedert** ist. Das gleiche gilt sinngemäß für Druckstellen bei Wiederherstellung der Funktionstüchtigkeit einer Prothese.

Die **Nr. 105** wird für die lokale (örtlich begrenzte) Behandlung von **Mundschleimhauterkrankungen** abgerechnet. Dazu werden häufig Salben, Gele oder Lösungen mit folgenden Wirkungen verwendet:

antiphlogistisch	– entzündungshemmend
antiseptisch	– keimhemmend
antibakteriell	– gegen Bakterien
antimykotisch	– gegen Pilze
antiviral	– gegen Viren
lokal anästhetisch	– örtlich betäubend.

Für Einzelheiten zu den fachlichen Grundlagen siehe in der **Zahnmedizinischen Assistenz:**
  LF 10.3 Erkrankungen der Mundhöhle
  LF 8.4 Arzneimittellehre.

Nr. 105 ist abrechenbar

- ✅ 1x pro Sitzung (unabhängig vom Umfang der Behandlung)
- ✅ für die medikamentöse Behandlung von Mundschleimhauterkrankungen
- ✅ **vor** einer systematischen PAR-Behandlung (auch während der Vorbehandlung)
- ✅ **während** einer systematischen PAR-Behandlung, wenn die Mundschleimhautbehandlung **unabhängig von der PAR-Behandlung** erfolgt (z. B. bei Aphthen)
- ✅ für die medikamentöse Behandlung von Prothesendruckstellen, wenn die Prothese vor mehr als 3 Monaten eingegliedert oder wiederhergestellt wurde (auch innerhalb der ersten 3 Monate, wenn die Prothese durch einen anderen Zahnarzt eingegliedert oder wiederhergestellt wurde)
- ✅ für die medikamentöse Behandlung von Druckstellen durch KFO-Apparaturen

Nr. 105 ist nicht abrechenbar

- ⛔ für die Verordnung von Medikamenten, die vom Patienten selbst zu Hause angewendet werden
- ⛔ **im Zusammenhang mit Nrn. P 200 - 203** bei einer systematischen PAR-Behandlung (siehe LF 10.1)
- ⛔ für die medikamentöse Behandlung von Prothesendruckstellen innerhalb der ersten 3 Monate nach Eingliederung oder Wiederherstellung einer Prothese durch den gleichen Zahnarzt

✎ Eintragung mit Datum ohne Zahnangabe.
Die **Diagnose der Mundschleimhauterkrankung** ist in der Patientenakte einzutragen.

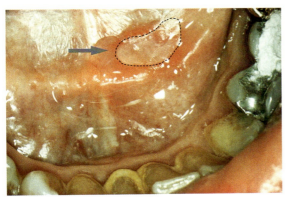

Aphthe im Bereich des Mundbodens

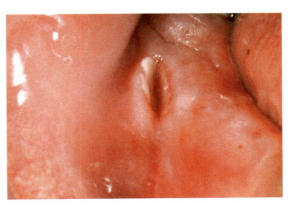

Prothesendruckstelle im Vestibulum des Unterkiefers rechts

Beseitigen scharfer Kanten

106

sK 10 Punkte

Beseitigen scharfer Zahnkanten
oder störender Prothesenränder
oder Ähnliches,
je Sitzung

Abrechnungsbestimmungen
1. Zum Artikulationsausgleich ist auch für das Beschleifen von Prothesenzähnen im Gegenkiefer die Nr. 106 einmal je Kiefer ansatzfähig. Neben der Nr. 106 kann die Nr. 89 für denselben Kiefer nicht abgerechnet werden.
2. Das Beseitigen störender Prothesenränder kann nur dann auf dem Erfassungsschein abgerechnet werden, wenn die Prothese länger als 3 Monate eingegliedert ist. Das gleiche gilt sinngemäß für Druckstellen bei Wiederherstellung der Funktionstüchtigkeit einer Prothese.

Die Beseitigung von scharfen Kanten (Nr. 106) kann sowohl an natürlichen Zähnen als auch an herausnehmbarem oder festsitzendem Zahnersatz erforderlich sein.
Zum Leistungsinhalt der Nr. 106 gehört unter bestimmten Bedingungen auch das Einschleifen von Zähnen zum **Artikulationsausgleich** und das Beschleifen und Glätten von Milchzähnen, um sie als **Platzhalter** für die bleibenden Zähne zu erhalten.

Okklusion – Kontakt zwischen den Ober- und Unterkieferzähnen beim Schließen der Zähne (Schlussbiss).
Antagonist – (in der Zahnmedizin) Gegenzahn. Zähne, die beim Kieferschluss aufeinander beißen, nennt man Antagonisten.
Artikulation – Gleitbewegung der Zähne aufeinander bei Bewegung des Unterkiefers

Nr. 106 ist abrechenbar

- ✓ 1x pro Sitzung (unabhängig vom Umfang der Behandlung)
- ✓ für das Beseitigen scharfer Zahnkanten
- ✓ für das Beseitigen überstehender Füllungs- und Kronenränder (nicht im Zusammenhang mit neu gelegten Füllungen und neu eingesetzten Kronen)
- ✓ für das Entfernen einer Klammer bei Extraktion des Klammerzahnes
- ✓ für das Beseitigen störender Prothesenränder, wenn die Prothese vor mehr als 3 Monaten eingegliedert oder wiederhergestellt wurde (auch innerhalb der ersten 3 Monate, wenn die Prothese durch einen anderen Zahnarzt eingegliedert oder wiederhergestellt wurde)
- ✓ für das muldenförmige Abtragen von Milchzähnen, um sie als Platzhalter für die bleibenden Zähne zu erhalten
- ✓ in Verbindung mit **Nr. 31** (Trepanation eines pulpatoten Zahnes) bei Milchzähnen mit Platzhalterfunktion
- ✓ für das Beschleifen von Prothesenzähnen im Gegenkiefer zum Artikulationsausgleich (1x je Kiefer)
- ✓ bei kieferorthopädischen Geräten (jedoch **nicht** im Zusammenhang **mit Nrn. 119, 120**)
- ✓ neben **Nr. 20** (Einzelkrone, siehe LF 12.1) für Einschleifmaßnahmen, die über den Antagonisten hinausgehen

Nr. 106 ist nicht abrechenbar

- ⊖ für die Politur von Füllungen
- ⊖ für das Beseitigen störender Prothesenränder innerhalb der ersten 3 Monate nach Eingliederung oder Wiederherstellung einer Prothese durch den gleichen Zahnarzt
- ⊖ neben **Nr. 108** (Einschleifen des natürlichen Gebisses, siehe LF 10.1 PAR)
- ⊖ neben **Nrn. 119, 120** (Kieferumformung, Regelbisseinstellung des Unterkiefers, siehe LF 10.1 KFO)
- ⊖ für denselben Kiefer neben **Nr. 89** (Einschleifen vor Eingliederung von Prothesen und Brücken, siehe LF 12.1 Prothetik)

✎ Eintragung mit Datum ohne Zahnangabe.

Zahnsteinentfernung

107
Zst 16 Punkte

Entfernen harter Zahnbeläge,
je Sitzung

Abrechnungsbestimmungen
Das Entfernen harter Zahnbeläge ist **einmal pro Kalenderjahr** abrechnungsfähig.
Die Leistung nach **Nr. 107** kann **nicht abgerechnet** werden, wenn in **demselben Kalenderjahr** bereits eine Leistung nach **Nr. 107a** abgerechnet worden ist.

Nr. 107 ist abrechenbar
- ✓ 1x pro Sitzung (unabhängig vom Umfang der Behandlung)
- ✓ **1x im Kalenderjahr**
- ✓ für das Entfernen von harten Belägen an den Zähnen
- ✓ vor einer systematischen PAR-Behandlung (auch während der Vorbehandlung)
- ✓ in Ausnahmefällen auch mit örtlicher Betäubung (z. B. Infiltrationsanästhesie bei akuter Zahnfleischentzündung)

Nr. 107 ist nicht abrechenbar
- ⊖ für die Entfernung von weichen Belägen
- ⊖ für die Entfernung von Ablagerungen an Prothesen oder KFO-Apparaturen
- ⊖ im Zusammenhang mit **Nrn. P200 - P203** während einer systematischen PAR-Behandlung (siehe LF 10.1)

✍ Eintragung mit Datum ohne Zahnangabe

107a
PBZst 16 Punkte

Entfernen harter Zahnbeläge bei Versicherten, die einem Pflegegrad nach §15 SGB XI zugeordnet sind oder Eingliederungshilfe nach §53 SGB XII erhalten,
je Sitzung

Abrechnungsbestimmungen
Die Leistung nach Nr. 107a ist **einmal pro Kalenderhalbjahr** abrechnungsfähig. Sie kann **nicht abgerechnet** werden, wenn in **demselben Kalenderhalbjahr** bereits eine Leistung nach **Nr. 107** abgerechnet worden ist.

Nr. 107a ist abrechenbar
- ✓ 1x pro Sitzung (unabhängig vom Umfang der Behandlung)
- ✓ **1x im Kalenderhalbjahr**
- ✓ für das Entfernen von harten Belägen an den Zähnen
- ✓ vor einer systematischen PAR-Behandlung (auch während der Vorbehandlung)
- ✓ in Ausnahmefällen auch mit örtlicher Betäubung (z. B. Infiltrationsanästhesie bei akuter Zahnfleischentzündung)

Nr. 107a ist nicht abrechenbar
- ⊖ für die Entfernung von weichen Belägen
- ⊖ für die Entfernung von Ablagerungen an Prothesen oder KFO-Apparaturen
- ⊖ im Zusammenhang mit **Nrn. P200 - P203** während einer systematischen PAR-Behandlung (siehe LF 10.1)

✍ Eintragung mit Datum ohne Zahnangabe

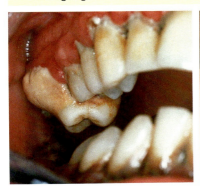
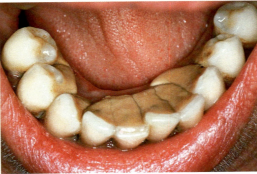

Fortgeschrittene Zahnsteinablagerungen bukkal der oberen Molaren und lingual der unteren Frontzähne

Überempfindliche Zahnflächen, provisorischer Verschluss

4.1.5 Füllungen

10
üZ   6 Punkte

Behandlung überempfindlicher Zähne,
für jede Sitzung

Abrechnungsbestimmung
Prophylaktische Maßnahmen können nicht nach Nr. 10 abgerechnet werden.

Zähne können **überempfindlich (hypersensibel)** auf Kälte, Wärme, Berührung und süße bzw. saure Reize reagieren, auch wenn
– sie keine Karies haben,
– das Zahnmark gesund ist und
– die Füllungen bzw. Kronen intakt sind.

Die **Ursache** sind dann in den meisten Fällen **freiliegende Dentinflächen** z. B.
– am Zahnhals durch **Gingivarezession (Zahnfleischrückgang)**
– oder durch **Schmelzverlust** infolge von **Abrasion** (Abrieb) oder **Erosion** (Zahnhartsubstanzverlust durch Säureeinwirkung).

Zur **Behandlung** trägt man z. B. Fluoridlösungen, Fluoridgele oder Dentinadhäsive im Bereich der überempfindlichen Zahnflächen auf.

Nr. 10 ist abrechenbar
- ☑ 1x pro Sitzung
- ☑ für die Behandlung überempfindlicher Zähne (z. B. an Zahnhälsen, Kronenstümpfen)
- ☑ auch neben Einschleifmaßnahmen nach **Nr. 89** (siehe LF 12.1 Prothetik) und **Nr. 108** (siehe LF 10.1 Parodontalbehandlung)

Nr. 10 ist nicht abrechenbar
- ⛔ als rein prophylaktische Maßnahme (siehe **IP 4** – lokale Fluoridierung der Zähne, LF 11.1)

✎ Eintragung mit Datum ohne Zahnangabe.

11
pV   19 Punkte

Exkavieren und provisorischer Verschluss einer Kavität
als alleinige Leistung, auch unvollendete Füllung

Abrechnungsbestimmungen
1. Unvollendete Füllungen sind nach Nr. 11 im folgenden Quartal unter Verwendung des Erfassungsscheines abzurechnen.
2. Im laufenden Quartal können unvollendete Füllungen nur dann abgerechnet werden, wenn eindeutig feststeht, dass sie nicht mehr vollendet werden.

Exkavieren – Entfernen von kariösem Dentin mit einem langsam rotierenden Rosenbohrer oder einem Handexkavator.
Provisorischer Verschluss – temporäre Füllung für eine Übergangszeit. Im Gegensatz zu einer definitiven (= endgültigen) Füllung wird die Kavität nur vorübergehend verschlossen.

Nr. 11 ist abrechenbar
- ☑ 1x je Kavität
- ☑ im laufenden Quartal nur, wenn feststeht, dass der Zahn von demselben Zahnarzt nicht weiter konservierend behandelt wird
- ☑ bei nachfolgender Extraktion des Zahnes, Extraktionsverweigerung, Notdienstbehandlung, Durchreise, Wegzug oder Tod des Patienten
- ☑ im Folgequartal, wenn der Patient nicht zur Weiterbehandlung erschienen ist

Nr. 11 ist nicht abrechenbar
- ⛔ wenn der Zahn später eine definitive Versorgung durch denselben Zahnarzt erhält
- ⛔ im Zusammenhang **mit Nrn. 25 - 35** (indirekte oder direkte Überkappung, Wurzelkanalbehandlung ➔ LF 5.1)

✎ Eintragung mit Datum und Zahnangabe.

Besondere Maßnahmen beim Präparieren oder Füllen

12

bMF   **10 Punkte**

Besondere Maßnahmen beim Präparieren oder Füllen
(Separieren, Beseitigen störenden Zahnfleisches, Anlegen von Spanngummi, Stillung einer übermäßigen Papillenblutung),
je Sitzung,
je Kieferhälfte oder Frontzahnbereich

Abrechnungsbestimmungen

1. Das **Separieren** von Zähnen **bei kieferorthopädischer Behandlung** und das **Anlegen von Spanngummi bei Fissurenversiegelung** können nach Nr. 12 abgerechnet werden.
2. Die Abrechnung der Nr. 12 im Zusammenhang **mit den Nrn. 18, 20 und 91** für das Verdrängen des Zahnfleisches zum Zwecke der Abformung, z. B. mittels Retraktionsringen oder -fäden, ist **nicht möglich**.
Muss jedoch störendes Zahnfleisch, z. B. zum Zwecke des Erkennens von unter sich gehenden Stellen, zur Darstellung der Präparationsgrenze oder zur subgingivalen Stufenpräparation, z. B. durch Retraktionsringe verdrängt werden, ist die Nr. 12 abrechnungsfähig.

Die Abrechnung der Nr. 12 erfolgt:
- je Sitzung
- je Kieferhälfte oder Frontzahnbereich.

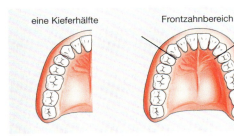

eine Kieferhälfte   Frontzahnbereich   Seitenzahnbereich

Der Zusatz **pro Frontzahnbereich** ist eine Einschränkung der Abrechenbarkeit. Bei einer Behandlung nur zwischen den beiden Eckzähnen eines Kiefers wird nicht pro Kieferhälfte, sondern nur 1x für den Frontzahnbereich abgerechnet.
Geht der Behandlungsbereich über die Eckzähne hinaus, so wird **pro Kieferhälfte** abgerechnet. Nr. 12 ist somit pro Sitzung höchstens 4x abrechenbar.

Nr. 12 ist abrechenbar

☑ je Sitzung
☑ je Kieferhälfte oder Frontzahnbereich für die nachfolgenden Maßnahmen:
☑ **Separieren (Trennen, Auseinanderdrängen)** von eng stehenden Zähnen, z. B. mit Interdentalkeilen, auch bei KFO-Behandlung
☑ **Beseitigen störenden Zahnfleisches**
    – zum Erkennen von unter sich gehenden Stellen ①
    – zur Darstellung der Präparationsgrenze ②
    – zur subgingivalen Stufenpräparation ③
Dies kann z. B. durch Verdrängen des Zahnfleisches mit Retraktionsringen erfolgen.

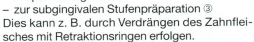

Für das Durchtrennen von Zahnfleischfasern mit einem Elektrochirurgiegerät oder für das Entfernen von Zahnfleisch wird **Nr. 49 statt Nr. 12** abgerechnet (siehe LF 8.1, S. 182)

☑ **Anlegen von Spanngummi (Kofferdam)** zur absoluten Trockenlegung von Zähnen, auch bei Fissurenversiegelung (siehe LF 11.1).

☑ **Stillen einer übermäßigen Papillenblutung**
Interdentalpapille = Zahnfleisch vestibulär bzw. oral zwischen zwei benachbarten Zähnen.

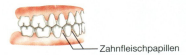

Zahnfleischpapillen

Nr. 12 ist nicht abrechenbar

⊖ für das Verdrängen des Zahnfleisches zur Abformung von Zähnen im Zusammenhang **mit den Nrn. 18, 20 und 91** (siehe LF 12.1)
⊖ für das Anlegen einer Matrize oder anderer Hilfsmittel zur Formung einer Füllung
⊖ für die Anwendung der Adhäsivtechnik bei Kompositfüllungen
⊖ zusammen mit reinen Privatleistungen (LF 4.2)

✎ Eintragung mit Datum und Zahnangabe. Es wird jeweils nur ein Zahn angegeben.

Füllungen

13 Präparieren einer Kavität, Füllen mit plastischem Füllmaterial

einschl. Unterfüllung, Anlegen einer Matrize oder die Benutzung anderer Hilfsmittel zur Formung der Füllung und Polieren

13a / 131 F1 — 32 Punkte einflächig

13b / 132 F2 — 39 Punkte zweiflächig

13c / 133 F3 — 49 Punkte dreiflächig

13d / 134 F4 — 58 Punkte

mehr als dreiflächig oder **Eckenaufbau** im **Frontzahnbereich** unter Einbeziehung der Schneidekante

Kompositfüllungen im Seitenzahnbereich

sind nach den **Nrn. 13 e, f, g und h** nur abrechnungsfähig, wenn sie entsprechend der **Adhäsivtechnik** erbracht wurden. Sie sind abrechnungsfähig

– bei **Kindern** bis zur Vollendung des 15. Lebensjahres,
– bei **Schwangeren**, bei **Stillenden**
– oder wenn eine **Amalgamfüllung** absolut **kontraindiziert** ist.

13e / 135 — 52 Punkte
einflächige Kompositfüllung im Seitenzahnbereich

13f / 136 — 64 Punkte
zweiflächige Kompositfüllung im Seitenzahnbereich

13g / 137 — 84 Punkte
dreiflächige Kompositfüllung im Seitenzahnbereich

13h / 138 — 100 Punkte
mehr als dreiflächige Kompositfüllung im Seitenzahnbereich

Abrechnungsbestimmungen

1. Mit der Abrechnung der **Nr. 13** ist die Verwendung jedes erprobten und praxisüblichen plastischen Füllmaterials einschl. der Anwendung der **Ätztechnik** und der **Lichtaushärtung** abgegolten. Eine Zuzahlung durch den Versicherten ist nicht zulässig. Die bundesmantelvertraglichen Regelungen bleiben unberührt.
2. **Amalgamfüllungen** sind **absolut kontraindiziert**, wenn der Nachweis einer **Allergie** gegenüber Amalgam bzw. dessen Bestandteilen gemäß den Kriterien der Kontaktallergiegruppe der Deutschen Gesellschaft für Dermatologie erbracht wurde bzw. wenn bei Patienten mit **schwerer Niereninsuffizienz** neue Füllungen gelegt werden müssen.
3. Das Legen einer **Gussfüllung**, ebenso die ggf. im Zusammenhang hiermit erbrachte Anästhesie oder durchgeführten Maßnahmen nach **Nr. 12** sind über den Erfassungsschein nicht abzurechnen, wohl aber eine vorausgegangene Behandlung des Zahnes.
4. Das **Vorbereiten eines zerstörten Zahnes** zur Aufnahme einer Krone ist nach der **Nr. 13a oder b** abzurechnen.
5. Neben den Leistungen nach den **Nrn. 13a und b** kann die Leistung nach **Nr. 16** nicht abgerechnet werden.
6. Bei Füllungen nach den **Nrn. 13a bis h** ist die Lage der Füllung in der Bemerkungsspalte anzugeben. Für die Bezeichnung der Füllungslage sind folgende Abkürzungen bzw. Ziffern zu verwenden:
   m = 1 = mesial
   o = 2 = okklusal bzw. inzisal
   d = 3 = distal
   v = 4 = vestibulär (bukkal / zervikal bzw. labial)
   l = 5 = lingual bzw. palatinal

Füllungen

Plastische Füllmaterialien sind formbare Materialien, die erst nach der Bearbeitung im Mund aushärten (z. B. Amalgam, Komposit, Kompomer).
Matrizen werden eingesetzt, wenn eine verloren gegangene Zahnwand wiederhergestellt werden muss. Sie bestehen aus einem **Matrizenband**, das um den Zahn gelegt wird, und einem **Matrizenhalter**. Eine **Kontraindikation** ist eine Gegenanzeige. Ein bestimmtes Verfahren oder Mittel ist nicht erlaubt.

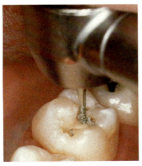

Kavitätenpräparation mit einem Diamant-Schleifinstrument

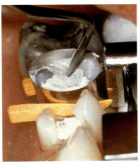

Am Zahn angelegte Matrize mit Holzkeilen

Komposite sind zahnfarbene Füllungskunststoffe, die aus einem Grundgerüst aus Kunststoff und darin eingelagerten festen Füllkörpern zusammengesetzt sind.
Zur sicheren Verankerung der Kompositfüllungen wird die **Adhäsivtechnik** angewendet. Durch diese Technik wird eine mikromechanische Verankerung der Füllung am entsprechend bearbeiteten Schmelz bzw. Dentin erreicht.

Lagebezeichnungen bei BEMA-Nr.13

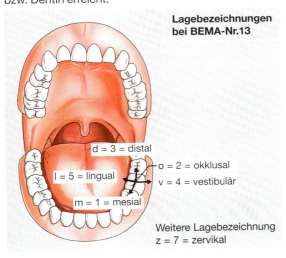

d = 3 = distal
o = 2 = okklusal
l = 5 = lingual
v = 4 = vestibulär
m = 1 = mesial

Weitere Lagebezeichnung
z = 7 = zervikal

Absolute Kontraindikationen für Amalgamfüllungen im Seitenzahnbereich sind:
- nachgewiesene Amalgamallergie
- schwere Niereninsuffizienz.

Gussfüllungen (Einlagefüllungen, Inlays) werden in der Regel aus Edelmetall gegossen.

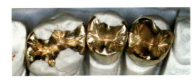

Goldguss-restaurationen

Aufbaufüllungen sind Füllungen zur Vorbereitung eines defekten Zahnes für eine Kronenversorgung. Für **Stiftverankerungen von Aufbaufüllungen** können nur Materialkosten mit der Ordnungsnummer 601 abgerechnet werden (siehe auch Seite 99).

Beispiel
Aufbaufüllung 47 m-o-d mit 2 parapulpären Stiften

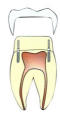

Abrechnung
- **13b** Aufbaufüllung
- **601** Materialkosten für 2 Stifte

Nr. 13 ist abrechenbar

- ✓ 1x pro Kavität
- ✓ Nrn. 13 a-h entsprechend der Leistungsbeschreibung je nach Größe der Füllung
- ✓ Nrn. 13a oder b für Aufbaufüllungen
  - einflächige Aufbaufüllung → 13a
  - mehrflächige Aufbaufüllung → 13b
- ✓ Nrn. 13 e-h für das Legen einer Kompositfüllung im Seitenzahnbereich mit Adhäsivtechnik
  - bei Kindern bis zur Vollendung des 15. Lebensjahres
  - bei Schwangeren und Stillenden
  - bei absoluter Kontraindikation einer Amalgamfüllung
- ✓ Nrn. 13a oder b in Verbindung mit Nr. 601 für Materialkosten bei einer Stiftverankerung
- ✓ Nrn. 13c oder d in Verbindung mit Nr. 16 bei einer Stiftverankerung je Zahn
- ✓ Nrn. 13a, b, e oder f in Verbindung mit Nr. 18a (konfektionierter Stift- oder Schraubenaufbau)

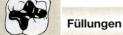

Füllungen

Nr. 13 ist nicht abrechenbar

- ⊖ Nrn. 13a oder b in Verbindung mit Nr. 16
- ⊖ neben Nr. 18b (gegossener Stiftaufbau) für denselben Zahn (siehe LF 12.1)
- ⊖ Nrn. 13 e-h für Kompositfüllungen im Frontzahnbereich
- ⊖ Nrn. 13 e-h, wenn keine entsprechende Kontraindikation vorliegt
  (→ Mehrkostenregelung und GOZ-Abrechnung)
- ⊖ Füllungspolitur als gesonderte Leistung

✎ Eintragung der **Nrn. 13 a-h** mit Datum und Zahnangabe.
Füllungslage in der Bemerkungsspalte angeben.

Beispiel
Am 14.02 erhält der Zahn 16 eine 3-flächige Amalgamfüllung mesial-okklusal-palatinal.

alphanumerische Eintragung

Datum (T T M M)	Zahn	Leistung	Bemerkungen
1 4 0 2	1 6	1 3 C	1 2 5

numerische Eintragung

Datum (T T M M)	Zahn	Leistung	Bemerkungen
1 4 0 2	1 6	1 3 3	1 2 5

13 Zusammenfassung
Wie wird richtig abgerechnet?

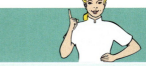

- **Kompositfüllungen** mit Adhäsivtechnik im **Frontzahn**bereich?
  - **Eckenaufbauten** mit Einbeziehung der Schneidekante?

  ☑ **Nrn. 13 a-d**

  ☑ **Nr. 13d**
  auch 2x pro Zahn abrechenbar
  (siehe Abbildung)

- **Kompositfüllungen** mit Adhäsivtechnik im **Seitenzahn**bereich?
  - bei **Kindern** bis zur Vollendung des **15. Lebensjahres**, bei **Schwangeren** und **Stillenden** oder wenn eine **Amalgamfüllung absolut kontraindiziert** ist

    ☑ **Nrn. 13 e-h**

  - in allen anderen Fällen mit **Karies** oder **defekten Füllungen**

    ☑ **GOZ-Abrechnung** (→ LF 4.2.5)
    abzüglich Euro-Betrag für **Nrn. 13 a-d**
    (→ Mehrkostenvereinbarung gemäß § 28 Abs. 2 SGB V, **siehe Seiten 56, 97**)

- **Aufbaufüllungen** zur Vorbereitung für eine Kronenversorgung

  ☑ einflächig: **Nr. 13a**
  ☑ zwei oder mehr Flächen: **Nr. 13b**

- **zwei** oder **mehr Füllungen** an einem Zahn?

  ☑ jede einzelne Füllung ist abrechenbar

  Beispiel:
  2 okklusale Füllungen
  → 2x **Nr. 13a**

- Austausch intakter Füllungen

  ☑ **GOZ-Abrechnung** (→ LF 4.2.5)
  (→ Private Vereinbarung gemäß § 8 Abs. 7 BMV-Z, **siehe Seiten 55, 97**)

Füllungen

Gewährleistung bei Füllungen

Nach § 136a Abs. 4 SGB V (früher § 137b Abs. 4 SGB V) übernimmt der Vertragszahnarzt für Füllungen eine **zweijährige Gewähr**. Wiederholungen der Füllungen (auch Teilwiederholungen) sind in diesem Zeitraum vom Zahnarzt kostenfrei vorzunehmen.
Von dieser Bestimmung gelten jedoch die nachfolgend aufgeführten Ausnahmen.
Wiederholungsfüllungen können innerhalb von 2 Jahren zu Lasten der Krankenkasse abgerechnet werden bei:
- Milchzahnfüllungen,
- Zahnhalsfüllungen,
- mehr als dreiflächigen Füllungen,
- Eckenaufbauten im Frontzahnbereich unter Einbeziehung der Schneidekante,
- Fällen, in denen besondere Umstände (z. B. Zähneknirschen) vorliegen, die der Zahnarzt auf dem Krankenblatt festhält.

Wiederholungsfüllungen können nicht abgerechnet werden, wenn ein Verschulden des Zahnarztes festgestellt wird.

Außervertragliche Leistungen (Privatleistungen) bei Füllungen

Gesetzlich versicherte Patienten haben Anspruch auf eine **ausreichende, zweckmäßige und wirtschaftliche Versorgung**. Wünschen Sie eine Behandlung, die über den Rahmen der vertragszahnärztlichen Füllungstherapie hinausgeht, so gibt es zwei Möglichkeiten:
- **Privatbehandlung auf Wunsch des Patienten nach § 8 Abs. 7 BMV-Z** oder
- **Mehrkostenvereinbarung bei Füllungen nach § 28 Abs. 2 SGB V**.

Privatbehandlung auf Wunsch des Patienten nach § 8 Abs. 7 BMV-Z

Ein gesetzlich versicherter Patient hat bei jeder zahnärztlichen Behandlung das Recht, eine Versorgung auf eigene Kosten zu verlangen.
Grundlage für diese Privatbehandlung von gesetzlich Versicherten ist **§ 8 Abs. 7 BMV-Z**.
Es wird dann eine reine Privatbehandlung ohne die vertragszahnärztlichen Einschränkungen durchgeführt. Der Patient trägt entsprechend die gesamten Kosten der gewünschten Privatbehandlung, wobei die Bestimmungen der **Gebührenordnung für Zahnärzte (GOZ)** gelten.
Einzelheiten dieser **Privatbehandlung auf Wunsch des Patienten** wurden bereits im Lernfeld 2.2.5 erläutert **(siehe S. 55)**. Vor Beginn der Behandlung ist eine schriftliche Vereinbarung zwischen dem Vertragszahnarzt und dem Patienten zu treffen (siehe Abb. 2.20, S. 55).

Mehrkostenvereinbarung bei Füllungen

Im Rahmen der Füllungstherapie besteht die Möglichkeit einer so genannten **Mehrkostenvereinbarung nach § 28 Abs. 2 SGB V** (siehe Abbildung).

Beispiel eines Vordrucks für eine Mehrkostenvereinbarung bei Füllungen

Füllungen

Der Patient trägt dann nur die Mehrkosten, die bei Zahnfüllungen entstehen, die über den vertragszahnärztlichen Rahmen hinausgehen.
Bei einer Mehrkostenvereinbarung gilt folgender Grundsatz:
Der Zahnarzt
- rechnet die vergleichbare preisgünstigste plastische Füllung nach dem einheitlichen **Bewertungsmaßstab für Zahnärzte (BEMA)** über die KZV ab
- und berechnet dem Patienten die entstandenen Mehrkosten nach der **Gebührenordnung für Zahnärzte** (Gesamtkosten minus vertragszahnärztliche Abrechnung).

Plastische Füllungen – formbare Füllungen, die erst im Mund aushärten (z. B. Amalgam, Komposit, Kompomer).

Vor Beginn der Behandlung ist eine **schriftliche Vereinbarung** zwischen dem Zahnarzt und dem Patienten zu treffen (siehe Formular Seite 97). Diese Mehrkostenregelung ist jedoch nicht möglich, wenn intakte plastische Füllungen ausgetauscht werden.
Abrechnungsgrundlage für die Mehrkosten nach § 28 Abs. 2 SGB V ist die **Gebührenordnung für Zahnärzte (GOZ)**.

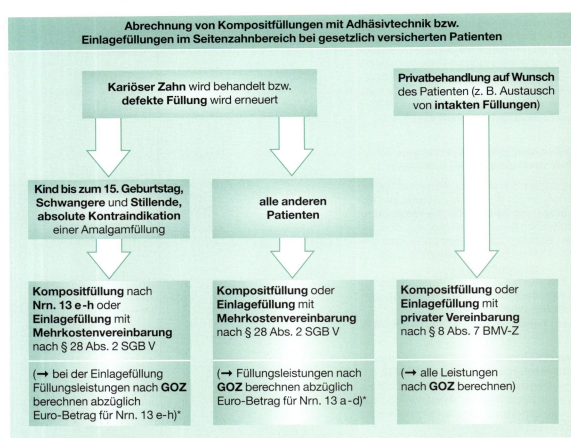

Abrechnung von Kompositfüllungen mit Adhäsivtechnik bzw. Einlagefüllungen im Seitenzahnbereich bei gesetzlich versicherten Patienten

Kariöser Zahn wird behandelt bzw. **defekte Füllung** wird erneuert

- **Kind bis zum 15. Geburtstag, Schwangere** und **Stillende, absolute Kontraindikation** einer Amalgamfüllung
  - **Kompositfüllung** nach **Nrn. 13 e-h** oder **Einlagefüllung** mit **Mehrkostenvereinbarung** nach § 28 Abs. 2 SGB V
  - (→ bei der Einlagefüllung Füllungsleistungen nach **GOZ** berechnen abzüglich Euro-Betrag für Nrn. 13 e-h)*

- **alle anderen Patienten**
  - **Kompositfüllung** oder **Einlagefüllung** mit **Mehrkostenvereinbarung** nach § 28 Abs. 2 SGB V
  - (→ Füllungsleistungen nach **GOZ** berechnen abzüglich Euro-Betrag für Nrn. 13 a-d)*

Privatbehandlung auf Wunsch des Patienten (z. B. Austausch von **intakten Füllungen**)
- **Kompositfüllung** oder **Einlagefüllung** mit **privater Vereinbarung** nach § 8 Abs. 7 BMV-Z
- (→ alle Leistungen nach **GOZ** berechnen)

*__Begleitleistungen__, die aufgrund der Privatleistung zusätzlich anfallen, werden nach der **Gebührenordnung für Zahnärzte (GOZ)** berechnet.

Stiftverankerung

16
St 20 Punkte

Stiftverankerung einer Füllung (zusätzlich zu den Nrn. 13c, d), je Zahn, einschl. Materialkosten

601 Ordnungsnummer

Stiftmaterial

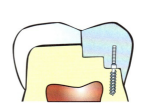

Zur besseren Verankerung einer Füllung können kleine Stifte neben der Pulpa **(parapulpär)** in das Dentin geschraubt werden. Diese Stiftverankerung wird mit der **Nr. 16** oder der **Ordnungs-Nr. 601** abgerechnet.

Beispiel
Eckenaufbau mit
2 parapulpären Stiften

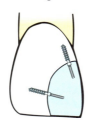

Beispiel
46 Füllung m-o mit einem
parapulpären Stift

Abrechnung
  13d Füllung mit Eckenaufbau
  16   Stiftverankerung

Abrechnung
  13b zweiflächige Füllung
  601 Materialkosten für den Stift

Nr. 16 ist abrechenbar
- ✓ zusätzlich zu **Nrn. 13c oder d**
- ✓ 1x pro Zahn (unabhängig von der Anzahl der verwendeten Stifte)
- ⛔ Materialkosten **nicht** zusätzlich abrechenbar
- ⛔ Nr. 16 ist **nicht** abrechenbar in Verbindung mit **Nrn. 13a oder b**

✎ Eintragung mit Datum und Zahnangabe.

Nr. 601 ist abrechenbar
- ✓ in Verbindung mit **Nrn. 13a, b, e-h**
- ✓ für die Materialkosten der verwendeten Stifte
- ⛔ **Nr. 601** ist **nicht** neben Nr. 16 für denselben Zahn abrechenbar.

✎ Die **Materialkosten** sind als Cent-Betrag in der Bemerkungsspalte einzutragen (z. B. 2,10 Euro → 210).

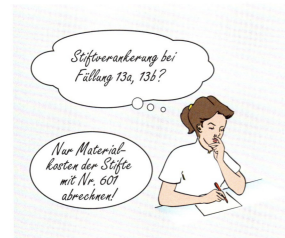
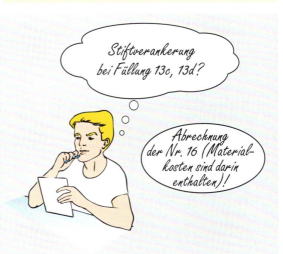

Konfektionierte Kronen und Kronenentfernung

4.1.6 Konfektionierte Kronen und Kronenentfernung

14 50 Punkte

Konfektionierte Krone
(im Seitenzahnbereich in der Regel aus Metall) einschl. Material- und Laboratoriumskosten in der pädiatrischen Zahnheilkunde

Konfektionierte Kronen sind vorgefertigte Kronen, die von der Industrie angeboten werden. Sie werden z. B. für die Versorgung von tief kariösen Milchmolaren verwendet, wenn die Zähne mit einer Füllung allein nicht mehr zu erhalten sind.
Im Seitenzahnbereich werden vor allem vorgefertigte Kronen aus Metall, im Frontzahnbereich aus Kunststoff verwendet.
Pädiatrische Zahnheilkunde – Kinderzahnheilkunde

Nr. 14 ist abrechenbar
- ☑ für eine konfektionierte Krone im Frontzahn- oder Seitenzahnbereich bei Kindern
- ☑ auch für zahnfarbene Kunststoffkronen (insbesondere im Frontzahnbereich)

Nr. 14 ist nicht abrechenbar
- ⛔ bei Erwachsenen
- ⛔ zusätzlich Material- und Laborkosten

✎ Eintragung mit Datum und Zahnangabe.

23

Ekr 17 Punkte

Entfernen einer Krone bzw. eines Brückenankers oder eines abgebrochenen Wurzelstiftes bzw. das Abtrennen eines Brückengliedes oder Steges, je Trennstelle

Nr. 23 ist abrechenbar
- ☑ für das Entfernen einer Krone, eines Brückenankers oder eines Wurzelstiftes
- ☑ für das Abtrennen eines Brückengliedes oder Steges
- ☑ 1x pro Trennstelle
- ☑ für das Entfernen fest einzementierter provisorischer Kronen

Nr. 23 ist nicht abrechenbar
- ⛔ für das Entfernen von nicht fest einzementierten provisorischen Kronen

✎ Eintragung mit Datum und Zahnangabe.

Beispiele

Entfernen einer 5-gliedrigen Brücke mit 3 Brückenankern
→ **Nr. 23** 3x abrechenbar

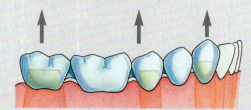

Entfernen eines Steges zwischen den Zähnen 33 und 43
→ **Nr. 23** 2x abrechenbar

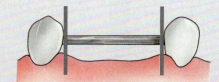

GOZ- und GOÄ-Leistungen

4.2 Privatabrechnung

4.2.1 Abrechnungsgrundlagen

Die rechtlichen Grundlagen für die Privatabrechnung sind bereits in Lernfeld 2.2 erläutert worden (S. 26). Die **Vergütungen** für die zahnärztliche Privatbehandlung werden durch die **Gebührenordnung für Zahnärzte** (GOZ) bestimmt (siehe LF 2.2.3).

GOZ-Leistungen

Zum **Lernfeld 4 (Kariestherapie begleiten)** gehören zahnärztliche Leistungen aus folgenden Abschnitten des Gebührenverzeichnisses der GOZ:
A. Allgemeine zahnärztliche Leistungen
 (GOZ-Nrn. 0010, 0030, 0070, 0110, 0120)
C. Konservierende Leistungen
 (GOZ-Nrn. 2010-2180, 2197, 2250-2270, 2290-2310)
E. Leistungen bei Erkrankungen der Mundschleimhaut und des Parodontiums
 (GOZ-Nrn. 4005-4060)
G. Kieferorthopädische Leistungen
 (GOZ-Nr. 6190).
Die genaue Zuordnung dieser GOZ-Nummern ist der Übersicht zu Beginn dieses Lernfeldes zu entnehmen.
Maßnahmen zur Vitalerhaltung der Pulpa und Wurzelkanalbehandlungen (GOZ-Nrn. 2330-2440) sind Thema von **Lernfeld 5** (Endodontische Behandlungen begleiten).
Einzelkronen und Teilkronen (GOZ-Nrn. 2200-2240, 2260, 2270, 2320) gehören zum **Lernfeld 12** (Prothetische Behandlungen begleiten).
Vorbeugende Maßnahmen im Rahmen der **Individualprophylaxe** (GOZ-Nrn. 1000-1040, 2000) werden in **Lernfeld 11** erläutert.

GOÄ-Leistungen

Zahnärzte erbringen zum Teil auch **ärztliche Leistungen**, die nicht in der Gebührenordnung für Zahnärzte enthalten sind. Entsprechend besteht nach § 6 Absatz 2 der GOZ die Möglichkeit, bestimmte Leistungen nach der **Gebührenordnung für Ärzte (GOÄ)** zu berechnen (siehe LF 2.2.4).
Zum **Lernfeld 4** gehören **Leistungen aus dem Abschnitt B** (Grundleistungen und allgemeine Leistungen) des Gebührenverzeichnisses der GOÄ. Einzelheiten hierzu sind der Übersicht zu Beginn dieses Lernfeldes und der nebenstehenden **Tabelle 4.1** zu entnehmen.

GOÄ-Abschnitt B (Auszug) — Tabelle 4.1
Grundleistungen und allgemeine Leistungen

Geb.-Nr.		Kurzbeschreibung	Buchseite
B I		**Allgemeine Beratungen und Untersuchungen**	
GOÄ	1	Beratung	103
GOÄ	2	Wiederholungsrezept, Befundübermittlung	104
GOÄ	3	Eingehende Beratung	103
GOÄ	4	Erhebung der Fremdanamnese	104
GOÄ	5	Symptombezogene Untersuchung	105
GOÄ	6	Untersuchung des stomatognathen Systems	105
GOÄ	15	Flankierende Maßnahmen	106
B II		**Zuschläge zu GOÄ-Nrn. 1, 3-8**	
A		Zuschlag außerhalb der Sprechstunde	106
B		Zuschlag, 20-22 oder 6-8 Uhr	106
C		Zuschlag, 22-6 Uhr	106
D		Zuschlag, Samstag, Sonn- und Feiertage	107
K1		Zuschlag zu GOÄ 5-8 bei Kind. bis vollend. 4. Lebensj.	107
B III		**Spezielle Beratungen und Untersuchungen**	
GOÄ	30	Homöopathische Erstanamnese	107
GOÄ	31	Homöopathische Folgeanamnese	107
GOÄ	34	Erörterung lebensveränd./bedrohend. Erkrankung	108
B IV		**Visiten, Konsile, Besuche, Assistenz**	
GOÄ	45	Visite im Krankenhaus	109
GOÄ	46	Zweitvisite im Krankenhaus	109
GOÄ	48	Besuch eines Patienten auf einer Pflegestation	109
GOÄ	50	Besuch, einschl. Ber. und sympt. Untersuchung	109
GOÄ	51	Besuch eines weiteren Kranken	109
GOÄ	52	Aufsuchen eines Pat. durch nichtärztl. Personal	110
GOÄ	55	Begleitung eines Patienten, stat. Aufnahme	110
GOÄ	56	Verweilen ohne Leistungserbringung	110
GOÄ	60	Konsil. Erörterung zwischen Ärzten	111
GOÄ	61	Kollegialer Beistand eines Arztes, Assistenz	111
GOÄ	62	Zuziehung eines ärztlichen Assistenten bei Op.	111
B V		**Zuschläge zu GOÄ-Nrn. 45-62**	
E		Zuschlag, dringend, unverzügl. Ausführung	111
F		Zuschlag, 20-22 oder 6-8 Uhr	111
G		Zuschlag, 22-6 Uhr	112
H		Zuschlag, Samstag, Sonn- und Feiertage	112
J		Zuschlag zu Visite, Bereitschaft	112
K2		Zuschlag bei Kind. bis vollend. 4. Lebensj.	112
B VI		**Berichte, Briefe**	
GOÄ	70	Kurze Bescheinigung, Arbeitsunfähigkeitsb.	113
GOÄ	75	Schriftlicher Krankheits-/Befundbericht	113
GOÄ	76	Schriftlicher Diätplan	113
GOÄ	80	Schriftliches Gutachten	113
GOÄ	85	Aufwändiges schriftliches Gutachten	113
GOÄ	95	Schreibgebühr	113
GOÄ	96	Schreibgebühr, je Kopie	113

GOZ-Abschnitt A → Seite 102
Allgemeine zahnärztliche Leistungen

GOZ-Abschnitt C → Seite 124
Konservierende Leistungen

Allgemeine Leistungen GOÄ / GOZ

4.2.2 Allgemeine Leistungen

GOÄ-Abschnitt B, GOZ-Abschnitt A

Die allgemeinen ärztlichen Leistungen sind in **Abschnitt B der GOÄ** zusammengefasst, die allgemeinen zahnärztlichen Leistungen in **Abschnitt A der GOZ**.

Allgemeine ärztliche Leistungen (GOÄ Abschnitt B)	Tabelle 4.1 (Seite 101)
Allgemeine zahnärztliche Leistungen (GOZ Abschnitt A)	Tabelle 4.2 (Seite 102)

Die **Tabelle 4.2** ordnet die einzelnen Gebührenpositionen von Abschnitt A der GOZ den Lernfeldern zu. Zu **Lernfeld 4** gehören lediglich die **GOZ-Nrn. 0010, 0030, 0070 und 0110**.

GOZ-Abschnitt A — Tabelle 4.2
Allgemeine zahnärztliche Leistungen

GOZ-Nr.	Kurzbeschreibung	Buchseite
0010	Eingehende Untersuchung	114
0030	Heil- und Kostenplan	117
0040	Heil- und Kostenplan für KFO-Therapie oder Funktionsanalyse/-therapie	Band II
0050	Abformung/Teilabformung eines Kiefers zur Diagnose oder Planung	Band II
0060	Abformung beider Kiefer m. Bissfixierung zur Diagnose oder Planung	Band II
0065	Optisch-elektronische Abformung mit Bissregistrierung	Band II
0070	Vitalitätsprüfung	115
0080	Oberflächenanästhesie, intraoral	151
0090	Infiltrationsanästhesie, intraoral	152
0100	Leitungsanästhesie, intraoral	152
0110	Zuschlag für OP-Mikroskop	118
0120	Zuschlag für Laser	118

Abschnitt A der GOZ enthält zu Beginn **Allgemeine Bestimmungen** für
– die Beratungsgebühren GOÄ-Nr. 1 und GOÄ-Nr. 3
– die Dauer eines Behandlungsfalls
– Materialkosten bei Abformungen
– Material- und Laborkosten.

Allgemeine zahnärztliche Leistungen (GOZ-Abschnitt A)

Allgemeine Bestimmungen

1. Eine **Beratungsgebühr** nach der **Nummer 1 des Gebührenverzeichnisses für ärztliche Leistungen** – Anlage zur Gebührenordnung für Ärzte in der am 01.01.2012 geltenden Fassung – darf im Behandlungsfall **nur einmal zusammen mit einer Gebühr** für eine Leistung nach diesem Gebührenverzeichnis und für eine Leistung aus den Abschnitten C bis O des Gebührenverzeichnisses für ärztliche Leistungen berechnet werden. Eine **Beratungsgebühr** nach Nummer 3 des **Gebührenverzeichnisses für ärztliche Leistungen** ist nur berechnungsfähig **als einzige Leistung** oder im Zusammenhang mit einer Untersuchung nach **Nummer 0010** oder einer Untersuchung nach den **Nummern 5 oder 6 des Gebührenverzeichnisses für ärztliche Leistungen**. Andere weitere Leistungen dürfen neben der Leistung nach Nummer 3 nicht berechnet werden.
Als **Behandlungsfall** gilt für die Behandlung **derselben Erkrankung** der **Zeitraum eines Monats** nach der jeweils ersten Inanspruchnahme des Zahnarztes.

2. Das bei Leistungen nach diesem Gebührenverzeichnis verwendete **Abformungsmaterial** ist **gesondert berechnungsfähig**.

3. **Material- und Laborkosten** im Sinne dieses Gebührenverzeichnisses umfassen **Praxiskosten nach § 4 Abs. 3** und **Auslagen für zahntechnische Leistungen nach § 9** dieser Gebührenordnung.

Beratungen

Allgemeine Beratungen und Untersuchungen
(Abschnitt B I der GOÄ)

Beratungen (GOÄ)

Die **Gebührenordnung für Zahnärzte (GOZ)** enthält **keine Beratungsgebühren**. Entsprechend werden Beratungen gemäß § 6 Absatz 2 GOZ nach der **Gebührenordnung für Ärzte (GOÄ)** berechnet.

Man unterscheidet:
GOÄ 1 – Beratung
GOÄ 3 – Eingehende, das gewöhnliche Maß übersteigende Beratung
(Mindestdauer 10 Minuten).

GOÄ 1	Punkte	EUR
	80	4,66

Beratung
– auch mittels Fernsprecher –

GOÄ 3	Punkte	EUR
	150	8,74

Eingehende, das gewöhnliche Maß übersteigende Beratung
– auch mittels Fernsprecher –

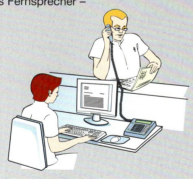

Abrechnungsbestimmungen zur GOÄ-Nr. 3
Die GOÄ-Nr. 3 (Dauer mindestens 10 Minuten) ist nur berechnungsfähig als einzige Leistung oder im Zusammenhang mit einer Untersuchung nach den GOÄ-Nrn. 5, 6, 7, 8, 800 oder 801.
Eine mehr als einmalige Berechnung im Behandlungsfall bedarf einer besonderen Begründung.

Die Gebührenpositionen für Beratungen (GOÄ-Nrn. 1 und 3) werden nach dem Zeitaufwand unterschieden. Die **GOÄ-Nr. 1** ist mit der BEMA-Nr. Ä1 vergleichbar. Es bestehen jedoch einige grundsätzliche Unterschiede.

– Als **Behandlungsfall** gilt bei der Privatabrechnung für die Behandlung derselben Erkrankung der **Zeitraum eines Monats** nach der ersten Inanspruchnahme des Arztes (und nicht wie bei der vertragszahnärztlichen Abrechnung die gesamte in einem Quartal vorgenommene Behandlung eines Patienten).
– Die **GOÄ-Nrn. 1 bzw. 3** sind **neben einer Untersuchung** (GOZ-Nr. 0010, GOÄ-Nrn. 5 bzw. 6) berechnungsfähig. (Die BEMA-Nr. Ä1 ist nicht neben BEMA-Nr. 01 abrechenbar.)
– Für die GOÄ-Nrn. 1 und 3 gilt keine 18-Tage-Frist bzw. Einschränkung pro Kalenderhalbjahr.

GOÄ-Nr. 1 ist berechnungsfähig

- ✓ für die Beratung eines Patienten (auch telefonisch)
- ✓ als alleinige Leistung immer
- ✓ mehrmals (falls erforderlich) an einem Tag mit Angabe der Uhrzeit auf der Rechnung
- ✓ nur 1 x im Behandlungsfall (=Zeitraum eines Monats) zusammen mit Leistungen aus der GOZ (z. B. GOZ-Nr. 0010) und Leistungen aus den Abschnitten C bis O der GOÄ
- ✓ mehrmals im Behandlungsfall neben Leistungen aus Abschnitt B der GOÄ, z. B.
  - Untersuchungen (GOÄ-Nrn. 5 oder 6)
  - Erhebung einer Fremdanamnese (GOÄ-Nr. 4)
  - Begleitung eines Patienten (GOÄ-Nr. 55)
  - Verweilgebühr (GOÄ-Nr. 56)
- ✓ zusammen mit Zuschlägen A–D

GOÄ-Nr. 1 ist nicht berechnungsfähig

- ⊖ neben GOÄ-Nr. 3
- ⊖ anstelle oder neben einer Visite (GOÄ-Nrn. 45 und 46)
- ⊖ neben einer Besuchsgebühr (GOÄ-Nrn. 48, 50, 51)
- ⊖ im Zusammenhang mit GOZ-Nr. 1000 (Mundhygienestatus und Einzelunterweisung) und GOZ-Nr. 1010 (Mundhygienekontrolle und weitere Unterweisungen → LF 11.2)
- ⊖ neben GOÄ-Nrn. 30 und 31 (homöopathische Anamnese)
- ⊖ neben GOÄ-Nr. 34 (Erörterung einer lebensverändernden Erkrankung)
- ⊖ für Terminvereinbarungen

✎ bei mehrmaliger Berechnung an einem Tag ist die jeweilige Uhrzeit der erbrachten Leistung in der Rechnung anzugeben.

Wiederholungsrezept, Fremdanamese

GOÄ-Nr. 3 ist berechnungsfähig

- ✓ für eine eingehende, das gewöhnliche Maß übersteigende Beratung von mindestens 10 Minuten Dauer (auch telefonisch)
- ✓ als einzige Leistung oder im Zusammenhang mit einer Untersuchung (GOZ-Nr. 0010, GOÄ-Nrn. 5 oder 6)
- ✓ 1x im Behandlungsfall ohne Begründung
- ✓ mehr als einmalige Berechnung im Behandlungsfall (= Zeitraum eines Monats) nur mit besonderer Begründung
- ✓ zusammen mit Zuschlägen A-D

GOÄ-Nr. 3 ist nicht berechnungsfähig

- ⊖ neben anderen Leistungen als GOZ-Nr. 0010 und GOÄ-Nrn. 5 und 6 im Rahmen der zahnärztlichen Abrechnung

✎ Bei Berechnung der GOÄ-Nr. 3 muss die **Mindestdauer von 10 Minuten** genannt werden (§ 12 Abs. 2 GOÄ, § 10 Abs. 2 GOZ)
Bei **mehrmaliger Berechnung im Behandlungsfall** ist eine besondere Begründung erforderlich.
Bei **mehrmaliger Berechnung an einem Tag** ist die jeweilige Uhrzeit der erbrachten Leistung in der Rechnung anzugeben.

Wiederholungsrezept, Befundübermittlung

GOÄ 2	Punkte	EUR
	30	1,75

Ausstellung von Wiederholungsrezepten und/oder Überweisungen und/oder Übermittlung von Befunden oder ärztlichen Anordnungen – auch mittels Fernsprecher – **durch die Medizinische/Zahnmedizinische Fachangestellte**
und/oder Messung von Körperzuständen (z. B. Blutdruck, Temperatur) ohne Beratung bei einer Inanspruchnahme des Arztes

Abrechnungsbestimmungen
Die GOÄ-Nr. 2 darf anlässlich einer Inanspruchnahme des Arztes/Zahnarztes nicht zusammen mit anderen Gebühren berechnet werden.

Bei der Berechnung der GOÄ-Nr. 2 gilt der **reduzierte Gebührenrahmen** (siehe Seite 52). Es darf höchstens der 2,5fache Gebührensatz berechnet werden. Eine Überschreitung des 1,8fachen Gebührensatzes ist zu begründen.

GOÄ-Nr. 2 ist berechnungsfähig

- ✓ nur als alleinige Leistung
- ✓ mehrfach im Behandlungsfall
- ✓ für die Ausstellung von Wiederholungsrezepten oder Überweisungen
- ✓ für die Übermittlung von Befunden oder ärztlichen Anordnungen durch die Zahnmedizinische Fachangestellte
- ✓ für die Messung von Blutdruck oder Körpertemperatur ohne Beratung
- ✓ nur mit reduziertem Gebührenrahmen

GOÄ-Nr. 2 ist nicht berechnungsfähig

- ⊖ zusammen mit anderen Gebühren bei Inanspruchnahme des Arztes
- ⊖ für Terminvereinbarungen
- ⊖ zusammen mit Zuschlagpositionen A-H, K1, K2
- ⊖ für einen Besuch durch eine Zahnmedizinische Fachangestellte im Auftrag des Zahnarztes (hier wird GOÄ-Nr. 52 berechnet)

Fremdanamnese

GOÄ 4	Punkte	EUR
	220	12,82

Erhebung der Fremdanamnese über einen Kranken und/oder Unterweisung und Führung der Bezugsperson(en) – im Zusammenhang mit der Behandlung eines Kranken –

Abrechnungsbestimmungen
Die GOÄ-Nr. 4 ist im Behandlungsfall nur einmal berechnungsfähig.
Die GOÄ-Nr. 4 ist neben den GOÄ-Nrn. 30, 34, 801, 806, 807, 816, 817 und/oder 835 nicht berechnungsfähig.

Bei einer Untersuchung wird zu Beginn in der Regel die **Anamnese (= Krankenvorgeschichte)** erhoben.

Kann der Patient diese Fragen selbst beantworten, so nennt man dies eine **Eigenanamnese**.
Hiervon unterscheidet man die **Fremdanamnese**, bei der man einen Angehörigen oder eine Pflegeperson befragt. Für den Mehraufwand der Fremdanamnese kann die **GOÄ-Nr. 4** berechnet werden.

Untersuchungen

Untersuchungen

Die **Gebührenordnung für Zahnärzte (GOZ)** enthält die **GOZ-Nr. 0010** für die **eingehende Untersuchung des Zahn-, Mund- und Kieferbereiches**.

GOZ 0010
Punkte 100 **EUR** 5,62

Eingehende Untersuchung zur Feststellung von Zahn-, Mund- und Kiefererkrankungen einschließlich Erhebung des Parodontalbefundes sowie Aufzeichnung des Befundes

Einzelheiten zur GOZ-Nr. 0010 werden in Lernfeld 4.2.3 erläutert (siehe Seite 114).
Aus dem **Gebührenverzeichnis der GOÄ** können die folgenden Gebührenpositionen für Untersuchungen im zahnärztlichen Bereich angesetzt werden:

GOÄ 5 – Symptombezogene Untersuchung
GOÄ 6 – Vollständige Untersuchung des stomatognathen Systems.

GOÄ 5
Punkte 80 **EUR** 4,66

Symptombezogene Untersuchung

Abrechnungsbestimmungen
Die Leistung nach GOÄ-Nr. 5 ist neben den Leistungen nach GOÄ-Nrn. 6 bis 8 nicht berechnungsfähig.

GOÄ 6
Punkte 100 **EUR** 5,83

**Vollständige körperliche Untersuchung mindestens eines der folgenden Organsysteme: ...
das stomatognathe System, ...**
– gegebenenfalls einschließlich Dokumentation –

Abrechnungsbestimmungen
Die vollständige körperliche Untersuchung eines Organsystems nach der GOÄ-Nr. 6 beinhaltet insbesondere: ...
- **bei dem stomatognathen System**: Inspektion der Mundhöhle, Inspektion und Palpation der Zunge und beider Kiefergelenke sowie vollständiger Zahnstatus.

Die Leistung nach GOÄ-Nr. 6 ist neben den Leistungen nach den GOÄ-Nrn. 5, 7 und/oder 8 nicht berechnungsfähig.

Während sich die Untersuchung bei der GOÄ-Nr. 5 nur auf ein Symptom bezieht, wird bei der GOÄ-Nr. 6 das gesamte Kausystem untersucht.

stomatognathes System – Kausystem, Kauorgan
(stoma gr. – Mund, gnathos gr. – Kiefer)

GOÄ-Nr. 5 ist berechnungsfähig

- ✓ für eine symptombezogene Untersuchung
- ✓ als alleinige Leistung immer
- ✓ nur 1x im Behandlungsfall (= Zeitraum eines Monats) zusammen mit Leistungen aus den Abschnitten C bis O der GOÄ
- ✓ mehrmals im Behandlungsfall neben Leistungen aus Abschnitt B der GOÄ, z. B.
  - Beratungen (GOÄ-Nrn. 1 und 3)
  - Erhebung einer Fremdanamnese (GOÄ-Nr. 4)
  - homöopathische Anamnese (GOÄ-Nrn. 30, 31)
  - Erörterung einer lebensverändernden Erkrankung (GOÄ-Nr. 34)
  - Besuch auf einer Pflegestation (GOÄ-Nr. 48)
  - Begleitung (GOÄ-Nr. 55)
  - Verweilgebühr (GOÄ-Nr. 56)
- ✓ mehrmals – falls erforderlich – an einem Tag mit Angabe der Uhrzeit auf der Rechnung
- ✓ zusammen mit Zuschlägen A-D und K1

GOÄ-Nr. 5 ist nicht berechnungsfähig

- ⊖ neben den Untersuchungen GOÄ-Nrn. 6-8 und GOZ-Nr. 0010
- ⊖ anstelle oder neben Visiten GOÄ-Nrn. 45 und 46
- ⊖ neben den Besuchen GOÄ-Nrn. 50 und 51

GOÄ-Nr. 6 ist berechnungsfähig

- ✓ für eine vollständige Untersuchung des stomatognathen Systems
- ✓ mehrmals im Behandlungsfall – auch neben Leistungen aus den Abschnitten B-O der GOÄ
- ✓ mehrmals – falls erforderlich – an einem Tag mit Angabe der Uhrzeit auf der Rechnung
- ✓ zusammen mit Zuschlägen A-D und K1

GOÄ-Nr. 6 ist nicht berechnungsfähig

- ⊖ neben den Untersuchungen GOÄ-Nrn. 5, 7, 8 und GOZ-Nr. 0010
- ⊖ anstelle oder neben Visiten GOÄ-Nrn. 45 und 46

Begleitende Maßnahmen, Zuschläge A – D, K1

Begleitende Maßnahmen

GOÄ 15   Punkte   EUR
　　　　　　　300　　17,49

Einleitung und Koordination flankierender therapeutischer und sozialer Maßnahmen
während der kontinuierlichen ambulanten Betreuung eines chronisch Kranken

Abrechnungsbestimmungen
Die **GOÄ-Nr. 15** darf **nur einmal im Kalenderjahr berechnet werden**.
Neben der GOÄ-Nr. 15 ist die **GOÄ-Nr. 4** im Behandlungsfall **nicht berechnungsfähig**.

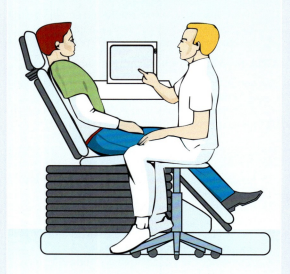

Zuschläge zu GOÄ-Nrn. 1, 3–8
(Abschnitt B II der GOÄ)

Bei **Beratungen und Untersuchungen** außerhalb der Sprechstunde können die **Zuschläge A – D** berechnet werden. Ergänzend kann bei **Untersuchungen von Kindern** bis zum 4. Geburtstag des Kindes der **Zuschlag K1 angesetzt** werden.

Es gelten folgende **Allgemeine Bestimmungen**:
– **Die Zuschläge A – D und K1** sind nur mit dem **einfachen Gebührensatz** berechnungsfähig.
– Die Zuschläge dürfen **nur einmal je Inanspruchnahme** des Arztes/Zahnarztes berechnet werden.
– **Neben den Zuschlägen A – D und K1** dürfen die **Zuschläge E – J und K2 nicht berechnet** werden (siehe Seite 111).
– Die Zuschläge sind in der Rechnung direkt im Anschluss an die betreffende Leistung aufzuführen.

A   Punkte   EUR
　　　　70　　4,08

Zuschlag für außerhalb der Sprechstunde erbrachte Leistungen

Abrechnungsbestimmungen
Der Zuschlag nach Buchstabe A ist neben den Zuschlägen nach den Buchstaben B, C und/oder D nicht berechnungsfähig.
Der Zuschlag nach Buchstabe A ist für Krankenhausärzte nicht berechnungsfähig.

B   Punkte   EUR
　　　　180　　10,49

Zuschlag für in der Zeit zwischen 20 und 22 Uhr oder 6 und 8 Uhr außerhalb der Sprechstunde erbrachte Leistungen

C   Punkte   EUR
　　　　320　　18,56

Zuschlag für in der Zeit zwischen 22 und 6 Uhr erbrachte Leistungen

Abrechnungsbestimmung
Neben dem Zuschlag nach Buchstabe C ist der Zuschlag nach Buchstabe B nicht berechnungsfähig.

Zuschläge A - D, K1, homöopathische Anamnese

D
Punkte 220 **EUR** 12,82

Zuschlag für an Samstagen, Sonn- oder Feiertagen erbrachte Leistungen

Abrechnungsbestimmungen
Werden Leistungen **innerhalb einer Sprechstunde an Samstagen** erbracht, so ist der Zuschlag nach Buchstabe D nur mit dem halben Gebührensatz berechnungsfähig.
Werden Leistungen an Samstagen, Sonn- oder Feiertagen zwischen 20 und 8 Uhr erbracht, ist **neben dem Zuschlag nach Buchstabe D** ein **Zuschlag nach Buchstabe B oder C berechnungsfähig**.
Der Zuschlag nach Buchstabe D ist für Krankenhausärzte im Zusammenhang mit zwischen 8 und 20 Uhr erbrachten Leistungen nicht berechnungsfähig.

K1
Punkte 120 **EUR** 6,99

Zuschlag zu Untersuchungen nach den GOÄ-Nrn. 5, 6, 7 oder 8 bei Kindern bis zum vollendeten 4. Lebensjahr

Zuschläge A-D

Montag - Freitag

```
     außerhalb der
  B  Sprechstunde  A      B       C
  |         |      |      |       |
 6h        8h     20h    22h     6h
```

Samstag, Sonn- und Feiertage

```
         (an Samstagen innerhalb
 D+B  D  einer Sprechstunde ½D)  D+B    D+C
  |         |                     |       |
 6h        8h                    20h     22h    6h
```

Zuschlag K1 ist berechnungsfähig
- ✓ nur zu den GOÄ-Nrn. 5-8 (Untersuchungen)
- ✓ bei Kindern bis zum vollendeten 4. Lebensjahr
- ✓ zusammen mit Zuschlägen A-D

Spezielle Beratungen und Untersuchungen
(Abschnitt B III der GOÄ und GOZ-Nr. 6190)

Homöopathische Anamnese
Eine **Anamnese** ist die **Krankenvorgeschichte**. Grundsätzlich unterscheidet man:
- **Allgemeine Anamnese**: Liegen Allgemeinerkrankungen oder Allergien vor? Nimmt der Patient Medikamente ein?
- **Spezielle Anamnese**: Hat der Patient akute Beschwerden? Wo und seit wann hat er Schmerzen?

Die **homöopathische Anamnese** ist eine spezielle Form der Anamnese.
Die **Homöopathie** ist ein Heilverfahren, bei dem
– Substanzen in starken Verdünnungen (so genannten Potenzen) eingesetzt werden **(Verdünnungsprinzip)**,
– die in höheren Dosierungen beim Gesunden ein ähnliches Krankheitsbild hervorrufen **(Ähnlichkeitsprinzip)**.

GOÄ 30
Punkte 900 **EUR** 52,46

Erhebung der homöopathischen Erstanamnese mit einer Mindestdauer von einer Stunde [...]

Abrechnungsbestimmungen
Die GOÄ-Nr. 30 ist innerhalb von einem Jahr nur einmal berechnungsfähig.
Neben der GOÄ-Nr. 30 sind die GOÄ-Nrn. 1, 3 und/oder 34 nicht berechnungsfähig.

GOÄ 31
Punkte 450 **EUR** 26,23

Homöopathische Folgeanamnese mit einer Mindestdauer von 30 Minuten [...]

Abrechnungsbestimmungen
Die GOÄ-Nr. 31 ist innerhalb von sechs Monaten höchstens dreimal berechnungsfähig.
Neben der GOÄ-Nr. 31 sind die GOÄ-Nrn. 1, 3, 4, 30 und/oder 34 nicht berechnungsfähig.

Erörterung, Beratung bei Dysfunktionen

Erörterung bei lebensverändernder oder lebensbedrohender Erkrankung

GOÄ 34
Punkte 300 EUR 17,49

Erörterung (Dauer mindestens 20 Minuten) der Auswirkungen einer Krankheit auf die **Lebensgestaltung** in unmittelbarem Zusammenhang mit der Feststellung oder erheblichen Verschlimmerung einer **nachhaltig lebensverändernden oder lebensbedrohenden Erkrankung** – gegebenenfalls einschließlich Planung eines operativen Eingriffs und Abwägung seiner Konsequenzen und Risiken –, einschließlich Beratung – gegebenenfalls unter Einbeziehung von Bezugspersonen –

Abrechnungsbestimmungen
Die GOÄ-Nr. 34 ist innerhalb von 6 Monaten höchstens zweimal berechnungsfähig.
Neben der Leistung nach GOÄ-Nr. 34 sind die Leistungen nach den GOÄ-Nrn. 1, 3, 4, 15 und/oder 30 nicht berechnungsfähig.

Die GOÄ-Nr. 34 ist z. B. bei Feststellung oder erheblicher Verschlimmerung eines Mundhöhlenkarzinoms berechnungsfähig, wenn eine entsprechende Erörterung von mindestens 20 Minuten Dauer erfolgt.

GOÄ-Nr. 34 ist berechnungsfähig
- ✓ innerhalb von 6 Monaten höchstens zweimal

GOÄ-Nr. 34 ist nicht berechnungsfähig
neben folgenden Leistungen
- ⊖ GOÄ-Nr. 1 (Beratung)
- ⊖ GOÄ-Nr. 3 (eingehende Beratung)
- ⊖ GOÄ-Nr. 4 (Fremdanamnese bzw. Unterweisung einer Bezugsperson)
- ⊖ GOÄ-Nr. 15 (Einleitung und Koordination flankierender Maßnahmen)
- ⊖ GOÄ-Nr. 30 (homöopathische Erstanamnese)

☞ Bei der Berechnung der GOÄ-Nr. 34 muss die Mindestdauer von 20 Minuten genannt werden (§ 12 Abs. 2 GOÄ).

Beratendes Gespräch bei schädlichen Gewohnheiten und Dysfunktionen

GOZ 6190
Punkte 140 EUR 7,87

Beratendes und belehrendes Gespräch mit Anweisungen zur Beseitigung von **schädlichen Gewohnheiten und Dysfunktionen**

Abrechnungsbestimmungen
Neben der GOZ-Nr. 6190 ist eine Leistung nach der GOZ-Nr. 0010 in derselben Sitzung nicht berechnungsfähig.
Neben Leistungen nach den GOZ-Nrn. 6030–6080 sind Leistungen nach den GOZ-Nrn. 6190–6260 nicht berechnungsfähig.

Die GOZ-Nr. 6190 ist in Abschnitt G (Kieferorthopädische Leistungen) der GOZ enthalten. Sie kann jedoch auch unabhängig von einer kieferorthopädischen Behandlung berechnet werden, wenn eine entsprechende Beratung erfolgt mit Anweisungen zur Beseitigung von
- **schädlichen Gewohnheiten** (so genannte **Habits**, z. B. Lutschgewohnheiten, Nägelkauen) und
- **Dysfunktionen** (Funktionsstörungen des Kauorgans, z. B. mit Schmerzen im Bereich der Kiefergelenke, Kaumuskelverspannungen und Kiefergelenkgeräuschen).

GOZ-Nr. 6190 ist berechnungsfähig
- ✓ für eine Beratung mit Anweisungen zur Beseitigung von schädlichen Gewohnheiten und Fehlfunktionen
- ✓ auch unabhängig von einer kieferorthopädischen Behandlung

GOZ-Nr. 6190 ist nicht berechnungsfähig
- ⊖ neben GOZ-Nr. 0010 (eingehende Untersuchung)
- ⊖ neben GOZ-Nrn. 6030-6080 (kieferorthopädische Behandlungsmaßnahmen)

Visiten, Besuche

Visiten, Konsile, Besuche, Assistenz
(Abschnitt B IV der GOÄ)

Visiten

GOÄ 45
Punkte 70 **EUR** 4,08

Visite im Krankenhaus

Abrechnungsbestimmungen
Die **GOÄ-Nr. 45** ist **neben anderen Leistungen des Abschnitts B nicht berechnungsfähig**.

Werden **zu einem anderen Zeitpunkt an demselben Tag** andere Leistungen des Abschnitts B erbracht, so können diese **mit Angabe der Uhrzeit** für die Visite und die anderen Leistungen aus Abschnitt B berechnet werden.
Anstelle oder neben der Visite im Krankenhaus sind die **GOÄ-Nrn. 1, 3, 4, 5, 6, 7, 8, 15, 48, 50 und/oder 51 nicht berechnungsfähig.**
Wird **mehr als eine Visite an demselben Tag** erbracht, kann für die über die erste Visite hinausgehenden Visiten nur die **GOÄ-Nr. 46** berechnet werden.
Die **GOÄ-Nr. 45** ist **nur berechnungsfähig**, wenn diese **durch einen liquidationsberechtigten Arzt** des Krankenhauses oder dessen **ständigen ärztlichen Vertreter** persönlich erbracht wird.

GOÄ 46
Punkte 50 **EUR** 2,91

Zweitvisite im Krankenhaus

Abrechnungsbestimmungen
Die **GOÄ-Nr. 46** ist **neben anderen Leistungen des Abschnitts B nicht berechnungsfähig**.

Werden **zu einem anderen Zeitpunkt an demselben Tag** andere Leistungen des Abschnitts B erbracht, so können diese **mit Angabe der Uhrzeit** für die Visite und die anderen Leistungen aus Abschnitt B berechnet werden.
Anstelle oder neben der Zweitvisite im Krankenhaus sind die **GOÄ-Nrn. 1, 3, 4, 5, 6, 7, 8, 15, 45, 48, 50 und/oder 51 nicht berechnungsfähig.**
Mehr als zwei Visiten dürfen nur berechnet werden, wenn sie durch die **Beschaffenheit des Krankheitsfalls geboten** waren **oder verlangt** wurden. Wurde die Visite verlangt, muss dies in der Rechnung angegeben werden.

Die **GOÄ-Nr. 46** ist **nur berechnungsfähig**, wenn diese **durch einen liquidationsberechtigten Arzt** des Krankenhauses oder dessen **ständigen ärztlichen Vertreter** persönlich erbracht wird.

Besuche

GOÄ 48
Punkte 120 **EUR** 6,99

Besuch eines Patienten auf einer Pflegestation (z. B. in Alten- oder Pflegeheimen)
– bei regelmäßiger Tätigkeit des Arztes/Zahnarztes auf der Pflegestation zu vorher vereinbarten Zeiten –

Abrechnungsbestimmungen
Die Leistung nach GOÄ-Nr. 48 ist neben den Leistungen nach den GOÄ-Nrn. 1, 50, 51, 52 nicht berechnungsfähig.

GOÄ 50
Punkte 320 **EUR** 18,65

Besuch, einschließlich Beratung und symptombezogene Untersuchung

Abrechnungsbestimmungen
Die Leistung nach GOÄ-Nr. 50 darf anstelle oder neben einer Leistung nach den GOÄ-Nrn. 45 oder 46 (Visiten) nicht berechnet werden.
Neben der Leistung nach GOÄ-Nr. 50 sind die Leistungen nach den GOÄ-Nrn. 1, 5, 48, 52 nicht berechnungsfähig.

GOÄ 51
Punkte 250 **EUR** 14,57

Besuch eines weiteren Kranken in derselben häuslichen Gemeinschaft in unmittelbarem zeitlichen Zusammenhang mit der Leistung nach GOÄ-Nr. 50 – einschließlich Beratung und symptombezogener Untersuchung –

Abrechnungsbestimmungen
Die Leistung nach GOÄ-Nr. darf anstelle oder neben einer Leistung nach den GOÄ-Nrn. 45 oder 46 (Visiten) nicht berechnet werden.
Neben der Leistung nach GOÄ-Nr. 51 sind die Leistungen nach den GOÄ-Nrn. 1, 5, 48, 52 nicht berechnungsfähig.

Begleitung eines Patienten, Verweilgebühr

GOÄ 52

Punkte	EUR
100	5,83

Aufsuchen eines Patienten außerhalb der Praxisräume oder des Krankenhauses **durch nichtärztliches Personal** im Auftrag des niedergelassenen Arztes/Zahnarztes (z. B. zur Durchführung von kapillaren oder venösen Blutentnahmen, Wundbehandlungen, Verbandwechsel, Katheterwechsel)

Abrechnungsbestimmungen
Die Pauschalgebühr nach GOÄ-Nr. 52 ist nur mit dem **einfachen Gebührensatz** berechnungsfähig. Sie ist nicht berechnungsfähig, wenn das nichtärztliche Personal den Arzt begleitet.
Wegegeld ist daneben **nicht berechnungsfähig**.

Bei der Berechnung von Besuchen des Zahnarztes können angesetzt werden:
– **Besuchsgebühren (GOÄ-Nrn. 48-51)**
– **Zuschlagpositionen (Zuschläge E-H, K2)**
– **Wegegeld oder Reiseentschädigung (§8 GOZ)**.

Die **Besuchsgebühr** wird je Besuch berechnet:
GOÄ-Nr. 48 Besuch eines Patienten in einem Pflegeheim
GOÄ-Nr. 50 Besuch einschließlich Beratung und symptombezogener Untersuchung
GOÄ-Nr. 51 Besuch eines weiteren Patienten neben GOÄ-Nr. 50 einschließlich Beratung und symptombezogener Untersuchung

Die **GOÄ-Nr. 52** wird beim Aufsuchen eines Patienten durch **nichtärztliches Personal** berechnet.
Die **GOÄ-Nrn. 48, 50 und 51** enthalten jeweils die **Beratung** des Patienten. Die **GOÄ-Nrn. 50 und 51** enthalten zusätzlich eine **symptombezogene Untersuchung**. Die GOÄ-Nr. 5 (symptombezogene Untersuchung) ist deshalb nicht neben den GOÄ-Nrn. 50 und 51 berechnungsfähig.

Durch die **Zuschläge E-H** werden Zeitpunkt und Dringlichkeit des Besuchs berücksichtigt. Ergänzend kann beim Besuch von Kindern bis zum vollendeten 4. Lebensjahr der **Zuschlag K2** berechnet werden.

Wegegeld bzw. **Reiseentschädigung** werden als Entschädigung für den Zeitaufwand und die durch den Besuch bedingten Kosten berechnet. Einzelheiten hierzu sind in § 8 GOZ geregelt (siehe Seite 43). Besucht ein Zahnarzt auf einem Weg mehrere Patienten, darf er das Wegegeld insgesamt nur einmal und nur anteilig berechnen.

Eine **Entschädigung nach § 8 GOZ** kann **nur für den Besuch des Zahnarztes** berechnet werden. Für den Besuch von nichtärztlichem Personal (GOÄ-Nr. 52) ist keine Entschädigung nach § 8 GOZ berechnungsfähig.

Begleitung eines Patienten, Verweilgebühr

GOÄ 55

Punkte	EUR
500	29,14

Begleitung eines Patienten
durch den behandelnden Arzt zur unmittelbar notwendigen **stationären Behandlung** – gegebenenfalls einschließlich organisatorischer Vorbereitung der Krankenhausaufnahme –

Abrechnungsbestimmungen
Neben der GOÄ-Nr. 55 sind die Leistungen nach den GOÄ-Nrn. 56, 60 und/oder 833 nicht berechnungsfähig.

GOÄ 56

Punkte	EUR
180	10,49

Verweilen,
ohne Unterbrechung und ohne Erbringung anderer ärztlicher Leistungen – wegen Erkrankung erforderlich –,
je angefangene halbe Stunde

Abrechnungsbestimmungen
Die Verweilgebühr darf nur berechnet werden, wenn der Arzt/Zahnarzt nach der Beschaffenheit des Krankheitsfalls mindestens eine halbe Stunde verweilen muss und während dieser Zeit keine ärztliche(n) Leistung(en) erbringt.

Bei der GOÄ-Nr. 56 gilt der reduzierte Gebührenrahmen (siehe LF 2.2.4, Seite 52)

Beratung zwischen Ärzten, Beistand, Zuschläge E-J, K2

Beratung zwischen Ärzten, Beistand

Die mündliche Beratung zwischen Ärzten wird auch als konsiliarische Erörterung bezeichnet.

GOÄ 60 Punkte 120 EUR 6,99

Konsiliarische Erörterung zwischen zwei oder mehr liquidationsberechtigten Ärzten,
für jeden Arzt

Abrechnungsbestimmungen
Die Leistung nach GOÄ-Nr. 60 darf nur berechnet werden, wenn sich der liquidierende Arzt zuvor oder in unmittelbarem zeitlichen Zusammenhang mit der konsiliarischen Erörterung persönlich mit dem Patienten und dessen Erkrankung befasst hat. [...]
Die Leistung nach GOÄ-Nr. 60 ist nicht berechnungsfähig, wenn die Ärzte Mitglieder derselben Krankenhausabteilung oder derselben Gemeinschaftspraxis [...] sind.

GOÄ 61 Punkte 130 EUR 7,58

Beistand bei der ärztlichen Leistung eines anderen Arztes (Assistenz),
je angefangene halbe Stunde

Abrechnungsbestimmungen
Die Leistung nach GOÄ-Nr. 61 ist neben anderen Leistungen nicht berechnungsfähig. [...]

GOÄ 62 Punkte 150 EUR 8,74

Zuziehung eines Assistenten bei operativer belegärztlicher Leistung oder bei ambulanter Operation durch niedergelassene Ärzte,
je angefangene halbe Stunde

Abrechnungsbestimmung
Wird die **GOÄ-Nr. 62** berechnet, kann der assistierende Arzt die **GOÄ-Nr. 61 nicht berechnen**.

Zuschläge zu GOÄ-Nrn. 45-62 (Abschnitt B V der GOÄ)

Bei den **GOÄ-Nrn. 45-62** können die **Zuschläge E-H** berechnet werden.
Ergänzend kann **bei Visiten** der **Zuschlag J** und bei den **GOÄ-Nrn. 45-51, 55 und 56** bis zum 4. Geburtstag des Kindes der **Zuschlag K2** angesetzt werden.

Es gelten folgende **Allgemeine Bestimmungen**:
– Die **Zuschläge E-J und K2** sind nur mit dem **einfachen Gebührensatz** berechnungsfähig.
– Abweichend hiervon sind die Zuschläge E-H **neben der GOÄ-Nr. 51** nur mit dem **halben Gebührensatz** berechnungsfähig.
– Im Zusammenhang mit den GOÄ-Nrn. 45-55 und 60 dürfen die Zuschläge **nur einmal je Inanspruchnahme** des Arztes/Zahnarztes berechnet werden.
– Neben den **Zuschlägen E-J und K2** dürfen die **Zuschläge A-D und K1 nicht berechnet** werden.
– Die Zuschläge sind in der Rechnung unmittelbar im Anschluss an die zugrunde liegende Leistung aufzuführen.

Zuschläge zu den GOÄ-Nrn. 45-62

E Punkte 160 EUR 9,33

Zuschlag für dringend angeforderte und unverzüglich erfolgte Ausführung

Abrechnungsbestimmungen
Der Zuschlag nach Buchstabe E ist neben den GOÄ-Nrn. 45 und/oder 46 (Visiten) nicht berechnungsfähig, es sei denn, die Visite wird durch einen Belegarzt durchgeführt.
Der Zuschlag nach Buchstabe E ist neben Zuschlägen nach den Buchstaben F, G und/oder H nicht berechnungsfähig.

F Punkte 260 EUR 15,15

Zuschlag für in der Zeit von 20 bis 22 Uhr oder 6 bis 8 Uhr erbrachte Leistungen

Abrechnungsbestimmungen
Der Zuschlag nach Buchstabe F ist neben den GOÄ-Nrn. 45, 46, 48 und 52 nicht berechnungsfähig.

Zuschläge E-J, K2

G	Punkte	EUR
	450	26,23

Zuschlag für in der Zeit zwischen 22 und 6 Uhr erbrachte Leistungen

Abrechnungsbestimmungen
Der Zuschlag nach Buchstabe G ist neben den GOÄ-Nrn. 45, 46, 48 und 52 nicht berechnungsfähig. Neben dem Zuschlag nach Buchstabe G ist der Zuschlag nach Buchstabe F nicht berechnungsfähig.

H	Punkte	EUR
	340	19,82

Zuschlag für an Samstagen, Sonn- oder Feiertagen erbrachte Leistungen

Abrechnungsbestimmungen
Werden Leistungen an Samstagen, Sonn- oder Feiertagen zwischen 20 und 8 Uhr erbracht, darf neben dem Zuschlag nach Buchstabe H ein Zuschlag nach Buchstabe F oder G berechnet werden. Der Zuschlag nach Buchstabe H ist neben den GOÄ-Nrn. 45, 46, 48 und 52 nicht berechnungsfähig.

J	Punkte	EUR
	80	4,66

Zuschlag zur Visite bei Vorhalten eines vom Belegarzt zu vergütenden ärztlichen Bereitschaftsdienstes, je Tag

K2	Punkte	EUR
	120	6,99

Zuschlag zu den GOÄ-Nrn. 45, 46, 48, 50, 51, 55 oder 56 bei Kindern bis zum vollendeten 4. Lebensjahr

Zuschläge E-H

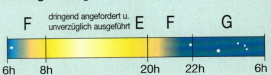

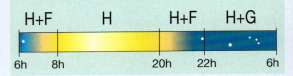

Vergleich von Kassen- und Privatabrechnung

Besuch eines Patienten in seiner Wohnung am Montagabend 20.30 Uhr von der Praxis aus. Der Patient wohnt 3 km von der Praxis entfernt.

Kassenabrechnung
Besuch : **1x 7502**
Wegegeld: **1x 7821**
(3 Kilometer bei Nacht)

Privatabrechnung
Besuch : **1x GOÄ-Nr. 50**
Zuschlag : **1x GOÄ-Zuschlag F**
Wegegeld: **12,30 EUR**
nach § 8 GOZ

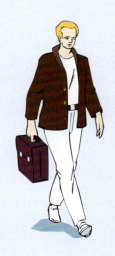

Berichte, Briefe

**Berichte, Briefe
(Abschnitt B VI der GOÄ)**

GOÄ 70	Punkte	EUR
	40	2,33

Kurze Bescheinigung oder kurzes Zeugnis, Arbeitsunfähigkeitsbescheinigung

GOÄ 75	Punkte	EUR
	130	7,58

Ausführlicher schriftlicher Krankheits- und Befundbericht
(einschließlich Angaben zur Anamnese, zu dem(n) Befund(en), zur epikritischen Bewertung und gegebenenfalls zur Therapie)

Abrechnungsbestimmungen
Die Befundmitteilung oder der einfache Befundbericht ist mit der Gebühr für die zugrunde liegende Leistung abgegolten.

GOÄ 76	Punkte	EUR
	70	4,08

Schriftlicher Diätplan,
individuell für den einzelnen Patienten aufgestellt

GOÄ 80	Punkte	EUR
	300	17,49

Schriftliche gutachtliche Äußerung

GOÄ 85	Punkte	EUR
	500	29,14

Schriftliche gutachtliche Äußerung mit einem das gewöhnliche Maß übersteigenden Aufwand
– gegebenenfalls mit wissenschaftlicher Begründung –,
je angefangene Stunde Arbeitszeit

GOÄ 95	Punkte	EUR
	60	3,50

Schreibgebühr, je angefangene DIN A4 Seite

GOÄ 96	Punkte	EUR
	3	0,17

Schreibgebühr, je Kopie

Abrechnungsbestimmungen
Die Schreibgebühren nach den GOÄ-Nrn. 95 und 96 sind nur neben den Leistungen nach den GOÄ-Nrn. 80, 85 und 90 und nur mit dem **einfachen Gebührensatz** berechnungsfähig.

Für eine **Arbeitsunfähigkeitsbescheinigung** oder andere kurze Bescheinigungen wird die **GOÄ-Nr. 70** angesetzt.
Die **GOÄ-Nr. 75** wird für **Arztbriefe** berechnet. Die Gebührenposition umfasst auch Angaben zur

Anamnese	– Krankenvorgeschichte
Befunderhebung	– Untersuchung des Patienten
Diagnose	– Erkennung und Benennung einer Krankheit
Therapie	– Behandlung der Krankheit
Epikrise	– kritische Beurteilung des Krankheitsverlaufs.

Bei der **Erstellung von Gutachten** berechnet man
– die **GOÄ-Nrn. 80 oder 85** für die gutachterliche Äußerung
– und ergänzend die **GOÄ-Nrn. 95 und 96** als Schreibgebühr.

Für **Wiederholungsrezepte** und **Überweisungen** als alleinige Leistung wird die **GOÄ-Nr. 2** berechnet.
Porto- und Versandkosten sind gemäß § 10 GOÄ gesondert berechnungsfähig.

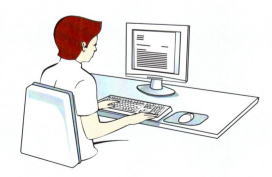

Zahnärztliche Untersuchungen

4.2.3 Zahnärztliche Untersuchungen

Gebührenpositionen im Überblick

GOZ 0010   Eingehende Untersuchung
GOZ 0070   Vitalitätsprüfung
GOZ 4005   Erhebung eines Gingival-/Parodontalindex
GOÄ 5000   Röntgenaufnahme der Zähne

GOZ 0010

Punkte	EUR
100	5,62

Eingehende Untersuchung zur Feststellung von Zahn-, Mund- und Kiefererkrankungen
einschließlich Erhebung des Parodontalbefundes sowie Aufzeichnung des Befundes

Die **GOZ-Nr. 0010** für die **eingehende Untersuchung** zur Feststellung von Zahn-, Mund- und Kiefererkrankungen beinhaltet auch die Erhebung des Parodontalbefundes. Hierunter ist kein Parodontalstatus nach GOZ-Nr. 4000 (siehe LF 10.2) zu verstehen, sondern eine orientierende Untersuchung des Zahnhalteapparates (Parodontiums).

Die **GOZ-Nr. 0010** ist mit der **BEMA-Nr. 01** vergleichbar. Dabei sind jedoch einige Unterschiede zu beachten:
– Die GOZ-Nr. 0010 kann zusammen mit einer Beratung GOÄ-Nr. 1 oder 3 berechnet werden. (Bei der Kassenabrechnung sind die Untersuchung nach BEMA-Nr. 01 und Beratung Ä1 nicht in einer Sitzung abrechenbar.)
– Es besteht keine zeitliche Beschränkung für die GOZ-Nr. 0010. (Bei der BEMA-Nr. 01 sind das Kalenderhalbjahr und die 4-Monate-Frist zu beachten.)

GOZ-Nr. 0010 ist berechnungsfähig

- ✓ für eine eingehende Untersuchung zur Feststellung von Zahn-, Mund- und Kieferkrankheiten
- ✓ neben GOÄ-Nr. 1 bzw. 3 (Beratungen) in derselben Sitzung
- ✓ neben GOÄ-Nr. 4 (Fremdanamnese) in derselben Sitzung
- ✓ neben GOZ-Nrn. 0030 oder 0040 (Heil- und Kostenplan)
- ✓ neben GOZ-Nr. 4000 (Parodontalstatus)
- ✓ ohne zeitliche Beschränkung (Es gibt keine Beschränkung der Abrechnungshäufigkeit wie bei der BEMA-Nr. 01.)

GOZ-Nr. 0010 ist nicht berechnungsfähig

- ⊖ neben GOÄ-Nr. 2 (Wiederholungsrezept, Befundübermittlung) in derselben Sitzung
- ⊖ neben GOÄ-Nrn. 5 bzw. 6 (Untersuchungen) in derselben Sitzung
- ⊖ im Zusammenhang mit GOZ-Nr. 1000 (Mundhygienestatus und Einzelunterweisung) und GOZ-Nr. 1010 (Mundhygienekontrolle und weitere Unterweisung)
- ⊖ neben GOZ-Nr. 6190 (Beratung mit Anweisungen bei Dysfunktionen) in derselben Sitzung

Bei der eingehenden Untersuchung zur Feststellung von Zahn-, Mund- und Kieferkrankheiten erfolgt zunächst eine gründliche **Inspektion** der Mundhöhle. Dabei werden Lippen, Mundvorhof, Alveolarfortsätze, Gaumen, Zunge, Mundboden und Rachen betrachtet. Ergänzend kann eine **Palpation** von auffälligen Befunden mit einem Zeigefinger erfolgen.
Die Schleimhaut der gesamten Mundhöhle wird systematisch untersucht.
Anschließend wird der **Zahnstatus** aufgenommen und in einem Zahnschema eingetragen. Hierzu hat sich insbesondere das **FDI-Zahnschema** bewährt.

18	17	16	15	14	13	12	11	21	22	23	24	25	26	27	28
			55	54	53	52	51	61	62	63	64	65			
			85	84	83	82	81	71	72	73	74	75			
48	47	46	45	44	43	42	41	31	32	33	34	35	36	37	38

R ——————————————————— L

Bei der Untersuchung werden routinemäßig folgende **Basisbefunde** erhoben:
kariöse Zähne   = c
fehlende Zähne = f
zerstörte Zähne = z
Zahnstein, Mundkrankheiten.

Vitalitätsprüfung, PSI

Vitalitätsprüfung

GOZ 0070

	Punkte	EUR
	50	2,81

Vitalitätsprüfung
eines Zahnes oder mehrerer Zähne einschließlich Vergleichstest, je Sitzung

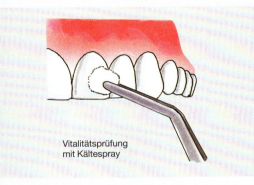

Vitalitätsprüfung mit Kältespray

Die **GOZ-Nr. 0070** wird unabhängig von der Anzahl der geprüften Zähne berechnet. Die GOZ-Nr. 0070 ist mit der **BEMA-Nr. 8** vergleichbar.

GOZ-Nr. 0070 ist berechnungsfähig

- ✓ für die Vitalitätsprüfung unabhängig von der Anzahl der geprüften Zähne
- ✓ einschließlich Vergleichstest

Parodontaler Screening-Index (PSI)

GOZ 4005

	Punkte	EUR
	80	4,50

Erhebung mindestens eines Gingivaindex und/oder eines Parodontalindex
(z. B. des Parodontalen Screening-Index PSI)

Abrechnungsbestimmung
Die Leistung nach **GOZ-Nr. 4005** ist **innerhalb eines Jahres höchstens zweimal** berechnungsfähig.

Die **Behandlung von Parodontalerkrankungen** ist Bestandteil von **Lernfeld 10 (Band II)**.
Im Rahmen einer systematischen Untersuchung ist es aber auch vor einer geplanten Kariestherapie sinnvoll, einen **Gingivaindex oder Parodontalindex** zu erheben.
In der Praxis hat sich der **Parodontale Screening-Index (PSI)** zur Früherkennung und Beurteilung von Parodontalerkrankungen besonders bewährt. Einzelheiten hierzu wurden bereits im Rahmen der Kassenabrechnung ausführlich erläutert (Seiten 83 – 85).

GOZ-Nr. 4005 ist berechnungsfähig

- ✓ für die Erhebung und Dokumentation von mindestens einem Gingiva- oder Parodontalindex
- ✓ maximal 2x innerhalb eines Jahres
- ✓ für den Parodontalen Screening-Index oder andere Gingiva-/Parodontalindizes
- ✓ auch bei Kindern und Jugendlichen
- ✓ neben GOZ-Nr. 0010
- ✓ neben GOÄ-Nr. 1
- ✓ neben GOÄ-Nr. 5 oder 6
- ✓ u.v.m.

GOZ-Nr. 4005 ist nicht berechnungsfähig

- ⊖ für die Erhebung eines Plaque-Index, z. B. API (siehe Zahnmedizinische Assistenz Lernfeld 11.5.1)
- ⊖ je erhobenem Index
- ⊖ mehr als 2x innerhalb eines Jahres

Röntgendiagnostik der Zähne

Röntgendiagnostik der Zähne

Die Röntgenaufnahmen der Zähne werden nach **Abschnitt O** der **GOÄ** berechnet. Dabei gelten die folgenden **Allgemeinen Bestimmungen**.

Abschnitt O des Gebührenverzeichnisses der GOÄ

I. Strahlendiagnostik

Allgemeine Bestimmungen
1. **Mit den Gebühren** sind **alle Kosten** (auch für Dokumentation und Aufbewahrung der Datenträger) **abgegolten**.
2. Die **Leistungen für Strahlendiagnostik** mit Ausnahme der Durchleuchtungen nach GOÄ-Nr. 5295 sind **nur bei Bilddokumentation** auf einem Röntgenfilm oder einem anderen Langzeitdatenträger berechnungsfähig.
3. Die **Befundmitteilung** oder der **einfache Befundbericht** mit Angaben zum Befund und zur Diagnose ist **Bestandteil der Leistungen** und nicht gesondert berechnungsfähig.
4. Die **Beurteilung von Röntgenaufnahmen** (auch Fremdaufnahmen) als selbstständige Leistung ist **nicht berechnungsfähig**.
5. Die nach der Strahlenschutzverordnung bzw. Röntgenverordnung **notwendige ärztliche Überprüfung der Indikation** und **des Untersuchungsumfangs** ist auch im Überweisungsfall Bestandteil der Leistungen des Abschnitts O und mit den Gebühren abgegolten.
6. [...]
7. [...]

(Die Bestimmungen 6 und 7 haben keine Bedeutung für die Röntgendiagnostik der Zähne.)

GOÄ 5000

	Punkte	EUR
	50	2,91

Zähne, je Projektion

Abrechnungsbestimmungen
Werden mehrere Zähne mittels einer Röntgenaufnahme erfasst, so darf die GOÄ-Nr. 5000 nur einmal und nicht je aufgenommenem Zahn berechnet werden.

Die **GOÄ-Nr. 5000** wird für jede medizinisch notwendige Röntgenaufnahme berechnet. Dabei wird kein Unterschied gemacht zwischen
– **analoger** oder **digitaler Röntgentechnik** (siehe LF 10.7 der Zahnmedizinischen Assistenz)
– **Halbwinkeltechnik, Rechtwinkel-/Paralleltechnik** oder **Bissflügelaufnahmen**.

Bei der Berechnung der GOÄ-Nr. 5000 gilt der **reduzierte Gebührenrahmen** (wie bei allen technischen Leistungen – siehe LF 2.2.4, Seite 52). Es darf höchstens der 2,5fache Gebührensatz berechnet werden. Dabei ist eine Begründung bei Überschreitung des 1,8fachen Gebührensatzes anzugeben. Eine abweichende Honorarvereinbarung nach § 2 GOÄ ist nicht zulässig.

Porto- und Versandkosten sind gemäß § 10 GOÄ gesondert berechnungsfähig.

Die **Aufbewahrungsfristen** für Röntgenaufnahmen richten sich nach der Röntgenverordnung (RöV). Röntgenbilder und die zugehörigen Aufnahmen sind 10 Jahre lang nach der letzten Untersuchung aufzubewahren. Die Aufzeichnungen von Röntgenuntersuchungen eines Patienten, der das 18. Lebensjahr noch nicht vollendet hat, sind bis zur Vollendung des 28. Lebensjahres des Patienten aufzubewahren.

Die **GOÄ-Nr. 5000** ist mit den **BEMA-Nrn. Ä 925 a-d** vergleichbar. Wesentliche Unterschiede sind jedoch:
– Die GOÄ-Nr. 5000 wird pro Röntgenaufnahme berechnet. Die Aufnahmen werden also nicht wie bei der Kassenabrechnung zu Abrechnungsgruppen (Rö 2, Rö 5, Rö 8, Stat) zusammengefasst.
– Die GOÄ-Nr. 5000 kann auch bei gleicher klinischer Situation mehrmals berechnet werden. Die BEMA-Nr. Ä 925a ist dagegen nur bei unterschiedlicher klinischer Situation mehrmals abrechenbar (→ siehe Seite 87, 88).

GOÄ-Nr. 5000 ist berechnungsfähig

- ✓ für Röntgenaufnahmen der Zähne einschließlich der Beurteilung und schriftlichen Befunddokumentation sowie der Kosten für Filmmaterial und Filmverarbeitung
- ✓ 1x je Röntgenaufnahme
- ✓ ohne Unterschied, ob konventionell oder digital geröntgt wird
- ✓ mehrmals von den gleichen Zähnen, falls erforderlich
- ✓ auch neben Panoramaaufnahmen und Teilaufnahmen des Schädels
- ✓ auch für Bissflügelaufnahmen
- ✓ nur mit reduziertem Gebührenrahmen
- ✓ Portokosten sind zusätzlich berechnungsfähig

GOÄ-Nr. 5000 ist nicht berechnungsfähig

- ⊖ für Wiederholungsaufnahmen aufgrund unzureichender Aufnahmetechnik oder Filmverarbeitung
- ⊖ Kosten für Röntgenfilme und Filmverarbeitung sind nicht zusätzlich berechnungsfähig

Heil- und Kostenplan

Weitere allgemeine zahnärztliche Leistungen

Die **allgemeinen zahnärztlichen Leistungen (GOZ-Nrn. 0010-0120)** sind in Abschnitt A des Gebührenverzeichnisses der GOZ zusammengefasst.

Die **Tabelle 4.2 auf Seite 102** gibt einen Überblick über die einzelnen **Gebührenpositionen von Abschnitt A**. Für das **Lernfeld 4** sind wichtig:

GOZ 0010	Eingehende Untersuchung	Seite 114
GOZ 0030	Heil- und Kostenplan	Seite 117
GOZ 0070	Vitalitätsprüfung	Seite 115
GOZ 0110	Zuschlag für OP-Mikroskop	Seite 118

GOZ-Nr. 0030

Die Berechnung der GOZ-Nr. 0030 setzt
- die schriftliche Aufstellung eines Heil- und Kostenplans
- nach Befundaufnahme

voraus. Die Auswertung von Modellen ist nicht vorgeschrieben. Eine klinische Untersuchung kann zur Befundaufnahme ausreichen. Für den Heil- und Kostenplan ist im Rahmen einer Privatbehandlung kein bestimmtes Formblatt vorgesehen.

Neben GOZ-Nr. 0030 können z. B. **folgende Leistungen** anfallen:

GOZ-Nr. 0010	– Eingehende Untersuchung
GOZ-Nr. 0050	– Abformung eines Kiefers für ein Planungsmodell
GOZ-Nr. 0060	– Abformung beider Kiefer für Planungsmodelle und einfache Bissfixierung
GOZ-Nr. 0070	– Vitalitätsprüfung
GOÄ-Nr. 1	– Beratung
GOÄ-Nr. 5000	– Röntgendiagnostik der Zähne
GOÄ-Nr. 5004	– Panoramaschichtaufnahme der Kiefer.

Der Inhalt des Heil- und Kostenplans ist in der Gebührenordnung nicht ausdrücklich geregelt. Bei **zahntechnischen Leistungen** sind die Vorschriften von **§ 9 GOZ** zu beachten (siehe Seite 44).

GOZ 0030

Punkte	EUR
200	11,25

Aufstellung eines schriftlichen Heil- und Kostenplans
nach Befundaufnahme und
gegebenenfalls Auswertung von Modellen

Abrechnungsbestimmung
Die Leistungen nach den **GOZ-Nrn. 0030 und 0040** sind **nicht nebeneinander** berechnungsfähig.

GOZ-Nr. 0030 ist berechnungsfähig

- ☑ für die Aufstellung eines schriftlichen Heil- und Kostenplans nach Befundaufnahme
- ☑ auch ohne Auswertung von Modellen
- ☑ für die Planung von Behandlungsmaßnahmen aus folgenden Abschnitten der GOZ:
  - A. Allgemeine zahnärztliche Leistungen
  - B. Prophylaktische Leistungen
  - C. Konservierende Leistungen
  - D. Chirurgische Leistungen
  - E. Leistungen bei Erkrankungen der Mundschleimhaut und des Parodontiums
  - F. Prothetische Leistungen
  - H. Eingliederung von Aufbissbehelfen und Schienen
  - K. Implantologische Leistungen
  - L. Zuschläge.
- ☑ auch für ärztliche Leistungen aus den nach § 6 Absatz 2 GOZ geöffneten Abschnitten der GOÄ
- ☑ auch für medizinisch nicht notwendige Leistungen nach § 2 Absatz 3 GOZ
- ☑ je Heil- und Kostenplan (bei alternativen Planungen entsprechend für jeden Heil- und Kostenplan)

GOZ 0030 ist nicht berechnungsfähig

- ⊖ neben einem Heil- und Kostenplan nach GOZ-Nr. 0040
- ⊖ für die Planung von Behandlungsmaßnahmen aus den GOZ-Abschnitten
  - G. Kieferorthopädische Leistungen
  - J. Funktionsanalytische und funktionstherapeutische Leistungen
- ⊖ zusätzlich Schreibgebühren (GOÄ-Nrn. 95, 96)

Zuschlag für Operationsmikroskop und Laser

GOZ 0110
Punkte 400   **EUR** 22,50

Zuschlag für die Anwendung eines Operationsmikroskops
bei den Leistungen nach den GOZ-Nummern 2195, 2330, 2340, 2360, 2410, 2440, 3020, 3030, 3040, 3045, 3060, 3110, 3120, 3190, 3200, 4090, 4100, 4130, 4133, 9100, 9110, 9120, 9130 und 9170

Abrechnungsbestimmung
Der Zuschlag nach der GOZ-Nr. 0110 ist je Behandlungstag nur einmal und nur mit dem einfachen Gebührensatz berechnungsfähig.

GOZ-Nr. 0110 ist berechnungsfähig
- ✓ für die Anwendung eines OP-Mikroskops bei den aufgeführten GOZ-Nummern
- ✓ nur 1x je Behandlungstag
- ✓ nur mit dem einfachen Gebührensatz

GOZ-Nr. 0110 ist nicht berechnungsfähig
- ⛔ für die Anwendung eines OP-Mikroskops bei GOZ-Nummern, die nicht in der Leistungsbeschreibung aufgeführt sind (analog nach § 6 Abs. 1 GOZ berechnen)
- ⛔ für die Anwendung einer Lupenbrille
- ⛔ neben dem ärztlichen Zuschlag für ein OP-Mikroskop **GOÄ-Nr. 440**

Führt der Zahnarzt eine **ambulante operative Leistung** durch, die er **nach § 6 Absatz 2 GOZ** berechnet, so ist in diesem Zusammenhang der entsprechende **ärztliche Zuschlag GOÄ-Nr. 440** für die **Anwendung eines OP-Mikroskops** anzusetzen.
Die Vergütung ist bei der **GOÄ-Nr. 440** etwas höher als bei der **GOZ-Nr. 0110**, da der **ärztliche Punktwert etwas höher** als der zahnärztliche Punktwert ist.

GOÄ 440
Punkte 400   **EUR** 23,31

Zuschlag für die Anwendung eines Operationsmikroskops
bei ambulanten operativen Leistungen.

Abrechnungsbestimmung
Der Zuschlag nach **GOÄ-Nr. 440** ist **je Behandlungstag nur einmal** berechnungsfähig.

GOZ 0120
Punkte wie betreffende Leistung   **EUR** max. 68,00

Zuschlag für die Anwendung eines Lasers
bei den Leistungen nach den GOZ-Nrn. 2410, 3070, 3080, 3210, 3240, 4080, 4090, 4100, 4130, 4133 und 9160

Abrechnungsbestimmungen
Der Zuschlag nach der GOZ-Nr. 0120 beträgt **100 v.H. des einfachen Gebührensatzes** der betreffenden Leistung, jedoch **nicht mehr als 68 Euro**. Der Zuschlag nach der GOZ-Nr. 0120 ist **je Behandlungstag nur einmal** berechnungsfähig.

GOZ-Nr. 0120 ist berechnungsfähig
- ✓ nur bei den aufgeführten Leistungen
- ✓ nur 1x je Behandlungstag
- ✓ nur mit dem einfachen Gebührensatz
- ✓ maximal 68,00 EUR

GOZ-Nr. 0120 ist nicht berechnungsfähig
- ⛔ für die Anwendung eines Lasers bei GOZ-Nummern, die nicht in der Leistungsbeschreibung aufgeführt sind (analog nach § 6 Abs. 1 GOZ berechnen)
- ⛔ neben dem ärztlichen Zuschlag für die Anwendung eines Lasers **GOÄ-Nr. 441**

Führt der Zahnarzt eine **ambulante operative Leistung** durch, die er **nach § 6 Absatz 2 GOZ** berechnet, so ist in diesem Zusammenhang der entsprechende **ärztliche Zuschlag GOÄ-Nr. 441** für die **Anwendung eines Lasers** anzusetzen.

GOÄ 441
Punkte wie betreffende Leistung   **EUR** max. 67,49

Zuschlag für die Anwendung eines Lasers
bei ambulanten operativen Leistungen, je Sitzung

Abrechnungsbestimmungen
Der Zuschlag nach **GOÄ-Nr. 441** beträgt **100 v.H. des einfachen Gebührensatzes** der betreffenden Leistung, jedoch **nicht mehr als 132,- Deutsche Mark (67,49 Euro)**.
Der Zuschlag nach **GOÄ-Nr. 441** ist **je Behandlungstag nur einmal** berechnungsfähig.

Mundschleimhautbehandlung

Bei den folgenden Leistungen kann die **GOZ-Nr. 0120** als Zuschlag berechnet werden:

GOZ 2410	Wurzelkanalaufbereitung
GOZ 3070	Exzision von Schleimhaut/Granulationsgewebe
GOZ 3080	Exzision einer größeren Schleimhautwucherung
GOZ 3210	Beseitigung störender Schleimhautbänder
GOZ 3240	Vestibulum-/Mundbodenplastik kleineren Umfangs
GOZ 4080	Gingivektomie/Gingivoplastik
GOZ 4090	Lappen-Op/offene Kürettage am Frontzahn
GOZ 4100	Lappen-Op/offene Kürettage am Seitenzahn
GOZ 4130	Gewinnung u. Transplantation von Schleimhaut
GOZ 4133	Gewinnung u. Transplantation von Bindegewebe
GOZ 9160	Materialentfernung unter der Schleimhaut

Die **GOZ-Nr. 0120** kann **nur einmal je Behandlungstag** berechnet werden. Der Zuschlag entspricht dem **einfachen Gebührensatz der zugehörigen Leistung**, er ist also **variabel**. Bei der Durchführung mehrerer zuschlagfähiger Leistungen wird der Zuschlag der Leistung mit der höchsten Punktzahl zugeordnet. Der Zuschlag darf jedoch **maximal nur 68,00 EUR** betragen.

4.2.4 Basismaßnahmen

Gebührenpositionen im Überblick

GOZ 4020	Lokalbehandlung der Mundschleimhaut
GOZ 4025	Subgingivale Medikamentenapplikation
GOZ 4030	Beseitigung scharfer Zahnkanten, Ränder
GOZ 4040	Beseitigung grober Vorkontakte, Einschleifen
GOZ 4050	Entfernung harter u. weicher Beläge (einwurzeliger Zahn)
GOZ 4055	Entfernung harter u. weicher Beläge (mehrwurzeliger Zahn)
GOZ 4060	Kontrolle/Nachreinigung nach 4050, 4055, 1040

GOZ 4020

Punkte	EUR
45	2,53

Lokalbehandlung von Mundschleimhauterkrankungen, gegebenenfalls einschließlich Taschenspülungen, je Sitzung

Die **GOZ-Nr. 4020** ist mit der **BEMA-Nr. 105** vergleichbar. Es bestehen jedoch folgende Unterschiede:
- Nicht nur medikamentöse, sondern auch chemische oder physikalische Maßnahmen erfüllen den Leistungsinhalt der GOZ-Nr. 4020.
- Es gibt keine zeitlichen Einschränkungen der GOZ-Nr. 4020 (z. B. keine 3-Monate-Frist nach Eingliederung einer Prothese).

Bei **Prothesendruckstellen** ist neben der **Druckstellenbehandlung (GOZ-Nr. 4020)** oft auch die **Entfernung eines störenden Prothesenrandes (GOZ-Nr. 4030)** erforderlich.

Mundschleimhautbehandlung, Beseitigen scharfer Kanten

GOZ-Nr. 4020 ist berechnungsfähig

- ✓ für die lokale Behandlung von Mundschleimhauterkrankungen
- ✓ 1x pro Sitzung (unabhängig vom Umfang der Behandlung)
- ✓ für das Aufbringen von Medikamenten auf die Mundschleimhaut
- ✓ für Taschenspülungen
- ✓ bei Gingivitis, Parodontitis
- ✓ bei Periimplantitis (Entzündung um ein Implantat herum)
- ✓ bei Dentitio difficilis (erschwertem Zahndurchbruch)
- ✓ für die Behandlung von Prothesendruckstellen (auch kurz nach Eingliederung der Prothese)
- ✓ für die Beseitigung von Druckstellen durch KFO-Apparaturen
- ✓ zusammen mit GOZ-Nr. 4030 (Beseitigen scharfer Zahnkanten, Prothesenränder)

GOZ-Nr. 4020 ist nicht berechnungsfähig

- ⊖ mehrmals in einer Sitzung
- ⊖ für die subgingivale lokale Anwendung von Antibiotika (GOZ-Nr. 4025)

GOZ 4025

Punkte	EUR
15	0,84

Subgingivale medikamentöse antibakterielle Lokalapplikation, je Zahn

Abrechnungsbestimmung
Die verwendeten antibakteriellen Materialien sind gesondert berechnungsfähig.

Fachbegriffe

subgingival	– unter dem Zahnfleisch (z.B. bei Zahnfleischtaschen)
antibakteriell	– gegen Bakterien
Applikation	– Anwendung, Verabreichung
Lokalapplikation	– örtliche Anwendung
Antibiotikum	– biologischer Wirkstoff gegen Krankheitserreger (Mehrzahl: Antibiotika)
Antiseptikum	– keimtötendes Mittel gegen Wundinfektionen (Mehrzahl: Antiseptika)

Die **GOZ-Nr. 4025** wird in typischer Weise für eine **Taschenbehandlung mit antibakteriellen Medikamenten** berechnet. Hierfür werden z.B. Antibiotika oder Antiseptika in Form von Salben, Gelen oder Chips verwendet.

GOZ-Nr. 4025 ist berechnungsfähig

- ✓ für die lokale antibakterielle Medikamentengabe unter dem Zahnfleisch (antibakterielle Taschenbehandlung)
- ✓ je Zahn
- ✓ antibakterielle Medikamente sind gesondert berechnungsfähig

GOZ-Nr. 4025 ist nicht berechnungsfähig

- ⊖ für Lokalbehandlung von Mundschleimhauterkrankungen (GOZ-Nr. 4020)
- ⊖ für einfache Taschenspülungen

GOZ 4030

Punkte	EUR
35	1,97

Beseitigung von scharfen Zahnkanten, störenden Prothesenrändern und Fremdreizen am Parodontium, je Kieferhälfte oder Frontzahnbereich

Die **GOZ-Nr. 4030** ist mit der **BEMA-Nr. 106** vergleichbar. Wesentliche Unterschiede sind:
– Die GOZ-Nr. 4030 kann je Kieferhälfte oder Frontzahnbereich berechnet werden (und nicht nur 1x je Sitzung wie BEMA-Nr. 106).
– Für die Beseitigung von störenden Prothesenrändern gibt es bei der GOZ-Nr. 4030 keine zeitliche Einschränkung (z.B. keine 3-Monate-Frist nach Eingliederung einer Prothese).

Fremdreize am Parodontium können z.B. überstehende Füllungs- oder Kronenränder sein (siehe Abb.).

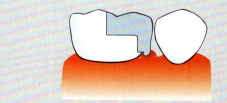

Fremdreiz am Parodontium durch eine überstehende Füllung

Beseitigen scharfer Zahnkanten, grober Vorkontakte

Für das Beschleifen überstehender Füllungs- bzw. Kronenränder bei bereits vorhandenen Arbeiten kann die GOZ-Nr. 4030 berechnet werden. Bei neuen Füllungen oder Kronen gehört dies jedoch zum Leistungsinhalt der entsprechenden GOZ-Positionen der Füllungen bzw. Kronen.
Die Entfernung von **Zahnstein** (als Fremdreiz) wird nach **GOZ-Nr. 4050** berechnet.
Für die **Politur von Füllungen** (auch von alten Füllungen) kann die **GOZ-Nr. 2130** angesetzt werden.
Werden Schmelzkanten geglättet, so kann für die anschließende **Fluoridierung** die **GOZ-Nr. 1020** berechnet werden. Die **Behandlung überempfindlicher Zahnflächen** wird nach **GOZ-Nr. 2010** berechnet.

GOZ-Nr. 4030 ist berechnungsfähig

- ✓ für die Beseitigung von scharfen Zahnkanten, störenden Prothesenrändern, überstehenden Füllungs- und Kronenrändern
- ✓ für das Abtrennen von Prothesenklammern, wenn der Zahn z. B. entfernt werden muss
- ✓ je Kieferhälfte oder Frontzahnbereich (also maximal 4x pro Sitzung)
- ✓ neben GOZ-Nr. 4040 (Beseitigung grober Vorkontakte)
- ✓ neben GOZ-Nr. 2130 (Kontrolle, Finieren/Polieren einer Restauration)
- ✓ neben GOZ-Nr. 8100 (systematische Einschleifmaßnahmen)
- ✓ neben GOZ-Nr. 1020 (lokale Fluoridierung)
- ✓ neben GOZ-Nr. 1040 (professionelle Zahnreinigung)
- ✓ neben GOZ-Nr. 2010 (Behandlung überempfindlicher Zahnflächen)

GOZ-Nr. 4030 ist nicht berechnungsfähig

- ⊖ für das Entfernen von Zahnstein (GOZ-Nrn. 4050, 4055)
- ⊖ für Finieren/Polieren von Füllungen (GOZ-Nr. 2130)
- ⊖ für professionelle Zahnreinigung (GOZ-Nr. 1040)
- ⊖ für Kontrollen und Korrekturen nach Versorgung mit Kronen, Brücken, Prothesen
- ⊖ für Korrekturen an KFO-Apparaturen im Rahmen der GOZ-Nrn. 6030-6080

GOZ 4040   Punkte 45   EUR 2,53

Beseitigung grober Vorkontakte der Okklusion und Artikulation
durch Einschleifen des natürlichen Gebisses oder bereits vorhandenen Zahnersatzes, je Sitzung

Die **GOZ-Nr. 4040** kann für die **Beseitigung grober Vorkontakte der Okklusion und Artikulation** durch Einschleifen
– des natürlichen Gebisses oder
– von bereits vorhandenem Zahnersatz
berechnet werden. Hierzu gehört z. B. das Einschleifen elongierter (= verlängerter) Zähne und die Beseitigung von groben Frühkontakten auch im Zusammenhang mit einer Parodontalbehandlung.
Systematische Einschleifmaßnahmen im Rahmen einer Funktionsanalyse und Funktionstherapie sind nach **GOZ-Nr. 8100** zu berechnen (siehe LF 12.2).

GOZ-Nr. 4040 ist berechnungsfähig

- ✓ für die Beseitigung grober Vorkontakte der Okklusion und Artikulation durch Einschleifen
  - des natürlichen Gebisses oder
  - von bereits vorhandenem Zahnersatz
- ✓ 1x je Sitzung (unabhängig vom Umfang der Behandlung)
- ✓ neben GOZ-Nrn. 1020, 1040, 2010, 2130, 4030, 8100

GOZ-Nr. 4040 ist nicht berechnungsfähig

- ⊖ für Finieren/Polieren von Füllungen (GOZ-Nr. 2130)
- ⊖ für professionelle Zahnreinigung (GOZ-Nr. 1040)
- ⊖ für Kontrollen und Korrekturen nach Versorgung mit Kronen, Brücken, Prothesen
- ⊖ für Korrekturen an KFO-Apparaturen im Rahmen der GOZ-Nrn. 6030-6080

Entfernung harter und weicher Zahnbeläge

GOZ 4050	Punkte	EUR
	10	0,56

Entfernung harter und weicher Zahnbeläge, gegebenenfalls einschließlich Polieren an einem einwurzeligen Zahn oder Implantat, auch Brückenglied

GOZ 4055	Punkte	EUR
	13	0,73

Entfernung harter und weicher Zahnbeläge, gegebenenfalls einschließlich Polieren an einem mehrwurzeligen Zahn

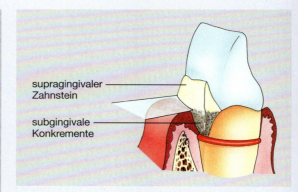

supragingivaler Zahnstein

subgingivale Konkremente

Abrechnungsbestimmung zu GOZ-Nrn. 4050 und 4055
Die Leistungen nach den **GOZ-Nrn. 4050 und 4055** sind **für denselben Zahn innerhalb von 30 Tagen nur einmal** berechnungsfähig.

Abrechnungsbestimmung zu GOZ-Nrn. 4090 und 4100
Neben den Leistungen nach den **GOZ-Nrn. 4090 und 4100** sind Leistungen nach den **GOZ-Nrn. 4050 bis 4080** in der gleichen Sitzung **nicht** berechnungsfähig.

Die **GOZ-Nrn. 4050 und 4055** werden für die Entfernung harter und weicher Zahnbeläge (Zahnstein, Plaque) berechnet.
Die Entfernung der Zahnbeläge kann
– **manuell** (mit Handinstrumenten)
– oder **maschinell** (z. B. mit Ultraschall, Pulverstrahl, Polierbürsten) erfolgen.
Die GOZ-Nrn. 4050 und 4055 umfassen die Entfernung von **supragingivalen (über dem Zahnfleisch gelegenen) Zahnbelägen**. Für die Entfernung von **subgingivalen** (unter dem Zahnfleisch gelegenen) **Konkrementen** wird – abhängig von der Behandlungsmethode – angesetzt:

GOZ-Nr. 4070   geschlossenes Vorgehen an einwurzeligem Zahn
GOZ-Nr. 4075   geschlossenes Vorgehen an mehrwurzeligem Zahn
GOZ-Nr. 4090   offenes Vorgehen an einem Frontzahn
GOZ-Nr. 4100   offenes Vorgehen an einem Seitenzahn

Einzelheiten hierzu werden in **Band II, Lernfeld 10.2.3** erläutert.

Die **GOZ-Nrn. 4050 und 4055** sind **nicht neben** den **GOZ-Nrn. 4090 und 4100** (Lappenoperation, offene Kürettage) **in der gleichen Sitzung** berechnungsfähig.
Die Entfernung der harten und weichen Zahnbeläge gehört jedoch zur **Initialtherapie** im Rahmen einer systematischen Parodontalbehandlung und kann entsprechend **vor** parodontalchirurgischen Eingriffen berechnet werden.
Oberflächenanästhesien bei Zahnsteinentfernungen werden nach **GOZ-Nr. 0080** berechnet (siehe LF 5.2).

Die **GOZ-Nrn. 4050 und 4055** sind mit der **BEMA-Nr. 107** vergleichbar. Wesentliche Unterschiede sind jedoch:
– Die **GOZ-Nrn. 4050 und 4055** sind nicht – wie die **BEMA-Nr. 107** – nur für die Entfernung harter Zahnbeläge (Zahnstein) berechnungsfähig, sondern **auch für die Entfernung weicher Zahnbeläge (Plaque)**.
– Die **GOZ-Nrn. 4050 und 4055** werden **je Zahn, Implantat oder Brückenglied** berechnet und nicht je Sitzung.

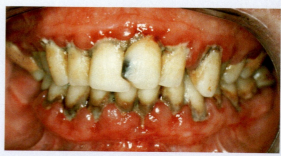

Zahnstein, Konkremente und Plaque

Entfernung harter und weicher Zahnbeläge

GOZ-Nrn. 4050 und 4055 sind berechnungsfähig

- ✓ für die Entfernung harter Zahnbeläge
- ✓ für die Entfernung weicher Zahnbeläge
- ✓ einschließlich Polieren (falls erforderlich)
- ✓ je einwurzeligem Zahn (GOZ-Nr. 4050)
- ✓ je Implantat (GOZ-Nr. 4050)
- ✓ je Brückenglied (GOZ-Nr. 4050)
- ✓ je mehrwurzeligem Zahn (GOZ-Nr. 4055)
- ✓ 1x innerhalb von 30 Tagen

GOZ-Nrn. 4050 und 4055 sind nicht berechnungsfähig

- ⊖ neben professioneller Zahnreinigung am gleichen Zahn in gleicher Sitzung (GOZ-Nr. 1040)
- ⊖ neben Lappenoperation/offener Kürettage am gleichen Zahn in gleicher Sitzung (GOZ-Nrn. 4090, 4100)
- ⊖ neben GOZ-Nr. 4060 (Kontrolle/Nachreinigung) in gleicher Sitzung am gleichen Zahn
- ⊖ für professionelle Zahnreinigung (GOZ-Nr. 1040)
- ⊖ für Kontrolle/Nachreinigung
- ⊖ für Entfernung von subgingivalen Konkrementen und Wurzelglättung (GOZ-Nrn. 4070, 4075)
- ⊖ für Entfernung von Zahnbelägen an Prothesen oder Aufbissschienen (Laborleistung)

GOZ 4060

Punkte 7   EUR 0,39

Kontrolle
nach Entfernung harter und weicher Zahnbeläge oder professioneller Zahnreinigung nach **GOZ-Nr. 1040**
mit Nachreinigung einschließlich Polieren, je Zahn oder Implantat, auch Brückenglied

Abrechnungsbestimmung zur GOZ-Nr. 4060
Die Leistung nach der **GOZ-Nr. 4060** ist neben den Leistungen nach den **GOZ-Nrn. 1040, 4050 und 4055 nicht** berechnungsfähig.

Abrechnungsbestimmung zu GOZ-Nrn. 4090 und 4100
Neben den Leistungen nach den **GOZ-Nrn. 4090 und 4100** sind Leistungen nach den **GOZ-Nrn. 4050 bis 4080** in der gleichen Sitzung **nicht** berechnungsfähig.

Die **GOZ-Nr. 4060** wird für eine **Kontrolle**
– nach Entfernung von harten und weichen Zahnbelägen
– oder nach professioneller Zahnreinigung (siehe **Band II, Lernfeld 11.2**)
berechnet. Hierzu gehört auch die Entfernung von Resten (Nachreinigung) harter oder weicher Beläge.

GOZ-Nr. 4060 ist berechnungsfähig

- ✓ für die Kontrolle nach Entfernung harter und weicher Zahnbeläge
- ✓ für die Kontrolle nach professioneller Zahnreinigung
- ✓ mit Nachreinigung einschließlich Polieren
- ✓ je Zahn
- ✓ je Implantat
- ✓ je Brückenglied
- ✓ ohne Vorgabe einer Frist

GOZ-Nr. 4060 ist nicht berechnungsfähig

- ⊖ neben professioneller Zahnreinigung am gleichen Zahn in gleicher Sitzung (GOZ-Nr. 1040)
- ⊖ neben GOZ-Nrn. 4050 und 4055 in gleicher Sitzung am gleichen Zahn
- ⊖ neben Lappenoperation/offener Kürettage am gleichen Zahn in gleicher Sitzung (GOZ-Nrn. 4090, 4100)

Füllungen, Behandlung überempfindlicher Zahnflächen

4.2.5 Füllungen

Die Berechnung von **Füllungen** ist in **Abschnitt C des Gebührenverzeichnisses der GOZ** geregelt.
In **Tabelle 4.3** sind alle Gebührenpositionen von **Abschnitt C der GOZ** mit Zuordnung zu den einzelnen Lernfeldern aufgeführt.

GOZ-Abschnitt C Konservierende Leistungen		Tabelle 4.3
GOZ-Nr.	Kurzbeschreibung	Buchseite
2000	Fissuren-/Flächenversiegelung	Band II
2010	Behandlung überempfindlicher Zahnflächen	124
2020	Temporärer speicheldichter Verschluss	125
2030	Besondere Maßnahmen beim Präparieren/Füllen	125
2040	Anlegen von Spanngummi	126
2050	Einflächige Füllung mit plastischem Material	126
2060	Einflächige Füllung mit Adhäsivkomposit	127
2070	Zweiflächige Füllung mit plastischem Material	126
2080	Zweiflächige Füllung mit Adhäsivkomposit	127
2090	Dreiflächige Füllung mit plastischem Material	126
2100	Dreiflächige Füllung mit Adhäsivkomposit	127
2110	Mehr als dreiflächige Füllung mit plastischem Material	126
2120	Mehr als dreiflächige Füllung mit Adhäsivkomposit	127
2130	Kontrolle, Finieren/Polieren einer Restauration	129
2150	Einlagefüllung, einflächig	130
2160	Einlagefüllung, zweiflächig	130
2170	Einlagefüllung, mehr als zweiflächig	130
2180	Plastischer Zahnaufbau für Krone	131
2190	Gegossener Stiftaufbau für Krone	131
2195	Schraubenaufbau/Glasfaserstift für Krone	131
2197	Adhäsive Befestigung	132
2200	Vollkrone, Tangentialpräparation (Zahn/Implantat)	Band II
2210	Vollkrone, Hohlkehl- oder Stufenpräparation (Zahn)	Band II
2220	Teilkrone, Veneer	Band II
2230	Teilleistungen 2200-2220, ½ Gebühr	Band II
2240	Teilleistungen 2200-2220, ¾ Gebühr	Band II
2250	Konfektionierte Krone bei Kindern	133
2260	Provisorium, direkt ohne Abformung	133
2270	Provisorium, direkt mit Abformung	133
2290	Entfernen/Abtrennen Inlay, Krone, Brückenglied, Steg	134
2300	Entfernen eines Wurzelstiftes	134
2310	Wiedereinglied. Inlay, Krone, Verblend. heraus. ZE	135
2320	Wiederherstell. Krone, Brücke, Verblend. fest. ZE	Band II
2330	Indirekte Überkappung	153
2340	Direkte Überkappung	153
2350	Vitalamputation	153
2360	Vitalexstirpation	154
2380	Amputation der avitalen Milchzahnpulpa	155
2390	Trepanation eines Zahnes	157
2400	Elektrometrische Längenbest. d. Wurzelkanals	158
2410	Wurzelkanalaufbereitung	158
2420	Elektrophysikalisch-chemische Methoden, je Kanal	159
2430	Medikamentöse Einlage, je Zahn	160
2440	Wurzelkanalfüllung	160

GOZ 2010	Punkte	EUR
	50	2,81
Behandlung überempfindlicher Zahnflächen, je Kiefer		

Überempfindliche Zahnflächen können auftreten:
– an freiliegenden Zahnhälsen bei Parodontalerkrankungen oder nach
– Parodontalbehandlungen
– auf Kauflächen (okklusal) oder an Schneidekanten (inzisal) infolge von Abrasion (Abrieb), Erosion (Säureeinwirkung) oder Einschleifmaßnahmen
– nach Präparation von Füllungen, Kronen oder Brücken.

Für die verschiedenen Möglichkeiten zur Behandlung überempfindlicher Zahnflächen kann die **GOZ-Nr. 2010** angesetzt werden. Im Gegensatz zur vergleichbaren **BEMA-Nr. 10** kann die **GOZ-Nr. 2010** je Kiefer berechnet werden (also 2x je Sitzung, wenn die Behandlung im Ober- und Unterkiefer erfolgt). Muss die Behandlung in einer späteren Sitzung wiederholt werden, kann sie erneut berechnet werden.

Für **lokale Fluoridierungen** der Zähne zur Verbesserung der Zahnhartsubstanz im Rahmen der Individualprophylaxe wird die **GOZ-Nr. 1020** berechnet (1x je Sitzung). Die **GOZ-Nr. 1020** ist innerhalb eines Jahres höchstens 4x berechnungsfähig (siehe **Band II, Lernfeld 11.2**).

GOZ-Nr. 2010 ist berechnungsfähig

✓ für die Behandlung überempfindlicher Zahnflächen
✓ je Kiefer
✓ je Sitzung

GOZ-Nr. 2010 ist nicht berechnungsfähig

⊖ für die lokale Fluoridierung zur Kariesprophylaxe (GOZ-Nr. 1020)
⊖ für die lokale Medikamentenanwendung mit einer individuellen Schiene zur Kariesprophylaxe (GOZ-Nr. 1030)
⊖ für die Glattflächenversiegelung (GOZ-Nr. 2000)

Temporärer Verschluss, besondere Maßnahmen beim Präparieren oder Füllen

GOZ 2020
Punkte 98   **EUR** 5,51

Temporärer speicheldichter Verschluss einer Kavität

Die **GOZ-Nr. 2020** wird für den
- **vorübergehenden** (zeitweisen)
- **Verschluss** einer vorhandenen Kavität
- mit einem **speicheldichten Material**

angesetzt.
Diese Leistung kann z. B. erforderlich sein:
- nach Exkavieren einer tiefen Karies
- bei einer Notfallversorgung
- im Zusammenhang mit der Vitalerhaltung der Pulpa (GOZ-Nrn. 2330-2350).
- bei einer endodontischen Behandlung
- bei Inlayversorgungen (GOZ-Nrn. 2150-2170).

Die **GOZ-Nr. 2020** ist je Kavität berechnungsfähig, kann also bei zwei Kavitäten auch zweimal an einem Zahn berechnet werden.
Im Gegensatz zur vergleichbaren **BEMA-Nr. 11** kann die **GOZ-Nr. 2020** auch berechnet werden, wenn der Zahnarzt in einer späteren Sitzung die definitive Versorgung des Zahnes geplant hat.

GOZ-Nr. 2020 ist berechnungsfähig
- ☑ für den zeitweisen speicheldichten Verschluss
- ☑ je Kavität
- ☑ wenn eine definitive Versorgung der Kavität nicht erfolgen kann oder soll
- ☑ z. B. bei Notfallversorgungen
- ☑ z. B. im Vertretungsfall
- ☑ z. B. bei Kindern, die nicht länger mitarbeiten können
- ☑ z. B. nach Maßnahmen zur Vitalerhaltung der Pulpa (GOZ-Nrn. 2330-2350)
- ☑ z. B. bei Wurzelkanalbehandlungen
- ☑ z. B. bei Inlayversorgungen (GOZ-Nrn. 2150-2170)

GOZ-Nr. 2020 ist nicht berechnungsfähig
- ⛔ für eine definitive Füllung (GOZ-Nrn. 2050-2120)
- ⛔ für Provisorien im direkten Verfahren (GOZ-Nrn. 2260, 2270)
- ⛔ für die Wiederbefestigung von Provisorien
- ⛔ für einen Verschluss, der nicht speicheldicht ist

GOZ 2030
Punkte 65   **EUR** 3,66

Besondere Maßnahmen beim Präparieren oder Füllen von Kavitäten
(z. B. Separieren, Beseitigen störenden Zahnfleisches, Stillung einer übermäßigen Papillenblutung), je Kieferhälfte oder Frontzahnbereich

Abrechnungsbestimmung
Die Leistung nach **GOZ-Nr. 2030** ist **je Sitzung für eine Kieferhälfte oder einen Frontzahnbereich** höchstens **einmal für besondere Maßnahmen beim Präparieren**
und höchstens **einmal für besondere Maßnahmen beim Füllen von Kavitäten** berechnungsfähig.

Die **GOZ-Nr. 2030** ist mit der **BEMA-Nr. 12** vergleichbar. Wesentliche Unterschiede sind jedoch:
- Die GOZ-Nr. 2030 beinhaltet nicht das Anlegen von Spanngummi (Kofferdam). Hierfür kann die **GOZ-Nr. 2040** neben der GOZ-Nr. 2030 für das gleiche Gebiet berechnet werden.
- Die GOZ-Nr. 2030 kann in einer Sitzung in einer Kieferhälfte oder einem Frontzahnbereich
  - **1x für besondere Maßnahmen beim Präparieren** (z. B. Stillung übermäßiger Papillenblutung) **und**
  - **1x für besondere Maßnahmen beim Füllen der Kavität** (z. B. Separation der Zähne)

berechnet werden, also insgesamt **maximal 2x pro Kieferhälfte oder Frontzahnbereich**.

GOZ-Nr. 2030 ist berechnungsfähig
- ☑ für besondere Maßnahmen beim Präparieren oder Füllen von Kavitäten
- ☑ für Separieren von Zähnen (auch bei KFO-Therapie)
- ☑ für Verdrängen des Zahnfleisches mit Retraktionsringen oder anderen Hilfsmitteln
- ☑ für Durchtrennen von Zahnfleischfasern mit einem Elektrochirurgiegerät
- ☑ für Stillung einer übermäßigen Papillenblutung
- ☑ **1x je Sitzung** in einer Kieferhälfte oder einem Frontzahnbereich **beim Präparieren und**
- ☑ **1x je Sitzung** in einer Kieferhälfte oder einem Frontzahnbereich **beim Füllen von Kavitäten**
- ☑ neben GOZ-Nr. 2040 (Anlegen von Spanngummi)
- ☑ auch beim Präparieren von Inlays, Kronen, Brückenankern

Anlegen von Spanngummi, Restaurationen mit plastischem Material

GOZ 2040	Punkte	EUR
	65	3,66

Anlegen von Spanngummi,
je Kieferhälfte oder Frontzahnbereich

Die **GOZ-Nr. 2040** wird wie die GOZ-Nr. 2030 **je Kieferhälfte oder Frontzahnbereich** berechnet. Die Berechnung bezieht sich dabei nicht auf das Gebiet der zu behandelnden Zähne, sondern auf die **Ausdehnung des angelegten Spanngummis.**

GOZ-Nr. 2040 ist berechnungsfähig

- ✓ für das Anlegen von Spanngummi (Kofferdam)
- ✓ je Kieferhälfte oder Frontzahnbereich
- ✓ für den Bereich, in dem das Spanngummi angelegt wird, unabhängig von den behandelten Zähnen
- ✓ ggf. mehrfach je Kieferhälfte oder Frontzahnbereich, z. B. bei Erneuerung nach einer Röntgenaufnahme
- ✓ neben GOZ-Nr. 2030

GOZ-Nr. 2040 ist nicht berechnungsfähig

- ⊖ für Retraktionsringe zur Verdrängung von Zahnfleisch (GOZ-Nr. 2030)
- ⊖ für relative Trockenlegungen, z. B. mit Watterollen

Präparieren einer Kavität und Restauration mit plastischem Füllungsmaterial einschließlich Unterfüllung Anlegen einer Matrize oder Benutzen anderer Hilfsmittel zur Formung der Füllung

GOZ 2050	Punkte	EUR
einflächig	213	11,98

GOZ 2070	Punkte	EUR
zweiflächig	242	13,61

GOZ 2090	Punkte	EUR
dreiflächig	297	16,70

GOZ 2110	Punkte	EUR
mehr als dreiflächig	319	17,94

Abrechnungsbestimmung zu GOZ-Nrn. 2200-2220
Neben den Leistungen nach den **GOZ-Nrn. 2200-2220** sind Leistungen nach den **GOZ-Nrn. 2050-2130** nicht **berechnungsfähig.**

Die **GOZ-Nrn. 2050, 2070, 2090 und 2110** werden – je nach Ausdehnung – für das Legen einer **Füllung aus plastischem Material** berechnet. Hierzu gehören:
– Präparation einer Kavität
– Unterfüllung
– Anlegen einer Matrize oder Benutzen anderer Hilfsmittel zur Formung der Füllung
– Füllen mit plastischem Füllungsmaterial.
Die **Kosten für das Füllungsmaterial** sind in den GOZ-Nrn. 2050, 2070, 2090 und 2110 enthalten .

Als **plastisches (formbares) Füllungsmaterial** werden z. B. Amalgam, Komposit, Kompomer oder Glasionomerzement verwendet.

Für die Berechnung der GOZ-Nrn. 2050-2120 ist die **Anzahl der Füllungsflächen** zu beachten. Dabei wird jede Füllung einzeln berechnet. Werden z. B. zwei einflächige Füllungen okklusal gelegt, so kann die GOZ-Nr. 2050 zweimal berechnet werden.

2 okklusale Füllungen
→ 2 x GOZ-Nr. 2050

Kompositfüllungen in Adhäsivtechnik

Wird eine Restauration mit **Kompositmaterial in Adhäsivtechnik** durchgeführt, so ist die **GOZ-Nr. 2060, 2080, 2100 oder 2120** anzusetzen.

Für **Einlagefüllungen** aus Metall, Keramik oder Kunststoff werden die **GOZ-Nrn. 2150-2170** berechnet.

Für **Aufbaufüllungen** aus plastischem Material zur Vorbereitung eines Zahnes für eine Kronenversorgung wird die **GOZ-Nr. 2180** berechnet.
Wird jedoch zunächst eine **Füllung aus plastischem Material** zur Versorgung eines Zahnes gelegt, so können die GOZ-Nrn. **2050-2120** berechnet werden, auch wenn später eine Überkronung der Zähne erfolgt.

GOZ-Nrn. 2050, 2070, 2090, 2110 sind berechnungsfähig

- ✓ für Präparieren einer Kavität und Füllen mit plastischem Füllungsmaterial
- ✓ einflächig (GOZ-Nr. 2050)
- ✓ zweiflächig (GOZ-Nr. 2070)
- ✓ dreiflächig (GOZ-Nr. 2090)
- ✓ mehr als dreiflächig (GOZ-Nr. 2110)
- ✓ je Kavität, deshalb mehrfach an einem Zahn möglich
- ✓ Politur in separater Sitzung nicht enthalten (GOZ-Nr. 2130)
- ✓ Unterfüllung und Anlegen einer Matrize enthalten

GOZ-Nrn. 2050, 2070, 2090, 2110 sind nicht berechnungsfähig

- ⊖ für Restaurationen mit Kompositmaterial in Adhäsivtechnik (GOZ-Nrn. 2060, 2080, 2100, 2120)
- ⊖ für Einlagefüllungen in Metall, Keramik oder Kunststoff (GOZ-Nrn. 2150-2170)
- ⊖ für temporären speicheldichten Verschluss (GOZ-Nr. 2020)
- ⊖ neben GOZ-Nr. 2180 (Aufbau eines Zahnes mit plastischem Material für eine Krone)
- ⊖ neben GOZ-Nrn. 2200-2220 (Einzelkronen, Teilkronen)

Für **parapulpäre oder intrakanaläre Stiftverankerungen** (alte GOZ-Nr. 213) gibt es in der GOZ 2012 keine Gebührenposition mehr. Sie können aber weiterhin durchgeführt und dann **analog nach § 6 Absatz 1 GOZ** berechnet werden.

Präparieren einer Kavität und Restauration mit Kompositmaterialien in Adhäsivtechnik (Konditionieren), ggf. einschließlich Mehrschichttechnik, einschließlich Polieren, ggf. einschließlich Verwendung von Inserts

	Punkte	EUR
GOZ 2060 einflächig	527	29,64
GOZ 2080 zweiflächig	556	31,27
GOZ 2100 dreiflächig	642	36,11
GOZ 2120 mehr als dreiflächig	770	43,31

Abrechnungsbestimmung zu GOZ-Nrn. 2200-2220
Neben den Leistungen nach den **GOZ-Nrn. 2200-2220** sind Leistungen nach den **GOZ-Nrn. 2050-2130** nicht berechnungsfähig.

Die **GOZ-Nrn. 2060, 2080, 2100 und 2120** werden – je nach Ausdehnung – für das Legen einer **Füllung mit Kompositmaterialien in Adhäsivtechnik (Konditionieren)** berechnet.
Nach der Leistungsbeschreibung sind mit diesen Gebührenpositionen abgegolten:
- Mehrschichttechnik
- Polieren
- Verwendung von Inserts.

Das **Anlegen einer Matrize** oder anderer Hilfsmittel zur Formung der Füllung sind in der Leistungsbeschreibung nicht enthalten.
Die **Kosten für das Füllungsmaterial** sind in den GOZ-Nrn. 2060, 2080, 2100 und 2120 enthalten (§ 4 Abs. 3 GOZ).

Adhäsive Befestigung

Fachbegriffe	
Adhäsivtechnik	– Verfahren zur adhäsiven (klebenden) Befestigung von Restaurationen
Konditionieren	– Ätzen von Schmelz und ggf. Dentin mit Säure, um eine sichere Verankerung von Kompositmaterialien auf der angerauten Zahnoberfläche zu ermöglichen
Kompositmaterial	– Verbundkunststoff, der aus einem Grundgerüst aus Kunststoff und darin eingelagerten festen Füllkörpern zusammengesetzt ist
SDA-Restauration	– **S**chmelz-**D**entin-**A**dhäsiv-Restauration mit Komposit
Mehrschichttechnik	– schichtweises Auftragen des Kompositmaterials. Dadurch ist eine bessere Lichtaushärtung und Farbgestaltung möglich.
Insert	– vorgefertigter Füllkörper, der in eine Kompositfüllung eingefügt wird
Präparation	– Abtragung von Zahnhartsubstanz als vorbereitende Maßnahme für eine Füllung, Krone, Brücke oder Prothese
Kavität	– präparierte Hohlform zur Aufnahme einer Füllung
Restauration	– Wiederherstellung; Sammelbezeichnung für Füllungen, Kronen und Brücken

GOZ-Nrn. 2060, 2080, 2100, 2120 sind berechnungsfähig

- ✓ für Präparieren einer Kavität und Restauration mit Kompositmaterialien in Adhäsivtechnik
- ✓ einflächig (GOZ-Nr. 2060)
- ✓ zweiflächig (GOZ-Nr. 2080)
- ✓ dreiflächig (GOZ-Nr. 2100)
- ✓ mehr als dreiflächig (GOZ-Nr. 2120)
- ✓ je Kavität, deshalb mehrfach an einem Zahn möglich
- ✓ Politur enthalten
- ✓ ggf. Mehrschichttechnik oder Inserts enthalten

GOZ-Nrn. 2060, 2080, 2100, 2120 sind nicht berechnungsfähig

- ⊖ für Restaurationen mit plastischem Füllungsmaterial ohne Adhäsivtechnik (GOZ-Nrn. 2050, 2070, 2090, 2110)
- ⊖ für Einlagefüllungen aus Metall, Keramik oder Kunststoff (GOZ-Nrn. 2150-2170)
- ⊖ für temporären speicheldichten Verschluss (GOZ-Nr. 2020)
- ⊖ neben GOZ-Nr. 2180 (Aufbau eines Zahnes mit plastischem Material für eine Krone)
- ⊖ neben GOZ-Nrn. 2200-2220 (Einzelkronen, Teilkronen)
- ⊖ für Wiederbefestigung von Zahnfragmenten mit Adhäsivtechnik (analog nach § 6 Abs. 1 GOZ berechnen)

§ Adhäsive Befestigung

Das Gebührenverzeichnis der GOZ enthält eine Gebührenposition, die als **Zuschlag bei adhäsiver Befestigung** angesetzt wird:
- **GOZ-Nr. 2197 – Adhäsive Befestigung** (plastischer Aufbau, Stift, Inlay, Krone, Teilkrone, Veneer etc.) **siehe Seite 132**.

Es wird zur Zeit kontrovers diskutiert, ob die **GOZ-Nr. 2197** zusätzlich zu den **GOZ-Nrn. 2060, 2080, 2100 und 2120** berechnet werden kann.
Es gibt gute Gründe dafür, dass die **GOZ-Nr. 2197 zusätzlich** berechnungsfähig ist:
1. In den **Leistungsbeschreibungen** der GOZ-Nrn. 2060, 2080, 2100 und 2120 werden **verschiedene Tätigkeiten** aufgezählt, die mit diesen

Kontrolle, Politur einer Restauration

Gebührenpositionen abgegolten sind (Mehrschichttechnik, Politur und evtl. Verwendung von Inserts). Es wird auch eine **Materialklasse** benannt (Kompositmaterialien, in Adhäsivtechnik), aber **nicht** deren **adhäsive Befestigung**.
„In Adhäsivtechnik" und „adhäsive Befestigung" sind nicht dasselbe.

2. Voraussetzung für eine adhäsive Befestigung ist das **Konditionieren**. Dabei wird die Oberfläche (Schmelz und ggf. Dentin) mit Säure angeraut, **um anschließend eine adhäsive Befestigung** durchzuführen.
Das **Konditionieren** ist keine adhäsive Befestigung, sondern eine **vorbereitende Maßnahme vor** einer adhäsiven Befestigung nach **GOZ-Nr. 2197**.

3. Eine **adhäsive Befestigung** ist die mikromechanische Verankerung von entsprechenden Kompositmaterialien, die für diese **Adhäsivtechnik geeignet** sind. Dieser Vorgang ist **nicht** in der Leistungsbeschreibung der GOZ-Nrn. 2060, 2080, 2100 und 2120 enthalten.

4. Die **GOZ-Nr. 2197** ist inhaltlich eine **Zuschlagposition** und **keine eigenständige Leistung**. Es gibt keine adhäsive Befestigung als alleinige Leistung ohne eine Grundleistung.
Mit der GOZ-Nr. 2197 wird der **Mehraufwand für eine adhäsive Befestigung** abgegolten.
Entsprechend kann die GOZ-Nr. 2197 auch als Zuschlag bei der Versorgung mit einem **Veneer** angesetzt werden (GOZ-Nr. 2220). Dabei spielt es keine Rolle, dass ein Veneer nur adhäsiv befestigt werden kann, es also keine Alternative zur adhäsiven Befestigung gibt.

5. In der **Leistungsbeschreibung** der GOZ-Nr. 2197 werden **beispielhaft einige Behandlungsmaßnahmen** aufgezählt, bei denen die adhäsive Befestigung zusätzlich berechnet werden kann (z. B. Krone, Veneer etc.).
Diese Aufzählung ist nicht abschließend. Es ist sachlogisch, wenn die **GOZ-Nr. 2197** grundsätzlich als **Zuschlag bei jeder adhäsiven Befestigung** berechnet werden kann.

Fazit: Die **GOZ-Nr. 2197** ist aus den oben genannten Gründen eine **Zusatzvergütung zu allen Leistungen mit adhäsiver Befestigung**. Wenn also adhäsiv befestigt wird, ist auch die GOZ-Nr. 2197 berechnungsfähig.
Für die Praxis gilt aber: Jeder muss für sich selbst eigenverantwortlich entscheiden, wie er die **GOZ-Nr. 2197** interpretiert.

GOZ 2130

Punkte	EUR
104	5,85

Kontrolle, Finieren/Polieren einer Restauration in separater Sitzung,
auch Nachpolieren einer vorhandenen Restauration

Abrechnungsbestimmung zu GOZ-Nrn. 2200-2220
Neben den Leistungen nach den **GOZ-Nrn. 2200-2220** sind Leistungen nach den **GOZ-Nrn. 2050-2130 nicht berechnungsfähig.**

Die **GOZ-Nr. 2130** wird für die **Kontrolle** und das **Finieren oder Polieren** einer Restauration **in separater Sitzung** angesetzt.
Die GOZ-Nr. 2130 ist für **alle** vorhandenen Füllungen und Restaurationen berechnungsfähig, unabhängig von
– Material
– Größe bzw. Ausdehnung
– Anzahl der Flächen
– Alter der Restauration.

Die **GOZ-Nr. 2130** kann somit auch bei Füllungen angesetzt werden, die schon länger im Mund sind und von einem anderen Zahnarzt gelegt worden sind. Neben der Füllungspolitur kann auch die **Beseitigung scharfer Zahnkanten (GOZ-Nr. 4030)** und die **Beseitigung grober Vorkontakte (GOZ-Nr. 4040)** berechnet werden.
Bei **mehreren Füllungen/Restaurationen** kann die GOZ-Nr. 2130 auch **mehrfach an einem Zahn** berechnet werden.

GOZ-Nr. 2130 ist berechnungsfähig

- ✓ für Kontrollen
- ✓ für Finieren, Polieren oder Nachpolieren einer Restauration (Füllung, Teilkrone, Krone ...)
- ✓ in separater (getrennter) Sitzung
- ✓ je Restauration (auch mehrfach an einem Zahn)
- ✓ bei neuen und alten Restaurationen
- ✓ je Sitzung (falls mehrfach erforderlich)

GOZ-Nr. 2130 ist nicht berechnungsfähig

- ⊖ für Kontrolle, Finieren oder Polieren einer Restauration in gleicher Sitzung, in der die Restauration erfolgt
- ⊖ neben GOZ-Nrn. 2200-2220 (Einzelkronen, Teilkronen)

Einlagefüllungen

GOZ 2150	Punkte	EUR
Einlagefüllung, einflächig	1141	64,17

GOZ 2160	Punkte	EUR
Einlagefüllung, zweiflächig	1356	76,26

GOZ 2170	Punkte	EUR
Einlagefüllung, mehr als dreiflächig	1709	96,12

Abrechnungsbestimmung zu GOZ-Nrn. 2150-2170 und 2200-2220
Durch die Leistungen nach den **GOZ-Nrn. 2150-2170** und **2200-2220** sind **folgende** zahnärztliche **Leistungen abgegolten:**
– Präparieren des Zahnes oder Implantats,
– Relationsbestimmung,
– Abformungen,
– Einproben,
– provisorisches Eingliedern,
– festes Einfügen der Einlagefüllung, Krone, Teilkrone oder des Veneers,
– Nachkontrolle und Korrekturen.

Abrechnungsbestimmung zu GOZ-Nrn. 2180, 2190 und 2195
Die Leistungen nach den **GOZ-Nrn. 2180, 2190 oder 2195** sind **neben** den Leistungen nach den **GOZ-Nrn. 2150 bis 2170 nicht berechnungsfähig**.

Einlagefüllungen können aus Metall, Keramik oder Kunststoff hergestellt werden.
Typische Beispiele hierfür sind:
– Goldinlays,
– gegossene Glaskeramikinlays, gebrannte Keramikinlays und mit der CAD/CAM-Technik gefräste Keramikinlays (siehe Zahnmedizinische Assistenz, LF 4.10),
– Kunststoffinlays.

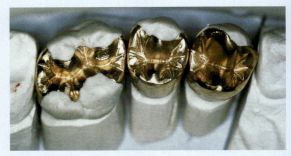

Goldgussrestaurationen

Im Zusammenhang mit **Einlagefüllungen** ist der **Aufbau eines zerstörten Zahnes**
– **mit plastischem Aufbaumaterial**
   (Aufbaufüllung nach GOZ-Nr. 2180)
– **durch gegossenen Aufbau mit Stiftverankerung** (GOZ-Nr. 2190) oder
– **durch Schraubenaufbau oder Glasfaserstift** (GOZ-Nr. 2195)

nicht berechnungsfähig (siehe Abrechnungsbestimmung).
Für die **provisorische Versorgung** der Kavität nach der Präparation bis zur Fertigstellung der Einlagefüllung wird die **GOZ-Nr. 2260 oder 2270** berechnet:
GOZ-Nr. 2260 – direktes Provisorium ohne Abformung
GOZ-Nr. 2270 – direktes Provisorium mit Abformung
(siehe Seite 133).

Auslagen
Praxiskosten sind nach § 4 Absatz 3 GOZ mit den Gebühren abgegolten.
Abformmaterial wird gesondert berechnet.
(Abschnitt A. Allgemeine Bestimmungen Nr. 2 GOZ)
Versandkosten an das gewerbliche Labor können zusätzlich berechnet werden.
Zahntechnische Leistungen (Praxislabor und gewerbliches Labor) werden nach § 9 GOZ berechnet. Die Rechnung des Dentallabors wird der zahnärztlichen Rechnung nach § 10 Absatz 3 GOZ beigefügt.

Aufbau eines zerstörten Zahnes

GOZ-Nrn. 2150-2170 sind berechnungsfähig

- ✓ für Einlagefüllungen (Inlays)
- ✓ aus Gold
- ✓ aus Keramik
- ✓ aus Kunststoff
- ✓ mit konventioneller Abformung
- ✓ mit optisch-elektronischer Abformung
- ✓ für Einlagefüllungen mit Modellation direkt im Mund ohne Abformung (z. B. in Wachs)
- ✓ je Inlay
- ✓ zusätzlich GOZ-Nr. 2197 für adhäsive Befestigung
- ✓ zusätzlich GOZ-Nr. 2260 oder 2270 für Provisorium
- ✓ Abformmaterial ist gesondert berechnungsfähig (Abschnitt A. Allgemeine Bestimmungen Nr. 2 GOZ)
- ✓ Versandkosten werden nach § 10 Absatz 3 GOÄ berechnet
- ✓ zahntechnische Leistungen werden nach § 9 GOZ berechnet

GOZ-Nrn. 2150-2170 sind nicht berechnungsfähig

- ⊖ für Einlagefüllungen, die als Brückenpfeiler dienen (GOZ-Nr. 5010)
- ⊖ für Restaurationen mit plastischem Füllungsmaterial (GOZ-Nrn. 2050, 2070, 2090, 2110)
- ⊖ für Restaurationen mit Kompositmaterialien in Adhäsivtechnik (GOZ-Nrn. 2060, 2080, 2100, 2120)
- ⊖ für Restaurationen mit Inserts (GOZ-Nrn. 2060, 2080, 2100, 2120)
- ⊖ für eine Teilkrone mit Rekonstruktion der gesamten Kaufläche (GOZ-Nr. 2220)
- ⊖ neben GOZ-Nrn. 2180, 2190, 2195 (plastischer Zahnaufbau, gegossener Stiftaufbau, Schraubenaufbau, Aufbau mit Glasfaserstift für eine Kronenversorgung)

GOZ 2180	Punkte	EUR
	150	8,44

Vorbereitung eines zerstörten Zahnes mit plastischem Aufbaumaterial zur Aufnahme einer Krone

GOZ 2190	Punkte	EUR
	450	25,31

Vorbereitung eines zerstörten Zahnes durch gegossenen Aufbau mit Stiftverankerung zur Aufnahme einer Krone

GOZ 2195	Punkte	EUR
	300	16,87

Vorbereitung eines zerstörten Zahnes durch einen Schraubenaufbau oder Glasfaserstift o. Ä. zur Aufnahme einer Krone

Abrechnungsbestimmungen
Die Leistungen nach den **GOZ-Nrn. 2180, 2190 oder 2195** sind **neben** den Leistungen nach den **GOZ-Nrn. 2150 bis 2170 nicht berechnungsfähig**.
Die Leistung nach **GOZ-Nr. 2180** ist neben der Leistung nach **GOZ-Nr. 2190 nicht berechnungsfähig**.
Die Leistung nach **GOZ-Nr. 2195** ist **neben** der Leistung nach **GOZ-Nr. 2180 berechnungsfähig**.
Die Leistung nach **GOZ-Nrn. 2180, 2190** und/oder die Leistung nach **GOZ-Nr. 2195** ist **je Zahn nur jeweils einmal berechnungsfähig**.
Die Kosten für die **Verankerungselemente sind gesondert berechnungsfähig**.

Die **GOZ-Nrn. 2180, 2190 und 2195** werden für den **Aufbau eines zerstörten Zahnes zur Versorgung mit einer Krone** angesetzt.
GOZ-Nr. 2180 – mit plastischem Aufbaumaterial
GOZ-Nr. 2190 – durch gegossenen Aufbau mit Stiftverankerung (siehe **LF 12.2**)
GOZ-Nr. 2195 – durch Schraubenaufbau oder Glasfaserstift. (siehe **LF 12.2**).
Die Leistungsbeschreibung schränkt den Ansatz der Gebührenpositionen ein. Die Leistungen sind nur für die
– **Vorbereitung eines zerstörten Zahnes**
– zur **Aufnahme einer Krone**
berechnungsfähig.
Zur Vorbereitung einer Inlayversorgung (GOZ-Nrn. 2150-2170) können die **GOZ-Nrn. 2180-2195 nicht angesetzt** werden.

Adhäsive Befestigung

GOZ-Nr. 2180
Die **GOZ-Nr. 2180** wird für die Vorbereitung eines durch große Substanzdefekte geschädigten Zahnes **mit plastischem Aufbaumaterial** zur Aufnahme einer Krone angesetzt. Durch den plastischen Aufbau soll genügend Substanz für eine Kronenpräparation wiederhergestellt werden.
Eine **adhäsive Befestigung** dieser Aufbaufüllung kann mit der **GOZ-Nr. 2197** berechnet werden.

Wird zunächst eine plastische Füllung mit Rekonstruktion der Kaufläche und der Approximalkontakte gelegt, so können die **GOZ-Nrn. 2050-2120** berechnet werden, auch wenn später eine Überkronung der Zähne erfolgt.
Dies kann z. B. erforderlich sein, wenn
– erst die Reaktion des Zahnes abgewartet werden muss oder
– über die weitere Versorgung noch nicht entschieden ist.

Die **GOZ-Nr. 2180** ist mit Aufbaufüllungen nach den **BEMA-Nrn. 13a und b** der **Kassenabrechnung** vergleichbar. Im Gegensatz zur Kassenabrechnung wird die **GOZ-Nr. 2180** jedoch nicht pro Füllung, sondern **nur 1x pro Zahn** unabhängig von Größe und Ausdehnung der Aufbaufüllung berechnet.

GOZ-Nr. 2180 ist berechnungsfähig

- ✓ für die Vorbereitung eines zerstörten Zahnes
  - zur Kronenversorgung
  - mit plastischem Aufbaumaterial
- ✓ 1x je Zahn
- ✓ neben GOZ-Nr. 2195 (Schraubenaufbau, Glasfaserstift oder Ähnliches)
- ✓ mit GOZ Nr. 2197 (adhäsive Befestigung)
- ✓ Verankerungselemente sind gesondert berechnungsfähig.

GOZ-Nr. 2180 ist nicht berechnungsfähig

- ⊖ neben GOZ-Nrn. 2150-2170 (Einlagefüllungen)
- ⊖ neben GOZ-Nr. 2190 (gegossener Stiftaufbau)
- ⊖ wenn keine Krone (bzw. Brückenanker) geplant ist (analog nach § 6 Abs. 1 GOZ berechnen)

Für die **GOZ-Nrn. 2190 und 2195** siehe **Leistungsabrechnung Band II, Seiten 190-192**.

GOZ 2197	Punkte	EUR
	130	7,31

Adhäsive Befestigung
(plastischer Aufbau, Stift, Inlay, Krone, Teilkrone, Veneer etc.)

Unter einer **adhäsiven Befestigung** versteht man die klebende Befestigung von Füllungen, Kronen, Stiften oder Brackets an einer entsprechend bearbeiteten Zahnoberfläche (Schmelz, Dentin).
Zur **Vorbereitung einer adhäsiven Befestigung** wird der Zahn zunächst mit einer Säure an der Oberfläche aufgeraut. Anschließend erfolgt die **adhäsive Befestigung** mit einem speziellen Haftvermittler (**Adhäsiv, Bonding agent**), der eine sichere Verankerung der Restauration ermöglicht. Das weitere Vorgehen wird in der **Zahnmedizinischen Assistenz** in **Lernfeld 4.9** erläutert.

Fachbegriffe

Adhäsivtechnik	– Verfahren zur adhäsiven (klebenden) Befestigung von Restaurationen
Veneer	– Verblendschale; keramische Frontzahnschale, die mit Adhäsivtechnik auf der Labialfläche von Frontzähnen befestigt wird

GOZ-Nr. 2197 ist berechnungsfähig

- ✓ für die adhäsive Befestigung bei
- ✓ GOZ-Nrn. 2150-2170 (Einlagefüllungen)
- ✓ GOZ-Nr. 2180 (Aufbaufüllung)
- ✓ GOZ-Nrn. 2190, 2195 (Stiftaufbau)
- ✓ GOZ-Nrn. 2200-2220 (Krone, Teilkrone, Veneer)
- ✓ GOZ-Nrn. 5000-5040 (Brückenanker, Wurzelkappe, Teleskopkrone, Konuskrone)
- ✓ GOZ-Nr. 2250 (konfektionierte Krone bei Kindern)
- ✓ GOZ-Nrn. 2260, 2270 (Provisorien im direkten Verfahren)
- u.v.m.

Siehe auch die **rechtliche Beurteilung zur GOZ-Nr. 2197** auf der **Seite 128**.

Die nachfolgenden **GOZ-Nrn. 2200-2240** gehören zu den **prothetischen Behandlungen**. Sie werden entsprechend in **Band II Lernfeld 12.2** erläutert.

Konfektionierte Kronen, Provisorien

4.2.6 Konfektionierte Kronen, Provisorien, Kronenentfernung

GOZ 2250	Punkte	EUR
	210	11,81

Eingliederung einer konfektionierten Krone in der pädiatrischen Zahnheilkunde

Abrechnungsbestimmung
Die Kosten für die konfektionierte Krone sind gesondert berechnungsfähig.

Konfektionierte Kronen sind industriell vorgefertigte Kronen. Sie werden im Rahmen der **Kinderzahnheilkunde (= pädiatrische Zahnheilkunde)** zur Versorgung von Zähnen mit
– großen Hartsubstanzverlusten oder
– unvollständiger Zahnsubstanzbildung
verwendet.
Dies kann sowohl **bei Milchzähnen** als auch **bei bleibenden Zähnen** erfolgen.
Im Gegensatz zur vergleichbaren **BEMA-Nr. 14** der Kassenabrechnung werden die Materialkosten für die konfektionierte Krone bei der **GOZ-Nr. 2250** zusätzlich berechnet.

GOZ-Nr. 2250 ist berechnungsfähig
- ✓ für eine konfektionierte (vorgefertigte) Krone in der Kinderzahnheilkunde
- ✓ aus Metall oder Kunststoff
- ✓ an Milchzähnen
- ✓ an bleibenden Zähnen
- ✓ Materialkosten für die Krone sind gesondert berechnungsfähig

GOZ-Nr. 2250 ist nicht berechnungsfähig
- ⊖ bei erwachsenen Patienten

GOZ 2260	Punkte	EUR
	100	5,62

Provisorium im direkten Verfahren ohne Abformung, je Zahn oder Implantat, einschließlich Entfernung

GOZ 2270	Punkte	EUR
	270	15,19

Provisorium im direkten Verfahren mit Abformung, je Zahn oder Implantat, einschließlich Entfernung

Abrechnungsbestimmungen
Bei Verwendung eines **konfektionierten Provisoriums** sind die **Kosten** hierfür **gesondert berechnungsfähig**.
Das **Wiedereingliedern desselben Provisoriums**, gegebenenfalls auch mehrmals, einschließlich Entfernung, ist mit der Gebühr nach der GOZ-Nr. 2260 oder 2270 **abgegolten**.

Mit den **GOZ-Nrn. 2260 und 2270** werden provisorische Versorgungen berechnet, mit denen
– beschliffene Zähne
– oder Implantate
direkt versorgt werden.
Mit diesen **Sofortprovisorien** wird die Kaufunktion bis zur definitiven Versorgung gesichert.

Man unterscheidet:
GOZ-Nr. 2260 – Provisorium, das **ohne Abformung** hergestellt wird. Dabei können konfektionierte (vorgefertigte) Formteile verwendet werden.
GOZ-Nr. 2270 – Provisorium, das **mit Abformung** hergestellt wird. Es wird mithilfe einer zuvor durchgeführten Abformung oder mit einem individuellen Formteil (z. B. Tiefziehfolie) angefertigt.

Provisorien nach den GOZ-Nrn. 2260 und 2270 können **auch im Rahmen von Inlayversorgungen (GOZ-Nrn. 2150-2170)** angefertigt und berechnet werden.

Mit den GOZ-Nrn. 2260 und 2270 ist auch die Entfernung und die Wiedereingliederung der Provisorien abgegolten. Muss ein Provisorium aber **fest einzementiert** werden, so kann für den erhöhten Aufwand bei der **Entfernung des Provisoriums die GOZ-Nr. 2290** berechnet werden.

Entfernung von Inlay, Krone, Wurzelstift

Muss ein Provisorium nach Verlust oder Defekt neu angefertigt werden, so kann die GOZ-Nr. 2260 bzw. 2270 erneut angesetzt werden.

Provisorische Kronen, die unmittelbar an eine Lücke grenzen und als **provisorische Brückenpfeiler oder Prothesenanker** dienen, werden mit der **GOZ-Nr. 5120** berechnet (siehe Band II, Lernfeld 12.2.3). **Provisorische Stiftkronen** sind nicht in der GOZ aufgeführt. Sie werden daher **analog nach § 6 Absatz 1 GOZ** berechnet.

Festsitzende Langzeitprovisorien
(GOZ-Nrn. 7080-7100) → siehe Seite 241-244

Auslagen
Praxiskosten sind nach § 4 Absatz 3 GOZ mit den Gebühren abgegolten.
Bei der **GOZ-Nr. 2260** sind die Kosten für das konfektionierte Provisorium berechnungsfähig.
Bei der **GOZ-Nr. 2270** werden die Kosten für das Abformmaterial gesondert berechnet (Abschnitt A. Allgemeine Bestimmung Nr. 2 GOZ).
Zahntechnische Leistungen (Praxislabor und gewerbliches Labor) werden nach § 9 GOZ berechnet. Die Laborrechnung wird der Liquidation beigefügt.

GOZ 2260 ist berechnungsfähig
- ✓ für ein Provisorium im direkten Verfahren **ohne** Abformung
- ✓ je Zahn oder Implantat, einschließlich Entfernung und Wiedereingliederung
- ✓ auch bei Inlayversorgungen
- ✓ auch für konfektionierte Provisorien
- ✓ je Neuanfertigung und Eingliederung
- ✓ Kosten für konfektioniertes Provisorium sind gesondert berechnungsfähig

GOZ 2270 ist berechnungsfähig
- ✓ für ein Provisorium im direkten Verfahren **mit** Abformung
- ✓ je Zahn oder Implantat, einschließlich Entfernung und Wiedereingliederung
- ✓ auch bei Inlayversorgungen
- ✓ für provisorische Kronen im Brückenverband, die nicht unmittelbar an die Lücke grenzen
- ✓ je Neuanfertigung und Eingliederung

- ✓ Abformmaterial ist gesondert berechnungsfähig (GOZ-Abschnitt A: Allg. Bestimmung Nr. 2)
- ✓ Zahntechnische Leistungen werden nach § 9 GOZ berechnet.

GOZ-Nrn. 2260 und 2270 sind nicht berechnungsfähig
- ⊖ für einen temporären speicheldichten Verschluss
- ⊖ für eine provisorische Krone in der Kinderzahnheilkunde (GOZ-Nr. 2250)
- ⊖ für provisorische Kronen mit Stiftverankerung (analog nach § 6 Abs. 1 GOZ berechnen)
- ⊖ für provisorische Kronen als Brückenanker (GOZ-Nr. 5120)
- ⊖ für Langzeitprovisorien (GOZ-Nrn. 7080, 7090)
- ⊖ je Entfernung und Wiedereingliederung desselben Provisoriums
- ⊖ für Wiedereingliederung eines bei einem anderen Zahnarzt angefertigten Provisoriums (analog nach § 6 Abs. 1 GOZ berechnen)

GOZ 2290	Punkte	EUR
	180	10,12

Entfernung einer Einlagefüllung, einer Krone, eines Brückenankers, Abtrennen eines Brückengliedes oder Steges oder Ähnliches

GOZ 2300	Punkte	EUR
	270	15,19

Entfernung eines Wurzelstiftes

Die **GOZ-Nr. 2290** wird für die
– Entfernung von Inlays, Kronen, Brückenankern und
– die Abtrennung von Brückengliedern oder Stegen
je Inlay, Krone, Brückenanker und Trennstelle berechnet.

Die **GOZ-Nr. 2300** wird für die
– Entfernung eines Wurzelstifts bzw.
– Entfernung einer Wurzelschraube
je Wurzelstift/-schraube berechnet.

Bei **verblockten Restaurationen** kann die GOZ-Nr. 2290
– sowohl für die Auftrennung der Verblockung
– als auch Entfernung der Restauration
angesetzt werden.

Wiedereingliederung Inlay, Krone

Das **Glätten von Trennstellen** im Mund kann gesondert berechnet werden **(GOZ-Nr. 4030)**.

Die Leistungen nach den **GOZ-Nrn. 2290 und 2300** können **auch vor der Entfernung des betreffenden Zahnes** erforderlich sein und dann entsprechend berechnet werden.

Die **GOZ-Nrn. 2290 und 2300** sind **auch nebeneinander** für denselben Zahn berechnungsfähig, wenn Krone und Wurzelstift getrennt entfernt werden.

Die **GOZ-Nr. 2290** kann im Gegensatz zur vergleichbaren **BEMA-Nr. 23** auch für die **Entfernung von Einlagefüllungen** berechnet werden.

GOZ-Nr. 2290 ist berechnungsfähig

- ✓ für die Entfernung einer Einlagefüllung, einer Krone oder eines Brückenankers (je Inlay, Krone, Brückenanker)
- ✓ für die Entfernung von fest einzementierten provisorischen Kronen oder Brückenankern
- ✓ für das Abtrennen eines Brückengliedes oder Steges (je Trennstelle)
- ✓ für Ähnliches (z. B. Entfernen von Teilkronen, Veneers, fest zementierten Langzeitprovisorien)
- ✓ auch vor Entfernung desselben Zahnes
- ✓ neben GOZ-Nr. 2300 am gleichen Zahn

GOZ-Nr. 2290 ist nicht berechnungsfähig

- ⊖ für die Entfernung von Füllungen aus plastischem Material
- ⊖ für die Entfernung von provisorisch befestigtem Zahnersatz (Provisorien, Kronen, Brücken)
- ⊖ für das Auswechseln von Aufbauelementen bei Implantaten (GOZ-Nrn. 9050, 9060)

GOZ-Nr. 2300 ist berechnungsfähig

- ✓ für das Entfernen eines Wurzelstiftes
- ✓ für das Entfernen einer Wurzelschraube
- ✓ auch vor Entfernung desselben Zahnes
- ✓ neben GOZ-Nr. 2290 am gleichen Zahn

GOZ-Nr. 2300 ist nicht berechnungsfähig

- ⊖ für das Entfernen einer Wurzelfüllung
- ⊖ für die Entfernung von frakturierten Wurzelkanalinstrumenten (analog nach § 6 Abs. 1 GOZ berechnen)

GOZ 2310

Punkte	EUR
145	8,16

Wiedereingliederung einer Einlagefüllung, einer Teilkrone, eines Veneers oder einer Krone oder Wiederherstellung einer Verblendschale an herausnehmbarem Zahnersatz

Die **GOZ-Nr. 2310** wird für die
- **Wiedereingliederung** einer Einlagefüllung, Teilkrone, Krone oder eines Veneers
- oder **Wiederherstellung** einer Verblendschale an **herausnehmbarem Zahnersatz** berechnet.

Für eine **adhäsive Befestigung** kann ergänzend die **GOZ-Nr. 2197** angesetzt werden.

Maßnahmen zur **Wiederherstellung** einer Einlagefüllung, Teilkrone, Krone, Brücke, Verblendung oder Verblendschale **an festsitzendem Zahnersatz** können **nicht** mit der **GOZ-Nr. 2310** berechnet werden.

GOZ-Nr. 2310 ist berechnungsfähig

- ✓ für die **Wiedereingliederung**
  - einer Einlagefüllung
  - einer Teilkrone
  - eines Veneers
  - einer Krone.
- ✓ für die **Wiederherstellung**
  - einer Verblendschale an herausnehmbarem Zahnersatz
- ✓ zusätzlich **GOZ-Nr. 2197** für eine adhäsive Befestigung

GOZ-Nr. 2310 ist nicht berechnungsfähig

- ⊖ für die **Wiedereingliederung** von provisorischen Inlays, Teilkronen, Kronen
- ⊖ für die **Wiedereingliederung** von Stiftaufbauten oder Schraubenaufbauten (analog nach § 6 Abs. 1 GOZ berechnen)
- ⊖ für die **Wiederherstellung** einer Einlagefüllung (analog nach § 6 Abs. 1 GOZ berechnen)
- ⊖ für die **Wiederherstellung und Wiedereingliederung** einer Krone, eines Brückenankers, einer Teilkrone, einer Verblendung oder Verblendschale an festsitzendem Zahnersatz (GOZ-Nr. 2320, siehe Band II, Lernfeld 12.2.4)
- ⊖ für die **Wiedereingliederung** einer Brücke nach **Wiederherstellung** der Funktion (GOZ-Nr. 5110, **siehe Band II, Lernfeld 12.2.5**)

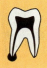

Lernfeldübersicht

Kassenabrechnung

- Richtlinien
- Abrechnung nach BEMA

5.1.1 Abrechnungsgrundlagen

- Infiltrationsanästhesie 40
- Leitungsanästhesie 41a, 41b

5.1.2 Anästhesieleistungen

- Indirekte Überkappung 25
- Direkte Überkappung 26
- Pulpotomie 27

5.1.3 Maßnahmen zur Vitalerhaltung der Pulpa

- Vitalexstirpation 28
- Devitalisation 29
- Trepanation 31
- Wurzelkanalaufbereitung 32
- Medikamentöse Einlage 34
- Wurzelkanalfüllung 35

5.1.4 Wurzelkanalbehandlungen

Privatabrechnung

5.2.1 Abrechnungsgrundlagen

- Gebührenordnung für Zahnärzte **GOZ**
- Gebührenordnung für Ärzte **GOÄ**

5.2.2 Anästhesieleistungen

- Oberflächenanästhesie **GOZ 0080**
- Infiltrationsanästhesie **GOZ 0090**
- Leitungsanästhesie **GOZ 0100**

5.2.3 Maßnahmen zur Vitalerhaltung der Pulpa

- Indirekte Überkappung **GOZ 2330**
- Direkte Überkappung **GOZ 2340**
- Vitalamputation **GOZ 2350**

5.2.4 Wurzelkanalbehandlungen

- Vitalexstirpation **GOZ 2360**
- Amputation der avitalen Milchzahnpulpa **GOZ 2380**
- Trepanation **GOZ 2390**
- Elektrometrische Längenbestimmung **GOZ 2400**
- Wurzelkanalaufbereitung **GOZ 2410**
- Elektrophysikalisch-chemische Methoden **GOZ 2420**
- Medikamentöse Einlage **GOZ 2430**
- Wurzelkanalfüllung **GOZ 2440**

5 Endodontische Behandlungen begleiten

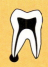

Fallsituation

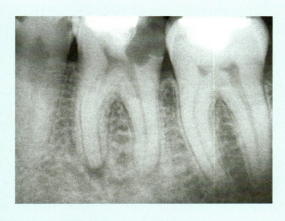

Der 29-jährige, gesetzlich versicherte Patient Peter Weiß kommt ohne Termin in die Praxis. Er hat starke Schmerzen im Unterkiefer links. Bei der eingehenden Untersuchung stellt Dr. Müller fest, dass der Zahn 36 eine tiefe Karies hat und deutlich klopfempfindlich ist. Der Zahn reagiert nicht vital.

Dr. Müller lässt daraufhin ein Röntgenbild von Zahn 36 machen. Auf dem abgebildeten Zahnfilm erkennt man eine bis zur Pulpa reichende Karies und eine apikale Aufhellung am Zahn 36.

Dr. Müller erklärt Herrn Weiß den Befund und erläutert das Vorgehen. Aufgrund der starken Schmerzen führt Dr. Müller zunächst eine Leitungsanästhesie im Unterkiefer links durch. Anschließend trepaniert er den Zahn 36, bereitet die Wurzelkanäle auf und macht eine medizinische Einlage.

Herr Weiß erhält für den nächsten Tag einen Kontrolltermin. Nach Abklingen der akuten Beschwerden ist eine Wurzelfüllung des Zahnes vorgesehen.

Fragen zur Fallsituation

1. Wie wird die heute durchgeführte Behandlung abgerechnet?
2. Wie wird die geplante Behandlung abgerechnet?
3. Welche weiteren endodontischen Behandlungsmaßnahmen kennen Sie?
4. Wie würde die Berechnung der Leistungen erfolgen, wenn Herr Weiß privat versichert wäre?

Zahnmedizinische Grundlagen

Die **Endodontie** ist ein Teilgebiet der **konservierenden Zahnheilkunde (Zahnerhaltungskunde).** Sie befasst sich mit der Diagnostik und Therapie der Pulpaerkrankungen.

Die Pulpa und das umgebende Dentin bilden eine funktionelle Einheit und werden zusammen als **Endodontium** bezeichnet (siehe **Zahnmedizinische Assistenz**).

Diese **Pulpa-Dentin-Einheit** reagiert auf äußere Reize, die auf den Zahn einwirken. Dazu gehören nicht nur die Veränderungen bei einer pulpanahen Karies, sondern auch bei Verletzungen, Fehlbelastungen oder nach zahnärztlichen Behandlungen. Diese Pulpaveränderungen können lange Zeit ohne Beschwerden oder andere erkennbare Symptome ablaufen, sie können aber auch zu heftigen akuten Schmerzen führen.

Im Rahmen der modernen **patientenorientierten Zahnmedizin** ist die effektive **Schmerzbehandlung** eine wichtige Grundlage für eine erfolgreiche endodontische Behandlung.

Entsprechend werden in Lernfeld 5 zunächst die **Anästhesieleistungen** und erst danach die **endodontischen Leistungen** erläutert.

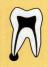

Richtlinien

5.1 Kassenabrechnung

5.1.1 Abrechnungsgrundlagen

Richtlinien für die vertragszahnärztliche Versorgung

Die **Abrechnung der endodontischen Leistungen** erfolgt im Rahmen der vertragszahnärztlichen Versorgung nach dem einheitlichen Bewertungsmaßstab BEMA Teil 1. Dabei sind die **Richtlinien des Bundesausschusses** der **Zahnärzte und Krankenkassen** für eine ausreichende, zweckmäßige und wirtschaftliche vertragszahnärztliche Versorgung zu beachten. Die Grundlagen hierzu wurden bereits im Lernfeld 4.1.1 erläutert (siehe S. 65).

> **Richtlinien des Bundesausschusses der Zahnärzte und Krankenkassen für eine ausreichende, zweckmäßige und wirtschaftliche vertragszahnärztliche Versorgung (Behandlungsrichtlinien) in der ab 01. Januar 2004 gültigen Fassung (Auszug)**
>
> **Vertragszahnärztliche Behandlung**
>
> I. **Befunderhebung und Diagnose einschließlich Dokumentation**
>   (→ siehe Lernfeld 4.1, Seite 65)
>
> II. **Röntgendiagnostik**
>   (→ siehe Lernfeld 4.1, Seite 65)
>
> III. **Konservierende Behandlung**
>   (1. - 7. → siehe Lernfeld 4.1, Seite 66)
>
> 8. In der konservierenden Behandlung hat die **Erhaltung der vitalen Pulpa** Vorrang.
>   Bei Erhaltung der Zähne durch Methoden der **Pulpaüberkappung und Wurzelkanalbehandlung** soll in angemessenen Zeitabständen eine **klinische** und ggf. eine **Sensibilitätsprüfung** bzw. **röntgenologische Kontrolle** des Heilerfolges durchgeführt werden.
>
> 9. Zähne mit **Erkrankungen** oder **traumatischen Schädigungen der Pulpa** sowie Zähne mit **nekrotischem Zahnmark** können in der Regel durch **endodontische Maßnahmen** erhalten werden.
>
> Die **Wurzelkanalbehandlung von Molaren** ist in der Regel angezeigt, wenn damit
> - eine **geschlossene Zahnreihe** erhalten werden kann,
> - eine **einseitige Freiendsituation** vermieden wird,
> - der **Erhalt von funktionstüchtigem Zahnersatz** möglich wird.
>
> 9.1 Für alle endodontischen Maßnahmen gilt insbesondere:
> a) Eine Behandlung im Rahmen der vertragszahnärztlichen Versorgung ist nur dann angezeigt, wenn die Aufbereitbarkeit und Möglichkeit der **Füllung des Wurzelkanals bis bzw. bis nahe an die Wurzelspitze** gegeben sind.
> b) **Medikamentöse Einlagen** sind unterstützende Maßnahmen zur Sicherung des Behandlungserfolgs; sie sind grundsätzlich auf drei Sitzungen beschränkt.
> c) Es sollen biologisch verträgliche, erprobte, dauerhafte, randständige und **röntgenpositive Wurzelfüllmaterialien** verwendet werden.
> d) Die **Wurzelkanalfüllung** soll das Kanallumen vollständig ausfüllen.
> e) Begleitende **Röntgenuntersuchungen** (diagnostische Aufnahmen, Messaufnahmen, Kontrollaufnahmen) sind unter Beachtung der Strahlenschutzbestimmungen abrechenbar.
>
> 9.2 Eine **Vitalamputation (Pulpotomie)** ist nur bei Kindern und Jugendlichen angezeigt. Bei Milchzähnen mit Pulpitis oder Nekrose des Pulpengewebes kann eine Pulpektomie und Wurzelkanalbehandlung angezeigt sein.
>
> 9.3 Bei einer **Nekrose des Pulpengewebes** muss die massive bakterielle Infektion des Wurzelkanalsystems beseitigt werden. Nach der Entfernung des infizierten Pulpagewebes sollen die Wurzelkanäle mechanisch-chemisch ausreichend aufbereitet, desinfiziert und **bis zur apikalen Konstriktion** gefüllt werden.
>
> 9.4 Bei **pulpentoten Zähnen** mit im Röntgenbild diagnostizierter **pathologischer Veränderung an der Wurzelspitze** ist bei der Prognose kritisch zu überprüfen, ob der Versuch der Erhaltung des Zahnes durch **konservierende oder konservierend-chirurgische Behandlung** unternommen wird.

Richtlinien

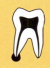

Für die Therapie von **Zähnen mit Wurzelkanalfüllungen und apikaler Veränderung** sind **primär chirurgische Maßnahmen** angezeigt.

Lediglich bei im Röntgenbild erkennbaren nicht randständigen oder undichten Wurzelkanalfüllungen ist die Revision in der Regel angezeigt, wenn damit
- eine **geschlossene Zahnreihe** erhalten werden kann,
- eine **einseitige Freiendsituation** vermieden wird,
- der **Erhalt von funktionstüchtigem Zahnersatz** möglich wird.

9.5 Bei **kombinierten parodontalen und endodontischen Läsionen** ist die Erhaltung der Zähne im Hinblick auf die parodontale und endodontische Prognose kritisch zu prüfen.

10. (→ siehe Lernfeld 4.1, Seite 67)
11. (→ siehe Lernfeld 4.1, Seite 67)

IV. Chirurgische Behandlung
    (→ siehe Lernfeld 8.1, Seite 173)

Erläuterungen zu den Richtlinien

Ziel der konservierenden Behandlung ist der **Erhalt der Zähne**. Hierzu gehört
- nicht nur die **Rekonstruktion der ursprünglichen Zahnform**,
- sondern auch die **Wiederherstellung der natürlichen Funktion** der Zähne.

Entsprechend wird bei der Behandlung insbesondere darauf geachtet, die Pulpa vital zu erhalten.
Im Rahmen der vertragszahnärztlichen Versorgung dienen folgende Behandlungsmethoden zur Vitalerhaltung einer gefährdeten Pulpa:
Nr. 25 – indirekte Überkappung (Cp)
Nr. 26 – direkte Überkappung (P)
Nr. 27 – Pulpotomie (Pulp)
        (früher als Vitalamputation = VitA bezeichnet).
In angemessenen Zeitabständen ist der **Behandlungserfolg zu kontrollieren**. Hierzu können dienen:
- klinische Untersuchung
- Sensibilitätsprüfung (Nr. 8)
- Röntgenuntersuchungen (z. B. Nr. Ä 925a).

Kann die Vitalität der Pulpa nicht mehr erhalten werden oder ist die Pulpa bereits abgestorben, so kann der Zahn in der Regel durch eine **Wurzelkanalbehandlung** erhalten werden. Dabei gibt es **im Rahmen der vertragszahnärztlichen Versorgung** jedoch eine **Reihe von Einschränkungen**.

Die **Richtlinien** legen u.a. fest:
- Die Wurzelkanalbehandlung von Molaren ist in der Regel unter bestimmten Bedingungen angezeigt.
- Die Aufbereitung und Füllung des Wurzelkanals muss bis bzw. bis nahe an die Wurzelspitze möglich sein.
- Medikamentöse Einlagen sind grundsätzlich auf 3 Sitzungen beschränkt.
- Die Wurzelkanalfüllung soll den Wurzelkanal vollständig ausfüllen.
- Eine Vitalamputation (Pulpotomie) ist nur bei Kindern und Jugendlichen angezeigt.
- Die Revision von alten Wurzelkanalfüllungen ist in der Regel nur unter bestimmten Bedingungen angezeigt.
- Der Zahnerhalt ist bei Kombination von parodontalen und endodontischen Schädigungen kritisch zu prüfen.

Bei **pulpatoten Zähnen** mit im Röntgenbild erkennbarer **krankhafter Veränderung an der Wurzelspitze** (= apikale Veränderung) ist kritisch zu prüfen, ob
- entweder nur eine Wurzelkanalbehandlung durchgeführt wird (= konservierende Behandlung)
- oder ergänzend auch eine Wurzelspitzenresektion bzw. eine andere chirurgische Maßnahme erfolgt (= konservierende und chirurgische Behandlung).
Hat ein **wurzelgefüllter Zahn** eine **apikale Veränderung**, so ist primär eine **chirurgische Behandlung** angezeigt (siehe LF 8.1, S. 173).

Abrechnung über Erfassungsschein oder elektronisch

Die **endodontischen Leistungen** werden zusammen mit den Leistungen der Kariestherapie, den Anästhesieleistungen, den chirurgischen Leistungen, den Röntgenuntersuchungen, der Individualprophylaxe und der Früherkennungsuntersuchung über **Erfassungsschein** oder **elektronisch** abgerechnet.
Die Einzelheiten hierzu sind bereits ausführlich in LF 4.1.1 erläutert worden (siehe Seite 68-72).

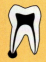

Anästhesieleistungen

Fachbegriffe, die in den Richtlinien enthalten sind	
traumatische Schädigung	– Schädigung durch eine Verletzung (Trauma = Verletzung)
nekrotisches Zahnmark	– abgestorbenes Zahnmark
Nekrose	– Zelltod im lebenden Organismus
einseitige Freiendsituation	– verkürzte Zahnreihe auf einer Seite
röntgenpositive Wurzelfüllmaterialien	– im Röntgenbild sichtbare Wurzelfüllmaterialien
Kanallumen	– Hohlraum des Wurzelkanals
Pulpotomie	– Entfernung der vitalen Kronenpulpa (= Vitalamputation)
Pulpektomie	– vollständige Entfernung der vitalen Pulpa (= Vitalexstirpation)
apikale Konstriktion	– engste Stelle des Wurzelkanals in der Nähe der Wurzelspitze
parodontale Läsion	– Schädigung des Zahnhalteapparates
Läsion	– Verletzung oder Störung der Funktion eines Organs

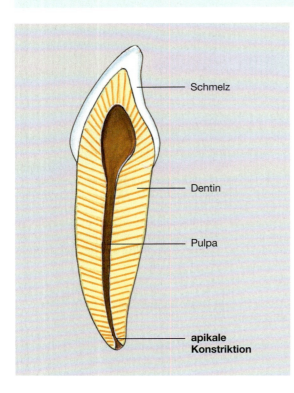

Anatomie der Wurzelspitze
→ siehe auch
Libromed-CD, Folie 5.54

5.1.2 Anästhesieleistungen

Örtliche Betäubung (Lokalanästhesie)
Man unterscheidet 3 Formen der örtlichen Betäubung:
– Oberflächenanästhesie,
– Infiltrationsanästhesie (mit der Sonderform der intraligamentären Anästhesie),
– Leitungsanästhesie (intraoral oder extraoral).

Im Rahmen der vertragszahnärztlichen Versorgung ist eine **Oberflächenanästhesie nicht abrechenbar**.
Der **einheitliche Bewertungsmaßstab (BEMA)** enthält nur folgende Anästhesieleistungen:
Nr. 40 – Infiltrationsanästhesie
Nr. 41a – intraorale Leitungsanästhesie
Nr. 41b – extraorale Leitungsanästhesie.

Narkose (Allgemeinanästhesie)
Narkosen (Allgemeinanästhesien) gehören **nicht** zum Leistungsumfang der **vertragszahnärztlichen Versorgung**. Entsprechend enthält der einheitliche Bewertungsmaßstab (BEMA) auch keine Gebührenpositionen für Narkosen.
Eine **Narkose** ist jedoch im Rahmen der **vertragsärztlichen Versorgung** zu erbringen, wenn im Zusammenhang mit zahnärztlichen Leistungen eine andere Art der Schmerzausschaltung nicht möglich ist. Die Abrechnung erfolgt dann entsprechend von einem **Vertragsarzt** über die **Kassenärztliche Vereinigung** (siehe Richtlinien S. 173 unten).

Lokalanästhesie

40

I   **8 Punkte**

Infiltrationsanästhesie

Abrechnungsbestimmungen
1. Leistungen nach den Nrn. 40 und 41 sind auch bei der **Versorgung mit Zahnersatz und Zahnkronen** auf dem Erfassungsschein abzurechnen. Dies ist bei der Abrechnung zu kennzeichnen.
2. Die Abrechnung einer Leistung nach Nr. 40 kann **im Bereich von zwei nebeneinander stehenden Zähnen nur einmal je Sitzung** erfolgen. Die beiden mittleren Schneidezähne gelten im Falle der Infiltrationsanästhesie nicht als ein Bereich von zwei nebeneinander stehenden Zähnen.
3. Bei **lang dauernden Eingriffen** ist die Nr. 40 ein **zweites Mal** abrechnungsfähig.
4. Die **intraligamentäre Anästhesie** ist nach Nr. 40 abrechnungsfähig. Werden im Ausnahmefall zwei nebeneinander stehende Zähne intraligamentär anästhesiert, so kann die Nr. 40 je Zahn einmal abgerechnet werden.

Bei der **Infiltrationsanästhesie** wird die Anästhesielösung im Behandlungsbereich injiziert. Das Lokalanästhetikum kann dann in das umgebende Gewebe eindringen (infiltrieren).

Um die Zähne zu betäuben, muss die Anästhesielösung in den Knochen eindringen. Dies ist im Oberkiefer und zum Teil auch im Frontzahnbereich des Unterkiefers möglich, gelingt jedoch in der Regel nicht bei der dicken Kompakta im Seitenzahnbereich des Unterkiefers. Deshalb wird die Infiltrationsanästhesie vor allem im Oberkiefer und deutlich weniger im Unterkiefer durchgeführt.

Eine Sonderform der Infiltrationsanästhesie ist die **intraligamentäre Anästhesie**, bei der das Lokalanästhetikum in den Parodontalspalt des Zahnes (intraligamentär) injiziert wird (siehe **Zahnmedizinische Assistenz**).

Nr. 40 ist abrechenbar
- ✓ für die Infiltrationsanästhesie
- ✓ 1 x je Sitzung im Bereich von zwei nebeneinander stehenden Zähnen (bei den mittleren Schneidezähnen 1 x für jede Seite)
- ✓ bei der Versorgung mit Zahnersatz und Zahnkronen auf dem Erfassungsschein mit Eintragung der Ziffer 5 in der Bemerkungsspalte
- ✓ bei intraligamentärer Anästhesie je Zahn (im Ausnahmefall auch bei 2 nebeneinander stehenden Zähnen)
- ✓ bei chirurgischen und parodontal-chirurgischen Eingriffen in Ausnahmefällen auch neben Nr. 41
- ✓ bei lang dauernden Eingriffen auch 2 x in einem Bereich

Nr. 40 ist nicht abrechenbar
- ⊖ zusätzlich die Kosten für das Lokalanästhetikum

✎ Eintragung mit Datum und Zahnangabe. Bei Versorgung mit **Zahnersatz und Zahnkronen** ist die Ziffer **5** im Bemerkungsfeld einzutragen.

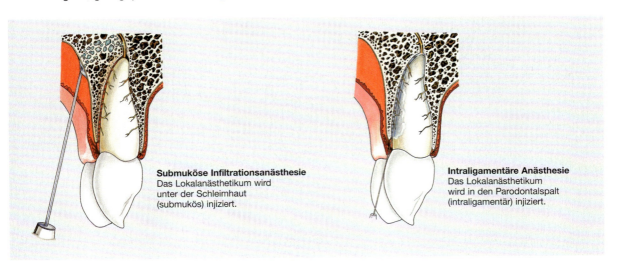

Submuköse Infiltrationsanästhesie
Das Lokalanästhetikum wird unter der Schleimhaut (submukös) injiziert.

Intraligamentäre Anästhesie
Das Lokalanästhetikum wird in den Parodontalspalt (intraligamentär) injiziert.

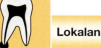

Lokalanästhesie

Leitungsanästhesie

41a
L 1   12 Punkte
intraoral

41b
L 2   16 Punkte
extraoral

Abrechnungsbestimmungen
1. Leistungen nach den Nrn. 40 und 41 sind auch bei der **Versorgung mit Zahnersatz und Zahnkronen** auf dem Erfassungsschein abzurechnen. Dies ist bei der Abrechnung zu kennzeichnen.
2. Die Abrechnung einer Leistung nach der Nr. 41 kann nur erfolgen, **wenn die Infiltrationsanästhesie (Nr. 40) nicht ausreicht**.
   Dies ist gegeben:
   – im **Unterkiefer in der Regel**,
   – im **Oberkiefer bei entzündlichen Prozessen**, die die Anwendung der Infiltrationsanästhesie nicht gestatten, **oder bei größeren chirurgischen Eingriffen**, nicht bei Nrn. 43 bis 46, 49 und 50.
3. Bei chirurgischen und parodontal-chirurgischen Leistungen können in begründeten Ausnahmefällen **die Nr. 41 und die Nr. 40** abgerechnet werden, wenn nur so eine ausreichende Anästhesietiefe oder die Ausschaltung von Anastomosen erreicht werden kann.
4. Bei **lang dauernden Eingriffen** ist die Nr. 41 ein **zweites Mal** abrechnungsfähig.

Bei der **Leitungsanästhesie** wird ein Lokalanästhetikum in unmittelbarer Nähe eines Nervs injiziert. Dadurch wird die Erregungsleitung im Nerv blockiert, sodass der durch diesen Nerv versorgte Körperbereich unempfindlich wird.
In der Zahnheilkunde wird die Leitungsanästhesie vor allem für Behandlungen **im Unterkiefer** durchgeführt. Dabei wird der **N. alveolaris inferior** durch eine Injektion im Bereich des **Foramen mandibulae** betäubt. Man erzielt dadurch eine Unempfindlichkeit des Unterkiefers und der Unterlippe der betreffenden Seite.
Im Oberkiefer kann eine Leitungsanästhesie unter anderem im Bereich des **Tuber maxillae** oder **Foramen infraorbitale** durchgeführt werden (siehe **Zahnmedizinische Assistenz**).

Eine Sonderform ist die **extraorale Leitungsanästhesie**. Sie kann z. B. im Oberkiefer zur Betäubung des **N. infraorbitalis** bei einer ausgedehnten Entzündung erforderlich sein.

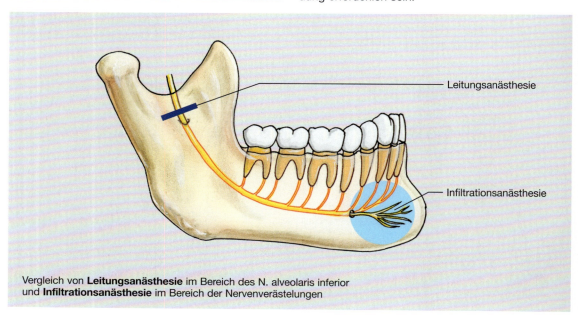

Vergleich von **Leitungsanästhesie** im Bereich des N. alveolaris inferior und **Infiltrationsanästhesie** im Bereich der Nervenverästelungen

Vitalerhaltung der Pulpa

5.1.3 Maßnahmen zur Vitalerhaltung der Pulpa

Es gibt **3 Behandlungsmethoden** zur Vitalerhaltung einer gefährdeten Pulpa:
– indirekte Überkappung (Cp)
– direkte Überkappung (P)
– Pulpotomie (Pulp) = Vitalamputation.
Von der jeweiligen Ausgangssituation hängt es ab, welche Behandlungsmaßnahme durchgeführt wird. Einzelheiten hierzu sind **Lernfeld 5** der **Zahnmedizinischen Assistenz** zu entnehmen.

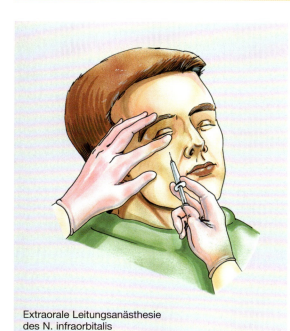

Extraorale Leitungsanästhesie des N. infraorbitalis

25

Cp   **6 Punkte**

Indirekte Überkappung zur Erhaltung der gefährdeten Pulpa,
ggf. einschl. des provisorischen oder temporären Verschlusses **der Kavität**

Abrechnungsbestimmungen
1. Die Anwendung der Nrn. 25 und 26 ist nur dann angebracht, wenn es durch sie allein möglich ist, die Devitalisierung (Abtötung) der Pulpa eines Zahnes zu vermeiden, der erhaltungswürdig und erhaltungsfähig ist.
2. Die Nr. 25 kann nicht angewendet werden, wenn es sich darum handelt, aus Zeitgründen eine Kavitätenpräparation und -füllung vorzeitig abzubrechen. Desgleichen kann sie dann nicht zur Anwendung kommen, wenn es sich darum handelt, die für den Kranken mit Schmerzen verbundene Kavitätenpräparation abzubrechen und durch Teilung in zwei oder mehrere Sitzungen erträglicher zu gestalten.

Eine **indirekte Überkappung** wird zur Vitalerhaltung der Pulpa durchgeführt, wenn sich nur noch eine **dünne Dentinschicht über der Pulpa** befindet. Die Pulpa wird dabei zu ihrem Schutz z. B. mit **Kalziumhydroxid** indirekt überkappt.
Kalziumhydroxid regt die **Odontoblasten** zur Bildung von neuem Dentin an. Dieses Dentin wird auch als **Tertiärdentin** bezeichnet.

Cp = Caries profunda
(tiefe Karies)

Im Verlauf der Behandlung sind **Sensibilitätsprüfungen** erforderlich:
– vor der Behandlung zur Diagnosestellung
– nach der Behandlung zur Überprüfung, ob der Zahn auch vital geblieben ist.

Nr. 41 ist abrechenbar

✓ Nr. 41a für die intraorale Leitungsanästhesie
✓ Nr. 41b für die extraorale Leitungsanästhesie
✓ bei der Versorgung mit Zahnersatz und Zahnkronen auf dem Erfassungsschein mit Eintragung der Ziffer 5 in der Bemerkungsspalte
✓ nur wenn die Infiltrationsanästhesie nicht ausreicht,
 – im Unterkiefer in der Regel
 – im Oberkiefer bei entzündlichen Prozessen oder bei größeren chirurgischen Eingriffen
✓ bei chirurgischen und parodontal-chirurgischen Eingriffen in Ausnahmefällen auch neben Nr. 40
✓ bei lang dauernden Eingriffen auch 2 x in einem Bereich

Nr. 41 ist nicht abrechenbar

⛔ im Oberkiefer, wenn keine entzündlichen Prozesse vorliegen und kleine chirurgische Eingriffe durchgeführt werden (Nrn. 43-46, 49, 50)
⛔ zusätzlich die Kosten für das Lokalanästhetikum

✎ Eintragung mit Datum und Zahnangabe. Bei Versorgung mit **Zahnersatz und Zahnkronen** ist die Ziffer **5** im Bemerkungsfeld einzutragen.

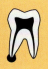

Vitalerhaltung der Pulpa

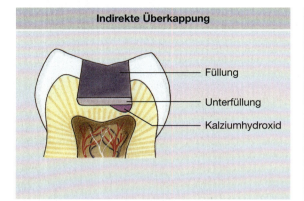

Indirekte Überkappung
- Füllung
- Unterfüllung
- Kalziumhydroxid

Nr. 25 ist abrechenbar
- ✓ für eine indirekte Überkappung zur Erhaltung der gefährdeten Pulpa
- ✓ **1 x je Kavität** (bei mehreren Kavitäten entsprechend mehrmals an einem Zahn)
- ✓ auch zusammen mit der definitiven Füllung in derselben Sitzung
- ✓ erneut, wenn die Behandlung in einer späteren Sitzung in derselben Kavität wiederholt werden muss
- ✓ auch bei Misserfolg

Nr. 25 ist nicht abrechenbar
- ⊝ zusammen mit Nr. 11 (provisorischer Verschluss)
- ⊝ wenn eine Kavitätenpräparation aus Zeitgründen vorzeitig abgebrochen oder aufgrund von Schmerzen in mehrere Sitzungen aufgeteilt wird

✎ Eintragung mit Datum und Zahnangabe.

26

P 6 Punkte

Direkte Überkappung, je Zahn

Direkte Überkappung im **bleibenden Zahn** bei artifizieller oder traumatischer **punktförmiger Eröffnung** der Pulpa, **je Zahn**.

Abrechnungsbestimmung
Die Anwendung der Nrn. 25 und 26 ist nur dann angebracht, wenn es durch sie allein möglich ist, die Devitalisierung (Abtötung) der Pulpa eines Zahnes zu vermeiden, der erhaltungswürdig und erhaltungsfähig ist.

Eine **direkte Überkappung** wird zur Vitalerhaltung der Pulpa durchgeführt, wenn die **Pulpa punktförmig eröffnet** ist. Diese Eröffnung kann
- **artifiziell (künstlich)** erfolgt sein, z. B. bei der Präparation des Zahnes,
- oder **traumatisch** bedingt sein, also durch eine Verletzung des Zahnes.

Die Pulpa wird dann zu ihrem Schutz und zur Anregung einer **Tertiärdentinbildung** mit **Kalziumhydroxid** direkt überkappt.
Im Idealfall bilden die Odontoblasten anschließend eine neue Dentinschicht mit Verschluss des Defektes. Auch bei der direkten Überkappung sind **Sensibilitätsprüfungen** vor und nach der Behandlung erforderlich.

Maßnahmen zur Vitalerhaltung der Pulpa

Pulpanahe Kavität ohne Eröffnung der Pulpa	Kavität mit punktförmiger Eröffnung der Pulpa	Breit eröffnete Pulpa bei noch nicht abgeschlossenem Wurzelwachstum/Milchzahn
⬇	⬇	⬇
Indirekte Überkappung 25 (Cp)	**Direkte Überkappung** 26 (P)	**Pulpotomie** 27 (Pulp)

Vitalerhaltung der Pulpa

Direkte Überkappung

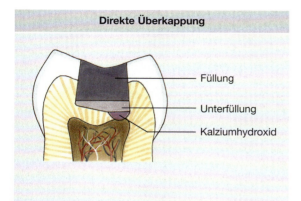

- Füllung
- Unterfüllung
- Kalziumhydroxid

Nr. 26 ist abrechenbar

- ✓ für eine direkte Überkappung der punktförmig eröffneten Pulpa eines bleibenden Zahnes
- ✓ bei künstlicher (artifizieller) oder verletzungsbedingter (traumatischer) Eröffnung der Pulpa
- ✓ **1x je Zahn** (also auch bei mehreren Kavitäten entsprechend nur 1x an einem Zahn)
- ✓ auch zusammen mit der definitiven Füllung in derselben Sitzung
- ✓ auch bei Misserfolg

Nr. 26 ist nicht abrechenbar

- ⊖ bei flächenhafter, breiter Eröffnung der Pulpa
- ⊖ mehrmals bei einem Zahn
- ⊖ zusammen mit Nr. 11 (provisorischer Verschluss)

✎ Eintragung mit Datum und Zahnangabe.

Pulpotomie

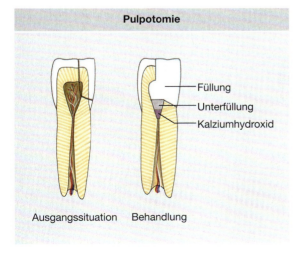

- Füllung
- Unterfüllung
- Kalziumhydroxid

Ausgangssituation Behandlung

27

Pulp 29 Punkte

Pulpotomie
Amputation und Versorgung der vitalen Pulpa am Milchzahn und am symptomlosen bleibenden Zahn mit nicht abgeschlossenem Wurzelwachstum
einschließlich Abtragen des Pulpendaches, Amputation der koronalen Pulpa, Spülung und Blutstillung, Aufbringen eines Überkappungspräparates,
je Zahn

Abrechnungsbestimmung

Eine Leistung nach **Nr. 27** ist **bei Milchzähnen nur abrechnungsfähig**, wenn in derselben Sitzung eine der **Nrn. 13 a bis g oder 14** erbracht wird.

Die Begriffe **Pulpotomie** und **Vitalamputation** haben die gleiche Bedeutung. Bei dieser Behandlungsmethode wird die vitale Kronenpulpa unter Anästhesie mit einem sterilen Bohrer oder Exkavator bis zu den Kanaleingängen entfernt. Die Wurzelpulpa wird belassen und wie bei einer direkten Überkappung in den meisten Fällen mit **Kalziumhydroxid** abgedeckt.
Mit diesem Vorgehen wird versucht, die Wurzelpulpa vital zu erhalten und die **Odontoblasten** zur Bildung von **Tertiärdentin** anzuregen.

Pulpotomie – Entfernung der vitalen
(= Vitalamputation) Kronenpulpa
(Pulpa – Zahnmark; -tomie gr. – Schnitt, abschneiden)
(vita lat. – Leben; amputare lat. – abschneiden)

Die Vitalamputation ist insbesondere bei Verletzungen an jugendlichen Zähnen mit breit eröffneter Pulpa bei noch nicht abgeschlossenem Wurzelwachstum oder Milchzähnen erfolgversprechend. Im Verlauf der Behandlung sind **Sensibilitätsprüfungen** sowohl zu Beginn zur Diagnosestellung als auch später zur Überprüfung des Behandlungserfolges erforderlich.

Im **Unterkiefer** ist bei einer Vitalamputation in der Regel eine **Leitungsanästhesie**, im **Oberkiefer** eine **Infiltrationsanästhesie** erforderlich.
Im Bereich der unteren Frontzähne kann neben der Leitungsanästhesie ergänzend eine Infiltrationsanästhesie zur Ausschaltung von Anastomosen (Nervenverbindungen) zur Gegenseite notwendig sein.

Wurzelkanalbehandlungen

Nr. 27 ist abrechenbar

- ✓ für die Amputation und Versorgung der vitalen Pulpa
- ✓ am Milchzahn und am symptomlosen bleibenden Zahn mit nicht abgeschlossenem Wurzelwachstum
- ✓ 1x je Zahn
- ✓ bei Milchzähnen nur abrechnungsfähig, wenn in der gleichen Sitzung eine Versorgung mit einer Füllung (Nr. 13) oder konfektionierten Krone (Nr. 14) erfolgt
- ✓ im Unterkiefer mit Nr. 41 (Leitungsanästhesie)
- ✓ im Oberkiefer mit Nr. 40 (Infiltrationsanästhesie)
- ✓ auch bei Misserfolg

Nr. 27 ist nicht abrechenbar

- ⊖ am bleibenden Zahn mit entzündeter Pulpa oder mit abgeschlossenem Wurzelwachstum
- ⊖ an Milchzähnen ohne gleichzeitige Versorgung mit einer Füllung (Nr. 13) oder einer konfektionierten Krone (Nr. 14)
- ⊖ zusammen mit Nr. 11 (provisorischer Verschluss)

✎ Eintragung mit Datum und Zahnangabe.

5.1.4 Wurzelkanalbehandlungen

Unter einer **Wurzelkanalbehandlung** versteht man alle Maßnahmen zur Versorgung eines Zahnes,
– dessen vitale Pulpa nicht mehr erhalten werden kann
– oder dessen Pulpa bereits abgestorben ist.
Wesentliche Arbeitsschritte der Wurzelkanalbehandlung sind die **Wurzelkanalaufbereitung** und die **Wurzelkanalfüllung**.
Der **Ablauf der Wurzelkanalbehandlung** richtet sich nach
– dem Ausgangsbefund,
– der Aufbereitbarkeit des Wurzelkanals und
– der Reaktion von Zahn und umgebendem Gewebe auf die Behandlung.
Besondere Bedeutung hat dabei die **Sensibilitätsprüfung (Nr. 8)** zu Beginn der Behandlung.
Im Verlauf der endodontischen Behandlung sind **Röntgenaufnahmen** zur Kontrolle der unterschiedlichen klinischen Situationen erforderlich. Dabei werden in der Regel **Zahnfilmaufnahmen (Nr. Ä 925a)** angefertigt:
1. Röntgenaufnahme zu Beginn, um den Wurzelverlauf festzustellen (Ausgangsbefund)
2. Röntgenmessaufnahme zur Längenbestimmung des Wurzelkanals
3. Kontrollaufnahme nach durchgeführter Wurzelkanalfüllung.

Wie oft sind indirekte Überkappung (25), direkte Überkappung (26) und Pulpotomie (27) abrechenbar?

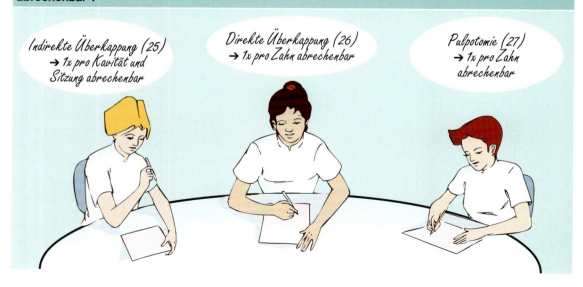

Indirekte Überkappung (25) → 1x pro Kavität und Sitzung abrechenbar

Direkte Überkappung (26) → 1x pro Zahn abrechenbar

Pulpotomie (27) → 1x pro Zahn abrechenbar

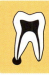

Wurzelkanalbehandlungen

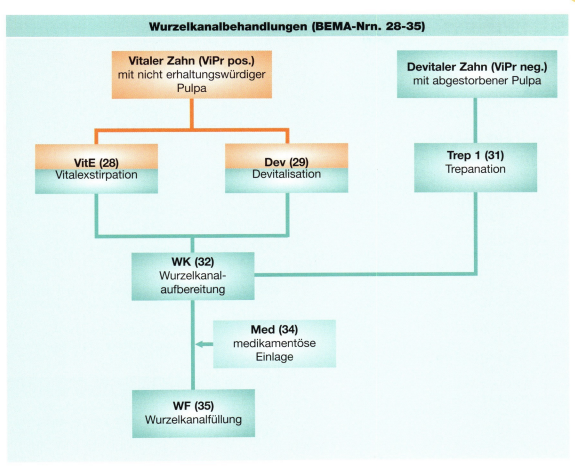

28

VitE   **18 Punkte**

Exstirpation der vitalen Pulpa, je Kanal

Abrechnungsbestimmung
Eine Leistung nach Nr. 28 ist für denselben Zahn nur in Ausnahmefällen neben der Leistung nach Nr. 27 abrechnungsfähig.

Bei einer **Vitalexstirpation** wird die vitale Pulpa unter Anästhesie vollständig entfernt. Als Instrument wird hierfür eine **Exstirpationsnadel** verwendet (siehe **Zahnmedizinische Assistenz**).
In den meisten Fällen wird eine Vitalexstirpation bei einer schmerzhaften Entzündung der Pulpa **(Pulpitis)** durchgeführt. Die dabei erforderliche Trepanation (Eröffnung) der Pulpa ist jedoch bei einer Vitalexstirpation nicht gesondert abrechenbar (siehe Nr. 31).
In Ausnahmefällen kann eine Vitalexstirpation auch nach einer fehlgeschlagenen Pulpotomie (Nr. 27) erforderlich sein.

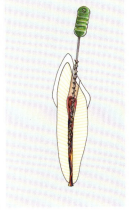

Vitalexstirpation

Wurzelkanalbehandlungen

Nr. 28 ist abrechenbar

- ✓ für die Exstirpation der vitalen Pulpa
- ✓ 1 x je Wurzelkanal
- ✓ zusammen mit Nr. 32 (WK) und Nr. 35 (WF)
- ✓ in Ausnahmefällen im Anschluss an Nr. 27 (Pulp)
- ✓ neben Nr. 34 (Med), wenn der Zahn nicht in der gleichen Sitzung gefüllt werden kann

Nr. 28 ist nicht abrechenbar

- ⊖ bei devitaler Pulpa
- ⊖ zusammen mit Nr. 11 (provisorischer Verschluss)
- ⊖ zusammen mit Nr. 31 (Trepanation)

✐ Eintragung mit Datum und Zahnangabe.

Beispiel
Möglicher Behandlungsablauf einer Vitalexstirpation bei Zahn 14:

eingehende Untersuchung		01
Vitalitätsprobe		8
Zahnfilm 14		Ä 925a
Infiltrationsanästhesie		40
VitE (2 Kanäle)	2x	28
Röntgenmessaufnahme		Ä 925a
WK (2 Kanäle)	2x	32
WF (2 Kanäle)	2x	35
Röntgenkontrolle der WF		Ä 925a
einflächige Füllung (okklusal)		13 a

Hinweis

Im neuen **BEMA 2004** sind die Gebührennummern
30 Mortalamputation und
33 Zusätzliche Anwendung physikalisch-chemischer Methoden
entfallen. Entsprechend werden diese Gebührennummern auch nicht mehr in diesem Buch erläutert.

29

Dev **11 Punkte**

Devitalisieren einer Pulpa
einschl. des Verschlusses der Kavität, je Zahn

Abrechnungsbestimmung zu Nr. 31
Die im Zusammenhang mit einer Devitalisierung vorgenommene Eröffnung eines Zahnes kann nicht als Trepanation nach Nr. 31 abgerechnet werden.

Unter einer **Devitalisation** versteht man das Abtöten einer nicht mehr zu erhaltenden Pulpa durch ein Devitalisationsmittel.
Dazu wird nach vorangegangener Vitalitätsprobe und Röntgendiagnostik zunächst eine Kavität im Zahn unter Anästhesie präpariert und der Zahn eröffnet (trepaniert). Darauf wird ein Devitalisationsmittel direkt auf die Pulpa gelegt und der Zahn mit einer temporären (vorübergehenden) Füllung dicht verschlossen.
In einer späteren Sitzung kann dann die Pulpa vollständig entfernt und der Wurzelkanal aufbereitet werden (Nr. 32).

Nr. 29 ist abrechenbar

- ✓ für die Einlage eines Devitalisationsmittels in einer Kavität einschl. des dichten Verschlusses
- ✓ 1 x je Zahn

Nr. 29 ist nicht abrechenbar

- ⊖ mehrmals an einem Zahn (auch wenn die erste Einlage nicht zum Erfolg geführt hat)
- ⊖ zusammen mit Nr. 11 (provisorischer Verschluss)
- ⊖ zusammen mit Nr. 31 (Trepanation)

✐ Eintragung mit Datum und Zahnangabe.

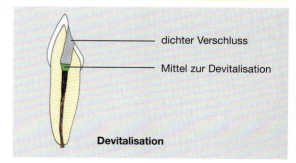

Devitalisation

Wurzelkanalbehandlungen

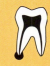

31   Trep 1   11 Punkte

Trepanation eines pulpatoten Zahnes

Abrechnungsbestimmung
Die im Zusammenhang mit einer Devitalisierung vorgenommene Eröffnung eines Zahnes kann nicht als Trepanation nach Nr. 31 abgerechnet werden.

Unter einer **Trepanation** versteht man die Eröffnung einer Körperhöhle.
Im Rahmen der vertragszahnärztlichen Abrechnung unterscheidet man **2 Formen der Trepanation**:
Nr. 31 (Trep 1) – Trepanation eines pulpatoten Zahnes
Nr. 52 (Trep 2) – Trepanation des Kieferknochens (siehe LF 8.1.2, Seite 186).

Die **Nr. 31** kann nur für die Trepanation eines **pulpatoten Zahnes** abgerechnet werden. Dabei ist es unerheblich, ob der Zahn bereits eine Wurzelfüllung hat.
Die Nr. 31 kann **nicht** für die Trepanation eines vitalen Zahnes bei einer Vitalamputation oder Vitalexstirpation abgerechnet werden.
Bei Schmerzen ist zusätzlich zur Nr. 31 eine **Infiltrationsanästhesie (Nr. 40)** oder **Leitungsanästhesie (Nr. 41)** abrechenbar.

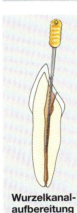

Trepanation eines Zahnes

Nr. 31 ist abrechenbar
- ✓ für die Trepanation eines pulpatoten Zahnes
- ✓ 1 x je Zahn
- ✓ auch wenn der Zahn wurzelgefüllt ist
- ✓ bei Schmerzen zusammen mit einer Infiltrations- oder Leitungsanästhesie
- ✓ in Verbindung mit **Nr. 106** (Beseitigen scharfer Zahnkanten) **bei Milchzähnen**, um sie als **Platzhalter** für die bleibenden Zähne zu erhalten

Nr. 31 ist nicht abrechenbar
- ⊖ für die Trepanation eines vitalen Zahnes
- ⊖ im Zusammenhang mit einer Devitalisation

✎ Eintragung mit Datum und Zahnangabe.

32   WK   29 Punkte

Aufbereiten des Wurzelkanalsystems,
je Kanal

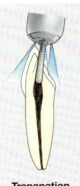

Wurzelkanalaufbereitung

Bei der **Wurzelkanalaufbereitung** wird der Wurzelkanal mit Handinstrumenten oder maschinell bis zur Wurzelspitze gesäubert und erweitert. Infiziertes Dentin im Bereich der Wurzelkanalwand wird dabei mit genormten Feilen oder Reamern (Erweiterern) entfernt.
Die Aufbereitung des Wurzelkanalsystems dient zur Vorbereitung der Wurzelkanalfüllung.

Die **Nr. 32** kann auch für eine **retrograde Wurzelkanalaufbereitung** im Rahmen einer Wurzelspitzenresektion abgerechnet werden (retrograd – rückläufig, entgegen der üblichen Richtung).
Die Aufbereitung des Wurzelkanals erfolgt dann nach Entfernung der Wurzelspitze von der Resektionsfläche aus (siehe **Zahnmedizinische Assistenz** LF 8.3).

Nr. 32 ist abrechenbar
- ✓ für die Aufbereitung eines Wurzelkanals
- ✓ nur dann, wenn der Wurzelkanal bis bzw. bis nahe an die Wurzelspitze aufbereitbar ist (siehe Richtlinien)
- ✓ 1 x je Wurzelkanal
- ✓ auch für eine retrograde Aufbereitung des Wurzelkanals im Rahmen einer Wurzelspitzenresektion
- ✓ im Anschluss an Nr. 28 (VitE), Nr. 29 (Dev) oder Nr. 31 (Trep 1)

Nr. 32 ist nicht abrechenbar
- ⊖ mehrmals für denselben Wurzelkanal (auch wenn die Aufbereitung in mehreren Sitzungen erfolgt)
- ⊖ neben Nr. 27 (Pulp) an demselben Zahn

✎ Eintragung mit Datum und Zahnangabe.

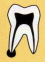

Wurzelkanalbehandlungen

34
Med 15 Punkte

Medikamentöse Einlage
in Verbindung mit Maßnahmen nach den **Nrn. 28, 29 und 32**,
ggf. einschl. eines provisorischen Verschlusses,
je Zahn und Sitzung

Abrechnungsbestimmung
Medikamentöse Einlagen sind grundsätzlich auf drei Sitzungen beschränkt.

Nach der Aufbereitung des Wurzelkanals (Nr. 32), nach einer Devitalisation (Nr. 29), aber auch nach einer Vitalexstirpation (Nr. 28) kann eine **medikamentöse Einlage** erforderlich sein. Hierzu werden desinfizierende Präparate, Kortison-Antibiotikum-Kombinationen und auch Pasten mit Kalziumhydroxid verwendet.
Der zugehörige provisorische Verschluss ist mit der Nr. 34 abgegolten. Die spätere erneute Eröffnung des Zahnes für die Wurzelkanalfüllung kann nicht als Trepanation (Nr. 31) abgerechnet werden.

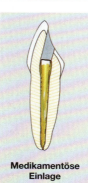
Medikamentöse Einlage

Die medikamentöse Einlage kann mehrmals wiederholt werden und ist entsprechend je Zahn und Sitzung abrechenbar.

Nr. 34 ist abrechenbar
- ✓ für eine medikamentöse Einlage nach Nr. 28 (VitE), Nr. 29 (Dev) und Nr. 32 (WK)
- ✓ 1 x je Zahn und Sitzung
- ✓ grundsätzlich auf 3 Sitzungen beschränkt, in Ausnahmefällen auch häufiger

Nr. 34 ist nicht abrechenbar
- ⊖ zusammen mit Nr. 27 (Pulp)
- ⊖ zusammen mit Nr. 11 (provisorischer Verschluss)
- ⊖ je Wurzelkanal

✎ Eintragung mit Datum und Zahnangabe.

35
WF 17 Punkte

Wurzelkanalfüllung
einschl. eines evtl. provisorischen Verschlusses,
je Kanal

Mit der **Wurzelkanalfüllung** wird die Wurzelkanalbehandlung abgeschlossen.
Ziel der Wurzelkanalfüllung ist das randdichte Auffüllen des zuvor aufbereiteten Wurzelkanals, um so das Eindringen von Flüssigkeit und Bakterien in den Wurzelkanal zu verhindern. Um die Wurzelkanalfüllung korrekt durchführen zu können, muss der Zahn vorher schmerzfrei und der Wurzelkanal trocken sein.
Nach den **Richtlinien** muss die Wurzelkanalfüllung bis bzw. bis nahe an die Wurzelspitze reichen. Aus fachlicher Sicht ist die Füllung des Wurzelkanals bis an die Wurzelspitze notwendig, da ein pulpatoter Zahn nur so dauerhaft erhalten werden kann.
Um die Wurzelkanalfüllung kontrollieren zu können, muss das **Wurzelfüllmaterial** im Röntgenbild sichtbar sein. Zur Überprüfung der fertigen Wurzelkanalfüllung wird in der Regel eine **Zahnfilmaufnahme (Nr. Ä 925a)** angefertigt.

Die **Nr. 35** kann auch für eine **retrograde Wurzelkanalfüllung** im Rahmen einer Wurzelspitzenresektion berechnet werden. Die Wurzelkanalfüllung erfolgt dann nach Entfernung der Wurzelspitze von der Resektionsfläche aus (siehe **Zahnmedizinische Assistenz** LF 8.3).

Nr. 35 ist abrechenbar
- ✓ für eine Wurzelkanalfüllung
- ✓ nur dann, wenn der Wurzelkanal bis bzw. bis nahe an die Wurzelspitze gefüllt werden kann (siehe Richtlinien)
- ✓ 1 x je Wurzelkanal
- ✓ auch für eine retrograde Wurzelkanalfüllung im Rahmen einer Wurzelspitzenresektion

Nr. 35 ist nicht abrechenbar
- ⊖ neben Nr. 27 (Pulp) an demselben Zahn
- ⊖ zusammen mit Nr. 11 (provisorischer Verschluss)

✎ Eintragung mit Datum und Zahnangabe.

Lokalanästhesie

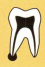

5.2 Privatabrechnung

5.2.1 Abrechnungsgrundlagen

Die **rechtlichen Grundlagen** für die Privatabrechnung sind bereits in Lernfeld 2.2.1 erläutert worden (S. 26). Die Vergütungen für die zahnärztliche Privatbehandlung werden durch die **Gebührenordnung für Zahnärzte (GOZ)** bestimmt (siehe LF 2.2.3).
Zum **Lernfeld 5 (Endodontische Behandlungen begleiten)** gehören zahnärztliche Leistungen aus folgenden Abschnitten des Gebührenverzeichnisses der GOZ:
A. **Allgemeine zahnärztliche Leistungen**
   GOZ-Nrn. 0080–0100)
C. **Konservierende Leistungen**
   (GOZ-Nrn. 2330–2440).
Die genaue Zuordnung der GOZ-Nummern ist der **Übersicht zu Beginn dieses Lernfeldes** und der **Tabelle 5.1** zu entnehmen.

GOZ-Gebührenpositionen in Lernfeld 5 — Tabelle 5.1

GOZ-Nr.	Kurzbeschreibung	Buchseite
aus Abschnitt A. Allgemeine zahnärztliche Leistungen		
0080	Oberflächenanästhesie, intraoral	151
0090	Infiltrationsanästhesie, intraoral	152
0100	Leitungsanästhesie, intraoral	152
aus Abschnitt C. Konservierende Leistungen		
2330	Indirekte Überkappung	153
2340	Direkte Überkappung	153
2350	Vitalamputation	153
2360	Vitalexstirpation	154
2380	Amputation der avitalen Milchzahnpulpa	155
2390	Trepanation eines Zahnes	157
2400	Elektrometrische Längenbest. Wurzelkanal	158
2410	Wurzelkanalaufbereitung	158
2420	Elektrophysikalisch-chemische Methoden je Kanal	159
2430	Medikamentöse Einlage je Zahn	160
2440	Wurzelkanalfüllung	160

5.2.2 Anästhesieleistungen

Örtliche Betäubung (Lokalanästhesie)

Bei der Privatabrechnung unterscheidet man:
GOZ-Nr. 0080   Oberflächenanästhesie
GOZ-Nr. 0090   Intraorale Infiltrationsanästhesie
GOZ-Nr. 0100   Intraorale Leitungsanästhesie.

GOZ 0080	Punkte	EUR
	30	1,69

Intraorale Oberflächenanästhesie, je Kieferhälfte oder Frontzahnbereich

Bei der Berechnung der **GOZ-Nr. 0080** sind folgende Punkte zu beachten:
– Die Oberflächenanästhesie (GOZ-Nr. 0080) ist auch in Verbindung mit einer Infiltrationsanästhesie (GOZ-Nr. 0090) oder Leitungsanästhesie (GOZ-Nr. 0100) berechnungsfähig. So kann z. B. die **Oberflächenanästhesie der Einstichstelle** für eine Infiltrations- oder Leitungsanesthesie nach GOZ-Nr. 0080 berechnet werden.
– Die Oberflächenanästhesie (GOZ-Nr. 0080) kann **je Kieferhälfte oder Frontzahnbereich** berechnet werden.
– Die **Kosten für das Anästhetikum** sind mit der GOZ-Nr. 0080 **abgegolten**.

GOZ-Nr. 0080 ist berechnungsfähig

- ✓ für die intraorale Oberflächenanästhesie
- ✓ 1x je Kieferhälfte oder Frontzahnbereich
- ✓ auch in Verbindung mit GOZ-Nrn. 0090 und 0100
- ✓ auch für die Ausschaltung des Würgereizes bei Abformungen oder Röntgenaufnahmen

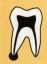

Lokalanästhesie

GOZ 0090	Punkte	EUR
	60	3,37

Intraorale Infiltrationsanästhesie

GOZ 0100	Punkte	EUR
	70	3,94

Intraorale Leitungsanästhesie

Abrechnungsbestimmungen
Wird die Leistung nach **GOZ-Nr. 0090** je **Zahn mehr als einmal** berechnet, ist dies in der Rechnung zu **begründen**.
Bei den Leistungen nach den **GOZ-Nrn. 0090** und **0100** sind die Kosten der verwendeten **Anästhetika gesondert berechnungsfähig**.

Die **GOZ-Nr. 0090** wird für eine **intraorale Infiltrationsanästhesie** berechnet. Sie kann **im Regelfall 1x pro Zahn** angesetzt werden, mit Begründung auch mehrfach.
Begründungen für eine mehrfache Berechnung der GOZ-Nr. 0090 an einem Zahn können sein:
– lange Behandlungsdauer mit Nachinjektion
– Betäubung vestibulär und palatinal erforderlich
– verkürzte Anästhesiewirkung, da Lokalanästhesie ohne Vasokonstringens (gefäßverengendem Zusatz).
Die **GOZ-Nr. 0090** kann auch für die **intraligamentäre Anästhesie** angesetzt werden (siehe Zahnmedizinische Assistenz LF 5.3).

Die **GOZ-Nr. 0100** wird für eine **intraorale Leitungsanästhesie** berechnet. Eine Leitungsanästhesie kann z. B. **im Unterkiefer am** Nervus alveolaris inferior durchgeführt werden.
Die **GOZ-Nr. 0100** kann **auch mehrfach** angesetzt werden, zum Beispiel wegen
– langer Behandlungsdauer mit Nachinjektion
– verkürzter Anästhesiewirkung bei Lokalanästhesie ohne Vasokonstringens.

Die Anästhesieverfahren (**GOZ-Nrn. 0080-0100**) können auch miteinander kombiniert werden.
So kann eine **Leitungsanästhesie**
– sowohl **zusammen mit einer Infiltrationsanästhesie** (z. B. um Anastomosen auszuschalten oder eine Blutleere im Behandlungsbereich zu erzielen)
– als auch **zusammen mit einer Oberflächenanästhesie** zur Betäubung der Einstichstelle
berechnet werden.

GOÄ 267	Punkte	EUR
	80	4,66

Medikamentöse Infiltrationsbehandlung im Bereich einer Körperregion,
auch paravertebrale oder perineurale oder perikapsuläre oder retrobulbäre Injektion und/oder Infiltration,
je Sitzung

Eine **Injektion bzw. Anästhesie zu Heilzwecken** kann mit der **GOÄ-Nr. 267** berechnet werden.
Eine **extraorale Leitungsanästhesie** ist in der GOZ 2012 nicht mehr enthalten. Sie ist **analog nach § 6 Absatz 1** zu berechnen.

GOZ 0090 ist berechnungsfähig

- ✓ für die intraorale Infiltrationsanästhesie
- ✓ auch für eine intraligamentäre Anästhesie
- ✓ in der Regel 1x je Zahn und Sitzung
- ✓ mit Begründung mehrfach je Zahn und Sitzung
- ✓ neben GOZ-Nrn. 0080 und 0100
- ✓ Kosten für Lokalanästhetikum gesondert berechnungsfähig

GOZ 0100 ist berechnungsfähig

- ✓ für die intraorale Leitungsanästhesie
- ✓ wiederholte Leitungsanästhesie zusätzlich berechnungsfähig
- ✓ neben GOZ-Nrn. 0080 und 0090
- ✓ Kosten für Lokalanästhetikum gesondert berechnungsfähig

Narkose (Allgemeinanästhesie)
Narkosen (Allgemeinanästhesien) gehören **nicht** zum Leistungsumfang der zahnärztlichen Versorgung. Entsprechend ist der **Abschnitt D des Gebührenverzeichnisses der GOÄ** mit den Anästhesieleistungen nach § 6 Absatz 2 GOZ **nicht für Zahnärzte geöffnet**.
Eine **Narkose** ist jedoch im Rahmen der zahnärztlichen Versorgung zu erbringen, wenn sie im Zusammenhang mit zahnärztlichen Leistungen **medizinisch notwendig** ist.
Die Abrechnung erfolgt dann entsprechend von einem **Facharzt für Anästhesie** nach den Vorschriften der **Gebührenordnung für Ärzte**.

Vitalerhaltung der Pulpa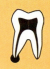

5.2.3 Maßnahmen zur Vitalerhaltung der Pulpa

GOZ 2330 — Punkte 110 — EUR 6,19

Maßnahmen zur Erhaltung der vitalen Pulpa bei Caries profunda (Exkavieren, indirekte Überkappung), je Kavität

GOZ 2340 — Punkte 200 — EUR 11,25

Maßnahmen zur Erhaltung der freiliegenden vitalen Pulpa (Exkavieren, direkte Überkappung), je Kavität

GOZ 2350 — Punkte 290 — EUR 16,31

Amputation und Versorgung der vitalen Pulpa einschließlich Exkavieren

Die **GOZ-Nrn. 2330 und 2340 (indirekte und direkte Überkappung)** können auch mehrmals bei einem Zahn berechnet werden, wenn z. B.
- eine Überkappung an einem Zahn an zwei getrennten Stellen erforderlich ist (z. B mesiale und distale Kavität)
- oder eine indirekte Überkappung in einer zweiten Sitzung wiederholt werden muss
- oder wenn nach einer indirekten Überkappung in einer späteren Sitzung die Pulpa eröffnet wird und dann eine direkte Überkappung notwendig ist.

Auch die Berechnung sowohl einer direkten als auch indirekten Überkappung an einem Zahn ist denkbar, wenn in einer Kavität (z. B. mesial) eine Caries profunda behandelt werden muss und die vitale Pulpa gleichzeitig in einer anderen Kavität (z. B. distal) punktförmig eröffnet worden ist.

Die **Trepanation (Eröffnung)** des Zahnes kann zusammen mit der GOZ-Nr. 2350 unter der **GOZ-Nr. 2390** berechnet werden. Die GOZ-Nr. 2390 ist im Gegensatz zur vergleichbaren BEMA-Nr. 31 auch bei einem vitalen Zahn berechnungsfähig.

Die **GOZ-Nrn. 2330-2350** beinhalten nicht einen temporären speicheldichten Verschluss. Entsprechend kann die **GOZ-Nr. 2020** zusätzlich berechnet werden.

GOZ-Nr. 2330 ist berechnungsfähig

- ✓ für Maßnahmen zum Erhalt der vitalen Pulpa bei Caries profunda
- ✓ für Exkavieren und indirekte Überkappung
- ✓ je Kavität
- ✓ bei bleibenden Zähnen und Milchzähnen
- ✓ mehrfach an einem Zahn bei getrennten Kavitäten
- ✓ auch zusammen mit einer definitiven Füllung in derselben Sitzung
- ✓ auch bei Misserfolg
- ✓ ergänzend Zuschlag für OP-Mikroskop möglich (GOZ-Nr. 0110)

GOZ-Nr. 2330 ist nicht berechnungsfähig

- ⊖ neben einer direkten Überkappung (GOZ-Nr. 2340) in derselben Kavität
- ⊖ bei devitalem Zahn

GOZ-Nr. 2330	indirekte Überkappung	entspricht BEMA-Nr. 25
GOZ-Nr. 2340	direkte Überkappung	entspricht BEMA-Nr. 26
GOZ-Nr. 2350	Vitalamputation	entspricht BEMA-Nr. 27

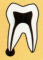

Wurzelkanalbehandlungen

GOZ-Nr. 2340 ist berechnungsfähig

- ✓ für Maßnahmen zum Erhalt der freiliegenden vitalen Pulpa
- ✓ für Exkavieren und direkte Überkappung
- ✓ je Kavität
- ✓ bei bleibenden Zähnen und Milchzähnen
- ✓ mehrfach an einem Zahn bei getrennten Kavitäten
- ✓ auch bei freiliegender Pulpa im Zusammenhang mit Kronenpräparationen oder Zahnverletzungen
- ✓ auch bei vorangegangener indirekter Überkappung (GOZ-Nr. 2330) in einer früheren Sitzung
- ✓ auch zusammen mit einer definitiven Füllung in derselben Sitzung
- ✓ auch bei Misserfolg
- ✓ ergänzend Zuschlag für OP-Mikroskop möglich (GOZ-Nr. 0110)

GOZ-Nr. 2340 ist nicht berechnungsfähig

- ⊖ neben einer indirekten Überkappung (GOZ-Nr. 2330) in derselben Kavität
- ⊖ bei devitalem Zahn

GOZ-Nr. 2350 ist berechnungsfähig

- ✓ für die Amputation und Versorgung der vitalen Pulpa
- ✓ einschließlich Exkavieren
- ✓ 1x je Zahn
- ✓ bei bleibenden Zähnen und Milchzähnen
- ✓ auch bei breiter Eröffnung der Pulpa infolge einer Zahnverletzung
- ✓ auch bei vorangegangener indirekter Überkappung (GOZ-Nr. 2330) oder direkter Überkappung (GOZ-Nr. 2340)
- ✓ auch zusammen mit einer Trepanation (GOZ-Nr. 2390)
- ✓ auch zusammen mit einer definitiven Füllung in derselben Sitzung
- ✓ auch bei Misserfolg

GOZ-Nr. 2350 ist nicht berechnungsfähig

- ⊖ neben einer Vitalexstirpation
- ⊖ neben einer Wurzelkanalaufbereitung (GOZ-Nr. 2410) in derselben Sitzung
- ⊖ bei devitalem Zahn

5.2.4 Wurzelkanalbehandlungen

GOZ 2360 Punkte 110 EUR 6,19

Exstirpation der vitalen Pulpa
einschließlich Exkavieren,
je Kanal

Die Gebührenpositionen für Wurzelkanalbehandlungen im Rahmen einer Privatbehandlung entsprechen in weiten Teilen den Gebührenpositionen bei der Kassenabrechnung. Unterschiede werden bei den einzelnen GOZ-Nummern erläutert.
Die **GOZ-Nr. 2360** wird für die **Vitalexstirpation der Pulpa** berechnet.
Unter einer Vitalexstirpation versteht man die vollständige Entfernung der vitalen Kronen- und Wurzelpulpa.

Die **Vitalexstirpation** erfolgt in der Regel **in örtlicher Betäubung**. Entsprechend wird die **GOZ-Nr. 0090** oder **GOZ-Nr. 0100** berechnet.
Eine ergänzend erforderliche **Trepanation (Eröffnung)** des Zahnes ist gesondert mit der **GOZ-Nr. 2390** berechnungsfähig.
Für eine **medikamentöse Einlage** kann die **GOZ-Nr. 2430** angesetzt werden.
Ein anschließend durchgeführter **temporärer speicheldichter Verschluss** wird mit der **GOZ-Nr. 2020** berechnet.

Im weiteren Verlauf folgen:
GOZ-Nr. 2410 Wurzelkanalaufbereitung
GOZ-Nr. 2440 Wurzelkanalfüllung
              und eventuell zusätzlich
GOZ-Nr. 2400 elektrometrische Längenbestimmung des Wurzelkanals
GOZ-Nr. 2420 elektrophysikalisch-chemische Methoden.

GOZ-Nr. 2360 ist berechnungsfähig

- ✓ für die Exstirpation der vitalen Pulpa
- ✓ einschließlich Exkavieren
- ✓ 1x je Wurzelkanal
- ✓ bei bleibenden Zähnen und Milchzähnen
- ✓ in Verbindung mit GOZ-Nrn. 2390-2440
- ✓ nach erfolglosem Versuch, die Pulpa vital zu erhalten (GOZ-Nrn. 2330-2350)
- ✓ ergänzend Zuschlag für OP-Mikroskop möglich (GOZ-Nr. 0110)

GOZ-Nr. 2360 ist nicht berechnungsfähig

- ⊖ bei devitalem Zahn

Wurzelkanalbehandlungen

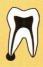

GOZ-Nr. 2360	Vitalexstirpation	entspricht BEMA-Nr. 28
keine GOZ-Nr.	Devitalisation	entspricht BEMA-Nr. 29
GOZ-Nr. 2380	Amputation einer avitalen Milchzahnpulpa	keine BEMA-Nr.
GOZ-Nr. 2390	Trepanation	entspricht BEMA-Nr. 31
GOZ-Nr. 2400	elektrometrische Längenbestimmung eines Wurzelkanals	keine BEMA-Nr.
GOZ-Nr. 2410	Wurzelkanalaufbereitung	entspricht BEMA-Nr. 32
GOZ-Nr. 2420	elektrophysikalisch-chemische Methoden	keine BEMA-Nr.
GOZ-Nr. 2430	medikamentöse Einlage	entspricht BEMA-Nr. 34
GOZ-Nr. 2440	Wurzelkanalfüllung	entspricht BEMA-Nr. 35

GOZ 2380

	Punkte	EUR
	160	9,00

Amputation und endgültige Versorgung der avitalen Milchzahnpulpa

Die **GOZ-Nr. 2380** wird für die
– **Amputation (Entfernung) der Kronenpulpa** und
– **Versorgung der freigelegten Wurzelpulpa**
– an einem **avitalen (toten) Milchzahn**
berechnet.
Die Wurzelpulpa wird dabei in der Regel im Bereich der Wurzelkanaleingänge mit einer medikamentösen Einlage abgedeckt.

Dieses Verfahren wird auch als **Mortalamputation** bezeichnet (siehe **Zahnmedizinische Assistenz, Lernfeld 5.6.2**).

Ein anschließend durchgeführter temporärer speicheldichter Verschluss oder eine definitive Versorgung ist gesondert berechnungsfähig.
Die frühere Leistungsposition der **Devitalisation der Pulpa** (frühere **GOZ-Nr. 237**) ist ersatzlos entfallen. Eine entsprechende Leistung ist gegebenenfalls **analog zu berechnen**.
Die GOZ-Nr. 2380 kann nur bei Milchzähnen angesetzt werden. Sie dient dazu, die Milchzähne als Platzhalter für die bleibenden Zähne zu erhalten.
Sollte eine Leistung nach **GOZ-Nr. 2380 am bleibenden Zahn** indiziert sein, so ist sie **analog zu berechnen**.

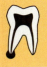

Wurzelkanalbehandlungen

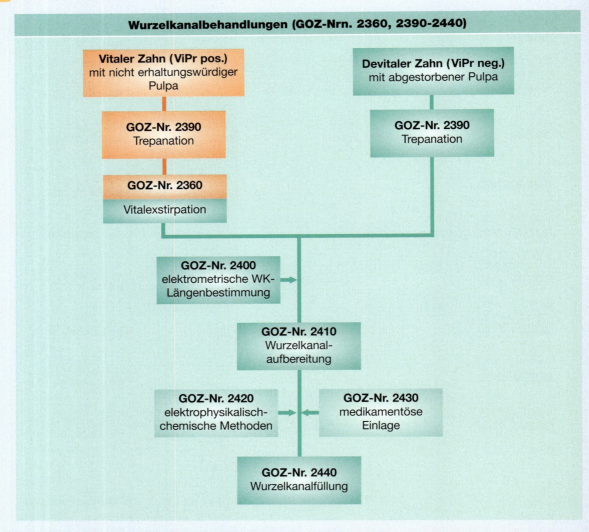

GOZ-Nr. 2380 ist berechnungsfähig	GOZ-Nr. 2380 ist nicht berechnungsfähig
✓ für die Amputation und endgültige Versorgung der avitalen (toten) Milchzahnpulpa ✓ nur bei Milchzähnen ✓ 1x je Zahn ✓ im Anschluss nach GOZ-Nr. 2390 (Trepanation) ✓ in Verbindung mit GOZ-Nr. 2430 (medikamentöse Einlage) ✓ mit temporärem speicheldichten Verschluss (GOZ-Nr. 2020) ✓ mit Füllungen (GOZ-Nrn. 2050-2120) ✓ mit konfektionierter Krone (GOZ-Nr. 2250)	⊖ bei bleibenden Zähnen ⊖ bei vitaler Pulpa (GOZ-Nr. 2350) ⊖ zusammen mit Wurzelkanalaufbereitung und Wurzelfüllung

Wurzelkanalbehandlungen

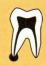

GOZ 2390

	Punkte	EUR
	65	3,66

Trepanation eines Zahnes,
als selbstständige Leistung

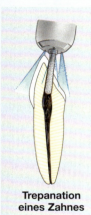

Trepanation eines Zahnes

Die **GOZ-Nr. 2390** wird für die **Trepanation eines Zahnes berechnet**.
Im Gegensatz zur vergleichbaren **BEMA-Nr. 31** kann die GOZ-Nr. 2390 auch für die **Trepanation eines vitalen Zahnes** angesetzt werden.
Neben der GOZ-Nr. 2390 ist selbstverständlich auch eine hierfür erforderliche Anästhesie berechnungsfähig.

GOZ-Nr. 2390 ist berechnungsfähig

- ✓ für die Trepanation (Eröffnung) eines Zahnes
- ✓ als selbstständige Leistung
- ✓ alleine oder neben anderen endodontischen Leistungen (GOZ-Nrn. 2350-2440)
- ✓ je Zahn
- ✓ bei bleibenden Zähnen und Milchzähnen
- ✓ bei vitalen und devitalen Zähnen

GOZ-Nr. 2390 ist nicht berechnungsfähig

- ⊖ wenn keine Eröffnung der Pulpa erfolgt (z. B. bei GOZ-Nrn. 2330, 2340)

§ Selbstständige Leistung

Der Zusatz **selbstständige Leistung** führt leider immer wieder zu Missinterpretationen. Dabei wird der Begriff der **selbstständigen Leistung** oft mit einer **alleinigen Leistung** verwechselt.
In der GOZ ist eine **selbstständige Leistung** eine **eigenständige Leistung, die in keiner anderen Leistung enthalten ist**, die in gleicher Sitzung am gleichen Zahn oder im gleichen Gebiet berechnet wird.
Es gibt keine endodontische Leistung (GOZ-Nrn. 2350-2440), die eine Trepanation beinhaltet.
Eine **Trepanation** ist **weder Inhalt** der Leistungsbeschreibung der **Vitalexstirpation (GOZ-Nr. 2360)** noch der **Wurzelkanalaufbereitung (GOZ-Nr. 2410)** oder einer anderen endodontischen Leistung. Sie ist auch nicht bei jeder Wurzelkanalbehandlung erforderlich. So ist zum Beispiel keine Trepanation notwendig, wenn eine Pulpa durch eine ausgedehnte Karies oder eine Zahnverletzung bereits breit eröffnet ist.
Die Trepanation eines Zahnes ist also stets berechnungsfähig, wenn tatsächlich trepaniert wurde (vergleiche auch **Seite 218: GOZ-Nr. 3050**).

Diese Meinung wird kontrovers diskutiert. Es gibt Gerichtsurteile, die diese Rechtsauffassung vertreten, der **Verwaltungsgerichtshof Baden-Württemberg** hat aber z. B. gegenteilig geurteilt (Urteil vom 04.04.2014, Az.: 2 S 78/14).
Eine höchstrichterliche Klärung gibt es (noch) nicht. Das entsprechende **Bundesverwaltungsgericht** hat vor mehr als 20 Jahren unter kaum veränderten Voraussetzungen geurteilt:
„Die Gebührennummer 239 ist neben der Gebührennummer 241 berechenbar, da die Trepanation eines Zahnes im Sinne des § 4 (2) Satz 2 nicht Bestandteil der Aufbereitung des betreffenden Wurzelkanals ist."

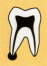

Wurzelkanalbehandlungen

GOZ 2400
Punkte 70   EUR 3,94

Elektrometrische Längenbestimmung eines Wurzelkanals

Abrechnungsbestimmung
Die Leistung nach **GOZ-Nr. 2400** ist **je Wurzelkanal höchstens zweimal je Sitzung** berechnungsfähig.

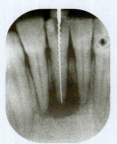

Röntgenmessaufnahme

Die **Längenbestimmung des Wurzelkanals** erfolgt üblicherweise mit einer **Röntgenmessaufnahme**, bei der ein Instrument mit bekannter Länge im Wurzelkanal fixiert ist. Von der Länge dieses Instrumentes kann anschließend auf die Länge des Wurzelkanals geschlossen werden.

Alternativ kann die Länge des Wurzelkanals auch durch **Messung des elektrischen Widerstandes** zwischen einer Mess-Sonde im Wurzelkanal und einer Gegenelektrode bestimmt werden. Sobald die Mess-Sonde durch Vorschieben im Wurzelkanal die Wurzelspitze erreicht, fällt der elektrische Widerstand ab.

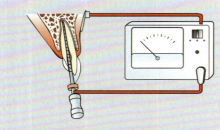

Elektrometrische Längenbestimmung eines Wurzelkanals

GOZ-Nr. 2400 ist berechnungsfähig

- ✓ für die elektrometrische Längenbestimmung eines Wurzelkanals
- ✓ maximal 2x je Wurzelkanal und Sitzung
- ✓ bei bleibenden Zähnen und Milchzähnen
- ✓ auch neben einer Röntgenmessaufnahme (GOÄ-Nr. 5000)

GOZ 2410
Punkte 392   EUR 22,05

Aufbereitung eines Wurzelkanals auch retrograd,
je Kanal,
ggf. in mehreren Sitzungen

Abrechnungsbestimmungen zur GOZ-Nr. 2410
Die Leistung nach der **GOZ-Nr. 2410** ist für denselben Wurzelkanal nur dann **erneut berechnungsfähig, wenn der Wurzelkanal** nach der ersten Aufbereitung **definitiv versorgt** worden ist.
Wenn **aufgrund anatomischer Besonderheiten** eine Aufbereitung in einer Sitzung nicht erfolgen kann, ist die Leistung nach der GOZ-Nr. 2410 für denselben Wurzelkanal **erneut berechnungsfähig**. Dies ist in der Rechnung zu begründen. Je Aufbereitung eines Wurzelkanals ist die Leistung in diesem Fall höchstens zweimal berechnungsfähig.

Allgemeine Bestimmungen zu GOZ-Abschnitt C
Nur einmal verwendbare Nickel-Titan-Instrumente zur Wurzelkanalaufbereitung sind **gesondert berechnungsfähig**.

Die **GOZ-Nr. 2410** wird für die **Aufbereitung eines Wurzelkanals** berechnet.
Dabei erfolgt eine mechanische Erweiterung und Reinigung des Wurzelkanals, um kariöses Dentin im Bereich der Wurzelkanalwände abzutragen und Krankheitserreger aus dem Wurzelkanal zu entfernen bzw. unschädlich zu machen.
Die Wurzelkanalaufbereitung (GOZ-Nr. 2410) folgt in den meisten Fällen auf eine **Trepanation (GOZ-Nr. 2390)** oder **Vitalexstirpation (GOZ-Nr. 2360)**.
Die Berechnung der GOZ-Nr. 2410 richtet sich nicht nach der Zahl der behandelten Wurzeln sondern der **Zahl der aufbereiteten Wurzelkanäle**. Bekanntlich enthalten die Zahnwurzeln teilweise mehrere Wurzelkanäle. Die mesialen Wurzeln der unteren Molaren haben z. B. in der Regel 2 Wurzelkanäle.
Eine **elektrometrische Längenbestimmung des Wurzelkanals** wird mit der **GOZ-Nr. 2400** berechnet. Bei zusätzlicher **Anwendung elektrophysikalisch-chemischer Methoden** (z. B. Aufbereitung mit Ultraschall und desinfizierenden Lösungen) kann ergänzend die **GOZ-Nr. 2420** angesetzt werden.
Die **GOZ-Nr. 2410** kann auch für eine **retrograde Wurzelkanalaufbereitung** im Rahmen einer Wurzelspitzenresektion berechnet werden.

Wurzelkanalbehandlungen

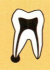

Die **GOZ-Nr. 2410** ist mit der **BEMA-Nr. 32** vergleichbar. Im Rahmen der Privatabrechnung gibt es aber keine Einschränkungen durch ergänzende Richtlinien wie in der Kassenabrechnung.

GOZ-Nr. 2410 ist berechnungsfähig

- für die Aufbereitung eines Wurzelkanals
- im Regelfall 1x je Wurzelkanal
- auch für eine retrograde Aufbereitung des Wurzelkanals im Rahmen einer Wurzelspitzenresektion
- erneut, wenn der Wurzelkanal nach der ersten Aufbereitung definitiv versorgt wurde
- erneut, wenn bei anatomischen Besonderheiten eine Aufbereitung nicht in einer Sitzung erfolgen kann (in der Rechnung begründen)
- maximal 2x je Wurzelkanal bei anatomischen Besonderheiten (begründen)
- weitere Sitzungen zur Wurzelkanalaufbereitung können mit einem höheren Steigerungsfaktor berücksichtigt werden
- bei bleibenden Zähnen und Milchzähnen
- nach Vitalexstirpation (GOZ-Nr. 2360)
- nach Trepanation (GOZ-Nr. 2390)
- in Verbindung mit elektrometrischer Längenbestimmung (GOZ-Nr. 2400)
- in Verbindung mit Anwendung elektrophysikalisch-chemischer Methoden (GOZ-Nr. 2420)
- in Verbindung mit medikamentöser Einlage (GOZ-Nr. 2430)
- zusätzlich temporärer speicheldichter Verschluss (GOZ-Nr. 2020)
- ergänzend Zuschlag für OP-Mikroskop (GOZ-Nr. 0110)
- ergänzend Zuschlag für Anwendung eines Lasers (GOZ-Nr. 0120)
- nur einmal verwendbare Nickel-Titan-Instrumente zur Wurzelkanalaufbereitung sind gesondert berechnungsfähig

GOZ-Nr. 2410 ist nicht berechnungsfähig

- für die Aufbereitung eines bereits wurzelgefüllten Wurzelkanals zur Aufnahme eines gegossenen Stiftaufbaus, Schraubenaufbaus oder Glasfaserstiftes (GOZ-Nrn. 2190, 2195)
- für eine Vitalexstirpation (GOZ-Nr. 2360)
- für die Entfernung frakturierter Wurzelkanalinstrumente (analog nach § 6 Abs. 1 GOZ berechnen)

GOZ 2420	Punkte	EUR
	70	3,94

Zusätzliche Anwendung elektrophysikalisch-chemischer Methoden, je Kanal

Bei der Wurzelkanalaufbereitung nach GOZ-Nr. 2410 wird der Wurzelkanal mechanisch erweitert und gereinigt.
Die **GOZ-Nr. 2420** wird für **zusätzliche Maßnahmen**
- zur **Reinigung und Desinfektion** des mechanisch aufbereiteten Wurzelkanals und der mechanisch nicht aufbereitbaren Nebenkanäle
- mit einer **Kombination aus elektrophysikalischen und chemischen Verfahren**

berechnet.
Dies kann z. B. mit Wurzelkanalinstrumenten im Ultraschallhandstück in Verbindung mit chemischen Spüllösungen erfolgen (z. B. Natriumhypochlorid, Chlorhexidin).
Die **GOZ-Nr. 2420** ist zusätzlich zu den üblichen Methoden der Wurzelkanalbehandlung ansetzbar.

GOZ-Nr. 2420 ist berechnungsfähig

- für die Anwendung elektrophysikalisch-chemischer Methoden bei der Wurzelkanalbehandlung
- je Wurzelkanal
- je Sitzung

GOZ-Nr. 2420 ist nicht berechnungsfähig

- für rein physikalische (mechanische) Methoden
- für rein chemische Methoden

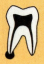

Wurzelkanalbehandlungen

GOZ 2430	Punkte	EUR
	204	11,47

Medikamentöse Einlage
in Verbindung mit Maßnahmen nach den
GOZ-Nrn. 2360, 2380 und 2410,
je Zahn und Sitzung

Medikamentöse Einlagen können bei einer Wurzelkanalbehandlung erforderlich sein zur
– Desinfektion,
– Schmerzbehandlung oder
– Vorbereitung der weiteren Aufbereitung des Wurzelkanals.
Die **GOZ-Nr. 2430** kann nur berechnet werden in Verbindung mit
GOZ-Nr. 2360   Vitalexstirpation
GOZ-Nr. 2380   Amputation der avitalen Milchzahnpulpa
GOZ-Nr. 2410   Wurzelkanalaufbereitung.
Die GOZ-Nr. 2430 kann **nicht bei einer Trepanation (GOZ-Nr. 2390) ohne weitere endodontische Maßnahmen** berechnet werden.
Ein temporärer speicheldichter Verschluss (GOZ-Nr. 2020) kann zusätzlich berechnet werden.
Die **GOZ-Nr. 2430** ist mit der **BEMA-Nr. 34** vergleichbar.

GOZ-Nr. 2430 ist berechnungsfähig

- ✓ für eine medikamentöse Einlage in Verbindung mit den GOZ-Nrn. 2360, 2380 und 2410
- ✓ je Zahn
- ✓ je Sitzung
- ✓ zusätzlich temporärer speicheldichter Verschluss (GOZ-Nr. 2020)

GOZ-Nr. 2430 ist nicht berechnungsfähig

- ⊖ in Verbindung mit GOZ-Nr. 2350 (Vitalamputation)
- ⊖ wenn nur eine Trepanation ohne weitere endodontische Maßnahmen erfolgte (GOZ-Nr. 2390)
- ⊖ je Wurzelkanal

GOZ 2440	Punkte	EUR
	258	14,51

Füllung eines Wurzelkanals

Die **GOZ-Nr. 2440** wird für die Füllung eines Wurzelkanals mit einem entsprechenden Wurzelfüllmaterial (z. B. Guttapercha mit Wurzelfüllpaste zum Versiegeln) angesetzt.
Die Wurzelkanalbehandlung wird mit der definitiven Wurzelkanalfüllung abgeschlossen. Zwischenzeitlich durchgeführte **medikamentöse Wurzelkanalfüllungen** werden mit der **GOZ-Nr. 2430** berechnet.
Ein temporärer speicheldichter Verschluss (GOZ-Nr. 2020) kann zusätzlich berechnet werden.
Die **GOZ-Nr. 2440** kann auch für eine **retrograde Wurzelkanalfüllung** im Rahmen einer Wurzelspitzenresektion angesetzt werden.
Die **GOZ-Nr. 2440** ist mit der **BEMA-Nr. 35** vergleichbar. Im Rahmen der Privatabrechnung gibt es aber keine Einschränkungen durch ergänzende Richtlinien wie in der Kassenabrechnung.

GOZ-Nr. 2440 ist berechnungsfähig

- ✓ für eine Wurzelkanalfüllung
- ✓ 1x je Wurzelkanal
- ✓ auch für eine retrograde Wurzelkanalfüllung im Rahmen einer Wurzelspitzenresektion
- ✓ erneut bei einer medizinisch notwendigen Revision
- ✓ zusätzlich temporärer speicheldichter Verschluss (GOZ-Nr. 2020)

GOZ-Nr. 2440 ist nicht berechnungsfähig

- ⊖ für die Eingliederung eines Stiftaufbaus bei vorhandener Wurzelkanalfüllung
- ⊖ für medikamentöse Einlagen (GOZ-Nr. 2430)

6 Praxisabläufe organisieren

Das **Lernfeld 6** enthält **keine Inhalte der Leistungsabrechnung**.

Zielformulierung

Im **Rahmenlehrplan** sind folgende Ziele von Lernfeld 6 angegeben:
Die angehenden **Zahnmedizinischen Fachangestellten**
- analysieren die im Zusammenhang mit der Verfolgung von Praxiszielen auftretenden zeitlichen Abläufe in der Praxisorganisation und -verwaltung.
- verschaffen sich einen Überblick über Möglichkeiten der Terminplanung und nutzen ihre Kenntnisse über Bestellsysteme bei der Terminvereinbarung unter Berücksichtigung von Patienten- und Praxisinteressen.
- weisen den Patienten auf die im Zusammenhang mit der zahnärztlichen Behandlung relevanten Regelungen der Sozialgesetzgebung hin.
- informieren den Patienten über den auf seinen Behandlungsfall bezogenen Praxisablauf, nehmen Fragen und Beschwerden entgegen und entwickeln fallbezogene Lösungsmöglichkeiten.
- erkennen und schätzen Konfliktpotenzial ein, vermeiden durch vorbeugendes Verhalten dessen Entfaltung und tragen durch situationsgerechtes Verhalten zur Konfliktlösung bei.
- reflektieren Verwaltungsabläufe unter den Gesichtspunkten Zeitmanagement und Qualitätssicherung und entwickeln und erstellen für standardisierte Arbeitsabläufe Formulare und Pläne.
- organisieren die Archivierung von Behandlungsunterlagen und Dokumentationen zu Rechtsverordnungen unter Beachtung der Aufbewahrungsfristen und des Datenschutzes und beurteilen Ablagesysteme unter Kosten-Nutzen-Aspekten.
- überwachen den Posteingang, bewerten ihn im Hinblick auf die weitere Bearbeitung und bereiten den Postausgang unter begründeter Auswahl der Versendungsform vor.
- stellen die Abrechnungsunterlagen für die Leistungsabrechnung mit den Kostenträgern auf der Grundlage der gesetzlichen und vertraglichen Bestimmungen zusammen und erledigen den damit im Zusammenhang stehenden Schriftverkehr.
- nutzen aktuelle Medien der Informationserfassung, -bearbeitung und -übertragung.

Inhalte von Lernfeld 6

Die im **Rahmenlehrplan** aufgeführten **Inhalte von Lernfeld 6** sind:
- Ablauforganisation
- Terminvergabe
- Sozialgesetzbuch V
- Praxisteam
- Konfliktmanagement
- Telefonnotiz, Praxisinformationen
- Schriftgutablage
- besondere Versendungsarten
- Checklisten
- zahnärztliche Software.

Lernfeldübersicht

7.1 Kassenabrechnung
- Ohnmacht **02**
- Blutentnahmen **8250, 8251**
- Injektionen **8252 - 8255**
- Infusionen **8271, 8272**
- Punktionen **8300, 8303**
- Verweilen **7560**

7.2 Privatabrechnung
- Wiederbelebung **GOÄ 429**
- Blutentnahmen **GOÄ 250, 251**
- Injektionen **GOÄ 252 - 255**
- Infusionen **GOÄ 271, 272**
- Punktionen **GOÄ 300, 303**
- Verweilen **GOÄ 56**

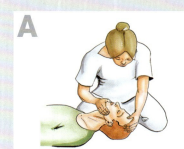

A

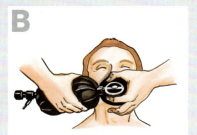

B

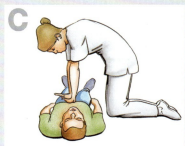

C

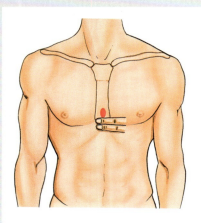

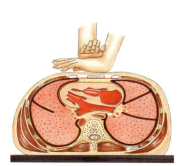

Kassenabrechnung | Privatabrechnung

7 Zwischenfällen vorbeugen und in Notfallsituationen Hilfe leisten

Fallsituation

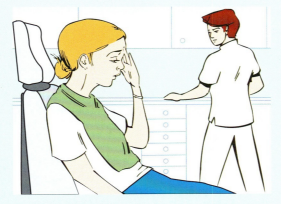

Die 16-jährige Jennifer Neumann kommt zur operativen Entfernung der Weisheitszähne 18 und 48 in den Behandlungsraum. In einem Vorgespräch hat Dr. Müller bereits Jennifer und ihrer Mutter das Vorgehen bei der Zahnentfernung erklärt und dabei auch auf mögliche Risiken und Gefahren des Eingriffs hingewiesen.

Jennifer ist ein optimistischer Mensch, heute ist ihr der Gang zur Zahnarztpraxis jedoch nicht leicht gefallen.

Die Zahnmedizinische Fachangestellte Marina hat schon alles vorbereitet und bittet Jennifer, auf dem Behandlungsstuhl Platz zu nehmen. Routiniert führt Dr. Müller im Unterkiefer rechts eine Leitungsanästhesie und oben rechts eine Infiltrationsanästhesie durch.

Dr. Müller lässt die Lokalanästhesie anschließend zunächst einwirken und geht zum Nachbarzimmer. Marina bleibt bei der Patientin.

Jennifer klagt auf einmal über Schwindel und Übelkeit. Ihr wird schwarz vor Augen und sie wird plötzlich ohnmächtig.

Marina reagiert schnell und kompetent!

Fragen zur Fallsituation

1. *Welche Erste-Hilfe-Maßnahmen sind in diesem Fall zu ergreifen?*
2. *Wie kann man dem Zwischenfall vorbeugen?*
3. *Wie wird die Behandlung bei einem gesetzlich versicherten Patienten abgerechnet, wie bei einem Privatpatienten?*
4. *Wie werden Notfallmedikamente abgerechnet?*

Zahnmedizinische Grundlagen

Die **Vorbeugung, Erkennung und Behandlung von Notfällen** erfordert ein solides medizinisches Grundwissen. Einzelheiten hierzu sind Lernfeld 7 der **Zahnmedizinischen Assistenz** zu entnehmen.

Bei einem Notfall in der Praxis kommt es vordringlich auf folgende Punkte an:

- Wie ist die **Bewusstseinslage** des Patienten?
- **Atmet** der Patient?
- Ist der **Puls** tastbar?

Ohnmacht

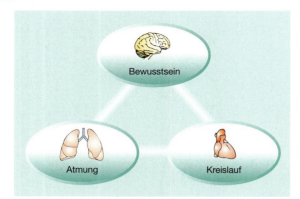

Oft reichen schon einfache Handgriffe aus, um den Notfall zu beherrschen. Dazu gehören bei einem **Kreislaufkollaps**:
– Flachlagerung des Patienten mit Hochlegen der Beine,
– feucht-kalten Lappen auf die Stirn des Patienten legen,
– Puls und Blutdruck messen.

Selbstverständlich sollte die **Notrufliste** mit den **Telefonnummern** von Notarzt, Feuerwehr und Ärzten in der Nähe stets griffbereit sein.
Der **Notfallkoffer** muss gut zugänglich an einem festen Platz in der Praxis bereitstehen. Der Inhalt des Notfallkoffers ist dabei regelmäßig zu überprüfen.

In diesem Lernfeld wird die Abrechnung von Notfallmaßnahmen in der Zahnarztpraxis erläutert. Dabei beschränken sich die Abrechnungshinweise auf die allgemeinmedizinischen Maßnahmen, die vom Zahnarzt und seinem Praxisteam geleistet werden. Die weitergehende Behandlung durch einen Notarzt bleibt unberücksichtigt.

7.1 Kassenabrechnung

Der einheitliche Bewertungsmaßstab enthält mit Ausnahme der **Nr. 02** keine Gebührenpositionen zur Abrechnung von Notfallmaßnahmen.
Leistungen zur Behandlung eines Notfalls werden deshalb nach dem **Gebührenverzeichnis der GOÄ** abgerechnet. Punkt 3 der **Allgemeinen Bestimmungen des BEMA** legt dabei die Vorgehensweise fest (siehe auch Seite 19).

Allgemeine Bestimmungen des BEMA Punkt 3

3. Zahnärztliche Leistungen, die nicht in diesem Bewertungsmaßstab enthalten sind, werden nach dem Gebührenverzeichnis der **Gebührenordnung für Ärzte** vom 12.11.1982 **in der jeweils gültigen Fassung** bewertet.
Zur Ermittlung der Bewertungszahl ist

für 9 GOÄ-Punkte 1 BEMA-Punkt

anzusetzen. Die ermittelten Bewertungszahlen sind **auf ganze Zahlen aufzurunden**.

Die Gebührenordnung für Ärzte ist im Rahmen der Ausübung der Zahn-, Mund- und Kieferheilkunde nach folgender Maßgabe anzuwenden:
Abschnitte B IV (Nrn. 55, 56, 61, 62), **B V und B VI** (Nrn. 70, 75), **C** (Nrn. 200, 204, 210 – nicht in derselben Sitzung mit operativen Eingriffen oder Wundversorgungen, Nrn. 250, 251, 252 – nicht für die Injektion zu Heilzwecken –, 253, 254, 255, 271, 272, 300, 303), **J, L und N** finden Anwendung, soweit der einheitliche Bewertungsmaßstab für zahnärztliche Leistungen keine vergleichbaren Leistungen enthält.

3a. Für die Berechnung von **Wegegeld** und **Reiseentschädigung** gilt **§8 Absatz 2 und 3 der Gebührenordnung für Zahnärzte – GOZ**.

Für Notfallmaßnahmen stehen somit im Rahmen der vertragszahnärztlichen Versorgung neben der Nr. 02 folgende Abschnitte der Gebührenordnung für Ärzte zur Verfügung:
• **Abschnitte   B IV** (Nrn. 55, 56, 61, 62), **B V und B VI**
• **Abschnitt   C** (Nrn. 250 - 255, 271, 272, 300, 303)
• **Abschnitte   J, L und N**.

Blutentnahmen, Injektionen

02
Ohn   20 Punkte
Hilfeleistung bei Ohnmacht oder Kollaps

Abrechnungsbestimmungen
Neben einer Leistung nach der **Nr. 02** ist für dieselbe Sitzung eine Leistung nach der **Nr. Ä1** nicht abrechnungsfähig.

Bei einem **Kreislaufkollaps** liegt eine Fehlsteuerung der Blutverteilung vor, bei der das Blut durch eine Weitstellung der Gefäße in die unteren Körperbereiche versackt. Das Gehirn wird dadurch nicht mehr ausreichend mit Blut versorgt. In der Folge wird dem Patienten zunächst schwindelig, dann kommt es zu einer kurzzeitigen Bewusstlosigkeit.
Zur **Behandlung** wird der Patient flach gelagert, wobei die Beine gleichzeitig hochgelegt werden. Die Blutversorgung des Gehirns wird dadurch verbessert und der Patient kommt schnell wieder zu Bewusstsein. Zusätzlich ist ein feucht-kalter Lappen auf der Stirn hilfreich.
Ergänzend sind **Kreislauf** (Puls und Blutdruck) sowie **Atmung** zu überwachen.

Nr. 02 ist abrechenbar
- ✓ für die Hilfeleistung bei Ohnmacht oder Kollaps
- ✓ zusammen mit GOÄ-Nrn. 250 - 255, 271, 272, 300, 303 (Blutentnahmen, Injektionen, Infusionen, Punktionen)
- ✓ zusammen mit Nr. 03 (Zuschlag)

Nr. 02 ist nicht abrechenbar
- ⊖ zusammen mit Nr. Ä1 (Beratung)

Der **Notfallkoffer** sollte immer griffbereit zur Verfügung stehen. Verbrauchte **Notfallmedikamente** können über Rezept als **Sprechstundenbedarf** ersetzt werden. Für Einzelheiten hierzu siehe Seite 23.

GOÄ 250 / 8250   5 BEMA-Punkte
Blutentnahme mittels Spritze, Kanüle oder Katheter **aus der Vene**

GOÄ 251 / 8251   7 BEMA-Punkte
Blutentnahme mittels Spritze oder Kanüle **aus der Arterie**

GOÄ 252 / 8252   5 BEMA-Punkte
Injektion, subkutan, submukös, intrakutan oder intramuskulär

GOÄ 253 / 8253   8 BEMA-Punkte
Injektion, intravenös

GOÄ 254 / 8254   9 BEMA-Punkte
Injektion, intraarteriell

GOÄ 255 / 8255   11 BEMA-Punkte
Injektion, intraartikulär oder perineural

Abrechnungsbestimmung der GOÄ
Die **GOÄ-Nrn. 252 - 258 und 261** sind nicht mehrfach berechnungsfähig, wenn anstelle einer Mischung mehrere Arzneimittel bei liegender Kanüle im zeitlichen Zusammenhang nacheinander verabreicht werden.

Abrechnungsbestimmung des BEMA
Die **GOÄ-Nr. 252** ist nicht für die **Injektion zu Heilzwecken** anzuwenden.

Injektionen werden durchgeführt, um Arzneimittel schnell in den Körper zu bringen. Dabei unterscheidet man verschiedene Injektionsarten:

subkutan	– unter die Haut
submukös	– unter die Schleimhaut
intrakutan	– in die Haut
intramuskulär	– in einen Muskel
intravenös	– in eine Vene
intraarteriell	– in eine Arterie
intraartikulär	– in ein Gelenk
perineural	– um einen Nerv herum.

Infusionen, Punktionen, Verweilen

Injektionen können im Zusammenhang mit Notfallmaßnahmen oder chirurgischen Behandlungen durchgeführt werden. **Lokalanästhesien** fallen jedoch nicht unter diese Gebührennummern, sondern werden unter **Nr. 40 oder Nr. 41** abgerechnet.
Injektionen zu Heilzwecken sind subkutane oder submuköse Injektionen, die nicht zur örtlichen Betäubung für einen Eingriff bestimmt sind. Die GOÄ-Nr. 252 ist hierfür im Rahmen der vertragszahnärztlichen Versorgung nicht abrechenbar.
Die GOÄ-Nr. 252 kann jedoch z. B. für die **intramuskuläre Injektion** eines Antibiotikums bei einer schwerwiegenden Infektion abgerechnet werden Die **Injektionslösung** wird in diesem Fall auf einem normalen Kassenrezept auf den Namen des Patienten mit dem Vermerk verordnet: **ad man. med.** (lat. – zu Händen des Arztes).

Infusionen

GOÄ 271 / 8271   14 BEMA-Punkte
Infusion, intravenös
bis zu 30 Minuten Dauer

GOÄ 272 / 8272   20 BEMA-Punkte
Infusion, intravenös
von mehr als 30 Minuten Dauer

Abrechnungsbestimmungen der GOÄ
Die **GOÄ-Nrn. 270, 273 - 281, 283, 286 sowie 287** können jeweils nur einmal je Behandlungstag berechnet werden. **Die GOÄ-Nrn. 271 oder 272** sind je Gefäßzugang einmal, insgesamt jedoch nicht mehr als zweimal je Behandlungstag berechnungsfähig. Die zweimalige Berechnung der **GOÄ-Nrn. 271 oder 272** setzt gesonderte Punktionen verschiedener Blutgefäße voraus.
Gegebenenfalls erforderliche Gefäßpunktionen sind Bestandteil der **GOÄ-Nrn. 270 - 287** und mit den Gebühren abgegolten.
Die **GOÄ-Nrn. 271 - 276** sind nicht nebeneinander berechnungsfähig.

✎ Die GOÄ-Positionen werden bei der Abrechnung **konservierender und chirurgischer Leistungen (KCH-Abrechnung)** in Form von **vierstelligen Abrechnungsnummern** eingetragen. **Dreistelligen GOÄ-Nummern** wird bei der KCH-Abrechnung stets eine **8** vorangestellt, z. B. **GOÄ-Nr. 253**   intravenöse Injektion = **Nr. 8253**

Punktionen

GOÄ 300 / 8300   14 BEMA-Punkte
Punktion eines Gelenks

GOÄ 303 / 8303   9 BEMA-Punkte
Punktion einer Drüse, eines Schleimbeutels,
Ganglions, Seroms, Hygroms, Hämatoms oder Abszesses oder oberflächiger Körperteile

Abrechnungsbestimmung der GOÄ
Zum Inhalt der Leistungen für Punktionen gehören die damit im Zusammenhang stehenden Injektionen, Instillationen, Spülungen sowie Entnahmen z. B. von Blut, Liquor, Gewebe.

Verweilen

GOÄ 56 / 7560   20 BEMA-Punkte
Verweilen,
ohne Unterbrechung und ohne Erbringung anderer ärztlicher Leistungen – wegen Erkrankung erforderlich –,
je angefangene halbe Stunde

Abrechnungsbestimmungen
Die Verweilgebühr darf nur berechnet werden, wenn der Arzt/Zahnarzt nach der Beschaffenheit des Krankheitsfalls mindestens eine halbe Stunde verweilen muss und während dieser Zeit keine ärztliche(n) Leistung(en) erbringt.

Die **GOÄ-Nr. 56** kann für das Verweilen des Arztes/Zahnarztes beim Patienten z. B. nach einer Notfallbehandlung oder nach einem chirurgischen Eingriff berechnet werden.
Ergänzend können zusätzlich zur **GOÄ-Nr. 56** die **Zuschläge E-H und K 2** angesetzt werden.

✎ Bei der Abrechnung wird die **GOÄ-Nr. 56** durch eine 7 am Anfang und eine 0 am Ende ergänzt **(Nr. 7560)**.
Die **Zuschläge E-H** werden als **Ziffern 1 - 6** zusammen mit der Hauptleistung eingetragen. Dabei wird die 0 durch die Ziffern 1 - 6 ersetzt.
Der **Zuschlag K2** hat die eigene Abrechnungsnummer **7003**, die im Anschluss an die Nr. 7560 eingetragen wird (siehe auch Seite 82).

Wiederbelebung

7.2 Privatabrechnung

Im Rahmen der Privatabrechnung gibt es keine Gebührenposition, die der **BEMA-Nr. 02** entspricht. Die Hilfeleistung bei Ohnmacht oder Kollaps kann nicht mit einer bestimmten Gebührennummer der GOZ oder GOÄ berechnet werden. Die Hilfeleistung wird deshalb bei der Bestimmung des Steigerungsfaktors für die Hauptleistung berücksichtigt.

Nach § 5 Abs.2 der GOZ werden die Gebühren innerhalb des Gebührenrahmens unter Berücksichtigung der Schwierigkeit und des Zeitaufwandes der einzelnen Leistung sowie der Umstände bei der Ausführung bestimmt (siehe S. 38, 47). Da bei einer Ohnmacht besondere Umstände und Schwierigkeiten mit erhöhtem Zeitaufwand vorliegen, kann der Regelsatz entsprechend überschritten werden (Begründung: besonderer Zeitaufwand bei Ohnmacht).

GOÄ 429 — Punkte 400 — EUR 23,31

Wiederbelebungsversuch
– einschließlich künstlicher Beatmung und extrathorakaler indirekter Herzmassage, gegebenenfalls einschließlich Intubation –

Die **GOÄ-Nr. Nr. 429** wird für eine **Wiederbelebungsmaßnahme (Reanimation)** nach dem ABC-Schema abgerechnet (siehe **Zahnmedizinische Assistenz** LF 7.5).

ABC-Schema

A - **A**temwege freimachen und Kopf überstrecken

B - **B**eatmen

C - **C**irculation des Blutes durch Herzmassage wiederherstellen

Die **äußere Herzmassage** mit regelmäßiger Kompression des Brustkorbs (Thorax) wird auch als **extrathorakale Herzmassage** bezeichnet. Bei ihr wird das Herz **indirekt** über den Brustkorb zusammengedrückt.

Im Gegensatz dazu wird das Herz bei der **intrathorakalen Herzmassage** bei geöffnetem Brustraum während einer Operation **direkt** massiert.

Bei der gegebenenfalls zusätzlich durchzuführenden **Intubation** wird dem Patienten ein **Schlauch (Tubus)** über Mund oder Nase in die Luftröhre geschoben. Dabei wird ein **Laryngoskop** als Hilfsmittel zur Darstellung des Luftröhreneingangs verwendet.

Durch eine Intubation wird der Luftweg gesichert und eine zuverlässige Atmung ermöglicht.

GOÄ-Nr. 429 ist berechnungsfähig

- ✓ für einen Wiederbelebungsversuch
- ✓ einschließlich künstlicher Beatmung, Herzmassage und ggf. Intubation

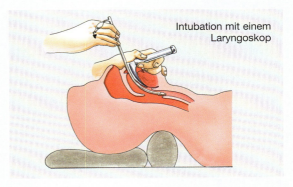

Intubation mit einem Laryngoskop

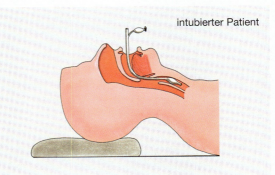

intubierter Patient

Blutentnahmen, Injektionen, Punktionen

Blutentnahmen, Injektionen

GOÄ 250 — Punkte 40 — EUR 2,33
Blutentnahme mittels Spritze, Kanüle oder Katheter **aus der Vene**

GOÄ 251 — Punkte 60 — EUR 3,50
Blutentnahme mittels Spritze oder Kanüle **aus der Arterie**

GOÄ 252 — Punkte 40 — EUR 2,33
Injektion, subkutan, submukös, intrakutan oder intramuskulär

GOÄ 253 — Punkte 70 — EUR 4,08
Injektion, intravenös

GOÄ 254 — Punkte 80 — EUR 4,66
Injektion, intraarteriell

GOÄ 255 — Punkte 95 — EUR 5,54
Injektion, intraartikulär oder perineural

Abrechnungsbestimmung der GOÄ
Die **GOÄ-Nrn. 252 - 258 und 261** sind nicht mehrfach berechnungsfähig, wenn anstelle einer Mischung mehrere Arzneimittel bei liegender Kanüle im zeitlichen Zusammenhang nacheinander verabreicht werden.
Der **Wundverband nach GOÄ-Nr. 200** im Zusammenhang mit einer Injektion ist Bestandteil dieser Leistung.

Die **GOÄ-Nrn. 250 - 255** können je Blutentnahme bzw. Injektion berechnet werden. Injektionen sind jedoch nicht mehrfach berechnungsfähig, wenn sie anstelle einer Arzneimittelmischung bei liegender Kanüle nacheinander verabreicht werden.

Injektionen zu Heilzwecken

Eine **Injektion zu Heilzwecken** kann mit der **GOÄ-Nr. 267** berechnet werden

GOÄ 267 — Punkte 80 — EUR 4,66
Medikamentöse Infiltrationsbehandlung im Bereich einer Körperregion,
auch paravertebrale oder perineurale oder perikapsuläre oder retrobulbäre Injektion und/oder Infiltration,
je Sitzung

Infusionen

GOÄ 271 — Punkte 120 — EUR 6,99
Infusion, intravenös
bis zu 30 Minuten Dauer

GOÄ 272 — Punkte 180 — EUR 10,49
Infusion, intravenös
von mehr als 30 Minuten Dauer

Abrechnungsbestimmungen der GOÄ
Die **GOÄ-Nrn. 270, 273 - 281, 283, 286 sowie 287** können jeweils nur einmal je Behandlungstag berechnet werden. Die **GOÄ-Nrn. 271 oder 272** sind je Gefäßzugang einmal, insgesamt jedoch nicht mehr als zweimal je Behandlungstag berechnungsfähig. Die zweimalige Berechnung der **GOÄ-Nrn. 271 oder 272** setzt gesonderte Punktionen verschiedener Blutgefäße voraus.
Gegebenenfalls erforderliche Gefäßpunktionen sind Bestandteil der **GOÄ-Nrn. 270 - 287** und mit den Gebühren abgegolten.
Die **GOÄ-Nrn. 271 - 276** sind nicht nebeneinander berechnungsfähig.
Der **Wundverband nach GOÄ-Nr. 200** im Zusammenhang mit einer Infusion ist Bestandteil dieser Leistung.

Punktionen, Verweilen

Punktionen

GOÄ 300
Punkte 120 **EUR** 6,99
Punktion eines Gelenks

GOÄ 303
Punkte 80 **EUR** 4,66
Punktion einer Drüse, eines Schleimbeutels, Ganglions, Seroms, Hygroms, Hämatoms oder Abszesses oder oberflächiger Körperteile

Abrechnungsbestimmungen der GOÄ
Zum Inhalt der Leistungen für Punktionen gehören die damit im Zusammenhang stehenden Injektionen, Instillationen, Spülungen sowie Entnahmen z. B. von Blut, Liquor, Gewebe.
Der **Wundverband nach GOÄ-Nr. 200** im Zusammenhang mit einer Punktion ist Bestandteil dieser Leistung.

Verweilen

GOÄ 56
Punkte 180 **EUR** 10,49
Verweilen,
ohne Unterbrechung und ohne Erbringung anderer ärztlicher Leistungen – wegen Erkrankung erforderlich –,
je angefangene halbe Stunde

Abrechnungsbestimmungen
Die Verweilgebühr darf nur berechnet werden, wenn der Arzt/Zahnarzt nach der Beschaffenheit des Krankheitsfalls mindestens eine halbe Stunde verweilen muss und während dieser Zeit keine ärztliche(n) Leistung(en) erbringt.

Die **GOÄ-Nr. 56** kann für das Verweilen des Arztes/Zahnarztes beim Patienten z. B. nach einer Notfallbehandlung oder nach einem chirurgischen Eingriff berechnet werden.
Bei der GOÄ-Nr. 56 gilt der **reduzierte Gebührenrahmen** (siehe LF 2.2.4, Seite 52). Es darf höchstens der 2,5fache Gebührensatz berechnet werden. Bei Überschreitung des 1,8fachen Gebührensatzes ist eine Begründung anzugeben.
Ergänzend können zusätzlich zur **GOÄ-Nr. 56** die **Zuschläge E-H und K 2** angesetzt werden.
Für Einzelheiten hierzu siehe Seite 111, 112.

Lernfeldübersicht

8.1.1 Abrechnungsgrundlagen
- Richtlinien
- Abrechnung nach BEMA

8.1.2 Zahnärztliche Chirurgie
- Extraktionen **43-45**
- Operative Zahnentfernung **47, 48, 2650**
- Stillung übermäßiger Blutung **36, 37**
- Nachbehandlung, chir. Wundrevision **38, 46**
- Inzisionen **Ä161, 2008, 2430, 2432**
- Fremdkörperentfernung **1508, 2009, 2010, 2651**
- Exzisionen **49, 50, 2401-2404**
- Plast. Verschluss d. Kieferhöhle **51a, 51b**
- Trepanation des Kieferknochens **52**
- Sequestrotomie **53**
- Wurzelspitzenresektion **54a-c**
- Reimplantation **55**
- Zystenoperationen **56a-d**
- Präprothetische Verbesserung des Weichteillagers **57, 59, 60, 2380-2382**
- Präprothetische Verbesserung des Knochenlagers **58, 62**
- Chirurgie aus KFO-Indikation **61, 63**

8.1.3 Verletzungen und Erkrankungen des Gesichtsschädels
- Heil- und Kostenplan **2**
- Abformung **7b**
- Aufbissbehelfe und Schienungen **K1-K9**

8.2.1 Abrechnungsgrundlagen
- Gebührenordnung für Zahnärzte **GOZ**
- Gebührenordnung für Ärzte **GOÄ**
- Zuschläge, zahnärztlich **GOZ 0500-0530**
- Zuschläge, ärztlich **GOÄ 440-445**

8.2.2 Chirurgische Leistungen
- Extraktionen **GOZ 3000-3020**
- Operative Zahnentfernung **GOZ 3030, 3040, 3045, 3270**
- Stillung übermäßiger Blutung **GOZ 3050, 3060**
- Inzisionen **GOÄ 2428, 2430, 2432, 2008**
- Fremdkörperentfernung, Sequestrotomie **GOÄ 1508, 2009, 2010, 2651**
- Exzisionen **GOZ 3070, 3080, GOÄ 2401-2404**
- Plast. Verschluss der Kieferhöhle **GOZ 3090**
- Behandlung der Kieferhöhle **GOÄ 1465-1468, 1479, 1480, 1486, 1628**
- Plast. Verschluss einer Wunde **GOZ 3100**
- Wurzelspitzenresektion **GOZ 3110, 3120**
- Hemisektion und Teilextraktion **GOZ 3130**
- Re- und Transplantation von Zähnen **GOZ 3140, 3160**
- Zystenoperationen **GOZ 3190, 3200, GOÄ 2655-2658**
- Präprothetische Chirurgie **GOZ 3210, 3230-3250, 4130, GOÄ 2386, 2670, 2671, 2675-2677, 2442**
- Chirurgie aus KFO-Indikation **GOZ 3260-3280**
- Nachbehandlung, chir. Wundrevision **GOZ 3290-3310, GOÄ 2006-2008**
- Physikalische Theapie **GOÄ 538, 548, 552**

8.2.3 Verletzungen des Gesichtsschädels
- Weichteilverletzungen **GOÄ 2000-2008**
- Zahnluxation **GOÄ 2685, GOZ 3140, 7070**
- Unterkieferluxation **GOÄ 2680, 2681**
- Kieferfrakturen **GOÄ 2686-2702**

8.2.4 Aufbissbehelfe und Schienen
- **GOZ 7000-7100**

8.2.5 Implantologische Leistungen
- **GOZ 9000-9170**

Kassenabrechnung | **Privatabrechnung**

8 Chirurgische Behandlungen begleiten

Fallsituation

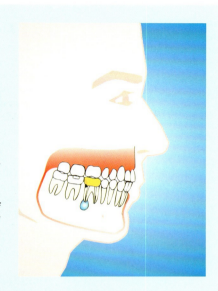

Herr Meier kommt erstmals in die Praxis. Er ist 42 Jahre alt und bei der Techniker Krankenkasse versichert.

Dr. Müller untersucht Herrn Meier eingehend. Dabei stellt er eine tiefe Karies am distalen Kronenrand von Zahn 46 fest. Der Zahn reagiert nicht vital.

Dr. Müller lässt daraufhin eine Röntgenaufnahme von Zahn 46 anfertigen. Auf dem Zahnfilm ist die tiefe Karies distal am Zahn 46 gut zu erkennen. Zusätzlich sieht man auf dem Röntgenbild eine unvollständige Wurzelfüllung des Zahnes sowie eine radikuläre Zyste im Bereich der distalen Wurzel.

Dr. Müller erläutert Herrn Meier den Befund und die verschiedenen Behandlungsmöglichkeiten. Dabei erklärt er ihm das Vorgehen beim Zahnerhalt mit einer Wurzelspitzenresektion und alternativ die Versorgung mit einem Einzelzahnimplantat oder einer Brücke, wenn man den Zahn entfernt.

Herr Meier ist noch unsicher und fragt, ob man nicht doch einfach nur eine neue Krone machen kann.

Fragen zur Fallsituation

1. Wie wird eine Wurzelspitzenresektion abgerechnet?
2. Welche Unterschiede gibt es bei den verschiedenen Zystenoperationen? Wie rechnet man diese Eingriffe ab?
3. Welche Gebührenpositionen werden bei Zahnentfernungen angesetzt?
4. Wie erfolgt die Abrechnung bei einer Implantatversorgung?

Zahnmedizinische Grundlagen

Die zahnärztliche Chirurgie beschränkt sich heutzutage längst nicht mehr nur auf die Entfernung von Zähnen. Das **Spektrum der zahnärztlichen Chirurgie** ist vielmehr durch neue Behandlungsmethoden beträchtlich erweitert worden, wobei
- **zahnerhaltende Verfahren** (z. B. Wurzelspitzenresektionen auch an Seitenzähnen)
- chirurgische Maßnahmen zur Verbesserung des Prothesenlagers (**präprothetische Chirurgie**)
- und die **zahnärztliche Implantologie** immer größere Bedeutung bekommen haben.

Einzelheiten hierzu sind Lernfeld 8 der **Zahnmedizinischen Assistenz** zu entnehmen.

Diese immer weiter verbesserten chirurgischen Verfahren sind mittlerweile ein fester Bestandteil der modernen, patientenorientierten Zahnheilkunde geworden. Da hierbei fundierte chirurgische Kenntnisse erforderlich sind, hat sich eine fachorientierte Arbeitsteilung zwischen allgemein tätigen Zahnärzten

Grundlagen der Kassenabrechnung

und chirurgisch erfahrenen **Fachärzten für Mund-Kiefer-Gesichtschirurgie** (bzw. oralchirurgisch tätigen Zahnärzten) entwickelt. In gemeinsamer Verantwortung für den Patienten kommt es dabei auf eine sorgfältige Abstimmung zwischen den Behandlern an.

Aufgabengebiete der zahnärztlichen Chirurgie

- Zahnextraktionen
- operative Zahnentfernungen (Osteotomien)
- chirurgische Zahnerhaltung (z. B. Wurzelspitzenresektion auch an Seitenzähnen)
- Behandlung von Zysten
- Entfernung von gutartigen Tumoren in der Mundhöhle
- Behandlung von Entzündungen
- chirurgische Maßnahmen zur Verbesserung des Prothesenlagers (präprothetische Chirurgie)
- chirurgische Maßnahmen im Zusammenhang mit einer kieferorthopädischen Behandlung (z. B. operative Freilegung eines Zahnes)
- Einsetzen von Implantaten (zahnärztliche Implantologie)
- Behandlung von Verletzungen in der Mundhöhle
- chirurgische Behandlung von Parodontalerkrankungen

Aufgabengebiete der Chirurgie
→ siehe auch
Libromed-CD, Folie 8.2

8.1 Kassenabrechnung

8.1.1 Abrechnungsgrundlagen

Im Rahmen der vertragszahnärztlichen Versorgung unterscheidet man:
- **zahnärztliche Chirurgie**
  → Abrechnung nach BEMA Teil 1
- **Behandlung von Verletzungen des Gesichtsschädels (Kieferbruch), Kiefergelenkserkrankungen (Aufbissbehelfe)**
  → Abrechnung nach BEMA Teil 2 (Seite 202).

Im **Lernfeld 8.1.2** wird die vertragszahnärztliche Abrechnung der zahnärztlichen Chirurgie (BEMA Teil 1) erläutert. Die vertragszahnärztliche Abrechnung der Behandlung von Verletzungen des Gesichtsschädels und Kiefergelenkserkrankungen (BEMA Teil 2) folgt in **Lernfeld 8.1.3**.
Die **Privatabrechnung** ist Thema von **Lernfeld 8.2**.

Richtlinien für die vertragszahnärztliche Versorgung

Bei der chirurgischen Behandlung von gesetzlich versicherten Patienten sind die **Richtlinien des Bundesausschusses der Zahnärzte und Krankenkassen** für eine ausreichende, zweckmäßige und wirtschaftliche vertragszahnärztliche Versorgung zu beachten. Die Grundlagen hierzu wurden bereits in den Lernfeldern 4 und 5 erarbeitet. Dort sind auch bereits die Richtlinien zu folgenden Themen erläutert worden:

LF 4.1 Befunderhebung und Diagnose
Röntgendiagnostik
Konservierende Behandlung
(Kariestherapie)
Sonstige Behandlungsmaßnahmen
LF 5.1 Konservierende Behandlung
(Endodontische Maßnahmen).

Chirurgische Behandlung

Die Richtlinien für die chirurgische Behandlung beziehen sich insbesondere auf
– **Zahnextraktionen** und
– **Wurzelspitzenresektionen**.
Die **Hemisektion und Teilextraktion** eines mehrwurzeligen Zahnes ist nur in Ausnahmefällen angezeigt.

Zur vertrags**zahn**ärztlichen Versorgung gehört auch die **örtliche Betäubung (Lokalanästhesie)**. Eine **Narkose (Allgemeinanästhesie)** ist hingegen nur im Rahmen der vertrags**ärzt**lichen Versorgung zu erbringen.

Richtlinien

Richtlinien des Bundesausschusses der Zahnärzte und Krankenkassen für eine ausreichende, zweckmäßige und wirtschaftliche vertragszahnärztliche Versorgung (Behandlungsrichtlinien) in der ab 01. Januar 2004 gültigen Fassung (Auszug)

Vertragszahnärztliche Behandlung

IV. Chirurgische Behandlung

1. Zur vertragszahnärztlichen Versorgung gehören
   a) das **Entfernen von Zähnen oder deren Wurzeln**,
   b) **chirurgische Eingriffe bei Mund- und Kieferkrankheiten**, wenn die Heilung durch andere Maßnahmen voraussichtlich nicht oder nicht so schnell zu erreichen ist.

2. Beim **Entfernen von Zähnen und anderen chirurgischen Eingriffen** im Mund- und Kieferbereich soll die Vorgehensweise gewählt werden, die
   a) eine **schnelle Wundheilung** erwarten lässt,
   b) **Schleimhaut und Knochenverhältnisse** soweit wie möglich **erhält**,
   c) **günstige Voraussetzungen schafft** für eine spätere prothetische Versorgung.

3. Die Notwendigkeit zur Zahnextraktion ergibt sich aus Befund und Diagnose.
   Die **Zahnextraktion** kann angezeigt sein bei
   a) umfangreicher kariöser Zerstörung eines Zahnes,
   b) fortgeschrittener Parodontalerkrankung,
   c) Erkrankungen der Pulpa und des apikalen Parodontiums, die einer endodontischen und chirurgischen Therapie nicht zugänglich sind,
   d) traumatischen Zahnfrakturen,
   e) fehlstehenden, verlagerten oder impaktierten Zähnen sowie bei kieferorthopädischer Indikation,
   f) schlechter Prognose anderer Maßnahmen
   g) oder wenn wichtige medizinische Gründe eine zwingende Rechtfertigung dafür liefern, eine bestehende oder potentielle orale Infektionsquelle zu beseitigen.

4. Eine **Wurzelspitzenresektion** ist insbesondere indiziert
   a) wenn das Wurzelkanalsystem durch andere Verfahren nicht ausreichend zu behandeln ist,
   b) wenn ein periapikaler Krankheitsprozess besteht, der einer konservierenden Therapie nicht zugänglich ist,
   c) bei Wurzelfrakturen im apikalen Drittel oder aktiver Wurzelresorption.

   Die **Wurzelspitzenresektion von Molaren** ist in der Regel angezeigt, wenn damit
   – eine **geschlossene Zahnreihe** erhalten werden kann,
   – eine **einseitige Freiendsituation** vermieden wird,
   – der **Erhalt von funktionstüchtigem Zahnersatz** möglich wird.

5. Die **Hemisektion und Teilextraktion** eines mehrwurzeligen Zahnes ist nur in begründeten Ausnahmefällen zum Erhalt einer geschlossenen Zahnreihe angezeigt und/oder zum Erhalt einer bestehenden prothetischen Versorgung.

6. Bei der chirurgischen Behandlung im Oberkiefer wird der Schmerz durch **Infiltrationsanästhesie** ausgeschaltet, bei größeren Eingriffen oder bei entzündlichen Prozessen sowie bei der chirurgischen Behandlung im Unterkiefer durch **Leitungsanästhesie**. Die Infiltrationsanästhesie ist neben der Leitungsanästhesie in der Regel nicht angezeigt. Dies gilt nicht bei der Parodontalbehandlung.

Protokollnotiz

Der Bundesausschuss stellt fest:
*„Eine **zentrale Anästhesie (Narkose)** oder **Analgosedierung** gehört dann zur Leistungspflicht der GKV, wenn im Zusammenhang mit zahnärztlichen Leistungen eine andere Art der Schmerzausschaltung nicht möglich ist. Die Leistung ist im Rahmen der **vertragsärztlichen Versorgung** zu erbringen."*

Extraktionen

Fachbegriffe, die in den Richtlinien enthalten sind	
apikales Parodontium	– Zahnhalteapparat im Bereich der Wurzelspitze
traumatische Zahnfraktur	– Zahnfraktur (Bruch eines Zahnes) durch Gewalteinwirkung
impaktierter Zahn	– eingekeilter, am Durchbruch gehinderter Zahn (z. B. bei Platzmangel)
kieferorthopädische Indikation	– aufgrund einer kieferorthopädischen Planung angezeigte Maßnahme
periapikaler Krankheitsprozess	– Erkrankung um die Wurzelspitze herum
aktive Wurzelresorption	– fortschreitende Wurzelauflösung
einseitige Freiendsituation	– verkürzte Zahnreihe auf einer Seite
Hemisektion	– operative Halbierung eines mehrwurzeligen Zahnes
Teilextraktion	– Teilentfernung eines Zahnes
zentrale Anästhesie (Narkose)	– Ausschaltung von Bewusstsein und Schmerzempfinden für einen befristeten Zeitraum
Analgosedierung	– kombinierte Gabe eines Schmerzmittels (= Analgetikum) und eines Beruhigungsmittels (= Sedativum)

8.1.2 Zahnärztliche Chirurgie

Extraktionen

43
X 1   10 Punkte
Entfernen eines einwurzeligen Zahnes
einschl. Wundversorgung

Als **einwurzelige Zähne** gelten
bei den **bleibenden Zähnen**:
   alle Frontzähne
   im Oberkiefer Zahn 5
   im Unterkiefer Zahn 4 und Zahn 5
bei den **Milchzähnen**:
   alle Frontzähne

44
X 2   15 Punkte
Entfernen eines mehrwurzeligen Zahnes
einschl. Wundversorgung

Als **mehrwurzelige Zähne** gelten
bei den **bleibenden Zähnen**:
   alle Molaren
   im Oberkiefer Zahn 4

bei den **Milchzähnen**:
   alle Milchmolaren

Abrechnungsbestimmungen zu Nrn. 43 und 44
Das **Entfernen eines Wurzelrestes** kann nach der Nummer abgerechnet werden, unter der das Entfernen des betreffenden Zahnes abgerechnet werden müsste.

45
X 3   40 Punkte
Entfernen eines tief frakturierten Zahnes
einschl. Wundversorgung

Für die Abrechnung von Zahnentfernungen gibt es mehrere Gebührenpositionen (siehe Übersicht S. 175). So kann der unterschiedlich hohe Aufwand z. B. einer einfachen Zahnextraktion im Gegensatz zu einer schwierigen operativen Zahnentfernung berücksichtigt werden.
Man unterscheidet:
– **Zahnextraktionen** und
– **operative Zahnentfernungen (Osteotomien).**
Bei einer **Zahnextraktion** wird ein Zahn in der Regel mit einer Zange oder einem Hebel entfernt (extrahere lat. – herausziehen). Im Gegensatz zu einer operativen Zahnentfernung erfolgt dabei keine Aufklappung des Zahnfleisches.
Einzelheiten zum praktischen Vorgehen bei Zahnentfernungen sind Lernfeld 8.3 der **Zahnmedizinischen Assistenz** zu entnehmen.
Bei der Abrechnung von Zahnextraktionen unterscheidet man:
Nr. 43 – Entfernen von einwurzeligen Zähnen
Nr. 44 – Entfernen von mehrwurzeligen Zähnen
Nr. 45 – Entfernen von tief frakturierten (= tief abgebrochenen) Zähnen, unabhängig von der Wurzelzahl.
Bei den **Nrn. 43 und 44** kommt es auf die im Regelfall vorliegende Wurzelzahl der Zähne und nicht auf

Extraktionen

Zahnentfernungen

Extraktionen	Operative Zahnentfernungen	
– X 1 (43) Extraktion eines einwurzeligen Zahnes	**– Ost 1 (47a)** Osteotomie eines Zahnes	**– Hem (47b)** Hemisektion und Teilextraktion
– X 2 (44) Extraktion eines mehrwurzeligen Zahnes	**– Ost 2 (48)** Osteotomie eines verlagerten oder retinierten Zahnes, Zahnkeimes oder impaktierten Wurzelrestes	
– X 3 (45) Extraktion eines tief frakturierten Zahnes	**– GOÄ 2650** Entfernung eines extrem verlagerten oder retinierten Zahnes durch umfangreiche Osteotomie bei gefährdeten Nachbarstrukturen	

die tatsächliche Wurzelzahl im Einzelfall an. So wird z. B. für die Extraktion eines Zahnes 15 mit zwei Wurzeln Nr. 43 und für die Extraktion eines Zahnes 48 mit nur einer Wurzel Nr. 44 abgerechnet.
Die **Entfernung von Wurzelresten** wird nach Nr. 43 bzw. 44 abgerechnet wie die Extraktion von Zähnen mit vorhandener Krone.
Die **Nr. 45** wird unabhängig von der Wurzelzahl berechnet. Sie umfasst die schwierige Entfernung einer frakturierten Wurzel oder eines tief zerstörten Zahnes gegebenenfalls mit Entfernung von Knochen, jedoch **ohne Aufklappung** des Zahnfleisches.

Mit der **Abrechnung der Nrn. 43, 44 und 45** ist auch das Entfernen von Granulationsgewebe oder kleinen Zysten aus der Extraktionswunde, das Glätten des Knochens, die Blutstillung ohne erheblichen Zeitaufwand und die Wundversorgung (z. B. mit einer Naht) abgegolten.

Granulationsgewebe – gefäßreiches Bindegewebe, welches sich z. B. bei Entzündungen oder während der Wundheilung bildet.

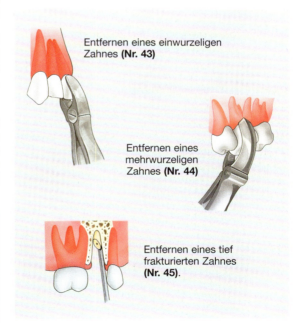

Entfernen eines einwurzeligen Zahnes **(Nr. 43)**

Entfernen eines mehrwurzeligen Zahnes **(Nr. 44)**

Entfernen eines tief frakturierten Zahnes **(Nr. 45)**.

Zahnwurzeln im bleibenden Gebiss
- einwurzelige Zähne weiß
- mehrwurzelige Zähne blau

Zahnwurzeln im Milchgebiss
- einwurzelige Zähne weiß
- mehrwurzelige Zähne blau

Im **Rahmen von Extraktionen (Nrn. 43–45)** können **weitere chirurgische Leistungen** anfallen, z. B.:
- Stillung einer übermäßigen Blutung → **Nr. 36, 37**
- Nachbehandlung → **Nr. 38**
- chirurgische Wundrevision → **Nr. 46**

Operative Zahnentfernung

- plastischer Verschluss der Kieferhöhle → **Nr. 51a**
- Operation einer Zyste → **Nr. 56a, 56b**
- Resektion der Alveolarfortsätze → **Nr. 62**.

Die **Nrn. 38 und 46** sind nur als selbstständige Leistungen in besonderer Sitzung berechnungsfähig (siehe Seite 180).

Nrn. 43-45 sind abrechenbar

✓ Nr. 43 für die Extraktion eines nach der Leistungsbeschreibung einwurzeligen Zahnes oder Wurzelrestes
✓ Nr. 44 für die Extraktion eines nach der Leistungsbeschreibung mehrwurzeligen Zahnes oder Wurzelrestes
✓ Nr. 45 für die Extraktion eines tief frakturierten Zahnes, unabhängig von der Wurzelzahl
✓ 1 x pro Zahn
✓ einschließlich Wundversorgung

Nrn. 43-45 sind nicht abrechenbar

⊖ für die Entfernung eines Implantates (Privatleistung)

✎ Eintragung mit Datum und Zahnangabe.

Operative Zahnentfernung

47a / 471
Ost 1   **58 Punkte**
Entfernen eines Zahnes durch Osteotomie
einschl. Wundversorgung

Abrechnungsbestimmung
Die Abrechnung der Nr. 47a setzt die Aufklappung des Zahnfleisches voraus.

47b Hemisektion und Teilextraktion eines mehrwurzeligen Zahnes
(→ siehe Seite 177)

48
Ost 2   **78 Punkte**
Entfernen eines verlagerten und/oder retinierten Zahnes, Zahnkeimes oder impaktierten Wurzelrestes durch Osteotomie
einschl. Wundversorgung

Die **Nrn. 47a und 48** werden für die **operative Entfernung** eines Zahnes abgerechnet.
Dabei erfolgt
– eine Aufklappung des Zahnfleisches und
– die Abtragung von Knochen (Osteotomie).

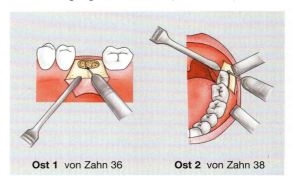

Ost 1 von Zahn 36   **Ost 2** von Zahn 38

Aufklappung – operative Freilegung des Knochens durch Ablösen eines Schleimhaut-Periost-Lappens
Osteotomie – Durchtrennung oder Abtragung von Knochen

Die **Nr. 48** wird für die Entfernung eines
– verlagerten und/oder retinierten Zahnes,
– Zahnkeimes oder
– impaktierten Wurzelrestes
angesetzt.

Ein **retinierter Zahn** ist ein über die normale Durchbruchszeit hinaus im Kiefer zurückgehaltener Zahn. Dies kann z. B. durch Platzmangel, ein Hindernis im Kiefer oder eine Verlagerung bedingt sein.
Bei einem **verlagerten Zahn** liegt eine Fehllage des Zahnes im Kiefer vor. Durch die Verlagerung bleibt der Zahn häufig retiniert, sodass man dann von einem **retinierten und verlagerten Zahn** spricht.

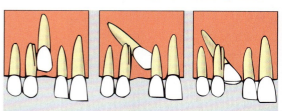

retinierter Zahn 13   retinierter und verlagerter Zahn 13   teilretinierter und verlagerter Zahn 13

Operative Zahnentfernung

Bei einer **Teilretention** ist der Zahn zum Teil durchgebrochen, aber am weiteren Durchbruch in die Mundhöhle gehindert.

Ein **Zahnkeim** ist ein sich im Kiefer entwickelnder Zahn mit noch nicht ausgebildeter Wurzel.

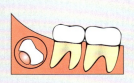

Zahnkeim eines unteren Weisheitszahnes

Mit der **Abrechnung einer operativen Zahnentfernung** ist auch das Entfernen von Granulationsgewebe oder kleinen Zysten, das Glätten des Knochens, die Blutstillung ohne erheblichen Zeitaufwand und die Wundversorgung (z. B. mit Nähten) abgegolten.

Im **Rahmen einer operativen Zahnentfernung** können **weitere chirurgische Leistungen** anfallen, z. B.:
- Stillung einer übermäßigen Blutung → **Nr. 36, 37**
- Nachbehandlung → **Nr. 38**
- chirurgische Wundrevision → **Nr. 46**
- plastischer Verschluss der Kieferhöhle → **Nr. 51b**
- Operation einer Zyste → **Nr. 56c, 56d**
- Resektion der Alveolarfortsätze → **Nr. 62**.

Die **Nrn. 38 und 46** sind nur als selbstständige Leistungen in besonderer Sitzung berechnungsfähig.

Nr. 47a ist abrechenbar
- ☑ für die Entfernung eines Zahnes durch Osteotomie mit Aufklappung des Zahnfleisches
- ☑ 1 x pro Zahn
- ☑ einschließlich Wundversorgung

Nr. 47a ist nicht abrechenbar
- ⊖ für eine Zahnentfernung mit Abtragung von Knochenkanten ohne Aufklappung
- ⊖ für die Entfernung eines Implantates durch Osteotomie (Privatleistung)

Nr. 48 ist abrechenbar
- ☑ für die Entfernung eines verlagerten und/oder retinierten Zahnes, Zahnkeimes oder impaktierten Wurzelrestes durch Osteotomie mit Aufklappung des Zahnfleisches
- ☑ auch für die Entfernung eines teilretinierten Zahnes durch Osteotomie mit Aufklappung des Zahnfleisches
- ☑ 1 x pro Zahn
- ☑ einschließlich Wundversorgung

✎ Eintragung mit Datum und Zahnangabe.

47b / 472
Hem   **72 Punkte**
Hemisektion und Teilextraktion eines mehrwurzeligen Zahnes

Abrechnungsbestimmungen
Eine Leistung nach **Nr. 47b** ist **nur in begründeten Ausnahmefällen** zum Erhalt einer geschlossenen Zahnreihe und/oder zum Erhalt einer bestehenden prothetischen Versorgung abrechnungsfähig.

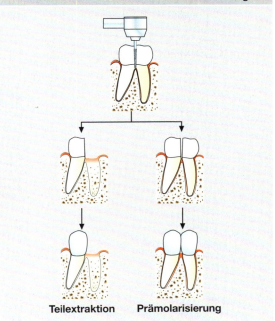

Hemisektion und die sich daraus ergebenden Möglichkeiten der **Teilextraktion** oder **Prämolarisierung**

Teilextraktion   Prämolarisierung

Operative Zahnentfernung

Die **Nr. 47b** wird für die **Hemisektion und Teilextraktion** eines mehrwurzeligen Zahnes abgerechnet. Bei einer Hemisektion wird ein mehrwurzeliger Zahn operativ halbiert. Anschließend gibt es grundsätzlich zwei Möglichkeiten:
1. Die nicht erhaltbare Zahnhälfte wird nach der Hemisektion entfernt **(Teilextraktion)**.
2. Beide Zahnhälften können aber auch belassen und mit Kronen versorgt werden, die wie Prämolaren gestaltet sind **(Prämolarisierung)**.
   Dies kann z. B. aus parodontalhygienischen Gründen notwendig sein, wenn eine tiefe Zahnfleischtasche im Bereich der **Wurzelgabelung (Furkation)** vorliegt.

Nur die **Hemisektion und Teilextraktion** eines Zahnes ist als **Kassenleistung** abrechenbar, wenn dadurch
– eine geschlossene Zahnreihe und/oder
– eine bestehende prothetische Versorgung erhalten werden kann.

Die **Hemisektion und Prämolarisierung** ist dagegen eine **außervertragliche Leistung**.

Nr. 47b ist abrechenbar

- ☑ für die Hemisektion und Teilextraktion eines mehrwurzeligen Zahnes
- ☑ nur in Ausnahmefällen zum Erhalt
  - einer geschlossenen Zahnreihe und/oder
  - einer bestehenden prothetischen Versorgung
- ☑ 1 x pro Zahn

✎ Eintragung mit Datum und Zahnangabe.

GOÄ 2650 — 83 BEMA-Punkte

Entfernung eines extrem verlagerten oder retinierten Zahnes durch umfangreiche Osteotomie bei gefährdeten anatomischen Nachbarstrukturen

Die **GOÄ-Nr. 2650** ist nur abrechenbar, wenn
– ein extrem verlagerter oder retinierter Zahn
– durch umfangreiche Osteotomie
– bei gefährdeten anatomischen Nachbarstrukturen
entfernt wird.

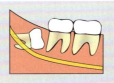

retinierter und horizontal verlagerter Zahn in direkter Nachbarschaft zum Mandibularkanal

Bei **langer Dauer** des Eingriffs kann die Infiltrationsanästhesie (Nr. 40) oder Leitungsanästhesie (Nr. 41) ein zweites Mal abgerechnet werden.
Die **Wundversorgung** einschließlich der Nähte ist im Leistungsinhalt der GOÄ-Nr. 2650 enthalten. Ist jedoch zusätzlich eine **Verbandplatte** erforderlich (z. B. nach Entfernung eines verlagerten Eckzahnes), so kann ergänzend die **GOÄ-Nr. 2700** angesetzt werden. Hierbei anfallende Material- und Laborkosten werden unter **Nr. 603** oder **Nr. 604** abgerechnet.

GOÄ-Nr. 2650 ist abrechenbar

- ☑ für die Entfernung eines extrem verlagerten oder retinierten Zahnes durch umfangreiche Osteotomie bei gefährdeten anatomischen Nachbarstrukturen
- ☑ 1 x pro Zahn

✎ Eintragung mit Datum.
Für eine **Verbandplatte** wird die **GOÄ-Nr. 2700** eingetragen. Zur Abrechnung der dabei anfallenden **Material- und Laborkosten** wird in der Leistungsspalte die **Nr. 603** (bei Eigenlabor) oder **Nr. 604** (bei Fremdlabor) und in der Bemerkungsspalte der entsprechende **Betrag in Cent** eingetragen.

Stillung einer übermäßigen Blutung

Stillung einer übermäßigen Blutung

36
Nbl 1   **15 Punkte**
Stillung einer übermäßigen Blutung

Abrechnungsbestimmungen
Die Leistung kann nicht abgerechnet werden, wenn die Stillung einer übermäßigen Blutung im zeitlichen Zusammenhang mit einem chirurgischen Eingriff erfolgt, es sei denn, dass hierfür ein erheblicher zusätzlicher Zeitaufwand erforderlich war.

37
Nbl 2   **29 Punkte**
Stillung einer übermäßigen Blutung durch Abbinden oder Umstechen eines Gefäßes oder durch Knochenbolzung

Nr. 36 ist abrechenbar
- ✓ für die Stillung einer übermäßigen Blutung
- ✓ als selbstständige Leistung in gesonderter Sitzung
- ✓ in gleicher Sitzung mit einem chirurgischen Eingriff nur bei erheblichem Zeitaufwand
- ✓ 1 x pro Sitzung und übermäßiger Blutung

Nr. 37 ist abrechenbar
- ✓ für die Stillung einer übermäßigen Blutung durch Abbinden oder Umstechen eines Gefäßes oder durch Knochenbolzung
- ✓ als selbstständige Leistung in gesonderter Sitzung
- ✓ auch in gleicher Sitzung mit einem chirurgischen Eingriff
- ✓ 1 x pro Sitzung und übermäßiger Blutung

✎ Eintragung mit Datum und Zahnangabe.

Eine übermäßige Blutung kann sowohl während eines Eingriffs **(intraoperativ)** als auch nach einem Eingriff **(postoperativ)** oder unabhängig von einer chirurgischen Behandlung eintreten.

Die übliche Blutstillung während eines Eingriffs ist Bestandteil der jeweiligen chirurgischen Leistung.

Die **Nrn. 36 und 37** sind nur für die **Stillung einer übermäßigen Blutung** abrechenbar. Zur Abrechnung der Nr. 36 bei einem chirurgischen Eingriff muss für die Blutstillung ein erheblicher Zeitaufwand erforderlich sein.

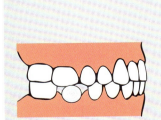

Stillung einer übermäßigen Blutung durch Drucktamponade und Aufbisstupfer **(Nr. 36)**

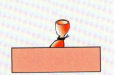

Stillung einer übermäßigen Blutung durch Abbinden eines Gefäßes **(Nr. 37)**

Nachbehandlung, chirurgische Wundrevision

38
N 10 Punkte
Nachbehandlung nach chirurgischem Eingriff oder Tamponieren oder dergleichen,
je Kieferhälfte oder Frontzahnbereich,
als selbstständige Leistung,
je Sitzung

Abrechnungsbestimmungen
1. Nachbehandlungen sind abrechnungsfähig, wenn sie in besonderen Sitzungen, nicht jedoch in unmittelbarem zeitlichen Zusammenhang mit einer Extraktion oder Operation erforderlich sind.
2. Eine Leistung nach Nr. 38 kann nicht neben Leistungen nach den Nrn. 36, 37 oder 46 abgerechnet werden, soweit Maßnahmen in derselben Sitzung an derselben Stelle erfolgen.

46
XN 21 Punkte
**Chirurgische Wundrevision
(Glätten des Knochens, Auskratzen, Naht)**
als selbstständige Leistung in einer besonderen Sitzung,
je Kieferhälfte oder Frontzahnbereich

Nachbehandlungen (Nr. 38) und **chirurgische Wundrevisionen (Nr. 46)** sind nur als selbstständige Leistungen in einer besonderen Sitzung abrechenbar.
Eine **Nachbehandlung nach Nr. 38** ist zum Beispiel:
– Legen oder Wechseln einer Tamponade
– Legen oder Spülen eines Drainageröhrchens
– Entfernen der Fäden.
Eine **chirurgische Wundrevision** ist zum Beispiel:
– Glätten von scharfen Knochenkanten
– Auskratzen (Kürettage) der Wunde
– Wundversorgung mit Naht.
Bei einer chirurgischen Wundrevision ist in der Regel eine **Anästhesie** erforderlich.

Nr. 38 ist abrechenbar
- ✓ für eine Nachbehandlung nach chirurgischem Eingriff oder Tamponieren oder dergleichen (z. B. Streifen legen oder wechseln, Fäden entfernen)
- ✓ je Kieferhälfte oder Frontzahnbereich
- ✓ als selbstständige Leistung in besonderer Sitzung
- ✓ je Sitzung

Nr. 38 ist nicht abrechenbar
- ⊖ in unmittelbarem zeitlichen Zusammenhang mit einer Extraktion oder Operation
- ⊖ neben den Nrn. 36, 37 oder 46 in derselben Sitzung an derselben Stelle
- ⊖ neben Nr. 111 (Nachbehandlung im Rahmen einer systematischen PAR-Behandlung) für dieselbe Leistung
- ⊖ wenn lediglich eine Wundkontrolle durchgeführt wird
- ⊖ für das Legen eines Drains bei einer Inzision in derselben Sitzung

Nr. 46 ist abrechenbar
- ✓ für eine chirurgische Wundrevision (z. B. Glätten des Knochens, Auskratzen, Naht)
- ✓ je Kieferhälfte oder Frontzahnbereich
- ✓ als selbstständige Leistung in besonderer Sitzung
- ✓ je Sitzung

Nr. 46 ist nicht abrechenbar
- ⊖ in derselben Sitzung mit einer Extraktion oder Operation
- ⊖ wenn lediglich eine Tamponade gelegt wird oder ein Drainagewechsel erfolgt

✎ Eintragung mit Datum und Zahnangabe.

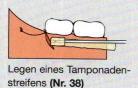
Legen eines Tamponadenstreifens **(Nr. 38)**

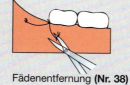
Fädenentfernung **(Nr. 38)**

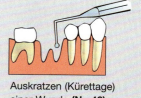
Auskratzen (Kürettage) einer Wunde **(Nr. 46)**

Inzisionen

Ä 161 / 9161
Inz 1   15 Punkte
Eröffnung eines oberflächlichen, unmittelbar unter der Haut oder Schleimhaut gelegenen Abszesses

GOÄ 2430   34 BEMA-Punkte
Eröffnung eines tief liegenden Abszesses

GOÄ 2432   53 BEMA-Punkte
Eröffnung einer Phlegmone

GOÄ 2008   10 BEMA-Punkte
Wund- oder Fistelspaltung

Bei einer **Entzündung** kann es zur Bildung von **Eiter** kommen (siehe Zahnmedizinische Assistenz LF 5.4). Im Rahmen der **zahnärztlichen Chirurgie** haben **2 Formen einer Eiteransammlung** im Gewebe besondere Bedeutung:

Abszess – abgekapselte Eiteransammlung im Gewebe.
Phlegmone – flächenhafte, nicht abgekapselte Eiteransammlung im Gewebe.

Die **Behandlung** besteht in einer Eröffnung des Abszesses bzw. der Phlegmone durch einen **Schnitt (Inzision)**, sodass der Eiter abfließen kann. Die Abszesshöhle wird darauf gründlich gespült, z. B. mit verdünnter Wasserstoffperoxid-Lösung (3%ig H_2O_2). Anschließend sorgt man mit einem Gazestreifen, einer Gummilasche oder einem kleinen Kunststoffröhrchen für einen **Abfluss (Drainage)** aus der Inzisionswunde, damit sich kein neuer Eiter ansammeln kann.
Geht die Vereiterung von einem pulpatoten Zahn aus, so erfolgt in der Regel gleichzeitig eine **Trepanation** des Zahnes mit **Aufbereitung des Wurzelkanals**.

Das **Einlegen eines Streifens** (einer Lasche oder eines Drainageröhrchens) gehört zum Leistungsinhalt einer Inzision und kann nicht gesondert abgerechnet werden. Wird der Streifen jedoch in einer späteren Sitzung erneuert oder entfernt, so kann dafür die **Nr. 38 (Nachbehandlung)** abgerechnet werden.
Die Abrechnung einer Inzision richtet sich nach der Ausdehnung und Tiefe des Abszesses. Entsprechend ist die Eröffnung einer ausgedehnten Weichteilphlegmone am höchsten bewertet.

Ä 161 ist abrechenbar
- ☑ für die Eröffnung eines oberflächlichen Abszesses
- ☑ 1 x pro Sitzung

GOÄ-Nr. 2008 ist abrechenbar
- ☑ für die Eröffnung einer Wunde oder Fistel
- ☑ 1 x pro Sitzung

GOÄ-Nr. 2430 ist abrechenbar
- ☑ für die Eröffnung eines tief liegenden Abszesses
- ☑ 1 x pro Sitzung

GOÄ-Nr. 2432 ist abrechenbar
- ☑ für die Eröffnung einer ausgedehnten Weichteilphlegmone
- ☑ 1 x pro Sitzung

✎ Bei **Ä 161** Eintragung mit Datum und Zahnangabe zur Bezeichung des Gebietes.
Bei **GOÄ-Nrn. 2008, 2430** und **2432** Eintragung mit Datum.

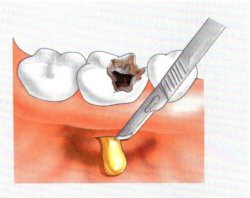

Inzision eines submukösen Abszesses, der von einem tief zerstörten Zahn 46 ausgeht.

Fremdkörperentfernung, Exzisionen

Fremdkörperentfernung

GOÄ 1508 — 11 BEMA-Punkte
Entfernung von eingespießten Fremdkörpern aus dem Rachen oder Mund

GOÄ 2009 — 12 BEMA-Punkte
Entfernung eines unter der Oberfläche der Haut oder der Schleimhaut gelegenen fühlbaren Fremdkörpers

GOÄ 2010 — 43 BEMA-Punkte
Entfernung eines tief sitzenden Fremdkörpers auf operativem Wege aus Weichteilen und/oder Knochen

GOÄ 2651 — 62 BEMA-Punkte
Entfernung tief liegender Fremdkörper oder Sequestrotomie durch Osteotomie aus dem Kiefer

Die Abrechnung einer Fremdkörperentfernung richtet sich nach der Lage des Fremdkörpers und dem damit verbundenen Aufwand bei der Entfernung.

Die GOÄ-Nrn. 1508, 2009, 2010, 2651 sind abrechenbar
- ✓ entsprechend der Lage des Fremdkörpers
- ✓ je Eingriff

✎ Eintragung mit Datum.

Exzisionen

49
Exz 1 — 10 Punkte
Exzision von Mundschleimhaut oder Granulationsgewebe
für das Gebiet eines Zahnes

Abrechnungsbestimmungen
1. Eine Leistung nach Nr. 49 ist in derselben Sitzung nicht für dasselbe Gebiet neben einer anderen chirurgischen Leistung abrechnungsfähig.
2. Wird in der Präparationssitzung eine **Exzision von Mundschleimhaut** oder **Granulationsgewebe**, wie z. B. **Papillektomie**, durchgeführt, ist eine Leistung nach Nr. 49 abrechnungsfähig.
3. Für das **Durchtrennen von Zahnfleischfasern** (auch mittels elektrochirurgischer Maßnahmen) ist eine Leistung nach Nr. 49 abrechnungsfähig.

50
Exz 2 — 37 Punkte
Exzision einer Schleimhautwucherung
(z. B. lappiges Fibrom, Epulis)

Abrechnungsbestimmungen
1. Eine Leistung nach Nr. 50 ist in derselben Sitzung nicht für dasselbe Operationsgebiet neben einer anderen chirurgischen Leistung abrechnungsfähig.
2. Eine Leistung nach Nr. 50 ist auch mehrmals je Kiefer abrechnungsfähig, wenn es sich um getrennte Operationsgebiete handelt.

GOÄ 2401 — 15 BEMA-Punkte
Probeexzision aus oberflächlich gelegenem Körpergewebe
(z. B. Haut, Schleimhaut, Lippe)

GOÄ 2402 — 42 BEMA-Punkte
Probeexzision aus tief liegendem Körpergewebe
(z. B. Fettgewebe, Faszie, Muskulatur)
oder aus einem Organ ohne Eröffnung einer Körperhöhle (z. B. Zunge)

Exzisionen

GOÄ 2403 15 BEMA-Punkte
Exzision einer in oder unter der Haut oder Schleimhaut liegenden kleinen Geschwulst

GOÄ 2404 62 BEMA-Punkte
Exzision einer größeren Geschwulst
(z. B. Ganglion, Fasziengeschwulst, Fettgeschwulst, Lymphdrüse, Neurom)

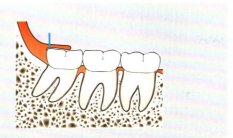

Entfernung einer Zahnfleischkapuze bei einer Dentitio difficilis eines unteren Weisheitszahnes **(Nr. 49)**

Unter einer **Exzision** versteht man das Herausschneiden von Gewebe.

Bei der Abrechnung unterscheidet man nach Lage und Ausdehnung des zu entfernenden Befundes:
Nr. 49 – Exzision von Mundschleimhaut oder Granulationsgewebe für das Gebiet eines Zahnes

> **Granulationsgewebe** – gefäßreiches, neu gebildetes Gewebe bei Entzündungen oder im Verlauf der Wundheilung

Nr. 50 – Exzision einer Schleimhautwucherung
2401 – Probeexzision aus oberflächlich gelegenem Körpergewebe
2402 – Probeexzision aus tief liegendem Körpergewebe
2403 – Exzision einer kleinen Geschwulst im Haut- oder Schleimhautbereich
2404 – Exzision einer größeren Geschwulst

Bei einer **Probeexzision (PE)** wird Gewebe zur histologischen Untersuchung (Gewebeuntersuchung) entnommen. Eine Probeexzision erfolgt zur Abklärung von unklaren Befunden, z. B. bei Verdacht auf einen bösartigen Tumor (siehe **Zahnmedizinische Assistenz LF 10.3.2**).
Die bei einer Probeexzision anfallenden **Versandkosten** sind unter der **Nr. 602** abrechenbar.
Die **Nr. 49** wird für eine **Gingivektomie** im Bereich eines Zahnes abgerechnet. Dabei kann das Zahnfleisch nur teilweise (z. B. im Papillenbereich = **Papillektomie**) oder vollständig um einen Zahn herum entfernt werden.
Auch für die Entfernung einer Zahnfleischkapuze bei einem erschwerten Durchbruch eines Weisheitszahnes **(Dentitio difficilis)** kann die Nr. 49 angesetzt werden oder für das **Durchtrennen von Zahnfleischfasern** (z. B. mit einem Elektrochirurgiegerät).

Die **Nr. 50** wird für die **Entfernung einer Schleimhautwucherung** angesetzt. In der Leistungsbeschreibung werden hierzu 2 Beispiele genannt:

Fibrom – gutartige Neubildung von Bindegewebe (oft als Reizfibrom durch eine mechanische Irritation verursacht)
Epulis – gutartige Wucherung der Gingiva (siehe **Zahnmedizinische Assistenz LF 10.2.3**).

Nr. 49 ist abrechenbar

- ✓ für die Exzision von Mundschleimhaut oder Granulationsgewebe im Bereich eines Zahnes
- ✓ je Leistung
- ✓ auch mehrmals je Kiefer
- ✓ für eine Gingivektomie bzw. Papillektomie in einer Präparationssitzung
- ✓ für die Entfernung einer Zahnfleischkapuze bei einem erschwerten Durchbruch eines Weisheitszahnes (Dentitio difficilis)
- ✓ für die Durchtrennung von Zahnfleischfasern

Nr. 49 ist nicht abrechenbar

- ⊖ neben einer anderen chirurgischen Leistung in derselben Sitzung für dasselbe Gebiet
- ⊖ für das Verdrängen des Zahnfleisches zur Abformung von Zähnen im Zusammenhang mit den Nrn. 18, 20 und 91 (siehe LF 12.1)
- ⊖ für das Verdrängen des Zahnfleisches bei der Präparation, z. B. zum Erkennen von unter sich gehenden Stellen oder zur Darstellung der Präparationsgrenze (→ Nr. 12, Seite 93)

✎ Eintragung mit Datum und Zahnangabe.

Plastischer Verschluss einer eröffneten Kieferhöhle

Nr. 50 ist abrechenbar
- ☑ für die Exzision einer Schleimhautwucherung
- ☑ je Leistung
- ☑ mehrmals je Kiefer bei getrennten Operationsgebieten

Nr. 50 ist nicht abrechenbar
- ⛔ neben einer anderen chirurgischen Leistung in derselben Sitzung für dasselbe Gebiet

✎ Eintragung mit Datum und Zahnangabe zur Bezeichnung des Gebietes.

Die GOÄ-Nrn. 2401–2404 sind abrechenbar
- ☑ Nrn. 2401 bzw. 2402 für eine Probeexzision
- ☑ Nr. 2403 für die Exzision einer kleinen Geschwulst im Haut- oder Schleimhautbereich
- ☑ Nr. 2404 für die Exzision einer großen Geschwulst
- ☑ je Leistung
- ☑ mehrmals je Kiefer

✎ Eintragung mit Datum.

Für die **Nachbehandlung** nach einer Exzision kann die **Nr. 38** berechnet werden.
Die **Exzision eines Schlotterkamms** wird unter der **Nr. 57** abgerechnet (siehe Seite 192: Präprothetische Chirurgie).

Plastischer Verschluss einer eröffneten Kieferhöhle

51a / 511
Pla 1   80 Punkte
Plastischer Verschluss einer eröffneten Kieferhöhle durch Zahnfleischplastik als selbstständige Leistung oder in Verbindung mit einer Extraktion

51b / 512
Pla 0   40 Punkte
Plastischer Verschluss einer eröffneten Kieferhöhle in Verbindung mit Osteotomie

Die Kieferhöhle reicht beim Erwachsenen bis zu den Wurzeln der oberen Seitenzähne, von denen sie häufig nur durch eine dünne Knochenlamelle getrennt ist. Bei der Extraktion eines oberen Seitenzahnes kann diese dünne Knochenlamelle einreißen, sodass eine Verbindung zwischen Mund- und Kieferhöhle entsteht (siehe Abb. unten).
Die Verbindung zwischen Mund- und Kieferhöhle (=Antrum) wird auch als **M**und-**A**ntrum-**V**erbindung **(MAV)** bezeichnet.

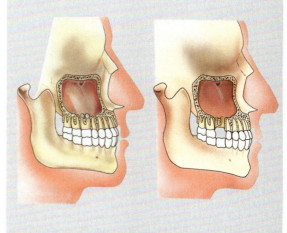

Zahn 16 mit einer Entzündung im Wurzelspitzenbereich

Mund-Antrum-Verbindung nach Extraktion des Zahnes 16

Ist die Kieferhöhle eröffnet, so muss sie wieder luftdicht verschlossen werden. Dazu bildet man in den meisten Fällen einen zur Wange gestielten **Schleimhaut-Knochenhaut-Lappen (Muko-Periost-Lappen)**.

Plastischer Verschluss einer eröffneten Kieferhöhle

Das Periost dieses Lappens wird dabei an der Basis geschlitzt, sodass man ihn anschließend genügend dehnen kann, um die Alveole luftdicht zu verschließen. Dieses Verfahren wird auch als **plastische Deckung** einer Mund-Antrum-Verbindung bezeichnet. Bei der **Abrechnung** berücksichtigt man den unterschiedlich hohen Aufwand für den plastischen Verschluss einer eröffneten Kieferhöhle:
Nr. 51a – als selbstständige Leistung oder in Verbindung mit einer Extraktion
Nr. 51b – in Verbindung mit einer Osteotomie.

Bei einer **Osteotomie**, einer **Wurzelspitzenresektion** und auch einer **Zystenoperation** ist bereits ein Mukoperiostlappen gebildet worden, sodass der Mehraufwand für den Verschluss einer Mund-Antrum-Verbindung bei diesen Operationen nicht groß ist. Entsprechend wird dann nur die geringer bewertete **Nr. 51b** angesetzt.
Im Rahmen einer **Extraktion** oder auch als **selbstständige Leistung** ist der Aufwand für eine plastische Deckung deutlich größer, sodass dann die höher bewertete **Nr. 51a** abgerechnet wird.

Nrn. 51a und 51b sind abrechenbar

- ☑ Nr. 51a für den plastischen Verschluss einer eröffneten Kieferhöhle als selbstständige Leistung oder in Verbindung mit einer Extraktion
- ☑ Nr. 51b für den plastischen Verschluss einer eröffneten Kieferhöhle in Verbindung mit einer Osteotomie, Wurzelspitzenresektion oder Zystenoperation
- ☑ je Eingriff
- ☑ zusammen mit GOÄ-Nr. 2700 sowie Material- und Laborkosten, wenn eine Verband- oder Verschlussplatte erforderlich ist.

✎ Eintragung mit Datum und Zahnangabe.
Für eine **Verbandplatte** wird die **GOÄ-Nr. 2700** eingetragen. Zur Abrechnung der dabei anfallenden Material- und Laborkosten wird in der Leistungsspalte die **Nr. 603** (bei Eigenlabor) oder **Nr. 604** (bei Fremdlabor) und in der Bemerkungsspalte der entsprechende **Betrag in Cent** eingetragen.

Plastischer Verschluss einer eröffneten Kieferhöhle

als selbstständige Leistung oder in Verbindung mit einer Extraktion	in Verbindung mit einer Osteotomie, Wurzelspitzenresektion oder Zystenoperation
Nr. 51a (Pla 1)	**Nr. 51b (Pla 0)**

a) Schnittführung
b) Periostschlitzung zur Verlängerung des Lappens
c) Plastischer Verschluss

Trepanation des Kieferknochens, Sequestrotomie

Trepanation des Kieferknochens

52
Trep 2   24 Punkte
Trepanation des Kieferknochens

Bei Entzündungsprozessen im Knochen kann eine **Trepanation des Kieferknochens** (sog. **Schröder-Lüftung**) erforderlich sein. Dazu wird ein Schnitt wie bei einer Wurzelspitzenresektion durchgeführt, das Periost vom Knochen abgelöst und der Knochen bis zur Wurzelspitze des betreffenden Zahnes mit einem chirurgischen Fräser eröffnet (trepaniert). Anschließend wird gründlich gespült und mit einem Gazestreifen, einer Gummilasche oder einem Kunststoffröhrchen für eine Drainage gesorgt.

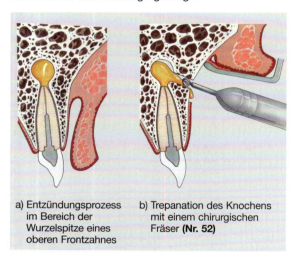

a) Entzündungsprozess im Bereich der Wurzelspitze eines oberen Frontzahnes
b) Trepanation des Knochens mit einem chirurgischen Fräser **(Nr. 52)**

Nr. 52 ist abrechenbar
- ☑ für die Trepanation des Kieferknochens
- ☑ je Eingriff

✎ Eintragung mit Datum und Zahnangabe.

Sequestrotomie

53
Ost 3   72 Punkte
Sequestrotomie bei Osteomyelitis der Kiefer

Liegt im **Knochen eine Entzündung** vor, die sich immer weiter ausdehnt und schließlich flächenhaft im Knochenmark ausbreitet, so entsteht eine **Osteomyelitis (Knochenmarkentzündung)**. Dabei kann der erkrankte Knochenbereich absterben und als **Sequester** vom umgebenden vitalen Knochen abgegrenzt (demarkiert) werden.
Die operative Entfernung des abgestorbenen Knochenstücks wird als **Sequestrotomie** bezeichnet und mit der **Nr. 53** abgerechnet.

Osteomyelitis – Knochenmarkentzündung
Sequester – abgestorbenes Knochenstück
Sequestrotomie – operative Entfernung eines Sequesters

Nr. 53 ist abrechenbar
- ☑ für die operative Entfernung eines Sequesters bei einer Osteomyelitis des Kiefers
- ☑ je Eingriff

✎ Eintragung mit Datum und Zahnangabe.

Wurzelspitzenresektion

Wurzelspitzenresektion

54a
WR 1 — 72 Punkte
an einem Frontzahn

54b
WR 2 — 96 Punkte
an einem Seitenzahn, einschließlich der ersten resezierten Wurzelspitze

54c
WR 3 — 48 Punkte
am selben Seitenzahn, sofern durch denselben Zugang erreichbar,
je weitere Wurzelspitze

Abrechnungsbestimmungen
1. Eine **Wurzelspitzenresektion** an einer Wurzelspitze in derselben Sitzung **an demselben Seitenzahn**, die **über einen anderen operativen Zugang** erfolgt, wird nach **Nr. 54b** abgerechnet.
2. Eine **retrograde Füllung** an einer Wurzel nach Wurzelspitzenresektion wird nach den **Nrn. 32 und 35** gesondert abgerechnet.

Eine **Wurzelspitzenresektion** ist ein chirurgischer Eingriff zum Erhalt eines Zahnes. Die Wurzelspitze wird dabei entfernt (reseziert) und der Wurzelkanal entweder vor oder während des Eingriffs mit einer **Wurzelfüllung** versorgt.

Das Behandlungsprinzip der Wurzelspitzenresektion beruht auf der Tatsache, dass sich im apikalen Drittel der Wurzel Seitenäste des Wurzelkanals befinden, die auch bei richtig durchgeführter Wurzelfüllung einen Entzündungsprozess im Bereich der Wurzelspitze auslösen oder unterhalten können. Nach Entfernung der Wurzelspitze ist im Idealfall ein bakteriendichter Abschluss des Wurzelkanals möglich, sodass kein weiterer Entzündungsreiz mehr vom Wurzelkanal ausgehen kann.

Bei der **Abrechnung** unterscheidet man nach Lage und Aufwand der Wurzelspitzenresektion:
- **Nr. 54a** – an einem Frontzahn
- **Nr. 54b** – an einem Seitenzahn für die erste resezierte Wurzelspitze
- **Nr. 54c** – am selben Seitenzahn für jede weitere resezierte Wurzelspitze über den gleichen Zugang.

Werden an einem **Seitenzahn** mehrere Wurzelspitzen **über den gleichen Zugang** reseziert, so wird die erste Wurzelspitze mit der **Nr. 54b** und jede weitere Wurzelspitze mit der **Nr. 54c** abgerechnet.

Wurzelspitzenresektion an einem Seitenzahn

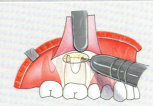
a) Resektion der 1. Wurzelspitze bukkal **Nr. 54b**

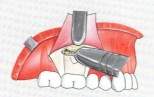
b) Resektion der 2. Wurzelspitze über den gleichen Zugang **Nr. 54c**

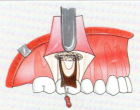
c) Wurzelkanalaufbereitung **2 x Nr. 32**

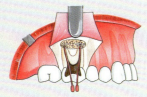
d) Wurzelkanalfüllung **2 x Nr. 35**

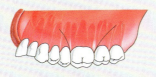
e) Palatinaler Schnitt zur Resektion der 3. Wurzelspitze

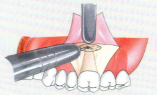
f) Resektion der palatinalen Wurzelspitze **Nr. 54b**

Wurzelspitzenresektion

Sind jedoch bei einer Wurzelspitzenresektion an einem **Seitenzahn zwei operative Zugänge** erforderlich, um alle Wurzelspitzen des Zahnes zu resezieren, so ist die **Nr. 54b zweimal** an demselben Zahn abrechenbar. Ein typisches Beispiel hierfür ist die Resektion der drei Wurzelspitzen eines oberen Molaren über einen bukkalen und palatinalen Zugang. In diesem Fall sind abrechenbar:

Nr. 54b Resektion der ersten bukkalen Wurzelspitze
Nr. 54c Resektion der zweiten bukkalen Wurzelspitze
Nr. 54b Resektion der palatinalen Wurzelspitze.

Werden **zwei benachbarte Zähne** reseziert, so ist für den **Nachbarzahn** erneut
Nr. 54a für einen Frontzahn,
Nr. 54b für einen Seitenzahn,
Nr. 54c für jede weitere Wurzelspitze am benachbarten Seitenzahn
abrechenbar.

Beispiele

Resektion jeweils aller Wurzelspitzen der aufgeführten Zähne in einer Sitzung:

11 und 12	→ **2x 54a**
43 und 44	→ **54a** und **54b**
46 (ein Zugang)	→ **54b** und **54c**
14 (ein Zugang)	→ **54b** und **54c**
16 (zwei Zugänge)	→ **2x 54b** und **1x 54c**

12, 14 und 15 über einen Zugang
Zahn 12	→ **54a**
Zahn 14	→ **54b** und **54c**
Zahn 15	→ **54b**

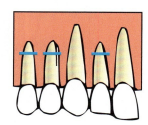

Die Indikationen für eine Wurzelspitzenresektion im Rahmen der vertragszahnärztlichen Versorgung werden in den Richtlinien beschrieben. Hierbei ist insbesondere Abschnitt B IV Nr. 4 der Richtlinien für die chirurgische Behandlung zu beachten (siehe Seite 173).

Mit den **Nrn. 54 a-c** ist auch die Entfernung von Granulationsgewebe oder kleinen Zysten, das Glätten des Knochens, die Blutstillung ohne erheblichen Zeitaufwand und die Wundversorgung (z. B. Nähte, Streifeneinlage) abgegolten.
Die Wurzelkanalbehandlung wird zusätzlich entsprechend der erbrachten Leistungen abgerechnet (siehe LF 5.1.4):

- Trepanation → **Nr. 31**
- Wurzelkanalaufbereitung → **Nr. 32**
- Wurzelkanalfüllung → **Nr. 35**.

Die **Wurzelkanalaufbereitung (Nr. 32)** und **Wurzelkanalfüllung (Nr. 35)** kann grundsätzlich auf 2 Arten durchgeführt werden:
– **orthograd** von der Krone aus oder
– **retrograd** von der Wurzelspitze aus.

Ergänzend sind bei einer Wurzelspitzenresektion **Röntgenaufnahmen** erforderlich:
präoperativ – vor dem Eingriff, soweit noch nicht vorhanden
postoperativ – nach dem Eingriff zur Kontrolle.

Im **Rahmen einer Wurzelspitzenresektion** können **weitere chirurgische Leistungen** anfallen, z. B.:

- Stillung einer übermäßigen Blutung → **Nr. 36, 37**
- Nachbehandlung → **Nr. 38**
- chirurgische Wundrevision → **Nr. 46**
- plastischer Verschluss der Kieferhöhle → **Nr. 51b**
- Operation einer Zyste → **Nr. 56c, 56d**.

Die **Nrn. 38 und 46** sind nur als selbstständige Leistungen in besonderer Sitzung abrechnungsfähig.
Ist zusätzlich eine **Verbandplatte** erforderlich (z. B. bei palatinalem Zugang zur Wurzelspitzenresektion an einem oberen Molaren), so kann ergänzend die **GOÄ-Nr. 2700** angesetzt werden. Hierbei anfallende **Material- und Laborkosten** werden unter **Nr. 603** (bei Eigenlabor) oder **Nr. 604** (bei Fremdlabor) abgerechnet.

Nrn. 54 a - c sind abrechenbar

☑ Nr. 54a für die Wurzelspitzenresektion an einem Frontzahn
☑ Nr. 54b für die Resektion der ersten Wurzelspitze an einem Seitenzahn
☑ Nr. 54c für die Resektion jeder weiteren Wurzelspitze am selben Seitenzahn über den gleichen Zugang

Reimplantation, Zystenoperationen

- Nr. 54b für die Resektion einer weiteren Wurzelspitze an demselben Seitenzahn über einen anderen operativen Zugang
- zusammen mit Nrn. 31 (Trep), 32 (WK) und 35 (WF) bei einer Wurzelkanalbehandlung
- zusammen mit GOÄ-Nr. 2700 zuzüglich Material- und Laborkosten, wenn eine Verbandplatte erforderlich ist

✎ Eintragung mit Datum und Zahnangabe.

Reimplantation

55
RI 72 Punkte
Reimplantation eines Zahnes,
ggf. einschließlich einfacher Fixation an den benachbarten Zähnen

Unter einer **Reimplantation (= Replantation)** versteht man die Wiedereinpflanzung eines Zahnes in seiner Alveole.
Eine wichtige Voraussetzung für das erneute Anwachsen des Zahnes ist der **Erhalt der Wurzelhaut**. Deshalb sollte der Zahn nicht zu lange außerhalb der Alveole bleiben. Weiterhin sollte die Alveole möglichst intakt sein. Nach der Reimplantation wird der Zahn zur Einheilung für 4–6 Wochen durch eine Schienung ruhig gestellt.

Die **Nr. 55** umfasst die **Reimplantation eines Zahnes** und eine **einfache Fixation** an den Nachbarzähnen. Die Reinigung des Zahnes außerhalb der Mundhöhle mit steriler Spüllösung und die Wundversorgung ist im Leistungsinhalt der Nr. 55 enthalten.
Sollte am Zahn gleichzeitig eine **Wurzelkanalbehandlung** erforderlich sein, so werden die entsprechenden **Geb-Nrn. 31, 32, 35** zusätzlich abgerechnet. Die Abtragung der Wurzelspitze des Zahnes außerhalb der Mundhöhle ist jedoch nicht gesondert als Wurzelspitzenresektion abrechenbar.

Die **Reimplantation** eines Zahnes darf nicht mit einer **Zahntransplantation** verwechselt werden.
Bei einer Zahntransplantation wird ein Zahn (bzw. Zahnkeim) nicht an der gleichen Stelle, sondern in einem anderen Kieferbereich wieder eingepflanzt. Zahntransplantationen sind nicht im Rahmen der Kassenabrechnung vertraglich geregelt und werden deshalb als **Privatleistung** berechnet.

Zystenoperationen

Operation einer Zyste

56a / 561
Zy 1 120 Punkte
durch Zystektomie

56b / 562
Zy 2 72 Punkte
durch orale Zystostomie

56c / 563
Zy 3 48 Punkte
durch Zystektomie in Verbindung mit einer Osteotomie oder Wurzelspitzenresektion

56d / 564
Zy 4 48 Punkte
durch orale Zystostomie in Verbindung mit einer Osteotomie oder Wurzelspitzenresektion

Abrechnungsbestimmung
Das Entfernen von Granulationsgewebe und kleinen Zysten ist nicht nach Nr. 56 abrechnungsfähig.

Bei einer **Zyste** liegt ein krankhafter Hohlraum vor, der von einer Kapsel (Zystenbalg) umgeben und mit dünn- oder dickflüssigem Inhalt gefüllt ist.

Zysten wachsen langsam und verursachen in der Regel keine Schmerzen. Oft werden sie nur durch Zufall bei einer Röntgenuntersuchung festgestellt.

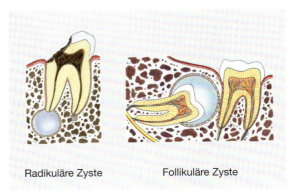

Radikuläre Zyste   Follikuläre Zyste

Zystenoperationen

Typische Zystenformen im Zahn-, Mund- und Kieferbereich sind:
- **radikuläre Zysten**, die von pulpatoten Zähnen ausgehen
- **follikuläre Zysten**, die vom Zahnkeimgewebe (Zahnsäckchen) ausgehen.

> Zur **Behandlung von Zysten** gibt es 2 Möglichkeiten:
>
> **Zystektomie** – vollständige Entfernung einer Zyste durch Ausschälung des Zystenbalgs.
>
> **Zystostomie** – breitbasige Eröffnung einer Zyste zur Mundhöhle (= orale Zystostomie), zur Kieferhöhle oder Nasenhöhle. Der Zystenbalg wird dabei belassen.

Bei der Abrechnung unterscheidet man nach dem operativen Aufwand:
Nr. 56a – Zystektomie
Nr. 56b – Zystostomie
Nr. 56c – Zystektomie in Verbindung mit einer Osteotomie oder Wurzelspitzenresektion
Nr. 56d – Zystostomie in Verbindung mit einer Osteotomie oder Wurzelspitzenresektion.

Zum **Leistungsinhalt der Nrn. 56 a-d** gehört auch das Glätten des Knochens, die Blutstillung ohne erheblichen Zeitaufwand und die Wundversorgung mit Nähten oder Tamponade.
Die **Nrn. 56 a-d** sind **nicht** für die Entfernung von Granulationsgewebe oder kleinen Zysten in einer Extraktions- oder Osteotomiewunde abrechenbar.

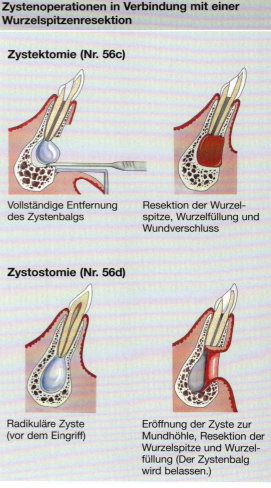

Zystenoperationen in Verbindung mit einer Wurzelspitzenresektion

Zystektomie (Nr. 56c)

Vollständige Entfernung des Zystenbalgs

Resektion der Wurzelspitze, Wurzelfüllung und Wundverschluss

Zystostomie (Nr. 56d)

Radikuläre Zyste (vor dem Eingriff)

Eröffnung der Zyste zur Mundhöhle, Resektion der Wurzelspitze und Wurzelfüllung (Der Zystenbalg wird belassen.)

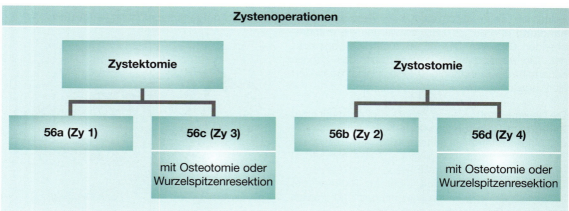

Präprothetische Chirurgie

Im **Rahmen einer Zystenoperation** können **weitere chirurgische Leistungen** anfallen, z. B.:
- Stillung einer übermäßigen Blutung → **Nr. 36, 37**
- Nachbehandlung → **Nr. 38**
- Extraktion eines Zahnes → **Nr. 43, 44, 45**
- chirurgische Wundrevision → **Nr. 46**
- Osteotomie → **Nr. 47, 48**
- plastischer Verschluss der Kieferhöhle → **Nr. 51b**
- Wurzelspitzenresektion → **Nr. 54**.

Die **Nrn. 38 und 46** sind nur als selbstständige Leistungen in besonderer Sitzung berechnungsfähig.

Ist bei einer Zystenoperation eine Verband- oder Verschlussplatte erforderlich, so ist ergänzend die **GOÄ-Nr. 2700** abrechenbar.
Material- und Laborkosten werden unter **Nr. 603** (bei Eigenlabor) oder **Nr. 604** (bei Fremdlabor) abgerechnet.

Versandkosten für die histologische Untersuchung (Gewebeuntersuchung) einer Zyste sind unter der **Nr. 602** abrechenbar.

Nrn. 56 a-d sind abrechenbar
- ✓ Nr. 56a für eine Zystektomie als selbstständige Leistung oder in Verbindung mit der Extraktion eines Zahnes
- ✓ Nr. 56b für eine Zystostomie als selbstständige Leistung oder in Verbindung mit der Extraktion eines Zahnes
- ✓ Nr. 56c für eine Zystektomie in Verbindung mit einer Osteotomie oder Wurzelspitzenresektion
- ✓ Nr. 56d für eine Zystostomie in Verbindung mit einer Osteotomie oder Wurzelspitzenresektion
- ✓ 1 x pro Eingriff
- ✓ zusammen mit GOÄ-Nr. 2700 sowie Material- und Laborkosten

Nrn. 56 a-d sind nicht abrechenbar
- ⊖ für die Entfernung von Granulationsgewebe oder kleinen Zysten in einer Extraktions- oder Osteotomiewunde

✎ Eintragung mit Datum und Zahnangabe.

Präprothetische Chirurgie
– Verbesserung des Weichteillagers –

> Zur **präprothetischen Chirurgie** gehören alle operativen Maßnahmen zur Verbesserung oder Schaffung eines Prothesenlagers.

Präprothetische Eingriffe werden vor allem beim unbezahnten Kiefer durchgeführt. Sie können aber auch bei einem teilbezahnten oder vollbezahnten Kiefer erforderlich sein. Dabei unterscheidet man Eingriffe zur Verbesserung des Weichteillagers und/oder des Knochenlagers.

Typische Eingriffe zur **Verbesserung des Weichteillagers** sind:
- Beseitigung störender Schleimhautbänder (z. B. Lippen- oder Wangenbändchen)
- Beseitigung störender Muskelansätze (oft zusammen mit der Korrektur von Schleimhautbändern)
- Entfernung eines Schlotterkamms
- Entfernung eines Prothesenrandfibroms
- Mundbodenplastik
- Mundvorhofplastik (=Vestibulumplastik)
- Tuberplastik.

Die Entfernung von Schleimhautwucherungen und gutartigen Tumoren wurde bereits im Abschnitt **Exzisionen** erläutert (Seite 182). Hier folgen nun:

Nr. 57 – Beseitigen störender Schleimhautbänder, Muskelansätze oder eines Schlotterkammes
GOÄ 2380 – Überpflanzung von Epidermisstücken
GOÄ 2381 – Einfache Hautlappenplastik
GOÄ 2382 – Schwierige Hautlappenplastik
GOÄ 2386 – Schleimhauttransplantation
Nr. 59 – Mundboden- oder Vestibulumplastik
Nr. 60 – Tuberplastik.

Im weiteren Sinn gehört schon die sorgfältige **Knochenglättung bei einer Zahnentfernung** zur präprothetischen Chirurgie. Die speziellen Maßnahmen der präprothetischen Chirurgie zur **Verbesserung des Knochenlagers** werden im Anschluss an diesen Abschnitt beschrieben:

Nr. 58 – Knochenresektion am Alveolarfortsatz zur Formung des Prothesenlagers
Nr. 62 – Alveolotomie (Resektion der Alveolarfortsätze).

Verbesserung des Weichteillagers – SMS

57

SMS   **48 Punkte**
Beseitigen störender Schleimhautbänder, Muskelansätze oder eines Schlotterkammes
im Frontzahnbereich oder in einer Kieferhälfte, je Sitzung

Feststellung der Arbeitsgemeinschaft KZBV-VdAK/AEV zu Nrn. 57 und 59
Leistungen nach den **Nrn. 57 und 59** sind im Zusammenhang mit einer systematischen Par-Behandlung nur dann neben Leistungen nach **Nr. P200** abrechenbar, wenn sie als zusätzliche ortsgetrennte chirurgische Eingriffe (Frenektomie – Vestibulumplastik) erforderlich sind.
Freie Schleimhauttransplantate, die in diesem Zusammenhang zur Deckung freigelegter Gebiete erforderlich werden, sind nach den **Nrn. Ä 174** (seit 01.01.2004 **GOÄ 2380**) bzw. **Ä 176** (seit 01.01.2004 **GOÄ 2382**) (je nach Größe) auf dem Erfassungsschein abrechenbar.
Ein koronaler Verschiebelappen ist nach **Nr. Ä176** (seit 01.01.2004 **GOÄ 2382**) abzurechnen.
Es muss sich dabei um einen Eingriff handeln, der nicht im Zusammenhang mit Leistungen nach Nr. P200 durchgeführt wird.

Die **Nr. 57** beinhaltet die Beseitigung störender
- **S**chleimhautbänder,
- **M**uskelansätze oder eines
- **S**chlotterkammes.

Die Beseitigung eines störenden Schleimhautbandes wird auch als **Frenektomie** bezeichnet. Dabei kann ein Lippenbändchen, Wangenbändchen oder Zungenbändchen entfernt oder verlagert werden.
Wird das Lippenbändchen bei einem **echten Diastema** gelöst und das Septum (die Scheidewand) zwischen den Zähnen 11 und 21 durchtrennt, so ist **Nr. 61 (Diastema-Operation)** abrechenbar (s. Seite 200).

Der Zusatz im **Frontzahnbereich** schränkt die Abrechenbarkeit der Nr. 57 ein.
Bei einer Behandlung nur zwischen den Eckzähnen eines Kiefers wird nicht pro Kieferhälfte, sondern nur einmal für den Frontzahnbereich abgerechnet. Geht der Behandlungsbereich jedoch über die Eckzähne hinaus, so wird pro Kieferhälfte abgerechnet.
Nr. 57 ist somit pro Sitzung höchstens 4 x abrechenbar.
Die **Nr. 57** ist nicht nur im Rahmen der präprothetischen Chirurgie ansetzbar, sondern auch z. B. zur Vorbeugung von parodontalen Schäden, zur Verbesserung der Hygienefähigkeit und zur Korrektur von Fehlfunktionen.

Beseitigung eines störenden Lippenbändchens

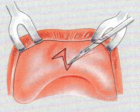

a) Ausgangssituation   b) z-förmige Schnittführung   c) Wundverschluss

Schlotterkammexzision

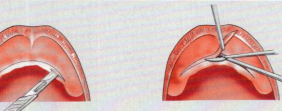 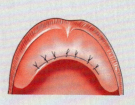

a) Schnittführung   b) Entfernung des Schlotterkamms   c) Wundverschluss

Schleimhautlappenplastiken

Nr. 57 ist abrechenbar

- ☑ für die Beseitigung störender
  - Schleimhautbänder (Frenektomie),
  - Muskelansätze oder eines
  - Schlotterkammes
- ☑ je Kieferhälfte oder Frontzahnbereich
- ☑ je Sitzung
- ☑ neben Nrn. P 200 - P 203 als zusätzlicher ortsgetrennter Eingriff
- ☑ zusammen mit GOÄ-Nrn. 2380 bzw. 2382 (bei freien Schleimhauttransplantaten)

✎ Eintragung mit Datum und Zahnangabe zur Bezeichnung des Gebietes.

GOÄ 2380   35 BEMA-Punkte
Überpflanzung von Epidermisstücken

GOÄ 2381   42 BEMA-Punkte
Einfache Hautlappenplastik

GOÄ 2382   83 BEMA-Punkte
Schwierige Hautlappenplastik oder Spalthauttransplantation

Die **GOÄ-Nrn. 2380 - 2382** sind auch für Eingriffe im Bereich der Mundschleimhaut abrechenbar.

Die **GOÄ-Nrn. 2380 und 2382** können je nach Größe für **freie Schleimhauttransplantate** abgerechnet werden (siehe Feststellung zu Nrn. 57 und 59).

Die **GOÄ-Nrn. 2381 und 2382** werden in der zahnärztlichen Chirurgie für **Schleimhautlappenplastiken** abgerechnet. Hierunter versteht man die Bildung und Formung eines Schleimhautlappens, z. B. zum Verschluss eines Defektes, zur Korrektur einer Narbe oder zur Verbesserung des Prothesenlagers (plastes gr. – Bildner, Bildhauer).

Ein einfaches Beispiel für einen plastisch-chirurgischen Eingriff ist der bereits unter **Nr. 51** beschriebene **plastische Verschluss einer eröffneten Kieferhöhle**.

Die **GOÄ-Nrn. 2381 und 2382** werden je nach Aufwand und Umfang des Eingriffes abgerechnet, z. B.:
– zur Deckung eines Defektes im Bereich des Alveolarfortsatzes
– zum Alveolarverschluss nach einer Osteotomie bei einem bestrahlten Patienten
– zum Verschluss von Schleimhautdefekten nach der Exzision (Entfernung) einer Geschwulst in Wange, Lippe, Zunge oder Mundboden.

Dabei sind jedoch die Einschränkungen durch die Richtlinien zu beachten. Nicht zur vertragszahnärzt-

Freie Schleimhauttransplantation im Rahmen einer Vestibulumplastik

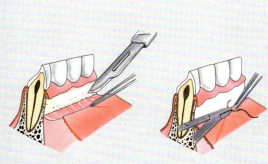
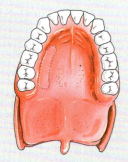
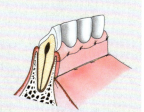

a) Durchtrennung der Schleimhaut im Bereich der Mukogingivalgrenze und Lösung der Schleimhaut vom Periost

b) Befestigung der gelösten Schleimhaut am Periost im apikalen Bereich

c) Entnahmebereich für ein freies Schleimhauttransplantat

d) Deckung des entstandenen Defektes durch das freie Schleimhauttransplantat

Vestibulumplastik   **Freie Schleimhauttransplantation**

Mundboden- oder Vestibulumplastik

lichen Versorgung der Versicherten gehört die Behandlung der Rezessionen, des Fehlens keratinisierter Gingiva und der verkürzten angewachsenen Schleimhaut (siehe **Band II, Lernfeld 10.1.3**: Richtlinien für die Parodontalbehandlung, Abschnitt B V Nr. 1).

GOÄ-Nrn. 2380-2382 sind abrechenbar

☑ pro Sitzung und Eingriff

✎ Eintragung mit Datum.

58

KnR 48 Punkte

(siehe Seite 196)

59

Pla 2 120 Punkte

Mundboden- oder Vestibulumplastik
im Frontzahnbereich oder in einer Kieferhälfte

Feststellung der Arbeitsgemeinschaft KZBV-VdAK/AEV zu Nrn. 57 und 59
Leistungen nach den **Nrn. 57 und 59** sind im Zusammenhang mit einer systematischen Pa-Behandlung nur dann neben Leistungen nach **Nr. P200** abrechenbar, wenn sie als zusätzliche ortsgetrennte chirurgische Eingriffe (Frenektomie – Vestibulumplastik) erforderlich sind.
Freie Schleimhauttransplantate, die in diesem Zusammenhang zur Deckung freigelegter Gebiete erforderlich werden, sind nach den **Nrn. Ä174** (seit dem 01.01.2004 **GOÄ 2380**) bzw. **Ä176** (seit dem 01.01.2004 **GOÄ 2382**) (je nach Größe) auf dem Erfassungsschein abrechenbar.
Ein koronaler Verschiebelappen ist nach **Nr. Ä176** (seit 01.01.2004 **GOÄ 2382**) abzurechnen.
Es muss sich dabei um einen Eingriff handeln, der nicht im Zusammenhang mit Leistungen nach Nr. P200 durchgeführt wird.

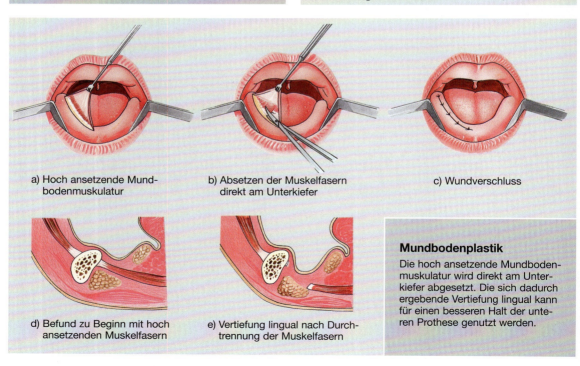

a) Hoch ansetzende Mundbodenmuskulatur
b) Absetzen der Muskelfasern direkt am Unterkiefer
c) Wundverschluss
d) Befund zu Beginn mit hoch ansetzenden Muskelfasern
e) Vertiefung lingual nach Durchtrennung der Muskelfasern

Mundbodenplastik

Die hoch ansetzende Mundbodenmuskulatur wird direkt am Unterkiefer abgesetzt. Die sich dadurch ergebende Vertiefung lingual kann für einen besseren Halt der unteren Prothese genutzt werden.

Vestibulumplastik, Tuberplastik

Vestibulumplastik im Oberkiefer

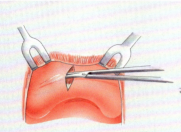 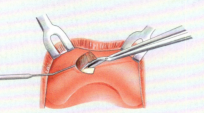 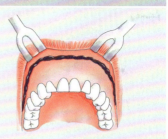

a) Darstellung und Freilegung (Präparation) der störenden Muskelfasern unter der Schleimhaut (submukös).

b) Absetzen der Muskelfasern mit einer Schere. Zur Vertiefung des Vestibulums werden die Muskelfasern anschließend hochgeschoben.

c) Unterfütterung der vorhandenen Prothese und Einsetzen als Verbandplatte.

Eine **Mundbodenplastik** kann zur Verbesserung des Prothesenlagers im unbezahnten Unterkiefer durchgeführt werden.
Bei starkem Schwund des unbezahnten Alveolarfortsatzes wird die untere Prothese beim Schlucken durch die am Unterkiefer ansetzende Mundbodenmuskulatur (M. mylohyoideus) abgehebelt. Deshalb wird dieser Muskelansatz bei einer Mundbodenplastik vom Knochen abgetrennt und der Knochen – falls erforderlich – geglättet. Die dadurch erzielte Vertiefung lingual vom Unterkiefer kann zum besseren Halt der unteren Prothese genutzt werden.

Eine **Vestibulumplastik (= Mundvorhofplastik)** kann sowohl im Ober- als auch Unterkiefer zur Verbesserung des Prothesenlagers durchgeführt werden.
Bei diesem chirurgischen Eingriff werden störende Bänder und Muskelansätze im Vestibulum (Mundvorhof) gelöst und verlagert. Das Vestibulum wird dadurch vertieft, sodass die Prothese einen besseren Halt bekommt.
Die dargestellte Abbildung zeigt eine geschlossene (submuköse) Vestibulumplastik.

60

Pla 3 **80 Punkte**
Tuberplastik, einseitig

Eine **Tuberplastik** wird zur chirurgischen Ausformung des Tuber maxillae durchgeführt.
Bei der klassischen Tuberplastik wird im unbezahnten Oberkiefer eine Furche hinter dem Tuber geschaffen bzw. vertieft (siehe Abb. auf Seite 196). Die Prothese erhält dadurch einen besseren Halt, insbesondere eine höhere Kippstabilität beim Abbeißen.

Nr. 59 ist abrechenbar

- ✓ für eine Mundboden- oder Vestibulumplastik
- ✓ je Kieferhälfte oder Frontzahnbereich
- ✓ neben Nrn. P 200 - P 203 als zusätzlicher ortsgetrennter Eingriff
- ✓ zusammen mit GOÄ-Nrn. 2380 bzw. 2382 (bei freien Schleimhauttransplantaten)

✎ Eintragung mit Datum und Zahnangabe zur Bezeichnung des Gebietes.

Nr. 60 ist abrechenbar

- ✓ für eine Tuberplastik
- ✓ je Seite
- ✓ zusammen mit GOÄ-Nrn. 2380 bzw. 2382 (bei freien Schleimhauttransplantaten)

✎ Eintragung mit Datum und Zahnangabe zur Bezeichnung des Gebietes.

Tuberplastik, Knochenresektion

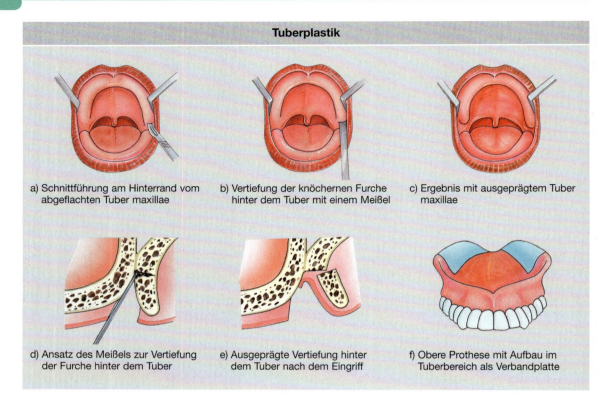

Tuberplastik

a) Schnittführung am Hinterrand vom abgeflachten Tuber maxillae

b) Vertiefung der knöchernen Furche hinter dem Tuber mit einem Meißel

c) Ergebnis mit ausgeprägtem Tuber maxillae

d) Ansatz des Meißels zur Vertiefung der Furche hinter dem Tuber

e) Ausgeprägte Vertiefung hinter dem Tuber nach dem Eingriff

f) Obere Prothese mit Aufbau im Tuberbereich als Verbandplatte

Präprothetische Chirurgie
– Verbesserung des Knochenlagers –

Zur **präprothetischen Chirurgie** gehören auch operative Maßnahmen zur **Verbesserung des Knochenlagers**.
Bereits die sorgfältige Abrundung von scharfen Knochenkanten bei einer Zahnentfernung ist eine präprothetische Maßnahme. Dies gilt entsprechend für eine **Knochenglättung** im Rahmen einer chirurgischen Wundrevision **(siehe Nr. 46)**.
In diesem Abschnitt folgen nun:
Nr. 58 – Knochenresektion am Alveolarfortsatz zur Formung des Prothesenlagers
Nr. 62 – Alveolotomie (Resektion der Alveolarfortsätze).
Die modernen Verfahren zum Aufbau eines Kieferkamms mit körpereigenem oder körperfremdem Material im Zusammenhang mit der **zahnärztlichen Implantologie** gehören – bis auf wenige Ausnahmen – nicht zum Leistungsumfang der gesetzlichen Krankenversicherung. Diese Verfahren sind entsprechend als **Privatleistung** zu berechnen (siehe LF 8.2.5).

58

KnR 48 Punkte

Knochenresektion am Alveolarfortsatz zur Formung des Prothesenlagers
im Frontzahnbereich oder in einer Kieferhälfte als selbstständige Leistung,
je Sitzung

Abrechnungsbestimmungen
1. Eine Leistung nach Nr. 58 kann nur abgerechnet werden, wenn sie **nicht im zeitlichen Zusammenhang mit dem Entfernen von Zähnen oder einer Osteotomie** erbracht wird.
2. Eine Leistung nach Nr. 58 kann **nicht** abgerechnet werden, **wenn eine Osteotomie** in derselben Sitzung **in derselben Kieferhälfte oder dem Frontzahnbereich** erbracht wird.

Die **Nr. 58** wird für die Knochenresektion (Knochenabtragung) am Alveolarfortsatz zur Formung des Prothesenlagers abgerechnet.

Knochenresektion, Alveolotomie

Die Leistungsbeschreibung enthält folgende Einschränkungen:
- Nur die **Knochenresektion am Alveolarfortsatz** ist unter Nr. 58 abrechenbar. Die Abtragung z. B. einer Knochenvorwölbung am Gaumendach wird nicht unter Nr. 58 abgerechnet.
- Der Zusatz im **Frontzahnbereich** begrenzt die Abrechenbarkeit der Nr. 58. Bei einer Knochenresektion nur zwischen den Eckzähnen eines Kiefers wird die Nr. 58 nicht pro Kieferhälfte abgerechnet, sondern lediglich einmal für den Frontzahnbereich.
- Die Nr. 58 kann **nicht im zeitlichen Zusammenhang mit der Entfernung von Zähnen oder einer Osteotomie** berechnet werden. Dies schließt die Abrechnung der Nr. 58 sowohl für den Zeitpunkt der Zahnentfernung bzw. Osteotomie (siehe **Nr. 62**) als auch für den Zeitraum der Nachbehandlung aus (siehe **Nr. 46 bzw. 62**).
   → **Nr. 46 chirurgische Wundrevison** (Glätten des Knochens als selbstständige Leistung in besonderer Sitzung)
   → **Nr. 62 Alveolotomie** (im Zusammenhang mit Zahnentfernungen)
- Die Nr. 58 kann **nicht zusammen mit einer Osteotomie in derselben Kieferhälfte oder demselben Frontzahnbereich** in derselben Sitzung erbracht werden. Dies gilt auch, wenn Resektion und Osteotomie an unterschiedlichen Stellen erfolgen.

Beispiele

Knochenresektion und Osteotomie in einer Sitzung

18 17 16 15 14 13 12 11 | 21 22 23 24 25 26 27 28
48 **47** 46 45 44 43 42 41 | 31 32 33 34 35 **36** 37 38

KnR   Ost 1

→ **1 x 58, 1 x 47a**

KnR abrechenbar, da verschiedene Kieferhälften

18 17 16 15 14 13 12 11 | 21 22 23 24 25 26 27 28
48 **47** 46 45 44 **43** 42 41 | 31 32 33 34 35 36 37 38

KnR   Ost 1

→ **nur 1 x 47a**

KnR nicht abrechenbar, da Ost 1 in gleicher Kieferhälfte.

Nr. 58 ist abrechenbar
✅ für die Knochenresektion am Alveolarfortsatz zur Formung des Prothesenlagers
✅ je Kieferhälfte oder Frontzahnbereich
✅ je Sitzung

Nr. 58 ist nicht abrechenbar
⛔ im zeitlichen Zusammenhang mit einer Zahnentfernung oder Osteotomie
⛔ neben einer Osteotomie in derselben Sitzung in derselben Kieferhälfte oder demselben Frontzahnbereich

✎ Eintragung mit Datum und Zahnangabe.

62

Alv   **36 Punkte**

Alveolotomie

Abrechnungsbestimmungen
1. Die Resektion der Alveolarfortsätze in einem Gebiet von vier und mehr Zähnen in einem Kiefer ist nach dieser Nummer abrechnungsfähig.
2. Die Resektion der Alveolarfortsätze über das Gebiet von mehr als acht Zähnen in einem Kiefer ist zweimal nach Nr. 62 abrechnungsfähig.
3. Die Resektion der Alveolarfortsätze in einem Gebiet bis zu drei Zähnen in einem Kiefer ist nur dann abrechnungsfähig, wenn sie in besonderer Sitzung erbracht wurde.
4. Das Gebiet muss nicht zusammenhängend sein.

Knochenresektion am Alveolarfortsatz zur Formung des Prothesenlagers

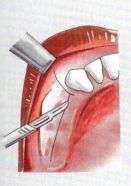
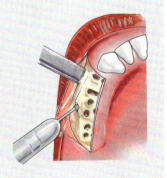

a) Scharfe Knochenkante im Oberkiefer rechts
b) Abtragen der Knochenkante **(Nr. 58)**

Alveolotomie

Die **Nr. 62** wird für die **Resektion (Abtragung) des Alveolarfortsatzes**
– **in gleicher Sitzung** mit der Entfernung von Zähnen
– oder in besonderer Sitzung **nach** einer Zahnentfernung
abgerechnet.

Die **Abrechnungsbestimmungen 1-4** legen die Größe des Gebietes für die Abrechnung der Nr. 62 fest. So ist die Nr. 62 in gleicher Sitzung mit der Entfernung von Zähnen nur für die Resektion der Alveolarfortsätze in einem Gebiet von mindestens vier Zähnen abrechenbar. In besonderer Sitzung ist die Nr. 62 auch in einem Gebiet bis zu drei Zähnen abrechenbar. Das Gebiet der Alveolotomie muss dabei nicht zusammenhängen.

Nr. 62 ist abrechenbar

☑ 1 x für die Alveolotomie in einem Gebiet von vier und mehr Zähnen in einem Kiefer (auch zusammen mit Zahnentfernungen)

☑ 2 x für die Alveolotomie über das Gebiet von mehr als acht Zähnen in einem Kiefer (auch zusammen mit Zahnentfernungen)

☑ 1 x für die Alveolotomie in einem Gebiet bis zu drei Zähnen in einem Kiefer in besonderer Sitzung

☑ auch wenn das Gebiet der Alveolotomie nicht zusammenhängt

✎ Eintragung mit Datum und Zahnangabe.

Beispiele

Zahnentfernung und Alveolotomie in einer Sitzung

```
              Alv
 18 17 16 15 14 13 12 11 | 21 22 23 24 25 26 27 28
 48 47 46 45 44 43 42 41 | 31 32 33 34 35 36 37 38
```

1 x 62 (Abrechnungsbestimmung 1: „ *in einem Gebiet von vier und mehr Zähnen in einem Kiefer*")

```
                 Alv
 18 17 16 15 14 13 12 11 | 21 22 23 24 25 26 27 28
 48 47 46 45 44 43 42 41 | 31 32 33 34 35 36 37 38
```

2 x 62 (Abrechnungsbestimmung 2: „ *über das Gebiet von mehr als acht Zähnen in einem Kiefer*")

```
        Alv                    Alv
 18 17 16 15 14 13 12 11 | 21 22 23 24 25 26 27 28
 48 47 46 45 44 43 42 41 | 31 32 33 34 35 36 37 38
```

1 x 62 (Abrechnungsbestimmung 4: „ *Das Gebiet muss nicht zusammenhängend sein*".)

Zahnentfernung und Alveolotomie in getrennten Sitzungen

```
                              Alv
 18 17 16 15 14 13 12 11 | 21 22 23 24 25 26 27 28
 48 47 46 45 44 43 42 41 | 31 32 33 34 35 36 37 38
```

1 x 62 (Abrechnungsbestimmung 3: „ *in einem Gebiet bis zu drei Zähnen in einem Kiefer in besonderer Sitzung*")

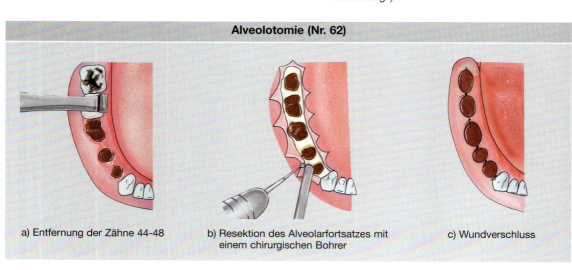

Alveolotomie (Nr. 62)

a) Entfernung der Zähne 44-48
b) Resektion des Alveolarfortsatzes mit einem chirurgischen Bohrer
c) Wundverschluss

Knochenresektion am Alveolarfortsatz

Knochenresektion am Alveolarfortsatz (Nrn. 58 und 62)

1. in derselben Sitzung mit der Entfernung von Zähnen oder einer Osteotomie

- in einem Gebiet von 4 bis 8 Zähnen in einem Kiefer → **1 x 62**
- in einem Gebiet von mehr als 8 Zähnen in einem Kiefer → **2 x 62**

2. in besonderer Sitzung nach der Entfernung von Zähnen oder einer Osteotomie (Kiefer noch nicht ausgeheilt)

- in einem Gebiet von bis zu 8 Zähnen in einem Kiefer → **1 x 62**
- in einem Gebiet von mehr als 8 Zähnen in einem Kiefer → **2 x 62**

3. nicht im zeitlichen Zusammenhang mit der Entfernung von Zähnen oder einer Osteotomie (Kiefer ausgeheilt)

- im Frontzahnbereich oder in einer Kieferhälfte als selbstständige Leistung → **1 x 58**

Das Gebiet der Knochenresektion muss bei Abrechnung der **Nr. 62** nicht zusammenhängen.

Diastema-Operation

Chirurgie aus kieferorthopädischer Indikation

Im Rahmen einer **kieferorthopädischen Behandlung** können verschiedene chirurgische Maßnahmen erforderlich sein. Typische chirurgische Eingriffe sind:
- Enfernung von Milchzähnen, um den Durchbruch der bleibenden Zähne zu erleichtern und gegebenenfalls Platz zu schaffen
- Entfernung von bleibenden Zähnen bei Platzmangel
- operative Entfernung von überzähligen Zähnen
- operative Entfernung von Zahnkeimen
- operative Entfernung von retinierten und verlagerten Zähnen
- Freilegung von retinierten und verlagerten Zähnen zur kieferorthopädischen Einordnung
- Operation eines Diastema.

Zur **Behandlung schwerwiegender Gebissfehlentwicklungen** können auch umfangreiche Operationen in einer Klinik für Mund-Kiefer-Gesichtschirurgie erforderlich sein. Dabei sind unter stationären Bedingungen Umstellungsosteotomien mit Verlagerung sowohl des Oberkiefers als auch des Unterkiefers oder von Segmenten der Kiefer möglich.
Für die zahnärztliche Praxis sind neben den bekannten Zahnentfernungen insbesondere folgende Eingriffe von Bedeutung:
Nr. 61 – Operation eines Diastema
Nr. 63 – Freilegung eines retinierten oder verlagerten Zahnes zur kieferorthopädischen Einstellung
Die **Entfernung eines Zahnkeimes (= Germektomie)** wird mit der **Nr. 48** abgerechnet.

61

Dia   72 Punkte

Korrektur des Lippenbändchens bei echtem Diastema mediale

Abrechnungsbestimmung
Eine Leistung nach Nr. 61 kann nur abgerechnet werden, wenn das Septum durchtrennt wird.

Als **Diastema** bezeichnet man eine Lücke zwischen den Zähnen, die nicht durch einen Zahnverlust bedingt ist (diastema gr. – Zwischenraum, Abstand).
Liegt die Zahnlücke zwischen den mittleren Schneidezähnen, so nennt man dies ein **Diastema mediale**.
Bei einem **echten Diastema** liegt ein erbliches Diastema mediale im Oberkiefer mit einem tief ansetzenden Lippenbändchen vor. Das überentwickelte Lippenbändchen zieht dabei durch die Lücke bis zur Papilla incisiva.

Bei einem **unechten Diastema** besteht im Gegensatz dazu ein Diastema mediale aufgrund anderer Ursachen, z. B. infolge Nichtanlage der seitlichen Schneidezähne oder bei einem Mesiodens zwischen den mittleren Schneidezähnen.

Zur **Therapie eines echten Diastema** wird das Lippenbändchen gelöst, nach oben verlegt und dort fixiert (siehe Abb.). Gleichzeitig wird das bindegewebige **Septum** (die Scheidewand) zwischen den mittleren Schneidezähnen durchtrennt.

Operation eines Diastema

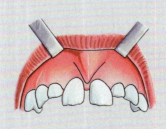

a) Schnittführung

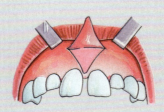

b) Bildung eines Schleimhautlappens über dem Periost

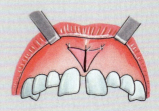

c) Durchtrennen des Septums und Wundverschluss

Freilegung eines Zahnes

Freilegung eines oberen Eckzahnes

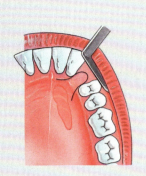

a) Retinierter und palatinal verlagerter Zahn 23

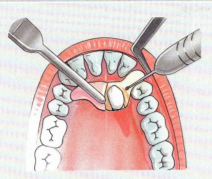

b) Aufklappung und Freilegung des Zahnes mit einem chirurgischen Bohrer

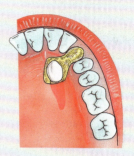

c) Freigelegter Zahn mit Tamponade nach Exzision des bedeckenden Weichgewebes

Nr. 61 ist abrechenbar

☑ für die Operation eines echten Diastema im Oberkiefer

✎ Eintragung mit Datum und Zahnangabe.

Fachbegriffe

Diastema	– Lücke zwischen den Zähnen, die nicht durch Zahnverlust bedingt ist
Diastema mediale	– Lücke zwischen den mittleren Schneidezähnen
echtes Diastema mediale	– erbliches Diastema mediale im Oberkiefer mit überentwickeltem, tief ansetzendem Lippenbändchen
Germektomie	– Entfernung eines Zahnkeimes

63

Fl   80 Punkte

Freilegung eines retinierten und/oder verlagerten Zahnes zur kieferorthopädischen Einstellung

Um einen retinierten oder verlagerten Zahn kieferorthopädisch einstellen zu können, muss er zunächst freigelegt werden.

Dazu wird der Knochen und gegebenenfalls auch das bedeckende Weichgewebe im Kronenbereich des Zahnes entfernt. In Abstimmung mit dem behandelnden Kieferorthopäden wird während des Eingriffs oder zu einem späteren Zeitpunkt ein Häkchen auf der Zahnkrone befestigt. Durch einen Gummizug kann dann der Zahn über dieses Häkchen mit kieferorthopädischen Maßnahmen eingeordnet werden. Für das Anbringen des Häkchens kann die **Nr. 126** (Eingliedern eines Bandes oder andere gleichartige Leistungen, siehe **Bd. II, LF 10.1.4**) angesetzt werden.

Nr. 63 ist abrechenbar

☑ für die operative Freilegung eines retinierten oder verlagerten Zahnes zur kieferorthopädischen Einordnung
☑ je Zahn
☑ zusammen mit **Nr. 126** (Eingliedern eines Bandes oder gleichwertige Leistung)

✎ Eintragung mit Datum und Zahnangabe.

Verletzungen des Gesichtsschädels, Kiefergelenkserkrankungen

8.1.3 Behandlung von Verletzungen des Gesichtsschädels (Kieferbruch), Kiefergelenkserkrankungen (Aufbissbehelfe)

Die Abrechnung der
- **Behandlung von Verletzungen des Gesichtsschädels (Kieferbruch)** und
- **Kiefergelenkserkrankungen (Aufbissbehelfe)**

erfolgt nach
- den **Allgemeinen Bestimmungen des BEMA** (siehe Seite 19)
- den **Bestimmungen und Leistungsbeschreibungen des BEMA Teil 2**
- und den **Richtlinien des Bundesausschusses der Zahnärzte und Krankenkassen** für eine ausreichende, zweckmäßige und wirtschaftliche vertragszahnärztliche Versorgung.

Aufbau von BEMA Teil 2 (KG/KB)

- **Bestimmungen** für die Abrechnung von zahnärztlichen Leistungen zur **Behandlung von Verletzungen des Gesichtsschädels**

- **Leistungen** zur Behandlung von **Kiefergelenkserkrankungen (Aufbissbehelfe)**
  - Nr. 2   Heil- und Kostenplan
  - Nr. 7b   Vorbereitende Maßnahmen (Abformung, Bissnahme für die Modellerstellung)
  - K1 - K3 Aufbissbehelfe
  - K4   Schienung
  - K6 - K9 Wiederherstellung und Kontrollbehandlung

- **Maßnahmen zur Weichteilstützung** und zum **Verschluss von Defekten Nrn. 101-104**
  siehe Band II, LF 12.1.7

KG = Kiefergelenk, KB = Kieferbruch

Zahnärztliche Leistungen zur Behandlung von Verletzungen

Der BEMA Teil 2 enthält keine Leistungen zur **Behandlung von Verletzungen des Gesichtsschädels**. Zahnärztliche Leistungen, die zur Behandlung von Verletzungen erforderlich sind, werden nach der **Gebührenordnung für Ärzte (GOÄ)** abgerechnet.
Leistungen aus BEMA Teil 1 können anfallen, wenn z.B. eine Füllung oder Wurzelfüllung als Unfallfolge erforderlich ist.

Bestimmungen des BEMA Teil 2

Zahnärztliche Leistungen, die zur Behandlung von Verletzungen im Bereich des Gesichtsschädels erforderlich sind, werden nach den **Abschnitten J und L** des Gebührenverzeichnisses der **Gebührenordnung für Ärzte** vom 12.11.1982 in der jeweils gültigen Fassung abgerechnet.
Zur Ermittlung der Bewertungszahl ist

für 9 GOÄ-Punkte 1 BEMA-Punkt anzusetzen.

Leistungen aus **Teil 1 des Bewertungsmaßstabes** können abgerechnet werden, wenn sie nicht Bestandteil einer anderen nach der GOÄ abrechnungsfähigen Leistung sind.

Kiefergelenkserkrankungen (Aufbissbehelfe)

Schienungsmaßnahmen und **Aufbissbehelfe** bei der
- Behandlung von **Kiefergelenkserkrankungen und Kieferbruch (KG/KB)**,
- **Parodontalbehandlung (PAR)** und
- **Versorgung mit Zahnersatz und Zahnkronen (ZE)** werden mit den **K-Positionen** abgerechnet.

Dabei sind die vereinbarten Vordrucke zu verwenden:
1. **Behandlungsplan** für Kiefergelenkserkrankungen und Kieferbruch
2. **Abrechnungsformular** für Kiefergelenkserkrankungen und Kieferbruch (siehe Seite 204).

Bei einer Parodontalbehandlung und bei der Versorgung mit Zahnersatz und Zahnkronen ist der **Behandlungsplan (KG/KB)** dem **Parodontalstatus** bzw. **Heil- und Kostenplan (HKP)** beizufügen.
Der Behandlungsplan ist der Krankenkasse in der Regel **vor** Behandlungsbeginn zur Prüfung der Kostenübernahme vorzulegen.

Hiervon ausgenommen sind
- Maßnahmen zur Beseitigung von Schmerzen und
- zahnmedizinisch nicht aufschiebbare Maßnahmen.

Bei der Klärung der Kostenübernahme prüft die Krankenkasse unter anderem, ob nicht ein anderer Kostenträger die Kosten übernehmen muss (z. B. bei einem Arbeits- oder Schulunfall).
Die Behandlung soll erst **nach** der Kostenübernahmeerklärung der Krankenkasse beginnen.
Die **Leistungen K1-K4** sind nur abrechnungsfähig, wenn eine Kostenübernahmeerklärung der Krankenkasse vorliegt.

Richtlinien

Die **Abrechnung** der Leistungen aus BEMA Teil 2 erfolgt **monatlich über die KZV**.

Ablauf der KG/KB-Abrechnung

1. Behandlungsplan erstellen und bei der Krankenkasse einreichen
2. Kostenübernahmeerklärung der Krankenkasse abwarten
3. Behandlung durchführen
4. Abrechnung erstellen

Bei der Behandlung mit Aufbissbehelfen sind die **Richtlinien B VI Nr. 2** des Bundesausschusses der Zahnärzte und Krankenkassen zu berücksichtigen.

Richtlinien B VI des Bundesausschusses der Zahnärzte und Krankenkassen (siehe auch S. 65)

VI. Sonstige Behandlungsmaßnahmen

1. Zur vertragszahnärztlichen Versorgung gehören
   - das **Entfernen von harten verkalkten Belägen** und
   - die **Behandlung von Erkrankungen der Mundschleimhaut**.

2. Aufbissbehelfe
   a) Das Eingliedern eines **Aufbissbehelfs mit adjustierter Oberfläche** kann angezeigt sein bei Kiefergelenkstörungen, Myoarthropathien und zur Behebung von Fehlgewohnheiten. Angezeigt sind nur
      - individuell adjustierte Aufbissbehelfe,
      - Miniplastschienen mit individuell geformtem Kunststoffrelief,
      - Interzeptoren,
      - Spezielle Aufbissschienen am Oberkiefer, die alle Okklusalflächen bedecken (z. B. Michigan-Schienen).
   b) Das Eingliedern eines **Aufbissbehelfs ohne adjustierte Oberfläche** kann angezeigt sein bei akuten Schmerzzuständen.
   c) Die **Umarbeitung einer vorhandenen Prothese zum Aufbissbehelf** kann angezeigt sein bei Kiefergelenkstörungen, Myoarthropathien und nach chirurgischen Behandlungen.
   d) Die **semipermanente Schienung** kann angezeigt sein zur Stabilisierung gelockerter Zähne und bei prä- bzw. postchirurgischen Fixationsmaßnahmen.

Fachbegriffe, die in den Richtlinien enthalten sind

Aufbissschiene	herausnehmbare, für einige Zeit zu tragende Kunststoffschiene, die die Kauflächen (Okklusalflächen) der Zähne bedeckt und Einbisse für die oberen und unteren Zähne hat
adjustierte Kaufläche	individuell ausgearbeitete Kaufläche
Myoarthropathie	Funktionsstörung des Kauorgans mit Beschwerden im Bereich der Muskulatur und der Kiefergelenke (myos gr. – Muskel, arthron gr. – Gelenk, pathos gr. – Leiden)
Miniplastschiene	individuelle Schiene aus Kunststoff (Zur Herstellung wird eine Kunststofffolie in einem Tiefziehgerät erwärmt und in weichem Zustand auf ein Gipsmodell des Kiefers gedrückt. Nach Abkühlen wird die Folie individuell ausgearbeitet.)
Interzeptor	spezielle Aufbissschiene, bei der eine Auflage im Prämolarenbereich den okklusalen Kontakt unterbricht
Michigan-Schiene	spezielle Aufbissschiene am Oberkiefer, die alle Kauflächen bedeckt
semipermanente Schienung	Schienung für Monate bis zu einigen Jahren
postchirurgische Fixationsmaßnahmen	Befestigungsmaßnahmen nach einem chirurgischen Eingriff

Behandlungsplan und Abrechnungsformular

▲ Behandlungsplan für Kiefergelenkserkrankungen und Kieferbruch

① Das Versichertenfeld wird mit den Daten der Krankenversichertenkarte bedruckt. Ersatzweise kann dieses Feld auch manuell ausgefüllt werden.

② Ankreuzen, ob die Behandlung einer Kiefergelenkserkrankung oder eines Kieferbruchs geplant wird.

③ Angaben zum Unfall und zur Art der Verletzung bzw. zur Kiefergelenkserkrankung eintragen.

④ Vorgesehene Behandlung beschreiben.

⑤ Feld für die Kostenübernahmeerklärung der Krankenkasse.

⑥ Die erbrachten Leistungen werden chronologisch (in der zeitlichen Reihenfolge) mit Zahnbezeichnung, Leistungsbeschreibung, Gebührennummer, Anzahl und Punktzahl angegeben.

⑦ Die Summe der Punkte wird mit dem gültigen Punktwert multipliziert und ergibt so das zahnärztliche Honorar.

⑧ Feld zum Eintragen der Material- und Laborkosten des Zahnarztlabors.

⑨ Der Gesamtbetrag ergibt sich durch Addition des zahnärztlichen Honorars ⑦, der Material- und Laborkosten für Fremdlabor und Zahnarztlabor, des Pauschbetrages für Abformmaterial und der Versandkosten. Laborrechnungen sind mit detaillierter Angabe der einzelnen Leistungen beizufügen.

Heil- und Kostenplan, Abformung

2 — 20 Punkte
Schriftliche Niederlegung eines Heil- und Kostenplanes

Aufbissbehelfe und Schienungen
– bei der Behandlung von Kiefergelenkserkrankungen,
– bei der Parodontalbehandlung
– und bei der Versorgung mit Zahnersatz und Zahnkronen

werden mit den **K-Positionen** abgerechnet.

Die **Nrn. K1 bis K4** sind nur dann abrechnungsfähig, wenn eine Kostenübernahmeerklärung der Krankenkasse vorliegt. Entsprechend ist **vor** der Behandlung ein schriftlicher Behandlungsplan auf dem abgebildeten Formular (siehe Seite 204) bei der Krankenkasse einzureichen.

Die Gesamtvertragspartner können auf Landesebene Abweichendes vereinbaren.

Vorbereitende Maßnahmen

7a — 19 Punkte
Die Nr. 7a wird in Lernfeld 10 (KFO-Behandlung) erläutert, da sie nur bei einer kieferorthopädischen Behandlung abzurechnen ist.

7b — 19 Punkte
Abformung, Bissnahme für das Erstellen von Modellen des Ober- und Unterkiefers zur diagnostischen Auswertung und Planung sowie schriftliche Niederlegung

Abrechnungsbestimmungen
1. Eine Leistung nach den **Nrn. 7a oder b** ist bei allen nach der Planung notwendig werdenden Abformungsmaßnahmen **nur dann abrechnungsfähig**, wenn mit der Herstellung der Modelle eine **diagnostische Auswertung und Planung** verbunden ist.
Für die Erstellung von Arbeitsmodellen können nur Material- und Laboratoriumskosten abgerechnet werden.
2. Die vorbereitenden Maßnahmen **(Nr. 7a)** sind **nur im Rahmen einer kieferorthopädischen Behandlung** abrechnungsfähig. Sie sind bis zu **dreimal** im Verlauf einer kieferorthopädischen Behandlung, bei kombiniert kieferorthopädisch/kieferchirurgischer Behandlung bis zu **viermal** abrechnungsfähig.

Dies gilt nicht bei der frühen Behandlung einer Lippen-, Kiefer-, Gaumenspalte oder anderer kraniofazialer Anomalien, eines skelettal-offenen Bisses, einer Progenie oder verletzungsbedingter Kieferfehlstellungen.

3. Die vorbereitenden Maßnahmen **(Nr. 7b)** sind **nur im Rahmen der Versorgung mit Zahnersatz und Zahnkronen** sowie der **Behandlung von Verletzungen und Erkrankungen des Gesichtsschädels** abrechnungsfähig.
4. Im Rahmen der Versorgung mit Zahnersatz und Zahnkronen sind Leistungen nach **Nr. 7b** neben alleinigen Maßnahmen nach **Nrn. 20 und 100 in der Regel nicht abrechnungsfähig**.
5. Leistungen nach der Nr. 7a oder b sind nach dem für die Kieferorthopädie und zahnprothetische Behandlung geltenden Punktwert abzurechnen, soweit sie im Zusammenhang mit diesen Leistungen erbracht werden.

Für die Behandlung von Verletzungen und Erkrankungen des Gesichtsschädels hat die **Nr. 7b** mit den **Abrechnungsbestimmungen 1 und 3** Bedeutung.
Die Abformung und Bissnahme für das Erstellen von Modellen des Ober- und Unterkiefers ist nur dann mit der **Nr. 7b** abrechenbar, wenn
– eine diagnostische Auswertung und Planung
– mit schriftlicher Niederlegung erfolgt.

Nr. 7b ist abrechenbar
- für die Abformung beider Kiefer und Bissnahme für das Erstellen von Modellen
- nur wenn mit der Modellerstellung eine diagnostische Auswertung und Planung mit schriftlicher Niederlegung erfolgt
- im Rahmen der Behandlung von Verletzungen und Erkrankungen des Gesichtsschädels
- im Rahmen der Versorgung mit Zahnersatz und Zahnkronen

Nr. 7b ist nicht abrechenbar
- im Rahmen einer konservierenden Behandlung
- im Rahmen einer kieferorthopädischen Behandlung (siehe Nr. 7a)
- im Rahmen einer Parodontalbehandlung
- für das Erstellen von Arbeitsmodellen

Die **Modelle nach Nr. 7** müssen nach Abschluss der Behandlung **mindestens 4 Jahre aufbewahrt** werden.

Aufbissbehelfe und Schienungen

Aufbissbehelfe

K 1 / 201 — 106 Punkte

Eingliedern eines Aufbissbehelfs mit adjustierter Oberfläche
a) zur Unterbrechung der Okklusionskontakte
b) als Aufbissschiene bei der Parodontalbehandlung
c) als Bissführungsplatte bei der Versorgung mit Zahnersatz

Abrechnungsbestimmungen
1. Das Eingliedern eines Aufbissbehelfs mit adjustierter Oberfläche zur Unterbrechung der Okklusionskontakte kann angezeigt sein bei **Kiefergelenksstörungen, Myoarthropathien** und zur **Behebung von Fehlgewohnheiten**.
Angezeigt sind nur
   – individuell adjustierte Aufbissbehelfe,
   – Miniplastschienen mit individuell geformtem Kunststoffrelief,
   – Interzeptoren,
   – spezielle Aufbissschienen, die alle Okklusionsflächen bedecken (z. B. Michigan-Schienen).
2. Eine Leistung nach der Nr. K1 ist auch für die **Versorgung mit Zahnersatz und Zahnkronen** abrechnungsfähig.
3. Das Eingliedern eines **Daueraufbissbehelfs** ist mit der Nr. K1 abgegolten.
(weitere Abrechnungsbestimmungen siehe unten)

K 2 / 202 — 45 Punkte

Eingliedern eines Aufbissbehelfs zur Unterbrechung der Okklusionskontakte ohne adjustierte Oberfläche

Abrechnungsbestimmungen
Das Eingliedern eines Aufbissbehelfs ohne adjustierte Oberfläche kann bei akuten Schmerzzuständen angezeigt sein.
(weitere Abrechnungsbestimmungen siehe unten)

K 3 / 203 — 61 Punkte

Umarbeitung einer vorhandenen Prothese zum Aufbissbehelf zur Unterbrechung der Okklusionskontakte mit adjustierter Oberfläche

Abrechnungsbestimmungen
Die Umarbeitung einer vorhandenen Prothese zum Aufbissbehelf kann bei **Kiefergelenksstörungen, Myoarthropathien** und nach **chirurgischen Behandlungen** angezeigt sein.
(weitere Abrechnungsbestimmungen siehe unten)

Schienung

K 4 / 204 — 11 Punkte

Semipermanente Schienung unter Anwendung der Ätztechnik, je Interdentalraum

Abrechnungsbestimmungen
Die semipermanente Schienung kann zur **Stabilisierung gelockerter Zähne** und bei **prä- bzw. postchirurgischen Fixationsmaßnahmen** angezeigt sein.
(weitere Abrechnungsbestimmungen siehe unten)

Wiederherstellung und Kontrollen

K 6 / 206 — 30 Punkte

Wiederherstellung und/oder Unterfütterung eines Aufbissbehelfs

K 7 / 207 — 6 Punkte

Kontrollbehandlung, ggf. mit einfachen Korrekturen des Aufbissbehelfs oder der Fixierung

K 8 / 208 — 12 Punkte

Kontrollbehandlung mit Einschleifen des Aufbissbehelfs oder der Schienung (subtraktive Methode)

K 9 / 209 — 35 Punkte

Kontrollbehandlung mit Aufbau einer neuen adjustierten Oberfläche (additive Methode)

Abrechnungsbestimmungen zu Nrn. K1 - K9
1. Leistungen nach den **Nrn. K1 bis K4** sind nur dann abrechnungsfähig, wenn eine **Kostenübernahmeerklärung** der Krankenkasse vorliegt. Die Gesamtvertragspartner auf Landesebene können Abweichendes vereinbaren.

Aufbissbehelfe und Schienungen

2. Leistungen nach den **Nrn. K 1 und K 4** sind auch für die **Parodontalbehandlung** abrechnungsfähig.
3. Im zeitlichen Zusammenhang ist **nur eine der Leistungen** nach den **Nrn. K 1 bis K 3** abrechnungsfähig.
4. Je Sitzung ist **nur eine der Leistungen** nach den **Nrn. K 6 bis K 9** abrechnungsfähig.

Aufbissbehelfe und Schienungen zur Behandlung
– von **Kiefergelenkserkrankungen** und
– von **Funktionsstörungen des Kauorgans** (sog. Myoarthropathien)
werden mit den **K-Positionen (K 1 - K 9)** abgerechnet.
Die **Nrn. K 1 und K 4** sind auch im Rahmen einer Parodontalbehandlung (PAR) abrechenbar.
Die **Nr. K 1** ist weiterhin auch bei der Versorgung mit Zahnersatz und Zahnkronen abrechnungsfähig.

- **K 1 und K 4** sind auch bei **PAR** abrechenbar,
- **K 1** ist auch bei **ZE** abrechenbar.
Der Behandlungsplan (KG/KB) wird dann neben dem PAR-Status bzw. HKP eingereicht.

Die **Nrn. K 1 - K 4** sind nur dann abrechnungsfähig, wenn eine Kostenübernahmeerklärung der Krankenkasse vorliegt.

Aufbissbehelfe (K 1 - K 3)

Als Aufbissbehelf werden in den meisten Fällen **Aufbissschienen** verwendet. Dies sind herausnehmbare Kunststoffschienen, die den Zähnen direkt aufliegen und dabei die Kauflächen bedecken. Die natürlichen okklusalen Kontakte werden dadurch unterbrochen und die Kieferrelation (Lagebeziehung der Kiefer zueinander) kann entsprechend verändert werden.
Aufbissschienen werden vor allem zur Behandlung von
- **Parafunktionen** (Fehlfunktionen, wie z. B. Zähneknirschen) und
- **Myoarthropathien** (Funktionsstörungen des Kauorgans)

eingesetzt. Sie können dabei neben einer Veränderung der Unterkieferposition auch eine Entspannung der Kaumuskulatur bewirken.
Eine Aufbissschiene zur Behandlung von nächtlichem Zähneknirschen wird auch als **Knirscherschiene** bezeichnet.

Nach der **Kauflächengestaltung** unterscheidet man:
– adjustierte Aufbissbehelfe und
– nicht adjustierte Aufbissbehelfe.
Unter einer **adjustierten Kaufläche** versteht man eine individuell ausgearbeitete Kaufläche. Das Oberflächenrelief des Aufbissbehelfs wird dabei unter funktionellen Gesichtspunkten so gestaltet, dass eine harmonische Okklusion und Artikulation erreicht wird. Dazu gehört die sorgfältige Ausformung der Kontaktpunkte zum Gegenkiefer mit der Beseitigung von Frühkontakten und Gleithindernissen.
Die okklusale Adjustierung erfolgt durch Auftragen von Autopolymerisat (selbsthärtendem Kunststoff) und/oder gezieltem Einschleifen.
Ein **nicht adjustierter Aufbissbehelf** hat keine entsprechend ausgeformte Kaufläche. Dies kann z. B. eine einfache tiefgezogene Schiene sein.

Aufbissbehelfe sind nur eine temporäre Behandlungsmaßnahme. Zur dauerhaften Verbesserung von Okklusion und Artikulation ist in vielen Fällen später eine definitive Neuversorgung mit Kronen, Brücken oder Prothesen erforderlich (siehe LF 12.1).
Im zeitlichen Zusammenhang ist nur **ein Aufbissbehelf** nach den Nrn. K 1 - K 3 abrechnungsfähig.
Anfallende Material- und Laborkosten sind zusätzlich abrechenbar.
Die Nrn. K 1 - K 3 können zeitnah mit der KZV abgerechnet werden, auch wenn die Behandlung des Krankheitsfalls noch nicht abgeschlossen ist.

Aufbissbehelfe und Schienungen

Schienung (K 4)

Bei einer Schienung erfolgt eine stabile Verbindung der Zähne durch eine feste oder abnehmbare Schiene, um die auf einzelne Zähne einwirkenden Kaukräfte auf die Nachbarzähne zu verteilen.

Man unterscheidet:
temporäre Schienung – bis zu mehreren Wochen
semipermanente Schienung – für Monate bis zu einigen Jahren
permanente Schienung – dauerhaft ohne zeitliche Begrenzung.
Durch eine Schienung werden parodontal gelockerte Zähne zwar stabilisiert, dies führt jedoch nicht unbedingt zu einer biologischen Festigung der Zähne.

Bei einer **semipermanenten Schienung nach Nr. K 4** werden die Zähne im Interdentalraum mit Kunststoff unter Anwendung der **Ätztechnik (= Adhäsivtechnik)** miteinander verbunden (geschient). Hierfür ist **je Interdentalraum einmal Nr. K 4** abrechenbar. Zusätzlich können die Materialkosten für den verwendeten Kunststoff berechnet werden.
Die Nr. K 4 kann zeitnah mit der KZV abgerechnet werden, auch wenn die Behandlung des Krankheitsfalls noch nicht abgeschlossen ist.
Für die **Entfernung der Schienung** nach Nr. K 4 wird die **GOÄ-Nr. 2702** je Kiefer abgerechnet (siehe Seite 239).
Die frühere **Nr. K 5** ist bei der Neufassung des BEMA ersatzlos gestrichen worden und somit seit dem 01.01.2004 nicht mehr abrechenbar. Die nachfolgenden K-Positionen haben ihre ursprünglichen Abrechnungsnummern behalten.

Kontrollen und Korrekturen (K 6 - K 9)

Aufbissbehelfe und Schienungen müssen regelmäßig kontrolliert und gegebenenfalls korrigiert werden. Hierfür werden die **Nrn. K 6 - K 9** angesetzt.

Bei der Nachbehandlung des Aufbissreliefs unterscheidet man:
subtraktive Methode – Der Aufbissbehelf oder die Schienung wird durch Einschleifen reduziert.
additive Methode – Der Aufbissbehelf oder die Schienung wird durch Auftragen von Kunststoff aufgebaut.
Je Sitzung ist **nur eine der Nrn. K 6 - K 9** abrechnungsfähig. Werden in einer Sitzung mehrere Leistungen nach den Nrn. K 6 - K 9 erbracht, so rechnet man die am höchsten bewertete Leistung ab.
Die **Nr. K 7** kann auch für eine Kontrolle ohne zusätzliche Maßnahmen abgerechnet werden.
Neben der **Nr. K 9** sind Materialkosten zusätzlich abrechenbar.

Nrn. K 1 - K 9 sind abrechenbar

- ✓ **Nrn. K 1 - K 4** nur, wenn eine Kostenübernahmeerklärung der Krankenkasse vorliegt. (Die Gesamtvertragspartner können auf Landesebene Abweichendes vereinbaren.)
- ✓ **Nrn. K 6 - K 9** ohne Kostenübernahmeerklärung der Krankenkasse
- ✓ im zeitlichen Zusammenhang nur eine Leistung der **Nrn. K 1 - K 3**
- ✓ je Sitzung nur eine Leistung der **Nrn. K 6 - K 9**
- ✓ **Nrn. K 1, K 4, K 6 - K 9** auch bei der **Parodontalbehandlung**
- ✓ **Nrn. K 1, K 6 - K 9** auch bei der **Versorgung mit Zahnersatz und Zahnkronen**
- ✓ **Material- und Laborkosten** bei Nrn. K 1 - K 3
- ✓ **Materialkosten** bei Nrn. K 4 und K 9
- ✓ **Abformpauschalen** im Zusammenhang mit Nrn. K 1 - K 3, K 6, K 9 bei Ersatzkassen (VdAK/AEV), bei Primärkassen unterschiedliche Regelungen
- ✓ **Nrn. K 6 - K 9** zur Nachbehandlung nach Nrn. K 1 und K 3
- ✓ **Nrn. K 6 und K 7** zur Nachbehandlung nach Nr. K 2

GOZ- und GOÄ-Leistungen

8.2 Privatabrechnung von chirurgischen Leistungen

8.2.1 Abrechnungsgrundlagen

GOZ-Leistungen

Zum **Lernfeld 8 (Chirurgische Behandlungen begleiten)** gehören zahnärztliche Leistungen aus folgenden Abschnitten des Gebührenverzeichnisses der GOZ:
- **D. Chirurgische Leistungen**
  (GOZ-Nrn. 3000-3310)
- **H. Eingliederung von Aufbissbehelfen und Schienen**
  (GOZ-Nrn. 7000-7100, **Seite 240**)
- **K. Implantologische Leistungen**
  (GOZ-Nrn. 9000-9170, **Seite 244**)
- **L. Zuschläge zu zahnärztlich-chirurgischen Leistungen**
  (GOZ-Nrn. 0500-0530, **Seite 211**).

Die genaue Zuordnung der **GOZ-Nummern** ist der **Übersicht** zu entnehmen.

GOÄ-Leistungen

Zum **Lernfeld 8** gehören auch Leistungen aus dem Gebührenverzeichnis der GOÄ. Dabei sind folgende Abschnitte zu berücksichtigen:
- **J. Hals-Nasen-Ohrenheilkunde**
  (z. B. bei Eingriffen im Bereich der Kieferhöhle, Zunge oder der Speicheldrüsen)
- **L. Chirurgie, Orthopädie**
  - I Wundversorgung, Fremdkörperentfernung
  - II Extremitätenchirurgie (Nrn. 2072-2074)
  - III Gelenkchirurgie
  - V Knochenchirurgie (Nrn. 2253-2256 bei Kieferbruchbehandlungen)
  - VI Frakturbehandlung (Nrn. 2321, 2355, 2356 bei Kieferbruchbehandlungen)
  - VII Chirurgie der Körperoberfläche
  - IX Mund-Kiefer-Gesichtschirurgie.

Im Rahmen dieses Buches werden nur die GOÄ-Leistungen erläutert, die für die Zahnarztpraxis von besonderer Bedeutung sind.

GOZ-Abschnitt D — Tabelle 8.1
Chirurgische Leistungen

GOZ-Nr.	Kurzbeschreibung	Buchseite
3000	Entfernung einwurzeliger Zahn/Implantat	215
3010	Entfernung mehrwurzeliger Zahn	215
3020	Entfernung tief frakturierter/zerstörter Zahn	216
3030	Osteotomie eines Zahnes/Implantates	216
3040	Osteotomie eines ret./verlagerten Zahnes	216
3045	Umfangr. Osteotomie extrem ret./verlag. Zahnes	216
3050	Stillung übermäßiger Blutung	218
3060	Blutstill. d. Abbind., Umstech., Knochenbolzung	218
3070	Exzision Schleimhaut/Granulationsgewebe	220
3080	Exzision einer größeren Schleimhautwucherung	220
3090	Plast. Verschluss der Kieferhöhle	221
3100	Plast. Wundverschluss	222
3110	Wurzelspitzenresektion Frontzahn	223
3120	Wurzelspitzenresektion Seitenzahn	223
3130	Hemisektion u. Teilextraktion mehrwurzel. Zahn	224
3140	Reimplantation eines Zahnes	224
3160	Transplantation eines Zahnes	224
3190	Zystektomie i.V.m. Osteotomie/Wurzelspitzenres.	225
3200	Zystektomie, selbstständig	225
3210	Beseitigung störender Schleimhautbänder	228
3230	Knochenresektion am Alveolarfortsatz	233
3240	Vestibulum-/Mundbodenplastik kleineren Umfangs	228
3250	Tuberplastik	228
3260	Freilegen eines ret./verlagerten Zahnes	233
3270	Germektomie	216
3280	Diastema-Operation	233
3290	Kontrolle nach chirurgischem Eingriff	235
3300	Nachbehandlung nach chirurgischem Eingriff	235
3310	Chirurgische Wundrevision	235

GOZ-Abschnitt L.
Zuschläge zu chirurgischen Leistungen

Zuschläge zu bestimmten zahnärztlich-chirurgischen Leistungen bei nichtstationärer Durchführung

0500	Zuschlag zu Leistungen mit und zu GOZ-Nrn. 4090, 4130	250 -	499	Punkten
0510	Zuschlag zu Leistungen mit	500 -	799	Punkten
0520	Zuschlag zu Leistungen mit	800 -	1199	Punkten
0530	Zuschlag zu Leistungen mit	1200 u. mehr		Punkten

Allgemeine Bestimmungen der GOZ und GOÄ

GOZ-Abschnitt D. Chirurgische Leistungen
Allgemeine Bestimmungen

GOZ-Abschnitt D. Chirurgische Leistungen
Allgemeine Bestimmungen
1. **Die primäre Wundversorgung** (zum Beispiel Reinigen der Wunde, Glätten des Knochens, Umschneidung, Tamponieren, Wundverschluss ohne zusätzliche Lappenbildung, gegebenenfalls Fixieren eines plastischen Wundverbandes) ist Bestandteil der Leistungen nach Abschnitt D und **nicht gesondert berechnungsfähig**.
2. Die **Schaffung des operativen Zugangs** ist Bestandteil der Leistungen nach Abschnitt D und **nicht gesondert berechnungsfähig**.
3. **Knochenersatzmaterialien** sowie **Materialien zur Förderung der Blutgerinnung** oder der **Geweberegeneration** (z. B. Membranen) sowie zum **Verschluss von oberflächlichen Blutungen bei hämorrhagischen Diathesen** oder, wenn dies zum **Schutz wichtiger anatomischer Strukturen** (z. B. Nerven) erforderlich ist, sowie **atraumatisches Nahtmaterial** oder **nur einmal verwendbare Explantationsfräsen** sind **gesondert berechnungsfähig**.

Nach den Allgemeinen Bestimmungen von GOZ-Abschnitt D gesondert berechnungsfähig

- ✓ Knochenersatzmaterialien
- ✓ Materialien zur Förderung der Blutgerinnung
- ✓ Materialien zur Förderung der Geweberegeneration (z. B. Membranen)
- ✓ Materialien zum Verschluss von oberflächlichen Blutungen bei hämorrhagischen Diathesen (= krankhafter Blutungsneigung)
- ✓ Materialien zum Schutz wichtiger anatomischer Strukturen (z. B. Nerven)
- ✓ atraumatisches Nahtmaterial
- ✓ nur einmal verwendbare Explantationsfräsen

Nach den Allgemeinen Bestimmungen von GOZ-Abschnitt D nicht gesondert zu berechnen

- ⊖ primäre Wundversorgung, z. B.
  - Reinigen der Wunde
  - Glätten des Knochens
  - Umschneidung
  - Tamponieren
  - Wundverschluss ohne zusätzliche Lappenbildung
  - Fixieren eines plastischen Wundverbandes
- ⊖ Schaffung des operativen Zugangs

GOÄ-Abschnitt L. Chirurgie, Orthopädie
Allgemeine Bestimmungen

GOÄ-Abschnitt L. Chirurgie, Orthopädie

Allgemeine Bestimmungen
Zur Erbringung der in Abschnitt L aufgeführten typischen operativen Leistungen sind in der Regel mehrere **operative Einzelschritte** erforderlich. Sind diese Einzelschritte **methodisch notwendige Bestandteile** der in der jeweiligen Leistungsbeschreibung genannten **Zielleistung**, so können sie nicht gesondert berechnet werden.
[...]
(Die weiteren Bestimmungen sind ohne Belang für die Zahnmedizin.)

In den **Allgemeinen Bestimmungen** von **GOÄ-Abschnitt L** wird das so genannte **Zielleistungsprinzip** betont.
Danach dürfen
- nur **selbstständige ärztliche Leistungen** berechnet werden,
- die **nicht methodisch notwendige Bestandteile** einer anderen Leistung **(Zielleistung)** sind.

Dieses **Zielleistungsprinzip** ist in der GOZ in § 4 Absatz 2 verankert (siehe Seiten 35, 36).

GOZ-Zuschläge 0500-0530

Zuschläge zu zahnärztlich-chirurgischen Leistungen (GOZ-Abschnitt L)

Bei der **ambulanten Durchführung** von **bestimmten chirurgischen Leistungen nach der GOZ** können die Zuschläge **GOZ-Nrn. 0500-0530** berechnet werden.

Die **Zuschläge** dienen **zum Ausgleich der Kosten** für
- die Aufbereitung wiederverwendbarer Operationsmaterialien und -geräte
- und Verbrauchsmaterialien für den einmaligen Gebrauch.

Dabei sind die folgenden **Allgemeinen Bestimmungen** von **GOZ-Abschnitt L** zu beachten.

GOZ-Abschnitt L. Zuschläge zu bestimmten zahnärztlich-chirurgischen Leistungen

Allgemeine Bestimmungen

1. Bei **nichtstationärer Durchführung** von **bestimmten zahnärztlich-chirurgischen Leistungen** in der Praxis niedergelassener Zahnärzte oder in Krankenhäusern können **zur Abgeltung der Kosten** für die Aufbereitung wiederverwendbarer Operationsmaterialien bzw. -geräte und/oder von Materialien, die mit der einmaligen Verwendung verbraucht sind, Zuschläge berechnet werden.
2. Die Zuschläge nach den **GOZ-Nrn. 0500 bis 0530** sind **nur mit dem einfachen Gebührensatz** berechnungsfähig.
3. Die Zuschläge nach den **GOZ-Nrn. 0500 bis 0530** sind zahnärztlich-chirurgische Leistungen
   - nach den GOZ-Nrn. 3020, 3030, 3040, 3045, 3090, 3100, 3110, 3120, 3130, 3140, 3160, 3190, 3200, 3230, 3240, 3250, 3260, 3270, 3280 in **Abschnitt D**,
   - nach den GOZ-Nrn. 4090, 4100, 4130 und 4133 in **Abschnitt E** sowie
   - nach den GOZ-Nrn. 9010, 9020, 9090, 9100, 9110, 9120, 9130, 9140, 9150, 9160 und 9170 in **Abschnitt K** zuzuordnen.
4. Die Zuschläge sind **in der Rechnung** unmittelbar **im Anschluss an die zugeordnete zahnärztlich-chirurgische Leistung** aufzuführen.
5. **Maßgeblich** für den Ansatz eines Zuschlages nach den GOZ-Nrn. 0500 bis 0530 ist die erbrachte **zahnärztlich-chirurgische Leistung mit der höchsten Punktzahl**.

Eine Zuordnung des Zuschlages nach den GOZ-Nrn. 0500 bis 0530 zu der Summe der jeweils ambulant erbrachten einzelnen zahnärztlich-chirurgischen Leistung ist nicht möglich.

6. Die Zuschläge nach den **GOZ-Nrn. 0500 bis 0530 sind nicht berechnungsfähig**, wenn der Patient an demselben Tag **wegen derselben Erkrankung in stationäre Krankenhausbehandlung** aufgenommen wird; das gilt nicht, wenn die stationäre Behandlung wegen unvorhersehbarer Komplikationen während oder nach der nichtstationären Operation notwendig und entsprechend begründet wird.
7. Die Zuschläge nach den **GOZ-Nrn. 0110, 0120** sowie **0500 bis 0530** sind **neben den entsprechenden Zuschlägen nach den GOZ-Nrn. 440 bis 445** des Gebührenverzeichnisses für ärztliche Leistungen für dieselbe Sitzung **nicht berechnungsfähig**.

Zuschläge zu zahnärztlich-chirurgischen Leistungen

GOZ 0500

Punkte	EUR
400	22,50

Zuschlag bei nichtstationärer Durchführung von zahnärztlich-chirurgischen Leistungen, die mit Punktzahlen **von 250 bis 499 Punkten** bewertet sind, oder zu den Leistungen nach den **GOZ-Nrn. 4090 oder 4130**

Abrechnungsbestimmungen

Der Zuschlag nach **GOZ-Nr. 0500** ist **je Behandlungstag nur einmal berechnungsfähig**. Der Zuschlag nach GOZ-Nr. 0500 ist neben den Zuschlägen nach den GOZ-Nrn. 0510 bis 0530 nicht berechnungsfähig.

GOZ 0510

Punkte	EUR
750	42,18

Zuschlag bei nichtstationärer Durchführung von zahnärztlich-chirurgischen Leistungen, die mit Punktzahlen **von 500 bis 799 Punkten** bewertet sind

Abrechnungsbestimmungen

Der Zuschlag nach **GOZ-Nr. 0510** ist **je Behandlungstag nur einmal berechnungsfähig**. Der Zuschlag nach GOZ-Nr. 0510 ist neben den Zuschlägen nach den GOZ-Nrn. 0500, 0520 und/oder 0530 nicht berechnungsfähig.

GOZ-Zuschläge 0500-0530

GOZ 0520

	Punkte	EUR
	1300	73,11

Zuschlag bei nichtstationärer Durchführung von zahnärztlich-chirurgischen Leistungen, die mit Punktzahlen **von 800 bis 1.199 Punkten** bewertet sind

Abrechnungsbestimmungen
Der Zuschlag nach **GOZ-Nr. 0520** ist **je Behandlungstag nur einmal berechnungsfähig**. Der Zuschlag nach GOZ-Nr. 0520 ist neben den Zuschlägen nach den GOZ-Nrn. 0500, 0510 und/oder 0530 nicht berechnungsfähig.

GOZ 0530

	Punkte	EUR
	2200	123,73

Zuschlag bei nichtstationärer Durchführung von zahnärztlich-chirurgischen Leistungen, die mit Punktzahlen **von 1.200 und mehr Punkten** bewertet sind

Abrechnungsbestimmungen
Der Zuschlag nach **GOZ-Nr. 0530** ist **je Behandlungstag nur einmal berechnungsfähig**. Der Zuschlag nach GOZ-Nr. 0530 ist neben den Zuschlägen nach den GOZ-Nrn. 0500 bis 0520 nicht berechnungsfähig.

Zuschläge zu zahnärztlich-chirurgischen Leistungen nach GOZ-Abschnitt L sind berechnungsfähig

- ✅ bei nichtstationärer (ambulanter) Durchführung von zahnärztlich-chirurgischen Leistungen
- ✅ nur bei bestimmten zahnärztlich-chirurgischen Leistungen aus den Abschnitten
  - D. Chirurgische Leistungen
  - E. Leistungen bei Erkrankungen der Mundschleimhaut und des Parodontiums
  - K. Implantologische Leistungen

  (siehe Zuordnung auf der Seite 213)
  In diesem Buch werden die Zuschläge jeweils bei den entsprechenden Gebührenpositionen aufgeführt.
- ✅ nur mit dem einfachen Gebührensatz
- ✅ je Behandlungstag nur ein Zuschlag
- ✅ entsprechend der zahnärztlich-chirurgischen Leistung mit der höchsten Punktzahl
- ✅ auch wenn eine stationäre Behandlung wegen unvorhersehbarer Komplikationen während oder nach der ambulanten Operation notwendig wird (Begründung erforderlich)
- ✅ auch neben Zuschlag für OP-Mikroskop (GOZ-Nr. 0110)
- ✅ auch neben Zuschlag für Anwendung eines Lasers (GOZ-Nr. 0120)
- ✅ In der Rechnung muss der Zuschlag direkt nach der zugeordneten chirurgischen Leistung aufgeführt werden.

Zuschläge zu zahnärztlich-chirurgischen Leistungen nach GOZ-Abschnitt L sind nicht berechnungsfähig

- ⛔ GOZ-Nrn. 0500-0530 nebeneinander an einem Behandlungstag
- ⛔ wenn der Patient an demselben Tag wegen derselben Erkrankung stationär aufgenommen wird (außer bei unvorhersehbaren Komplikationen)
- ⛔ neben den ärztlichen Zuschlagpositionen GOÄ-Nrn. 442-445 in derselben Sitzung

GOZ-Zuschläge 0500-0530

Zuordnung der GOZ-Zuschläge 0500-0530 zu den chirurgischen Leistungen

	Zahnärztlich-chirurgische Leistung	GOZ-Zuschlag			
		0500 (400 P.)	0510 (750 P.)	0520 (1300 P.)	0530 (2200 P.)
Chirurgische Leistungen	Entfernung tief frakturierter/zerstörter Zahn	3020	–	–	–
	Osteotomie eines Zahnes/Implantates	3030	–	–	–
	Osteotomie eines ret./verlagerten Zahnes	–	3040	–	–
	Umfang. Osteotomie extrem ret./verlag. Zahn	–	3045	–	–
	Plast. Verschluss der Kieferhöhle	3090	–	–	–
	Plast. Wundverschluss	3100	–	–	–
	Wurzelspitzenresektion Frontzahn	3110	–	–	–
	Wurzelspitzenresektion Seitenzahn	–	3120	–	–
	Hemisektion u. Teilextraktion mehrwurzel. Zahn	3130	–	–	–
	Reimplantation eines Zahnes	–	3140	–	–
	Transplantation eines Zahnes	–	3160	–	–
	Zystektomie i.V.m. Osteotomie/Wurzelspitzenres.	3190	–	–	–
	Zystektomie, selbstständig	–	3200	–	–
	Knochenresektion zur Formung d. Prothesenlagers	3230	–	–	–
	Vestibulum-/Mundbodenplastik kleineren Umfangs	–	3240	–	–
	Tuberplastik	3250	–	–	–
	Freilegen eines ret./verlagerten Zahnes	–	3260	–	–
	Germektomie	–	3270	–	–
	Diastema-Operation	3280	–	–	–
PAR	Lappen-Op, offene Kürettage am Frontzahn	4090	–	–	–
	Lappen-Op, offene Kürettage am Seitenzahn	4100	–	–	–
	Gewinnung u. Transplantation von Schleimhaut	4130	–	–	–
	Gewinnung u. Transplantation von Bindegewebe	–	–	4133	–
Implantologie	Implantatinsertion	–	–	–	9010
	Temporäre/orthodont. Implantatinsertion	–	9020	–	–
	Knochengewinnung, -aufbereitung u. -implantation	9090	–	–	–
	Aufbau des Alveolarfortsatzes	–	–	–	9100
	Interner Sinuslift	–	–	–	9110
	Externer Sinuslift	–	–	–	9120
	Bone Splitting / vertikale Distraktion	–	–	–	9130
	Knochenentnahme außerhalb des Aufbaugebietes	–	9140	–	–
	Osteosynthese des Aufbaus	–	9150	–	–
	Materialentfernung unter der Schleimhaut	9160	–	–	–
	Materialentfernung aus dem Knochen	–	9170	–	–

GOÄ-Zuschläge 440-445

GOÄ-Zuschläge zu ambulanten Operationen
Bei der **ambulanten Durchführung von Operationen nach der GOÄ** können für die erforderliche Bereitstellung von Operationseinrichtungen sowie Einrichtungen zur Vor- und Nachsorge (z. B. Kosten für Operations- und Aufwachraum, Geräte und Instrumente) Zuschläge berechnet werden. Dabei unterscheidet man:
- **Zuschläge zu operativen Leistungen**
  (GOÄ-Nrn. 440-445)
- **Zuschläge zu Anästhesieleistungen**
  (GOÄ-Nrn. 446 und 447)
- **Zuschläge für die Nachbetreuung**
  (GOÄ-Nrn. 448 und 449).

Für die Zahnmedizin haben vor allem die **GOÄ-Nrn. 440-445** Bedeutung.
Die Zuschläge nach den **GOÄ-Nrn. 440-449** sind nur mit dem **einfachen Gebührensatz** berechnungsfähig. Die Zuschläge sind in der Rechnung unmittelbar im Anschluss an die zugeordnete operative bzw. anästhesiologische Leistung aufzuführen.
Für die Anwendung eines **Operationsmikroskops** oder eines **Lasers** kann im Zusammenhang mit einer ambulanten Operation nur dann ein Zuschlag nach **GOÄ-Nr. 440 bzw. 441** berechnet werden, wenn die Anwendung eines Operationsmikroskops oder eines Lasers in der Leistungsbeschreibung der erbrachten Operation nicht enthalten ist.
Von den **GOÄ-Nrn. 442-445** kann bei einer Operation **nur eine GOÄ-Nummer** berechnet werden. Die Auswahl des Zuschlags richtet sich dabei nach der erbrachten Operationsleistung mit der höchsten Punktzahl.

Zuschläge zu ambulanten Operationen (GOÄ)
GOÄ-Abschnitt C VIII

GOÄ 440	Punkte	EUR
	400	23,31

Zuschlag für die Anwendung eines Operationsmikroskops
(siehe Seite 118)

GOÄ 441	Punkte wie betreffende Leistung	EUR max. 67,49

Zuschlag für die Anwendung eines Lasers
100% des einfachen Gebührensatzes, aber nicht mehr als 132,– DM (= 67,49 EUR).
(siehe Seite 119)

GOÄ 442	Punkte	EUR
	400	23,31

Zuschlag bei ambulanten Operationen, die mit 250-499 Punkten bewertet sind

GOÄ 443	Punkte	EUR
	750	43,72

Zuschlag bei ambulanten Operationen, die mit 500-799 Punkten bewertet sind

GOÄ 444	Punkte	EUR
	1300	75,77

Zuschlag bei ambulanten Operationen, die mit 800-1199 Punkten bewertet sind

GOÄ 445	Punkte	EUR
	2200	128,23

Zuschlag bei ambulanten Operationen, die mit 1200 und mehr Punkten bewertet sind

Abrechnungsbestimmungen
Ein Zuschlag nach **GOÄ-Nr. 440-445** ist je Behandlungstag nur einmal berechnungsfähig.
Zuschläge nach **GOÄ-Nr. 442-445** sind **nicht** nebeneinander berechnungsfähig.

Extraktionen

8.2.2 Chirurgische Leistungen

Zahnentfernungen
Die Gebührenpositionen für Zahnentfernungen im Rahmen einer Privatbehandlung entsprechen in weiten Teilen den Gebührenpositionen bei der Kassenabrechnung.
Die Unterschiede werden bei den einzelnen GOZ-Nummern erläutert.

Extraktionen

GOZ 3000	Punkte	EUR
	70	3,94
Entfernung eines einwurzeligen Zahnes oder eines enossalen Implantats		

GOZ 3010	Punkte	EUR
	110	6,19
Entfernung eines mehrwurzeligen Zahnes		

Die GOZ-Nrn. 3000 und 3010 werden für die Extraktion von ein- bzw. mehrwurzeligen Zähnen berechnet.

Extraktionen

GOZ-Nr. 3000	Entfernung eines einwurzeligen Zahnes (oder eines enossalen Implantats)	entspricht BEMA-Nr. 43
GOZ-Nr. 3010	Entfernung eines mehrwurzeligen Zahnes	entspricht BEMA-Nr. 44
GOZ-Nr. 3020	Entfernung eines tief frakturierten Zahnes	entspricht BEMA-Nr. 45

Operative Zahnentfernungen

GOZ-Nr. 3030	Entfernung eines Zahnes durch Osteotomie (oder eines enossalen Implantats)	entspricht BEMA-Nr. 47a
GOZ-Nr. 3040	Entfernung eines retinierten, impaktierten oder verlagerten Zahnes durch Osteotomie	entspricht BEMA-Nr. 48
GOZ-Nr. 3045	Entfernung eines extrem verlagerten oder extrem retinierten Zahnes durch umfangreiche Osteotomie	keine BEMA-Nr.
GOZ-Nr. 3130	Hemisektion und Teilextraktion eines mehrwurzeligen Zahnes	entspricht BEMA-Nr. 47b
GOZ-Nr. 3270	Germektomie	entspricht BEMA-Nr. 48

Operative Zahnentfernung

Die Berechnung der GOZ-Nr. 3000 bzw. 3010 erfolgt dabei nach der tatsächlich vorliegenden Wurzelzahl und **nicht** – wie bei der Kassenabrechnung – nach der im Regelfall vorliegenden Wurzelzahl der Zähne (vergleiche Seiten 174, 175).
Hat also ein oberer Weisheitszahn nur eine Wurzel, so wird die **GOZ-Nr. 3000** bei der Extraktion berechnet. Hat jedoch z. B. Zahn 15 zwei Wurzeln, so wird die **GOZ-Nr. 3010** angesetzt.
Entsprechend wird auch die Extraktion von Wurzelresten nach der Anzahl der entfernten Wurzeln berechnet.
Die einfache Entfernung eines **enossalen Implantates** wird nach **GOZ-Nr. 3000** berechnet. Ist zur Entfernung des Implantates jedoch eine **Osteotomie** erforderlich, so wird die **GOZ-Nr. 3030** angesetzt.

enossales Implantat	– Implantat im Knochen
Osteotomie	– Durchtrennung oder Abtragung von Knochen

GOZ 3020
	Punkte	EUR
	270	15,19

Entfernung eines tief frakturierten oder tief zerstörten Zahnes
(ergänzend Zuschlag-Nr. 0500 mit 400 Punkten)

Die **GOZ-Nr. 3020** wird **unabhängig von der Wurzelzahl** berechnet. Sie umfasst die schwierige Entfernung eines
– **tief frakturierten** oder
– **tief zerstörten Zahnes**.
Die Entfernung erfolgt dabei **im Gegensatz zur GOZ-Nr. 3030**
– **ohne** Aufklappung des Zahnfleisches und
– **ohne** Knochenabtragung (Osteotomie).

Insbesondere zum Aufsuchen kleiner Zahnfragmente kann ein **Operationsmikroskop** hilfreich sein. Entsprechend kann zusätzlich zur GOZ-Nr. 3020 die **GOZ-Nr. 0110** für die **Anwendung eines Operationsmikroskops** angesetzt werden.

Fraktur	– Bruch
Fragment	– Bruchstück
frakturiert	– gebrochen

Mit der **Berechnung der GOZ-Nrn. 3000-3020** ist auch das Entfernen von Granulationsgewebe oder kleinen Zysten aus der Extraktionswunde, das Glätten des Knochens, die übliche Blutstillung und die Wundversorgung (z. B. mit einer Naht) abgegolten.

Granulationsgewebe – gefäßreiches Bindegewebe, welches sich z. B. bei Entzündungen oder während der Wundheilung bildet.

Im **Rahmen von Extraktionen** (GOZ-Nrn. 3000-3020) können **weitere chirurgische Leistungen** anfallen, z. B.:
- Blutstillung durch Abbinden, → **GOZ-Nr. 3060** Umstechung oder Knochenbolzung
- plastischer Verschluss einer → **GOZ-Nr. 3090** eröffneten Kieferhöhle
- Kontrolle nach chirurgischem → **GOZ-Nr. 3290** Eingriff
- Nachbehandlung → **GOZ-Nr. 3300**
- chirurgische Wundrevision → **GOZ-Nr. 3310**.

Die **GOZ-Nrn. 3290-3310** sind nur als selbstständige Leistungen berechnungsfähig.

Operative Zahnentfernung

GOZ 3030
	Punkte	EUR
	350	19,68

Entfernung eines Zahnes oder eines enossalen Implantats durch Osteotomie
(ergänzend Zuschlag-Nr. 0500 mit 400 Punkten)

GOZ 3040
	Punkte	EUR
	540	30,37

Entfernung eines retinierten, impaktierten oder verlagerten Zahnes durch Osteotomie
(ergänzend Zuschlag-Nr. 0510 mit 750 Punkten)

GOZ 3045
	Punkte	EUR
	767	43,14

Entfernung eines extrem verlagerten und/oder extrem retinierten Zahnes durch umfangreiche Osteotomie bei gefährdeten anatomischen Nachbarstrukturen
(ergänzend Zuschlag-Nr. 0510 mit 750 Punkten)

GOZ 3270
	Punkte	EUR
	590	33,18

Germektomie
(ergänzend Zuschlag-Nr. 0510 mit 750 Punkten)

→ siehe auch **GOZ-Nr. 3130** (Hemisektion und Teilextraktion eines mehrwurzeligen Zahns) auf Seite 224

Operative Zahnentfernung

Fachbegriffe

Osteotomie	– Durchtrennung oder Abtragung von Knochen
enossales Implantat	– Implantat im Knochen
retinierter Zahn	– über die normale Durchbruchszeit hinaus im Kiefer zurückgehaltener Zahn (siehe S. 176)
impaktierter Zahn	– eingekeilter, am Durchbruch gehinderter Zahn (z. B. durch Platzmangel oder falsche Lage)
Germektomie	– operative Entfernung eines Zahnkeims

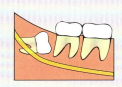

Extrem verlagerter und retinierter unterer Weisheitszahn

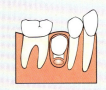

Zahnkeim eines unteren Prämolaren

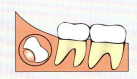

Zahnkeim eines unteren Weisheitszahnes

Die **GOZ-Nrn. 3030, 3040, 3045 und 3270** werden für die operative Entfernung von Zähnen berechnet. Dabei erfolgt eine
- **Aufklappung des Zahnfleisches** und
- **Knochenabtragung (Osteotomie)**.

Die **GOZ-Nr. 3030** kann auch für die **operative Entfernung eines enossalen Implantates** mit Aufklappung und Abtragung von Knochen angesetzt werden.

Die **GOZ-Nr. 3040** wird für die Entfernung eines
- retinierten,
- impaktierten oder
- verlagerten Zahns

durch Osteotomie berechnet.
Die GOZ-Nr. 3040 kann auch für die Entfernung eines **teilretinierten Zahns** durch Osteotomie angesetzt werden.

Die **GOZ-Nr. 3045** wird für die Entfernung eines
- extrem verlagerten und/oder
- extrem retinierten Zahns
- durch umfangreiche Osteotomie
- bei gefährdeten anatomischen Nachbarstrukturen

berechnet.
Gefährdete anatomische Nachbarstrukturen können z. B. sein,
- der N. alveolaris inferior bei einem unteren Weisheitszahn (siehe Abb.)
- der N. mentalis bei einem extrem verlagerten Zahn im Bereich des Foramen mentale
- die Wurzelspitze eines direkt benachbarten Zahnes
- das Weichgewebe im Mundboden bei einem lingual verlagerten Zahn
- die A. palatina (Gaumenarterie) bei einem palatinal verlagerten Zahn.

Die **GOZ-Nr. 3270** wird für eine **Germektomie** (operative Entfernung eines Zahnkeims) berechnet.
Ein **Zahnkeim** ist ein sich im Kiefer entwickelnder Zahn mit noch nicht ausgebildeter Wurzel.
Mit der **Berechnung einer operativen Zahnentfernung** ist auch das Entfernen von Granulationsgewebe oder kleinen Zysten, das Glätten des Knochens, die übliche Blutstillung und die Wundversorgung (z. B. mit Nähten) abgegolten.

Ist zusätzlich eine **Verbandplatte** erforderlich (z. B. nach Entfernung eines palatinal verlagerten Eckzahnes), so kann dies unter der **GOÄ-Nr. 2700** berechnet werden. Material- und Laborkosten sind gesondert berechnungsfähig.

Im Zusammenhang mit einer operativen Zahnentfernung nach **GOZ-Nr. 3030, 3040 und 3045** kann ergänzend die **GOZ-Nr. 0110** für die **Anwendung eines Operationsmikroskops** angesetzt werden, **nicht** jedoch bei der **GOZ-Nr. 3270 (Germektomie)**. Einzelheiten zur GOZ-Nr. 0110 siehe Seite 118.

Stillung einer übermäßigen Blutung

GOZ 3050	Punkte	EUR
	110	6,19

Stillung einer übermäßigen Blutung im Mund- und/oder Kieferbereich, als selbstständige Leistung

GOZ 3060	Punkte	EUR
	140	7,87

Stillung einer Blutung durch Abbinden oder Umstechen des Gefäßes oder durch Knochenbolzung

Die **übliche Blutstillung** während eines Eingriffs ist Bestandteil der jeweiligen chirurgischen Leistung.
Eine **übermäßige Blutung** kann
– während eines Eingriffs **(intraoperativ)**,
– nach einem Eingriff **(postoperativ)**
– oder **unabhängig** von einer chirurgischen Behandlung (z. B. bei einer Verletzung)
eintreten.

Die **GOZ-Nrn. 3050 und 3060** können **nur bei einem entsprechenden Mehraufwand** angesetzt werden.
Die **GOZ-Nr. 3050** wird für die
– Stillung einer übermäßigen Blutung
– im Mund-/Kieferbereich
– als selbstständige Leistung
berechnet.
Die **GOZ-Nr. 3060** wird für die
– Stillung einer Blutung
– durch Abbinden oder
– Umstechen des Gefäßes oder
– durch Knochenbolzung
berechnet.

Die **GOZ-Nrn. 3050 und 3060** können **mehrfach berechnet werden**, wenn mehrere Blutungen **örtlich oder zeitlich getrennt** auftreten.
Materialien zur **Förderung der Blutgerinnung** und zum **Verschluss von oberflächlichen Blutungen bei hämorrhagischen Diathesen** (= krankhafter Blutungsneigung) können gesondert berechnet werden (siehe Allgemeine Bestimmungen zu Abschnitt D, Seite 210).
Eine **Verbandplatte** kann unter **GOÄ-Nr. 2700** berechnet werden.

Bei der **GOZ-Nr. 3060** kann ergänzend die **GOZ-Nr. 0110** für die **Anwendung eines Operationsmikroskops** angesetzt werden.
Die **GOZ-Nrn. 3050 und 3060** sind mit den **BEMA-Nrn. 36 und 37** vergleichbar.

 GOZ-Nr. 3050 als selbstständige Leistung

Die **GOZ-Nr. 3050** ist nur als **selbstständige Leistung** berechnungsfähig.
Eine Leistung ist dann selbstständig, wenn sie **weder Bestandteil noch eine besondere Ausführung einer anderen Leistung** ist, die berechnet wird (§ 4 Abs. 2 Satz 2 GOZ, Seite 35).
Eine **selbstständige Leistung** ist somit
– weder in einer anderen Leistung enthalten
– noch in deren Bewertung berücksichtigt
 (§ 4 Abs. 2 Satz 4 GOZ).
Die **Stillung einer übermäßigen Blutung** nach **GOZ-Nr. 3050** ist tatsächlich weder in den **Allgemeinen Bestimmungen** von Abschnitt D (siehe Seite 210) noch in den **Leistungsbeschreibungen** der anderen chirurgischen Maßnahmen enthalten.
Der Zusatz **selbstständige Leistung** schließt auch nicht die Berechnung der Gebühr neben anderen Leistungen in gleicher Sitzung aus. Der Begriff **selbstständige Leistung bedeutet nicht alleinige Leistung** in einer Sitzung!

Entsprechend ist die **GOZ-Nr. 3050** stets berechnungsfähig, wenn auch tatsächlich eine übermäßige Blutung im Mund-/Kieferbereich gestillt wurde.
(vergleiche **Seite 157: GOZ-Nr. 2390 Trepanation**)

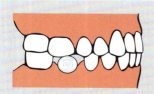

Stillung einer übermäßigen Blutung durch Drucktamponade und Aufbisstupfer
GOZ-Nr. 3050

Stillung einer übermäßigen Blutung durch Abbinden eines Gefäßes
GOZ-Nr. 3060

Inzisionen, Fremdkörperentfernung, Sequestrotomie

Inzisionen

Die GOZ enthält keine Gebührenpositionen für **Inzisionen**. Die Eröffnung eines Abszesses wird deshalb mit der entsprechenden **Gebührenposition der GOÄ** berechnet.

GOÄ 2428
Punkte	EUR
80	4,66

Eröffnung eines oberflächlich unter der Haut oder Schleimhaut liegenden Abszesses oder eines Furunkels

GOÄ 2430
Punkte	EUR
303	17,66

Eröffnung eines tief liegenden Abszesses
(ergänzend Zuschlag-Nr. 442 mit 400 Punkten)

GOÄ 2432
Punkte	EUR
473	27,57

Eröffnung einer Phlegmone
(ergänzend Zuschlag-Nr. 442 mit 400 Punkten)

GOÄ 2008
Punkte	EUR
90	5,25

Wund- oder Fistelspaltung

Liegt eine **Eiteransammlung im Gewebe** vor, so wird in der Regel eine **Inzision** durchgeführt, damit der Eiter abfließen kann.
Umfang und Aufwand einer Inzision hängen von der Ausdehnung und Tiefe der Eiteransammlung ab. Dies wird durch die unterschiedlich hoch bewerteten Gebührenpositionen berücksichtigt.

Fachbegriffe

Inzision	– Einschnitt in Gewebe
Abszess	– abgekapselte Eiteransammlung im Gewebe
Phlegmone	– flächenhafte, nicht abgekapselte Eiteransammlung
Furunkel	– eitrige Entzündung eines Haarbalgs

Fremdkörperentfernung und Sequestrotomie

Die GOZ enthält keine Gebührenposition für eine **Fremdkörperentfernung** oder **Sequestrotomie**. Diese Leistungen werden deshalb mit den entsprechenden **Gebührenpositionen der GOÄ** berechnet.

GOÄ 1508
Punkte	EUR
93	5,42

Entfernung von eingespießten Fremdkörpern aus dem Rachen oder Mund

GOÄ 2009
Punkte	EUR
100	5,83

Entfernung eines unter der Oberfläche der Haut oder der Schleimhaut gelegenen fühlbaren Fremdkörpers

GOÄ 2010
Punkte	EUR
379	22,09

Entfernung eines tief sitzenden Fremdkörpers auf operativem Wege aus Weichteilen und/oder Knochen
(ergänzend Zuschlag-Nr. 442 mit 400 Punkten)

GOÄ 2651
Punkte	EUR
550	32,06

Entfernung tief liegender Fremdkörper oder Sequestrotomie durch Osteotomie aus dem Kiefer
(ergänzend Zuschlag-Nr. 443 mit 750 Punkten)

Die Berechnung einer **Fremdkörperentfernung** hängt von der Lage des Fremdkörpers und dem damit verbundenen Aufwand bei der Entfernung ab. Die **GOÄ-Nr. 2651** wird für die
– Entfernung tief liegender Fremdkörper
– oder Sequestrotomie
– durch Osteotomie aus dem Kiefer
berechnet.

Sequester	– abgestorbenes Knochenstück
Sequestrotomie	– operative Entfernung eines Sequesters
Osteotomie	– Durchtrennung oder Abtragung von Knochen

Exzisionen

Exzisionen

GOZ 3070
Punkte	EUR
45	2,53

Exzision von Schleimhaut oder Granulationsgewebe,
als selbstständige Leistung

GOZ 3080
Punkte	EUR
150	8,44

Exzision einer Schleimhautwucherung größeren Umfangs
(z. B. lappiges Fibrom, Epulis)

GOÄ 2401
Punkte	EUR
133	7,75

Probeexzision aus oberflächlich gelegenem Körpergewebe
(z. B. Haut, Schleimhaut, Lippe)

GOÄ 2402
Punkte	EUR
370	21,57

Probeexzision aus tief liegendem Körpergewebe
(z. B. Fettgewebe, Faszie, Muskulatur)
oder aus einem Organ ohne Eröffnung einer Körperhöhle (z. B. Zunge)
(ergänzend Zuschlag-Nr. 442 mit 400 Punkten)

GOÄ 2403
Punkte	EUR
133	7,75

Exzision einer in oder unter der Haut oder Schleimhaut liegenden kleinen Geschwulst

GOÄ 2404
Punkte	EUR
554	32,29

Exzision einer größeren Geschwulst
(z. B. Ganglion, Fasziengeschwulst, Fettgeschwulst, Lymphdrüse, Neurom)
(ergänzend Zuschlag-Nr. 443 mit 750 Punkten)

Fachbegriffe

Exzision	– Herausschneiden (Entfernung) von Gewebe
Probeexzision	– Entnahme von Gewebe zur histologischen Untersuchung (Gewebeuntersuchung)
Granulationsgewebe	– gefäßreiches Bindegewebe, welches sich z. B. bei Entzündungen oder während der Wundheilung bildet
Fibrom	– gutartiger Bindegewebetumor
Epulis	– gutartige Wucherung der Gingiva

GOZ-Nrn. 3070, 3080

Mit der **GOZ-Nr. 3070** wird die Entfernung von
– **Schleimhaut** (z. B. Entfernung einer Papille)
– oder **Granulationsgewebe**
– als **selbstständige Leistung** berechnet.

Mit der **GOZ-Nr. 3080** wird die Entfernung einer
– **Schleimhautwucherung größeren Umfangs**
  (z. B. lappiges Fibrom, Epulis) berechnet.

Die **GOZ-Nrn. 3070 und 3080** können **mehrfach berechnet** werden, wenn mehrere, voneinander getrennte Exzisionen durchgeführt werden.

Ergänzend kann bei den **GOZ-Nrn. 3070 und 3080** die **GOZ-Nr. 1120** für die **Anwendung eines Lasers** angesetzt werden.

Die **GOZ-Nrn. 3070 und 3080** sind mit den **BEMA-Nrn. 49 und 50** vergleichbar. Die **GOZ-Nrn. 3070** bzw. **3080** können nur für die Entfernung von Schleimhaut oder Granulationsgewebe bzw. für die Entfernung einer größeren Schleimhautwucherung berechnet werden. Für andere Exzisionen werden die folgenden Gebührenpositionen angesetzt:

GOZ-Nr. 4080	Gingivektomie (Zahnfleischentfernung) oder Gingivoplastik (Zahnfleischausformung), je Parodontium (siehe **Band II, Lernfeld 10.2.3**)
GOÄ-Nr. 2401	Probeexzision aus der Oberfläche
GOÄ-Nr. 2402	Probeexzision aus tief liegendem Gewebe
GOÄ-Nr. 2403	Exzision einer kleinen Geschwulst
GOÄ-Nr. 2404	Exzision einer größeren Geschwulst
GOÄ-Nr. 2670	Entfernung eines Schlotterkamms oder einer Fibromatose
GOÄ-Nr. 2671	Entfernung eines Schlotterkamms oder einer Fibromatose in Verbindung mit einer partiellen oder totalen Mundboden- oder Vestibulumplastik.

Plastischer Verschluss einer eröffneten Kieferhöhle

Fachbegriffe

Fibromatose	– Wucherung von Bindegewebe (bzw. multiple Fibrome)
Vestibulumplastik	– chirurgische Ausformung des Mundvorhofs

Die **GOZ-Nr. 4080** ist genauso bewertet wie die **GOZ-Nr. 3070**, enthält jedoch nicht die Einschränkung als selbstständige Leistung.

GOZ 4080
Punkte 45 **EUR** 2,53
Gingivektomie, Gingivoplastik, je Parodontium

GOZ-Nrn. 2401–2404
Bei einer **Probeexzision (GOÄ-Nrn. 2401 bzw. 2402)** wird Gewebe aufgrund eines unklaren Befundes zur **histologischen Untersuchung (Gewebeuntersuchung)** entnommen.

Die **GOÄ-Nrn. 2403 und 2404** unterscheiden sich im chirurgischen Aufwand in erster Linie durch die Größe der Geschwulst (des Tumors).
Die **GOÄ-Nr. 2403** wird für die Entfernung eines
– kleinen Tumors
– in oder unter der Haut/Schleimhaut
berechnet.
Die **GOÄ-Nr. 2404** wird für die Entfernung eines
– großen Tumors
– unabhängig von der Lokalisation
angesetzt.

Die Berechnung der **GOÄ-Nrn. 2403 und 2404** ist im Gegensatz zu den **GOZ-Nrn. 3070 und 3080** nicht auf einen bestimmten Gewebetyp (z. B. Schleimhaut oder Granulationsgewebe) beschränkt.

Die **GOÄ-Nrn. 2670 und 2671** werden im Rahmen der präprothetischen Chirurgie erläutert (siehe 231).

Plastischer Verschluss einer eröffneten Kieferhöhle

GOZ 3090
Punkte 370 **EUR** 20,81
Plastischer Verschluss einer eröffneten Kieferhöhle
(ergänzend Zuschlag-Nr. 0500 mit 400 Punkten)

Bei chirurgischen Maßnahmen im Oberkiefer und verschiedenen Erkrankungen kann es zu einer Eröffnung der Kieferhöhle kommen.
Für die zahnärztliche Praxis ist insbesondere die Eröffnung der Kieferhöhle bei Extraktionen, Wurzelspitzenresektionen und Osteotomien im oberen Seitenzahnbereich von Bedeutung. Die dabei auftretende Verbindung zwischen Mund- und Kieferhöhle (**M**und-**A**ntrum-**V**erbindung) wird in der Regel umgehend durch Bildung eines **Schleimhaut-Periost-Lappens** verschlossen.
Der plastische Verschluss der eröffneten Kieferhöhle wird unter der **GOZ-Nr. 3090** berechnet. Dabei wird – im Gegensatz zur vergleichbaren **BEMA-Nr. 51** der Kassenabrechnung – kein Unterschied zwischen dem plastischen Verschluss als selbstständige Leistung bzw. bei einer Extraktion und dem plastischen Verschluss bei einer Osteotomie gemacht.
Ist zusätzlich eine **Verbandplatte** erforderlich, so kann ergänzend die **GOÄ-Nr. 2700** angesetzt werden. Material- und Laborkosten sind gesondert berechnungsfähig.
Die **GOZ-Nr. 3090** ist **nicht neben der GOZ-Nr. 3100** (Plastische Deckung bei Wundversorgung) berechnungsfähig.

Die **Gebührenordnung für Ärzte (GOÄ)** enthält im Abschnitt J. (Hals-Nasen-Ohrenheilkunde) weitere Gebührenpositionen zur **Behandlung der Kieferhöhle**.
So kann die **GOÄ-Nr. 1628** für den **plastischen Verschluss einer Kieferhöhlenfistel** berechnet werden. Weiterhin sind die **GOÄ-Nrn. 1465-1468, 1479, 1480 und 1486** zu beachten.

Plastischer Verschluss einer Wunde

GOÄ 1465
Punkte 119   EUR 6,94

Punktion einer Kieferhöhle
– gegebenenfalls einschließlich Spülung und/oder Instillation von Medikamenten –

GOÄ 1466
Punkte 178   EUR 10,38

Endoskopische Untersuchung der Kieferhöhle (Antroskopie)
– gegebenenfalls einschließlich der Leistung nach GOÄ-Nr. 1465 –

GOÄ 1467
Punkte 407   EUR 23,72

Operative Eröffnung einer Kieferhöhle vom Mundvorhof aus – einschließlich Fensterung –
(ergänzend Zuschlag-Nr. 442 mit 400 Punkten)

GOÄ 1468
Punkte 296   EUR 17,25

Operative Eröffnung einer Kieferhöhle von der Nase aus
(ergänzend Zuschlag-Nr. 442 mit 400 Punkten)

GOÄ 1479
Punkte 59   EUR 3,44

Ausspülung der Kiefer-, Keilbein-, Stirnhöhle von der natürlichen oder künstlichen Öffnung aus
– auch Spülung mehrerer dieser Höhlen, auch einschließlich Instillation von Arzneimitteln –

GOÄ 1480
Punkte 45   EUR 2,62

Absaugen der Nebenhöhlen

GOÄ 1486
Punkte 1110   EUR 64,70

Radikaloperation der Kieferhöhle
(ergänzend Zuschlag-Nr. 444 mit 1300 Punkten)

GOÄ 1628
Punkte 739   EUR 43,07

Plastischer Verschluss einer retroaurikulären Öffnung oder einer Kieferhöhlenfistel
(ergänzend Zuschlag-Nr. 443 mit 750 Punkten)

Plastischer Verschluss einer Wunde

GOZ 3100
Punkte 270   EUR 15,19

Plastische Deckung im Rahmen einer Wundversorgung
einschließlich einer Periostschlitzung,
je Operationsgebiet (Raum einer zusammenhängenden Schnittführung)
(ergänzend Zuschlag-Nr. 0500 mit 400 Punkten)

Abrechnungsbestimmung
Die Leistung nach der **GOZ-Nr. 3100** ist für dasselbe Operationsgebiet **nicht neben** der Leistung nach der **GOZ-Nr. 3090** berechnungsfähig.

Die **GOZ-Nr. 3100** wird für die
- plastische Deckung einer Wunde
- einschließlich Periostschlitzung
- je **Operationsgebiet** (zusammenhängende Schnittführung) berechnet.

Dies kann z. B. erforderlich sein
- im Rahmen einer Zahnentfernung, um **frei liegenden Knochen** plastisch zu decken,
- bei Operationen oder Verletzungen mit einem **Weichteildefekt**, um einen spannungsfreien Wundverschluss zu erzielen,
- bei Patienten mit einer **Immunschwäche**, um eine Wunde plastisch zu decken und so vor Bakterien aus der Mundhöhle zu schützen,
- bei Patienten mit einer **hämorrhagischen Diathese** (=krankhafte Blutungsneigung), um eine sichere Blutstillung zu gewährleisten.

Die **GOZ-Nr. 3100** kann nicht berechnet werden, wenn die **plastische Deckung** der Wunde Bestandteil der Leistung ist. Die GOZ-Nr. 3100 ist deshalb z. B. **nicht neben der GOZ-Nr. 3090** berechnungsfähig (Plastischer Verschluss der Kieferhöhle).

Anmerkung

1. Die **alte GOZ-Nr. 310 (Trepanation des Kieferknochens)** wurde nicht in die neue GOZ 2012 übernommen. Dabei handelt es sich um die sog. **Schröder-Lüftung** (siehe **BEMA-Nr. 52**, Seite 186). Eine **Trepanation des Kieferknochens** wird deshalb **analog nach § 6 Absatz 1 GOZ** berechnet.

2. Für eine **Sequestrotomie** (BEMA-Nr. 53 in der Kassenabrechnung, Seite 186) gibt es keine Gebührenposition in der GOZ. Für eine Sequestrotomie aus dem Kiefer wird deshalb in der Privatabrechnung die **GOÄ-Nr. 2651** angesetzt.

Wurzelspitzenresektionen

Wurzelspitzenresektion

GOZ 3110　　　　Punkte　　EUR
　　　　　　　　　　460　　　25,87
Resektion einer Wurzelspitze
an einem Frontzahn
(ergänzend Zuschlag-Nr. 0500 mit 400 Punkten)

GOZ 3120　　　　Punkte　　EUR
　　　　　　　　　　580　　　32,62
Resektion einer Wurzelspitze
an einem Seitenzahn
(ergänzend Zuschlag-Nr. 0510 mit 750 Punkten)

Abrechnungsbestimmung
Die Kosten für **konfektionierte apikale Stiftsysteme** sind **gesondert berechnungsfähig**.

Für **Wurzelspitzenresektionen** gibt es in der GOZ im Gegensatz zur Kassenabrechnung nach BEMA nur zwei Gebührenpositionen:

GOZ-Nr. 3110　Resektion einer Wurzelspitze an einem Frontzahn
GOZ-Nr. 3120　Resektion einer Wurzelspitze an einem Seitenzahn.

Der Gebührentext bezieht sich eindeutig jeweils auf eine Wurzelspitze. Entsprechend kann die Gebührenposition bei einem mehrwurzeligen Zahn mehrfach angesetzt werden.

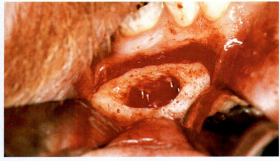

Resektion der beiden Wurzelspitzen von Zahn 46 und Wurzelfüllung mit vier konfektionierten apikalen Titanstiften

Mit den **GOZ-Nrn. 3110 und 3120** ist auch die Entfernung von Granulationsgewebe oder kleinen Zysten, das Glätten des Knochens, die übliche Blutstillung und die Wundversorgung (z. B. Nähte, Streifeneinlage) abgegolten.

Eine ergänzende Wurzelkanalbehandlung kann zusätzlich mit den entsprechenden GOZ-Positionen berechnet werden (siehe Lernfeld 5.2.4).
Dies gilt auch für eine
– **retrograde Wurzelkanalaufbereitung** (GOZ-Nr. 2410) und
– **retrograde Wurzelkanalfüllung** (GOZ-Nr. 2440).

Erfolgt jedoch keine retrograde Wurzelkanalbehandlung, sondern nur ein **retrograder Verschluss**, so wird dies unter der **GOZ-Nr. 2050 oder 2060** berechnet.

Werden **konfektionierte Wurzelstifte** zum apikalen Verschluss verwendet, so sind die damit verbundenen Kosten gesondert berechnungsfähig.

Für die **Anwendung eines Operationsmikroskops** kann bei einer Wurzelspitzenresektion zusätzlich zu den GOZ-Nrn. 3110 und 3120 die **GOZ-Nr. 0110** angesetzt werden.

Die **GOZ-Nrn. 3110 und 3120** können nur für eine Wurzelspitzenresektion aber **nicht für eine Hemisektion und Teilextraktion** eines Zahns angesetzt werden (siehe GOZ-Nr. 3130).

Im Rahmen einer **Wurzelspitzenresektion** können **weitere chirurgische Leistungen** anfallen, z. B.:

- Blutstillung durch Abbinden,　　→ **GOZ-Nr. 3060**
  Umstechung oder
  Knochenbolzung
- plastischer Verschluss einer　　→ **GOZ-Nr. 3090**
  eröffneten Kieferhöhle
- Zystektomie　　　　　　　　　→ **GOZ-Nr. 3190**
- Kontrolle nach chirurgischem　→ **GOZ-Nr. 3290**
  Eingriff
- Nachbehandlung　　　　　　　→ **GOZ-Nr. 3300**
- chirurgische Wundrevision　　→ **GOZ-Nr. 3310**.

Die **GOZ-Nrn. 3290-3310** sind nur als selbstständige Leistungen berechnungsfähig.

Ist zusätzlich eine **Verbandplatte** erforderlich (z. B. bei palatinalem Zugang zur Wurzelspitzenresektion an einem oberen Molaren), so kann ergänzend die **GOÄ-Nr. 2700** angesetzt werden. Hierbei anfallende **Material- und Laborkosten** sind gesondert **berechnungsfähig**.

Hemisektion, Reimplantation, Transplantation

Hemisektion und Teilextraktion eines Zahnes

GOZ 3130   Punkte   EUR
                       280   15,75
Hemisektion und Teilextraktion eines mehrwurzeligen Zahnes
(ergänzend Zuschlag-Nr. 0500 mit 400 Punkten)

Die **GOZ-Nr. 3130** wird für die
– **Hemisektion** und
– **Teilextraktion** eines
– **mehrwurzeligen Zahnes**
berechnet.
Eine erforderliche Wurzelkanalbehandlung ist zusätzlich berechnungsfähig (siehe LF 5.2.4, Seite 158).
Wenn eine **Osteotomie** zur Entfernung der abgetrennten Wurzel notwendig ist, so kann die **GOZ-Nr. 3030** angesetzt werden.

Die Leistungsbeschreibung der **GOZ-Nr. 3130** enthält **nicht** die Möglichkeit einer **Hemisektion mit anschließender Prämolarisierung** der Zahnhälften. Dieses Verfahren ist deshalb analog nach § 6 Absatz 1 GOZ zu berechnen.
Das unterschiedliche Vorgehen bei Teilextraktion und Prämolarisierung wurde bereits auf der Seite 177 beschrieben.

Fachbegriffe

Hemisektion	– operative Halbierung eines mehrwurzeligen Zahnes
Teilextraktion	– Entfernung einer Wurzel eines mehrwurzeligen Zahnes
Prämolarisierung	– Durchtrennung eines mehrwurzeligen Zahnes und Gestaltung der Zahnhälften wie Prämolaren

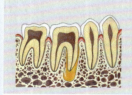
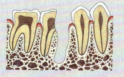

Hemisektion und Teilextraktion von Zahn 46
a) Zahn 46 mit ausgedehnter Entzündung im Bereich der mesialen Wurzel
b) Zustand nach Hemisektion und Extraktion der mesialen Zahnhälfte

Reimplantation und Transplantation von Zähnen

GOZ 3140   Punkte   EUR
                       550   30,93
Reimplantation eines Zahnes einschließlich einfacher Fixation
(ergänzend Zuschlag-Nr. 0510 mit 750 Punkten)

GOZ 3160   Punkte   EUR
                       650   36,56
Transplantation eines Zahnes einschließlich operativer Schaffung des Knochenbettes
(ergänzend Zuschlag-Nr. 0510 mit 750 Punkten)

Unter einer **Reimplantation (= Replantation)** versteht man die Wiedereinpflanzung eines Zahnes in seiner Alveole.
Bei einer **Transplantation** wird ein Zahn (bzw. Zahnkeim) dagegen nicht an der gleichen Stelle, sondern in einem anderen Kieferbereich wieder eingepflanzt.

Reimplantation	– Wiedereinpflanzung (eines Zahnes)
Transplantation	– Verpflanzung von lebendem Gewebe

Reimplantation

Die **Reimplantation eines Zahnes** kann erfolgen:
– **nach einer Zahnluxation** bei einem Frontzahntrauma oder
– **nach einer Extraktion** und einer dabei z. B. durchgeführten Wurzelspitzenresektion außerhalb des Mundes.
Ist in gleicher Sitzung auch eine Wurzelkanalbehandlung notwendig, so werden die entsprechenden GOZ-Leistungen zusätzlich berechnet.
Die **einfache Fixation (Befestigung)** an den Nachbarzähnen ist Bestandteil der **GOZ-Nr. 3140**. Wird aber z. B. eine Schiene unter Anwendung der **Adhäsivtechnik mit Komposit** durchgeführt, so wird die **GOZ-Nr. 7070** angesetzt (siehe Seiten 241, 243).
Eine **Verbandplatte** kann unter der **GOÄ-Nr. 2700** berechnet werden. Material- und Laborkosten sind gesondert berechnungsfähig.
Wurde ein Zahn bei einer Verletzung nur zum Teil aus dem Zahnfach herausgelöst, so muss er nicht reim-

Zystenoperationen

plantiert sondern nur **reponiert (zurückgesetzt)** werden. Für die **Reposition eines Zahnes** wird nicht die GOZ-Nr. 3140 sondern die **GOÄ-Nr. 2685** angesetzt. Für die **Reposition des Alveolarfortzatzes** wird die **GOÄ-Nr. 2686** berechnet. Einzelheiten zur Behandlung von Zahn-, Mund- und Kieferverletzungen werden in **Lernfeld 8.2.3** auf den Seiten 237-240 erläutert.

Transplantation

Die **Transplantation eines Zahnes** wird z. B. durchgeführt, wenn ein nicht erhaltbarer 6-Jahres-Molar durch einen Weisheitszahn ersetzt werden soll.
Die Entfernung des nicht erhaltbaren Molaren und die Entnahme des Weisheitszahnes können zusätzlich berechnet werden. Ergänzend ist auch eine **Schienung nach GOZ-Nr. 7070** und – falls erforderlich – eine **Verbandplatte nach GOÄ-Nr. 2700** berechnungsfähig.

GOÄ 2685
	Punkte	EUR
	200	11,66

Reposition eines Zahnes

GOÄ 2686
	Punkte	EUR
	300	17,49

Reposition eines zahntragenden Bruchstücks des Alveolarfortsatzes

GOZ 7070
	Punkte	EUR
	90	5,06

Semipermanente Schiene unter Anwendung der Ätztechnik,
je Interdentalraum

Anmerkung
Die **alte GOZ-Nr. 315** für eine **transdentale Fixation** wurde nicht in die neue GOZ 2012 übernommen. Bei diesem Verfahren wird der Zahn durch einen Wurzelstift oder eine Wurzelschraube über die Wurzelspitze hinaus (transdental) im Kieferknochen fixiert. Dieses Verfahren ist jetzt **analog nach § 6 Absatz 1 GOZ** zu berechnen.

Zystenoperationen

GOZ 3190
	Punkte	EUR
	270	15,19

Operation einer Zyste durch Zystektomie in Verbindung mit einer Osteotomie oder Wurzelspitzenresektion
(ergänzend Zuschlag-Nr. 0500 mit 400 Punkten)

GOZ 3200
	Punkte	EUR
	500	28,12

Operation einer Zyste durch Zystektomie, als selbstständige Leistung
(ergänzend Zuschlag-Nr. 0510 mit 750 Punkten)

Abrechnungsbestimmung
Das Auskratzen von Granulationsgewebe oder kleinen Zysten in Verbindung mit Extraktionen, Osteotomien oder Wurzelspitzenresektionen kann nicht nach den GOZ-Nrn. 3190 bis 3200 sowie 3310 berechnet werden.

Bei einer **Zyste** liegt ein krankhafter Hohlraum vor, der von einer Kapsel (Zystenbalg) umgeben und mit dünn- oder dickflüssigem Inhalt gefüllt ist.

Zur **Behandlung von Zysten** gibt es zwei Möglichkeiten (siehe auch Seite 226):
Zystektomie – vollständige Entfernung einer Zyste durch Ausschälung des Zystenbalgs
Zystostomie – breitbasige Eröffnung einer Zyste zur Mundhöhle (= orale Zystostomie), zur Kieferhöhle oder Nasenhöhle. Der Zystenbalg wird dabei belassen.

Die **GOZ 2012** enthält nur die beiden **GOZ-Nrn. 3190 und 3200 für Zystektomien:**
GOZ-Nr. 3190   Zystektomie in Verbindung mit einer Osteotomie oder Wurzelspitzenresektion
GOZ-Nr. 3200   Zystektomie als selbstständige Leistung
Der Begriff der **selbstständigen Leistung** wurde bereits ausführlich im Rahmen der **GOZ-Nrn. 2390 und 3050** erläutert (siehe Seiten 157, 218).

Der Zusatz **selbstständige Leistung** bedeutet **nicht alleinige Leistung** in einer Sitzung!

Zystenoperationen

Entsprechend kann die **GOZ-Nr. 3200** auch zusammen mit anderen Leistungen in gleicher Sitzung berechnet werden, wenn sie nicht in diesen Leistungen enthalten ist.
Eine **Zystektomie in Verbindung mit einer Extraktion** (nicht Osteotomie) wird mit der **GOZ-Nr. 3200** berechnet.

Zum Leistungsinhalt der **GOZ-Nrn. 3190 und 3200** gehört auch das Glätten des Knochens, die übliche Blutstillung und die Wundversorgung mit Nähten oder Tamponade.

Die **GOZ-Nrn. 3190 und 3200** können nicht für die Entfernung von Granulationsgewebe oder kleinen Zysten bei Extraktionen, Osteotomien oder Wurzelspitzenresektionen berechnet werden.
Für die **Anwendung eines Operationsmikroskops** kann bei einer Zystektomie zusätzlich zu den GOZ-Nrn. 3190 und 3200 die **GOZ-Nr. 0110** angesetzt werden.
Versandkosten für die histologische Untersuchung (Gewebeuntersuchung) einer Zyste sind **gesondert berechnungsfähig**.

Die **GOZ-Nrn. 3190 und 3200** sind mit den **BEMA-Nrn. 56a und 56c** vergleichbar.

Zystostomien sind in der neuen GOZ 2012 nicht mehr enthalten (frühere GOZ-Nrn. 317, 318). Sie sind deshalb **analog zu berechnen**.
Für **Operationen ausgedehnter Kieferzysten** sind die **GOÄ-Nrn. 2655-2658** anzusetzen.

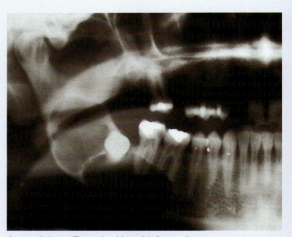

Ausgedehnte Zyste im Unterkiefer rechts

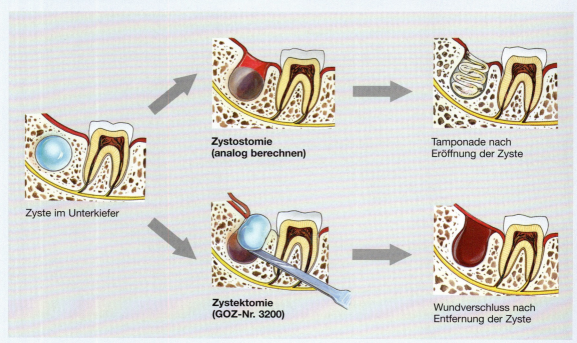

Zyste im Unterkiefer

Zystostomie (analog berechnen)

Tamponade nach Eröffnung der Zyste

Zystektomie (GOZ-Nr. 3200)

Wundverschluss nach Entfernung der Zyste

Präprothetische Chirurgie

GOÄ 2655
Punkte 950 **EUR** 55,37

Operation einer ausgedehnten Kieferzyste
– über mehr als drei Zähne oder
  vergleichbarer Größe im unbezahnten Bereich –
durch Zystektomie
(ergänzend Zuschlag-Nr. 444 mit 1300 Punkten)

GOÄ 2656
Punkte 620 **EUR** 36,14

Operation einer ausgedehnten Kieferzyste
– über mehr als drei Zähne oder
  vergleichbarer Größe im unbezahnten Bereich –
durch Zystektomie in Verbindung mit der Entfernung retinierter oder verlagerter Zähne und/oder Wurzelspitzenresektion
(ergänzend Zuschlag-Nr. 443 mit 750 Punkten)

GOÄ 2657
Punkte 760 **EUR** 44,30

Operation einer ausgedehnten Kieferzyste
– über mehr als drei Zähne oder
  vergleichbarer Größe im unbezahnten Bereich –
durch Zystostomie
(ergänzend Zuschlag-Nr. 443 mit 750 Punkten)

GOÄ 2658
Punkte 500 **EUR** 29,14

Operation einer ausgedehnten Kieferzyste
– über mehr als drei Zähne oder
  vergleichbarer Größe im unbezahnten Bereich –
durch Zystostomie in Verbindung mit der Entfernung retinierter oder verlagerter Zähne und/oder Wurzelspitzenresektion
(ergänzend Zuschlag-Nr. 443 mit 750 Punkten)

Präprothetische Chirurgie
– Verbesserung des Weichteillagers –

Unter **präprothetischer Chirurgie** versteht man operative Maßnahmen zur Verbesserung oder Schaffung eines tragfähigen Prothesenlagers.

In diesem Abschnitt werden chirurgische Maßnahmen zur Verbesserung des Weichteillagers erläutert. Hierzu gehören:

GOZ-Nr. 3210 Beseitigung störender Schleimhautbänder
GOZ-Nr. 3240 Vestibulum-/Mundbodenplastik kleineren Umfangs
GOZ-Nr. 3250 Tuberplastik
GOÄ-Nr. 2670 Entfernung eines Schlotterkamms/einer Fibromatose
GOÄ-Nr. 2671 Entfernung eines Schlotterkamms/einer Fibromatose in Verbindung mit GOÄ-Nrn. 2675 oder 2676
GOÄ-Nr. 2675 Partielle Vestibulum- oder Mundbodenplastik
oder große Tuberplastik
GOÄ-Nr. 2676 Totale Mundboden- oder Vestibulumplastik zur Formung des Prothesenlagers
GOÄ-Nr. 2677 Submuköse Vestibulumplastik.

Ergänzend kann eine Schleimhauttransplantation erforderlich sein:
GOZ-Nr. 4130 Schleimhauttransplantation
GOÄ-Nr. 2386 Schleimhauttransplantation (größer).

Die hier aufgeführten Gebührenpositionen **können** alle **zur Verbesserung des Prothesenlagers** angesetzt werden.
Es ist aber ein weit verbreiteter Irrtum von privaten Krankenversicherungen und Beihilfestellen, wenn sie behaupten, dass diese Positionen nur im Rahmen der präprothetischen Chirurgie berechnungsfähig wären. Tatsächlich können alle hier aufgeführten Positionen bis auf die GOÄ-Nr. 2676 unabhängig von einer späteren prothetischen Versorgung angesetzt werden. **Nur die GOÄ-Nr. 2676** enthält in der Leistungsbeschreibung die **Einschränkung zur Formung des Prothesenlagers**.

Die Entfernung von **Schleimhautwucherungen und gutartigen Tumoren** wurde bereits im Abschnitt **Exzisionen** erläutert (siehe Seite 220).
Maßnahmen zur **Verbesserung des Knochenlagers** werden im Anschluss an diesen Abschnitt beschrieben.

Beseitigung störender Schleimhautbänder, Vestibulum-, Mundboden-, Tuberplastik

Beseitigung störender Schleimhautbänder

GOZ 3210	Punkte	EUR
	140	7,87

Beseitigung störender Schleimhautbänder
je Kieferhälfte oder Frontzahnbereich

GOZ 4130	Punkte	EUR
	180	10,12

Gewinnung und Transplantation von Schleimhaut,
gegebenenfalls einschließlich Versorgung der Entnahmestelle,
je Transplantat
(ergänzend Zuschlag-Nr. 0500 mit 400 Punkten)
(siehe Seite 231)

GOZ 3230
(siehe Seite 233)

Die Beseitigung eines störenden Schleimhautbandes **(Frenektomie)** kann im Rahmen der
– präprothetischen Chirurgie,
– Implantologie,
– Parodontalchirurgie oder
– mukogingivalen Chirurgie
erfolgen.
Dabei kann ein Lippen-, Wangen- oder Zungenbändchen entfernt bzw. verlagert werden.
Zur **mukogingivalen Chirurgie** gehören Eingriffe zur Verbreiterung der befestigten Gingiva, zur Behandlung von Rezessionen und zur Beseitigung von Bändern, die im Bereich der marginalen Gingiva ansetzen (siehe **Zahnmedizinische Assistenz, Lernfeld 10.4.5**).

Wird bei der Beseitigung eines störenden Schleimhautbandes zusätzlich eine **freie Schleimhauttransplantation** durchgeführt, so ist ergänzend die **GOZ-Nr. 4130** anzusetzen (siehe **Band II, LF 10.2.3**).
Für die **Anwendung eines Lasers** kann zusätzlich die **GOZ-Nr. 0120** berechnet werden.
Wird das Lippenbändchen bei einem **echten Diastema** gelöst und das Septum (die Scheidewand) zwischen den Zähnen 11 und 21 durchtrennt, so wird die **GOZ-Nr. 3280** (Diastema-Operation) berechnet.
Die **GOZ-Nr. 3210** ist mit der **BEMA-Nr. 57** vergleichbar.

Vestibulum-, Mundboden-, Tuberplastik

GOZ 3240	Punkte	EUR
	550	30,93

Vestibulumplastik oder Mundbodenplastik kleineren Umfangs,
auch Gingivaextensionsplastik,
je Kieferhälfte oder Frontzahnbereich
für einen Bereich bis zu zwei nebeneinander liegenden Zähnen, ggf. auch am zahnlosen Kieferabschnitt
(ergänzend Zuschlag-Nr. 0510 mit 750 Punkten)

GOZ 3250	Punkte	EUR
	270	15,19

Tuberplastik, einseitig
(ergänzend Zuschlag-Nr. 0500 mit 400 Punkten)

GOÄ 2675	Punkte	EUR
	850	49,54

Partielle Vestibulum- oder Mundbodenplastik oder große Tuberplastik,
je Kieferhälfte oder Frontzahnbereich
(ergänzend Zuschlag-Nr. 444 mit 1300 Punkten)

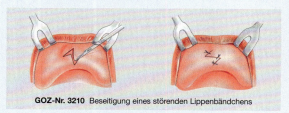

GOZ-Nr. 3210 Beseitigung eines störenden Lippenbändchens

Vestibulum-, Mundboden-, Tuberplastik

GOÄ 2676
Punkte 2200 **EUR** 128,23

Totale Mundboden- oder Vestibulumplastik zur Formung des Prothesenlagers
mit partieller Ablösung der Mundbodenmuskulatur, je Kiefer
(ergänzend Zuschlag-Nr. 445 mit 2200 Punkten)

GOÄ 2677
Punkte 700 **EUR** 40,80

Submuköse Vestibulumplastik,
je Kieferhälfte oder Frontzahnbereich,
als selbstständige Leistung
(ergänzend Zuschlag-Nr. 443 mit 750 Punkten)

Der Ablauf einer Vestibulum-, Mundboden- oder Tuberplastik ist bereits im Rahmen der Kassenabrechnung auf den Seiten 194-196 erläutert worden.

GOZ 3240
Die **GOZ-Nr. 3240** wird für eine
– **Vestibulumplastik** (Ausformung des Mundvorhofs)
– **oder Mundbodenplastik**
– **kleineren Umfangs** (= 2 Zahnbreiten)
– **auch Gingivaextensionsplastik**
  (Verbreiterung der fixierten Gingiva)
berechnet.

Der Begriff des **kleineren Umfangs** wird in der Leistungsbeschreibung näher erläutert als Bereich von **bis zu zwei nebeneinander liegenden Zähnen** (auch am zahnlosen Kiefer).

kleinerer Umfang	–	bis zu zwei nebeneinander liegende Zähne

Gingivaextensionsplastik

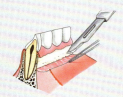

a) Durchtrennung der Schleimhaut im Bereich der Mukogingivalgrenze und Lösung der Schleimhaut vom Periost

b) Befestigung der gelösten Schleimhaut am Periost im apikalen Bereich

Eine Vestibulumplastik über einen Bereich von mehr als zwei Zahnbreiten ist mit der **GOÄ-Nr. 2675, 2676 oder 2677** zu berechnen.

Die **GOZ-Nr. 3240** kann als **präprothetische Maßnahme** angesetzt werden, aber auch im Rahmen der
– Implantologie,
– Parodontologie und
– mukogingivalen Chirurgie.
Entsprechend ist die **GOZ-Nr. 3240** sowohl am bezahnten als auch unbezahnten Kiefer berechnungsfähig.
Für die **Anwendung eines Lasers** kann zusätzlich die **GOZ-Nr. 0120** berechnet werden.

GOZ 3250
Die **GOZ-Nr. 3250** wird für eine
– **Tuberplastik, je Seite (Tuber)**
berechnet.
Der **Tuber** (genauer: **Tuber maxillae**) bildet den hinteren Abschluss des Alveolarfortsatzes vom Oberkiefer (siehe **Zahnmedizinische Assistenz Seite 172, Abb. 5.8**).
Die **GOZ-Nr. 3250** kann als **präprothetische Maßnahme** angesetzt werden, aber auch im Rahmen der
– Implantologie,
– Parodontologie und
– zahnärztlichen Chirurgie,
zum Beispiel zur Reduktion von übermäßig vorhandenem Weichgewebe.
Eine **große Tuberplastik** wird mit der **GOÄ-Nr. 2675** berechnet.

Die **GOZ-Nrn. 3240 und 3250** können je Kieferhälfte (bzw. je Seite) berechnet werden. Abweichend hiervon kann eine auf den Frontzahnbereich begrenzte Vestibulum- oder Mundbodenplastik nur einmal nach GOZ-Nr. 3240 berechnet werden, auch wenn sie die Mittellinie überschreitet.

GOÄ 2675–2677
Bei einer **Vestibulum-, Mundboden- oder Tuberplastik größeren Umfangs** wird auf die Gebührenordnung für Ärzte zurückgegriffen:

GOÄ-Nr. 2675	Partielle Vestibulum- oder Mundbodenplastik oder große Tuberplastik
GOÄ-Nr. 2676	Totale Mundboden- oder Vestibulumplastik zur Formung des Prothesenlagers
GOÄ-Nr. 2677	Submuköse Vestibulumplastik.

Vestibulum- und Mundbodenplastik

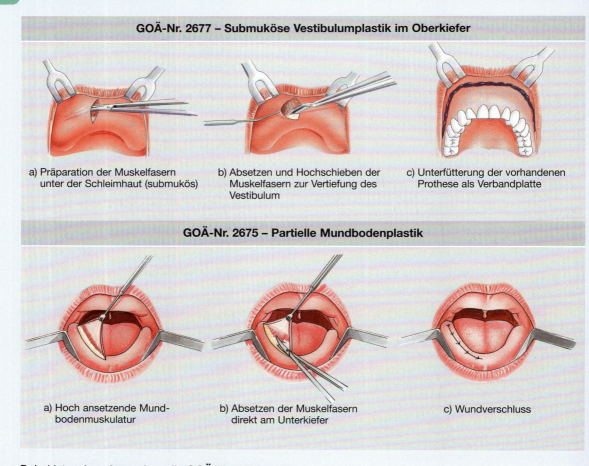

GOÄ-Nr. 2677 – Submuköse Vestibulumplastik im Oberkiefer

a) Präparation der Muskelfasern unter der Schleimhaut (submukös)

b) Absetzen und Hochschieben der Muskelfasern zur Vertiefung des Vestibulum

c) Unterfütterung der vorhandenen Prothese als Verbandplatte

GOÄ-Nr. 2675 – Partielle Mundbodenplastik

a) Hoch ansetzende Mundbodenmuskulatur

b) Absetzen der Muskelfasern direkt am Unterkiefer

c) Wundverschluss

Dabei ist zu beachten, dass die **GOÄ-Nr. 2676** durch die Leistungsbeschreibung **auf die präprothetische Chirurgie beschränkt** ist (zur Formung des Prothesenlagers).

Die **GOÄ-Nrn. 2675 und 2677** sind dagegen auch im Rahmen der
– Implantologie,
– Parodontologie und
– mukogingivalen Chirurgie
berechnungsfähig.
Für die **Anwendung eines Lasers** kann zusätzlich die **GOÄ-Nr. 441** je Sitzung berechnet werden.

Schlotterkammexzision, Schleimhauttransplantation

Schlotterkammexzision

GOÄ 2670
Punkte: 500 EUR: 29,14

Operative Entfernung eines Schlotterkammes oder einer Fibromatose,
je Kieferhälfte oder Frontzahnbereich,
als selbstständige Leistung
(ergänzend Zuschlag-Nr. 443 mit 750 Punkten)

GOÄ 2671
Punkte: 300 EUR: 17,49

Operative Entfernung eines Schlotterkammes oder einer Fibromatose,
je Kieferhälfte oder Frontzahnbereich,
in Verbindung mit den Leistungen nach den GOÄ-Nrn. 2675 oder 2676.

Bei der **Entfernung eines Schlotterkamms** wird auf die **Gebührenordnung für Ärzte** zurückgegriffen. Man unterscheidet bei der operativen Entfernung eines Schlotterkamms oder einer Fibromatose:
GOÄ-Nr. 2670 als selbstständige Leistung
GOÄ-Nr. 2671 mit GOÄ-Nr. 2675 oder 2676.

Fibromatose	– Wucherung von Bindegewebe (bzw. multiple Fibrome)
Fibrom	– gutartiger Bindegewebstumor

Schleimhauttransplantation

GOZ 4130
Punkte: 180 EUR: 10,12

Gewinnung und Transplantation von Schleimhaut,
gegebenenfalls einschließlich Versorgung der Entnahmestelle,
je Transplantat
(ergänzend Zuschlag-Nr. 0500 mit 400 Punkten)

GOÄ 2386
Punkte: 688 EUR: 40,10

Schleimhauttransplantation
– einschließlich operativer Unterminierung der Entnahmestelle und plastischer Deckung –
(ergänzend Zuschlag-Nr. 443 mit 750 Punkten)

Bei der Ausformung des Weichgewebes kann ergänzend eine **freie Schleimhauttransplantation** erforderlich sein. Hierfür kann die **GOZ-Nr. 4130** oder bei größerem Umfang die **GOÄ-Nr. 2386** angesetzt werden.

Wird eine **Verbandplatte** angelegt, so kann dies nach **GOÄ-Nr. 2700** berechnet werden.
Einzelheiten zur **GOZ-Nr. 4130** werden in **Band II, Lernfeld 10.2.3** erläutert.

Schlotterkammexzision

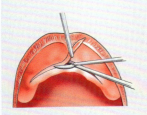
a) Entfernung des Schlotterkamms

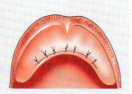
b) Wundverschluss

Schleimhauttransplantation

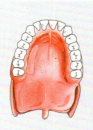
a) Gewinnung eines freien Schleimhauttransplantates am Gaumen

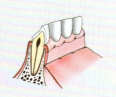
b) Transplantation der Schleimhaut bei einer Gingivaextensionsplastik

Weichteilunterfütterung, Verbesserung des Knochenlagers

GOÄ 2442	Punkte	EUR
	900	52,46

Implantation alloplastischen Materials zur Weichteilunterfütterung,
als selbstständige Leistung
(ergänzend Zuschlag-Nr. 444 mit 1300 Punkten)

Die Fortschritte der zahnärztlichen Chirurgie machen heutzutage auch eine Verbesserung des Weichteillagers durch aufbauende Maßnahmen möglich.
Dabei unterscheidet man:
- **Transplantation von körpereigenem Gewebe** (z. B. Weichteilunterfütterung durch Bindegewebe, welches an anderer Stelle entnommen wird)
- **Implantation von alloplastischem Material**, also die Einpflanzung von körperfremdem, nicht biologischem Material **(GOÄ-Nr. 2442)**.

Diese Maßnahmen können nicht nur im Rahmen der präprothetischen Chirurgie sondern auch der zahnärztlichen Implantologie und der Parodontalchirurgie angewendet werden.

Fachbegriffe	
Implantation	– Einpflanzung von körperfremdem Material
Transplantation	– Verpflanzung von lebendem Gewebe
alloplastisches Material	– körperfremdes, nicht biologisches Material

Präprothetische Chirurgie
– Verbesserung des Knochenlagers –

Bereits die sorgfältige Abrundung und Glättung von scharfen Knochenkanten bei einer Zahnentfernung ist eine präprothetische Maßnahme.
Dieser Abschnitt gibt einen Überblick über die möglichen Maßnahmen zur Verbesserung des Knochenlagers.
Hierzu gehören:

aus GOZ-Abschnitt D
GOZ-Nr. 3230 Knochenresektion am Alveolarfortsatz zur Formung des Prothesenlagers

aus GOZ-Abschnitt K
GOZ-Nr. 9090 Knochengewinnung und -implantation
GOZ-Nr. 9100 Aufbau des Alveolarfortsatzes
GOZ-Nr. 9130 Knochenspreizung (Bone Splitting) oder vertikale Distraktion des Alveolarfortsatzes
GOZ-Nr. 9140 Knochenentnahme außerhalb des Aufbaugebietes
GOZ-Nr. 9150 Fixierung des Aufbaus durch Osteosynthese
GOZ-Nr. 9160 Materialentfernung unter der Schleimhaut
GOZ-Nr. 9170 Materialentfernung aus dem Knochen.

Die **GOZ-Positionen aus Abschnitt K** zur Verbesserung des Knochenlagers werden in **Lernfeld 8.2.5** auf den Seiten 255-262 erläutert.

Knochenresektion, KFO-Chirurgie

Knochenresektion

GOZ 3230 Punkte 440 EUR 24,75
Knochenresektion am Alveolarfortsatz zur Formung des Prothesenlagers
als selbstständige Leistung,
je Kiefer
(ergänzend Zuschlag-Nr. 0500 mit 400 Punkten)

Die **GOZ-Nr. 3230** wird für die
– Knochenresektion am Alveolarfortsatz
– zur Formung des Prothesenlagers
– als selbstständige Leistung
– je Kiefer
berechnet.
Die Leistungsbeschreibung schränkt den Ansatz der GOZ-Nr. 3230 stark ein:
- Die **Entfernung von Alveolarknochen bei einer Zahnentfernung** gehört zum Leistungsinhalt einer Osteotomie und wird entsprechend nicht mit der GOZ-Nr. 3230 sondern mit der **GOZ-Nr. 3030, 3040 oder 3045** berechnet.
- Die **GOZ-Nr. 3230** ist auf Knochenresektionen zur **Formung des Prothesenlagers** beschränkt.

Anmerkung

Die alte **GOZ-Nr. 322** für eine Knochenresektion am Alveolarfortsatz in Verbindung mit Extraktionen wurde nicht in die neue GOZ 2012 übernommen.

GOZ-Nr. 3230 – Knochenresektion am Alveolarfortsatz zur Formung des Prothesenlagers

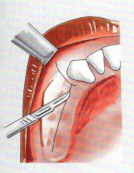
a) Schnittführung

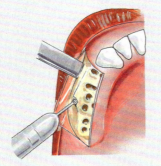
b) Knochenresektion

Chirurgie aus kieferorthopädischer Indikation

GOZ 3260 Punkte 550 EUR 30,93
Freilegen eines retinierten oder verlagerten Zahnes zur orthopädischen Einstellung
(ergänzend Zuschlag-Nr. 0510 mit 750 Punkten)

GOZ 3270 Punkte 590 EUR 33,18
Germektomie
(ergänzend Zuschlag-Nr. 0510 mit 750 Punkten)

GOZ 3280 Punkte 270 EUR 15,19
Lösen, Verlegen und Fixieren des Lippenbändchens und Durchtrennen des Septums bei echtem Diastema
(ergänzend Zuschlag-Nr. 0500 mit 400 Punkten)

GOZ 3260

Die **GOZ-Nr. 3260** wird für das
– Freilegen eines
– retinierten oder verlagerten Zahnes
– zur kieferorthopädischen Einstellung
berechnet.
Für die Befestigung eines Klebebrackets bzw. **Eingliederung eines Bandes** am freigelegten Zahn kann zusätzlich die **GOZ-Nr. 6100 bzw. 6120** angesetzt werden (siehe **Band II, LF 10.2.4**).
Eine **adhäsive Befestigung** kann ergänzend mit der **GOZ-Nr. 2197** berechnet werden (siehe Seite 132).
Wird eine **Drahtligatur oder dergleichen** am freigelegten Zahn angebracht, so kann die **GOÄ-Nr. 2697** angesetzt werden.

GOZ 6100 Punkte 165 EUR 9,28
Eingliederung eines Klebebrackets
zur Aufnahme orthodontischer Hilfsmittel

GOZ 6120 Punkte 230 EUR 12,94
Eingliederung eines Bandes
zur Aufnahme orthodontischer Hilfsmittel

KFO-Chirurgie

GOZ 2197	Punkte	EUR
	130	7,31

Adhäsive Befestigung
(plastischer Aufbau, Stift, Inlay, Krone, Teilkrone, Veneer etc.)

GOÄ 2697	Punkte	EUR
	350	20,40

Anlegen von Drahtligaturen, Drahthäkchen oder dergleichen,
je Kieferhälfte oder Frontzahnbereich als selbstständige Leistung

Eine **Verbandplatte** kann unter der **GOÄ-Nr. 2700** berechnet werden. Material- und Laborkosten sind gesondert berechnungsfähig.
Die **GOZ-Nr. 3260** ist mit der **BEMA-Nr. 63** vergleichbar.

GOZ 3270
Die **GOZ-Nr. 3270** wird für die **Entfernung eines Zahnkeims (Germektomie)** berechnet.
Einzelheiten zur GOZ-Nr. 3270 wurden bereits im Abschnitt **Zahnentfernungen** auf der Seite 216 beschrieben.

GOZ 3280
Die **GOZ-Nr. 3280** wird für die **Operation eines echten Diastemas** mit Durchtrennung des Septums berechnet.
Ein **echtes Diastema** ist eine Lücke zwischen den mittleren Schneidezähnen im Oberkiefer mit einem überentwickelten Lippenbändchen. Einzelheiten hierzu wurden bereits bei der vergleichbaren **BEMA-Nr. 61** auf Seite 200 erläutert.
Erfolgt nur eine einfache Beseitigung des störenden Lippenbändchens **(Frenektomie)**, so wird lediglich die **GOZ-Nr. 3210** angesetzt.
Die Berechnung der **kieferorthopädischen Behandlung eines Diastemas** als selbstständige Leistung **(GOZ-Nr. 6250)** wird in **Band II, Lernfeld 10.2.4** beschrieben.

GOZ-Nr. 3260 – Freilegung eines retinierten und verlagerten Eckzahnes zur kieferorthopädischen Einstellung

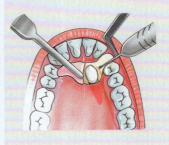
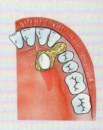

a) Aufklappung und Freilegung des Zahnes

b) Freigelegter Zahn mit Tamponade

GOZ-Nr. 3280 – Diastema-Operation

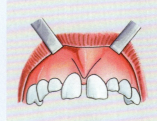
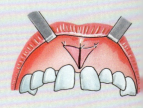

a) Schnittführung

c) Durchtrennen des Septums und Wundverschluss

Nachbehandlung, chirurgische Wundrevision

Nachbehandlung, chirurgische Wundrevision

GOZ 3290	Punkte	EUR
	55	3,09

Kontrolle nach chirurgischem Eingriff,
als selbstständige Leistung,
je Kieferhälfte oder Frontzahnbereich

GOZ 3300	Punkte	EUR
	65	3,66

Nachbehandlung nach chirurgischem Eingriff
(z. B. Tamponieren),
als selbstständige Leistung,
je Operationsgebiet (Raum einer zusammenhängenden Schnittführung)

Abrechnungsbestimmungen
Die Leistung nach der **GOZ-Nr. 3300** ist **höchstens zweimal je Kieferhälfte oder Frontzahnbereich** berechnungsfähig.
Neben der Leistung nach der GOZ-Nr. 3300 sind die Leistungen nach den **GOZ-Nrn. 3060 oder 3310 nicht berechnungsfähig.**

GOZ 3310	Punkte	EUR
	100	5,62

Chirurgische Wundrevision
(z. B. Glätten des Knochens, Auskratzen, Naht),
je Operationsgebiet (Raum einer zusammenhängenden Schnittführung)

Abrechnungsbestimmungen zur GOZ-Nr. 3310
Die Leistung nach der **GOZ-Nr. 3310** ist **höchstens zweimal je Kieferhälfte oder Frontzahnbereich** berechnungsfähig.
Neben der Leistung nach der **GOZ-Nr. 3310** sind die Leistungen nach den **GOZ-Nrn. 3060 oder 3300 nicht berechnungsfähig.**

Abrechnungsbestimmung zu GOZ-Nrn. 3190 und 3200
Das Auskratzen von Granulationsgewebe oder kleinen Zysten in Verbindung mit Extraktionen, Osteotomien oder Wurzelspitzenresektionen kann nicht nach den GOZ-Nrn. 3190 bis 3200 sowie 3310 berechnet werden.

GOZ 3290
Die **GOZ-Nr. 3290** wird für eine
– Kontrolle einer Wunde nach chirurgischem Eingriff
– ohne weitere Behandlung an dieser Wunde
– je Kieferhälfte oder Frontzahnbereich
berechnet.
Hierbei erfolgt eine reine Nachschau zur Überprüfung der Wundheilung.
Wird jedoch eine Nachbehandlung an einer anderen Wunde (nicht zusammenhängendes Operationsgebiet) durchgeführt, so ist zusätzlich die **GOZ-Nr. 3300** in gleicher Sitzung berechnungsfähig, auch in derselben Kieferhälfte bzw. Frontzahnregion.
Auch eine **chirurgische Wundrevision (GOZ-Nr. 3310)** ist in gleicher Sitzung **an einer anderen Wunde** berechnungsfähig, falls erforderlich in derselben Kieferhälfte bzw. Frontzahnregion.
Bedingung ist nur, dass die **Wunden räumlich getrennt** sind, also **keine zusammenhängende Schnittführung** haben.

GOZ 3300
Die **GOZ-Nr. 3300** wird für eine
– Nachbehandlung einer Wunde nach chirurgischem Eingriff
– als selbstständige Leistung
– je Operationsgebiet (getrennte Wunden)
– maximal **2x je Kieferhälfte oder Frontzahnbereich**
berechnet.
Nachbehandlungsmaßnahmen im Sinne der **GOZ-Nr. 3300** sind z. B. Tamponieren, Drainagewechsel, Wundspülung, Fädenentfernung, Wunddesinfektion oder das Aufbringen von Medikamenten zur Förderung der Wundheilung.

Die **GOZ-Nr. 3300** kann bei entsprechend getrennten Wunden **maximal 8x in einer Sitzung** berechnet werden.
Bei räumlich getrennten Wunden kann in einer Sitzung an unterschiedlichen Wunden eine
• Wundkontrolle (GOZ-Nr. 3290)
• Nachbehandlung (GOZ-Nr. 3300)
• und chirurgische Wundrevision (GOZ-Nr. 3310)
durchgeführt und berechnet werden.

An der gleichen Wunde sind aber **neben der GOZ-Nr. 3300 nicht berechnungsfähig:**
GOZ-Nr. 3060 Stillung einer Blutung durch Abbinden, Umstechen oder Knochenbolzung
GOZ-Nr. 3290 Kontrolle nach chirurgischem Eingriff
GOZ-Nr. 3310 Chirurgische Wundrevision.

Ärztliche Nachbehandlung, Infrarotbehandlung, Elektrotherapie

GOZ 3310

Die GOZ-Nr. 3310 wird für eine
– chirurgische Wundrevision
– je Operationsgebiet
– maximal **2x je Kieferhälfte oder Frontzahnbereich** berechnet.

Eine **chirurgische Wundrevision** ist ein **erneuter chirurgischer Eingriff** nach einer vorausgegangenen chirurgischen Behandlung am selben Ort.

Maßnahmen zur chirurgischen Wundrevision im Sinne der **GOZ-Nr. 3310** sind z. B. Glätten des Knochens, Kürettage der Wunde, Entfernung von nekrotischem Weichgewebe und kleinen Sequestern, Wundanfrischung, Umschneidung und Naht.

Hierbei ist in der Regel eine **Anästhesie** erforderlich.

Die **GOZ-Nr. 3310** kann bei entsprechend getrennten Wunden **maximal 8x in einer Sitzung** berechnet werden.

Bei räumlich getrennten Wunden kann in gleicher Sitzung an anderen Wunden eine
- Wundkontrolle   (GOZ-Nr. 3290)
- Nachbehandlung   (GOZ-Nr. 3300)

durchgeführt und berechnet werden.

An der gleichen Wunde sind aber **neben der GOZ-Nr. 3310 nicht berechnungsfähig**:

GOZ-Nr. 3060   Stillung einer Blutung durch Abbinden, Umstechen oder Knochenbolzung
GOZ-Nr. 3290   Kontrolle nach chirurgischem Eingriff
GOZ-Nr. 3300   Nachbehandlung nach chirurgischem Eingriff.

Ärztliche Nachbehandlung

GOÄ 2006	Punkte	EUR
	63	3,67

Behandlung einer Wunde, die nicht primär heilt oder Entzündungserscheinungen oder Eiterungen aufweist
– auch Abtragung von Nekrosen an einer Wunde –

GOÄ 2007	Punkte	EUR
	40	2,33

Entfernung von Fäden oder Klammern

GOÄ 2008	Punkte	EUR
	90	5,25

Wund- oder Fistelspaltung

Im Gebührenverzeichnis der GOÄ sind die **GOÄ-Nrn. 2006-2008** für die **Nachbehandlung** von ärztlichen chirurgischen Eingriffen enthalten.

GOÄ-Nr. 2006   Behandlung einer nicht primär heilenden Wunde
GOÄ-Nr. 2007   Entfernung von Fäden oder Klammern
GOÄ-Nr. 2008   Wund- oder Fistelspaltung.

Die **GOÄ-Nrn. 2006-2008** enthalten nicht die Einschränkung „als selbstständige Leistung". Entsprechend besteht hier z. B. die Möglichkeit die **GOÄ-Nrn. 2006 und 2007** in einer Sitzung für eine Wunde zu berechnen.

Infrarotbehandlung, Elektrotherapie

GOÄ 538	Punkte	EUR
	40	2,33

Infrarotbehandlung, je Sitzung

GOÄ 548	Punkte	EUR
	37	2,16

Kurzwellen-, Mikrowellenbehandlung
(Anwendung hochfrequenter Ströme)

GOÄ 552	Punkte	EUR
	44	2,56

Iontophorese

Zur Unterstützung der Heilung ist bei manchen Erkrankungen
– eine Infrarotbehandlung,
– eine Kurzwellen- bzw. Mikrowellenbehandlung
– oder die direkte Anwendung von elektrischem Strom

geeignet.

Hierbei können z. B. die **GOÄ-Nrn. 538, 548 oder 552** angesetzt werden.

Bei der Berechnung dieser GOÄ-Nummern gilt der **reduzierte Gebührenrahmen** (siehe LF 2.2.4, Seite 52).

Es darf höchstens der 2,5fache Gebührensatz berechnet werden. Dabei ist eine Begründung bei Überschreitung des 1,8fachen Gebührensatzes anzugeben. Eine abweichende Honorarvereinbarung nach § 2 GOÄ ist nicht zulässig.

Weichteilverletzungen, Zahnluxation

8.2.3 Behandlung von Verletzungen des Gesichtsschädels

Bei **Verletzungen** unterscheidet man:
- Weichteilverletzungen
- Zahnverletzungen
- Gelenkverletzungen
- Knochenverletzungen.

Die Abrechnung erfolgt nach den **Gebührenordnungen für Zahnärzte (GOZ) bzw. Ärzte (GOÄ)**. Es gibt eine **Vielzahl von ärztlichen Gebührenpositionen**, um die verschiedenen Behandlungsmöglichkeiten der **Mund-Kiefer-Gesichtschirurgie** berechnen zu können.

Im Rahmen dieses Buches werden nur die Gebührenpositionen aufgezählt, die noch Bezug zur Zahnarztpraxis haben. Die Gebührenpositionen für größere Operationen werden hier nicht aufgeführt (siehe **Abschnitte J und L der GOÄ**).

Weichteilverletzungen

Für Weichteilverletzungen und Nachbehandlungen können die **GOÄ-Nrn. 2000–2008** angesetzt werden.

GOÄ 2000
Punkte	EUR
70	4,08

Erstversorgung einer kleinen Wunde

GOÄ 2001
Punkte	EUR
130	7,58

Versorgung einer kleinen Wunde einschließlich Naht

GOÄ 2002
Punkte	EUR
160	9,33

Versorgung einer kleinen Wunde einschließlich Umschneidung und Naht

GOÄ 2003
Punkte	EUR
130	7,58

Erstversorgung einer großen und/oder stark verunreinigten Wunde

GOÄ 2004
Punkte	EUR
240	13,99

Versorgung einer großen Wunde einschließlich Naht

GOÄ 2005
Punkte	EUR
400	23,31

Versorgung einer großen und/oder stark verunreinigten Wunde einschließlich Umschneidung und Naht

GOÄ 2006
Punkte	EUR
63	3,67

Behandlung einer Wunde, die nicht primär heilt oder Entzündungserscheinungen oder Eiterungen aufweist
– auch Abtragung von Nekrosen an einer Wunde –

GOÄ 2007
Punkte	EUR
40	2,33

Entfernung von Fäden oder Klammern

GOÄ 2008
Punkte	EUR
90	5,25

Wund- oder Fistelspaltung

GOÄ-Nrn. 2009 und 2010 (Fremdkörperentfernung)
→ siehe Seite 219

Zahnluxation

GOZ 3140
Punkte	EUR
550	30,93

Reimplantation eines Zahnes einschließlich einfacher Fixation
(ergänzend Zuschlag-Nr. 0510 mit 750 Punkten)

GOÄ 2685
Punkte	EUR
200	11,66

Reposition eines Zahnes

GOZ 7070
Punkte	EUR
90	5,06

Semipermanente Schiene unter Anwendung der Ätztechnik,
je Interdentalraum

Bei einer **Zahnluxation** wird ein Zahn durch ein Trauma (eine Verletzung) vollständig oder nur zum Teil aus seinem Zahnfach herausgelöst.

Einrenkung einer Unterkieferluxation

Die **Wiedereinpflanzung** eines vollständig aus der Alveole herausgeschlagenen Zahnes wird als **Reimplantation** bezeichnet. Hierfür wird die **GOZ-Nr. 3140** berechnet.

Die **einfache Fixation (Befestigung)** an den Nachbarzähnen ist Bestandteil der **GOZ-Nr. 3140**.

Wird aber z. B. eine Schiene unter Anwendung der **Adhäsivtechnik mit Komposit** durchgeführt, so wird die **GOZ-Nr. 7070** angesetzt (siehe Seite 241, 243).

Wurde ein Zahn bei einer Verletzung nur zum Teil aus dem Zahnfach herausgelöst, so muss er nicht reimplantiert sondern nur reponiert (zurückgesetzt) werden. Für die **Reposition eines Zahnes** wird nicht die GOZ-Nr. 3140 sondern die **GOÄ-Nr. 2685** angesetzt.

Fachbegriffe

Zahnluxation	– vollständige oder teilweise Herauslösung eines Zahns aus seinem Zahnfach
Reimplantation	– Wiedereinpflanzung
Reposition	– Zurücksetzen in die ursprüngliche Position

Einrenkung einer Unterkieferluxation

GOÄ 2680	Punkte	EUR
	100	5,83
Einrenkung der Luxation des Unterkiefers		

GOÄ 2681	Punkte	EUR
	400	23,31
Einrenkung der alten Luxation des Unterkiefers		

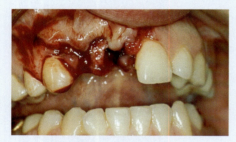

a) Vollständige Luxation der Zähne 11 und 12

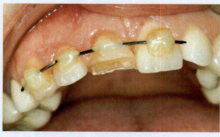

b) Reimplantation und Schienung der Zähne 11 und 12 (GOZ-Nrn. 3140 und 7070)

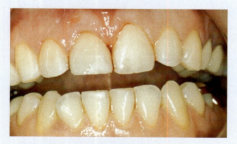

c) Ergebnis nach 6 Monaten. Zahn 11 wurde mit Adhäsivtechnik wieder aufgebaut.

Bei einer **Luxation (Verrenkung)** sind die durch ein Gelenk miteinander verbundenen Knochen gegeneinander verschoben.

Bei einer **Luxation des Unterkiefers** ist die Gelenkwalze des Unterkiefers aus der Gelenkpfanne herausgesprungen und vor dem Tuberkulum (Gelenkhöckerchen) fixiert.

Die **Einrenkung (Reposition)** des Unterkiefers wird nach **GOÄ-Nr. 2680 bzw. 2681** berechnet.

Kieferfrakturen

Kieferfrakturen

Reposition eines gebrochenen Kiefers

GOÄ 2686 — Punkte 300 — EUR 17,49
Reposition eines zahntragenden Bruchstücks des Alveolarfortsatzes

GOÄ 2687 — Punkte 1300 — EUR 75,77
Allmähliche Reposition des gebrochenen Ober- oder Unterkiefers oder eines schwer einstellbaren oder verkeilten Bruchstücks des Alveolarfortsatzes
(ergänzend Zuschlag-Nr. 445 mit 2200 Punkten)

Drahtligaturen, Schienenverbände, Stütz- und Hilfsvorrichtungen

GOÄ 2695 — Punkte 2700 — EUR 157,38
Einrichtung und Fixation eines gebrochenen Kiefers außerhalb der Zahnreihen durch intra- und extraorale Schienenverbände und Stützapparate
(ergänzend Zuschlag-Nr. 445 mit 2200 Punkten)

GOÄ 2697 — Punkte 350 — EUR 20,40
Anlegen von Drahtligaturen, Drahthäkchen oder dergleichen,
je Kieferhälfte oder Frontzahnbereich,
als selbstständige Leistung

GOÄ 2698 — Punkte 1500 — EUR 87,43
Anlegen und Fixation einer Schiene am unverletzten Ober- oder Unterkiefer
(ergänzend Zuschlag-Nr. 445 mit 2200 Punkten)

GOÄ 2699 — Punkte 2200 — EUR 128,23
Anlegen und Fixation einer Schiene am gebrochenen Ober- oder Unterkiefer
(ergänzend Zuschlag-Nr. 445 mit 2200 Punkten)

GOÄ 2700 — Punkte 350 — EUR 20,40
Anlegen von Stütz-, Halte- oder Hilfsvorrichtungen
(z. B. Verbandsplatte, Pelotte) am Ober- oder Unterkiefer oder bei Kieferklemme

GOÄ 2702 — Punkte 300 — EUR 17,49
Wiederanbringung einer gelösten Apparatur oder kleine Änderungen, teilweise Erneuerung von Schienen oder Stützapparaten
– auch Entfernung von Schienen oder Stütz-
 apparaten –,
je Kiefer

Operative Frakturversorgung

GOÄ 2688 — Punkte 750 — EUR 43,72
Fixation bei nicht dislozierter Kieferfraktur durch Osteosynthese oder Aufhängung
(ergänzend Zuschlag-Nr. 443 mit 750 Punkten)

GOÄ 2690 — Punkte 1000 — EUR 58,29
Operative Reposition und Fixation durch Osteosynthese bei Unterkieferbruch,
je Kieferhälfte
(ergänzend Zuschlag-Nr. 444 mit 1300 Punkten)

GOÄ 2694 — Punkte 450 — EUR 26,23
Operative Entfernung von Osteosynthesematerial aus einem Kiefer- oder Gesichtsknochen,
je Fraktur
(ergänzend Zuschlag-Nr. 442 mit 400 Punkten)

Aufbissbehelfe und Schienen

Bei einer **Fraktur** wird ein Knochen vollständig durchtrennt, wodurch zwei oder mehr **Bruchstücke (Fragmente)** entstehen.

Die **Behandlung einer Fraktur** verläuft in mehreren Schritten:
1. Reposition
2. Ruhigstellung (Retention, Fixation)
3. Übungsbehandlung.

Dabei unterscheidet man:
- **konservative Frakturbehandlung** mit **Schienenverbänden** ohne Operation und
- **operative Frakturbehandlung** mit **Osteosynthese**, also einer Fixation der Knochenfragmente mit Metallplatten, Knochenschrauben oder Drahtnähten.

Die **Berechnung einer Frakturversorgung** erfolgt mit den Gebührenpositionen aus dem **GOÄ-Abschnitt L IX (Mund-Kiefer-Gesichtschirurgie)**.

Fachbegriffe	
Reposition	– Zurücksetzen in die ursprüngliche Position
Fixation	– Befestigung
Osteosynthese	– operative Verbindung von Knochenfragmenten (z. B. durch Metallplatten, Schrauben)
dislozierte Fraktur	– verschobener Bruch

8.2.4 Aufbissbehelfe und Schienen

Aufbissbehelfe und Schienen werden im Rahmen der Privatabrechnung nach **Abschnitt H der GOZ** berechnet.

GOZ Abschnitt H. Eingliederung von Aufbissbehelfen und Schienen

Allgemeine Bestimmungen
Endgültige Kronen, Brücken und Prothesen dürfen nicht als Aufbissbehelfe oder Schienen nach Abschnitt H berechnet werden.

GOZ 7000	Punkte	EUR
	270	15,19

Eingliederung eines Aufbissbehelfs ohne adjustierte Oberfläche

GOZ 7010	Punkte	EUR
	800	44,99

Eingliederung eines Aufbissbehelfs mit adjustierter Oberfläche

GOZ 7020	Punkte	EUR
	450	25,31

Umarbeitung einer vorhandenen Prothese zum Aufbissbehelf

GOZ 7030	Punkte	EUR
	370	20,81

Wiederherstellung der Funktion eines Aufbissbehelfs, z. B. durch Unterfütterung

GOZ 7040	Punkte	EUR
	65	3,66

Kontrolle eines Aufbissbehelfs

GOZ 7050	Punkte	EUR
	180	10,12

Kontrolle eines Aufbissbehelfs mit adjustierter Oberfläche: subtraktive Maßnahmen, je Sitzung

Aufbissbehelfe und Schienen

GOZ 7060
Punkte: 410   EUR: 23,06

Kontrolle eines Aufbissbehelfs mit adjustierter Oberfläche: additive Maßnahmen,
je Sitzung

GOZ 7070
Punkte: 90   EUR: 5,06

Semipermanente Schiene unter Anwendung der Ätztechnik,
je Interdentalraum

GOZ 7080
Punkte: 600   EUR: 33,75

Versorgung eines Kiefers mit einem festsitzenden laborgefertigen Provisorium (einschließlich Vorpräparation) im indirekten Verfahren,
je Zahn oder je Implantat,
einschließlich Entfernung

GOZ 7090
Punkte: 270   EUR: 15,19

Versorgung eines Kiefers mit einem laborgefertigten Provisorium im indirekten Verfahren,
je Brückenglied,
einschließlich Entfernung

Abrechnungsbestimmungen
Die Berechnung der Leistungen nach den **GOZ-Nrn. 7080 und 7090** setzt voraus, dass es sich bei dem festsitzenden laborgefertigten Provisorium um ein **Langzeitprovisorium mit einer Tragezeit von mindestens drei Monaten** handelt.
Beträgt die Tragezeit des festsitzenden laborgefertigten Provisoriums **unter drei Monaten**, sind anstelle der Leistungen nach den GOZ-Nrn. 7080 und 7090 die Leistungen nach den **GOZ-Nrn. 2260, 2270 oder 5120 und 5140** berechnungsfähig.
Im Zusammenhang mit den Leistungen nach den GOZ-Nrn. 7080 oder 7090 sind die Leistungen nach den **GOZ-Nrn. 2230, 2240, 5050 oder 5060** nicht berechnungsfähig.

GOZ 7100
Punkte: 200   EUR: 11,25

Maßnahmen zur Wiederherstellung der Funktion eines Langzeitprovisoriums,
je Krone, Spanne oder Freiendbrückenglied

Abrechnungsbestimmung
Die **Wiedereingliederung desselben festsitzenden laborgefertigten Provisoriums** nach den GOZ-Nrn. 7080 oder 7090, gegebenenfalls auch mehrmals, einschließlich Entfernung ist **mit den Gebühren nach den GOZ-Nrn. 7080 bis 7100 abgegolten**.

Die **GOZ-Nrn. 7000-7070** sind mit den **BEMA-Nrn. K 1-K 9** der Kassenabrechnung vergleichbar (siehe Seite 206).

GOZ-Nr. 7000	entspricht	BEMA-Nr. K 2
GOZ-Nr. 7010	entspricht	BEMA-Nr. K 1
GOZ-Nr. 7020	entspricht	BEMA-Nr. K 3
GOZ-Nr. 7030	entspricht	BEMA-Nr. K 6
GOZ-Nr. 7040	entspricht	BEMA-Nr. K 7
GOZ-Nr. 7050	entspricht	BEMA-Nr. K 8
GOZ-Nr. 7060	entspricht	BEMA-Nr. K 9
GOZ-Nr. 7070	entspricht	BEMA-Nr. K 4

Eingliederung eines Aufbissbehelfs, Umarbeiten einer Prothese zum Aufbissbehelf (GOZ-Nrn. 7000-7020)

Die **GOZ-Nrn. 7000-7020** werden für die Eingliederung eines Aufbissbehelfs bzw. die Umarbeitung einer Prothese zu einem Aufbissbehelf berechnet.

GOZ-Nr. 7000 Eingliederung eines Aufbissbehelfs ohne adjustierte Oberfläche
GOZ-Nr. 7010 Eingliederung eines Aufbissbehelfs mit adjustierter Oberfläche
GOZ-Nr. 7020 Umarbeiten einer vorhandenen Prothese zum Aufbissbehelf.

Aufbissbehelfe

Die Kaufläche des Aufbissbehelfs unterbricht die vorhandenen okklusalen Kontakte und ersetzt sie durch neue Kontakte. Diese Behandlung kann dazu dienen:
- **Fehlfunktionen des Kausystems** auszuschalten,
- **Verspannungen der Kaumuskulatur** zu lösen,
- die **Lage des Unterkiefers zum Oberkiefer** (und dadurch auch die Lage der Gelenkwalze im Kiefergelenk) zu verändern,
- die **Unterkieferführung** bei Vorschub- und Seitwärtsbewegungen zu verbessern.

Nach der **Kauflächengestaltung** unterscheidet man:
- Aufbissbehelfe ohne adjustierte Oberfläche (GOZ-Nr. 7000) und
- Aufbissbehelfe mit adjustierter Oberfläche (GOZ-Nr. 7010).

Bei einem **Aufbissbehelf mit adjustierter Oberfläche** wird die Kaufläche durch Auftragen von Kunststoff und/oder gezieltes Einschleifen individuell ausgearbeitet. Wird in diesem Zusammenhang eine **Funktionsanalyse und -therapie** des Kausystems durchgeführt, so können die entsprechenden **GOZ-Nrn. 8000-8100** des Abschnitts J der GOZ angesetzt werden. Einzelheiten hierzu werden in **Band II, Lernfeld 12.2** beschrieben.

Ein **Aufbissbehelf ohne adjustierte Oberfläche** hat keine entsprechend ausgeformte Kaufläche. Dies kann z. B. eine tiefgezogene Schiene ohne Berücksichtigung der Gegenbezahnung sein.

Praxiskosten sind nach § 4 Absatz 3 GOZ mit den Gebühren abgegolten, bis auf
- Kosten für Abformungsmaterial (Allgemeine Bestimmung Nr. 2, Abschnitt A, GOZ) und
- Versandkosten an das gewerbliche Labor.

Zahntechnische Leistungen (Praxislabor und gewerbliches Labor) werden nach § 9 GOZ berechnet. Die Laborrechnung wird der Liquidation beigefügt.

Die **GOZ-Nrn. 7000-7020** sind **nicht berechnungsfähig** für:
- Bleachingschienen (§ 2 Abs. 3 Leistung auf Verlangen)
- Sportschutzschienen (§ 2 Abs. 3 Leistung auf Verlangen)
- Schnarcherschienen (bei medizinischer Indikation analog nach § 6 Abs. 1 berechnen)
- individuell gefertigte Schienen als Medikamententräger (GOZ-Nr. 1030, siehe Band II, Lernfeld 11.2)
- Schienungen bei Zahnluxationen (GOZ-Nr. 7070, GOÄ-Nr. 2697)
- Schienungen bei Kieferverletzungen (GOÄ-Nrn. 2695-2702)
- endgültige Kronen, Brücken und Prothesen als Aufbissbehelfe oder Schienen
- Umarbeitung einer vorhandenen Prothese zur Verbandplatte (GOÄ-Nr. 2700).

Wiederherstellung der Funktion eines Aufbissbehelfs (GOZ-Nr. 7030)

Die **GOZ-Nr. 7030** wird für die **Wiederherstellung der Funktion eines Aufbissbehelfs** nach GOZ-Nrn. 7000-7020 berechnet, zum Beispiel:
- Unterfütterung
- Bruch- oder Rissreparatur
- Anbringen oder Erneuern einer Klammer.

Praxiskosten sind nach § 4 Absatz 3 GOZ mit den Gebühren abgegolten, bis auf
- Kosten für Abformungsmaterial (Allgemeine Bestimmung Nr. 2, Abschnitt A, GOZ) und
- Versandkosten an das gewerbliche Labor.

Zahntechnische Leistungen (Praxislabor und gewerbliches Labor) werden nach § 9 GOZ berechnet. Die Laborrechnung wird der Liquidation beigefügt.

Kontrollen von Aufbissbehelfen (GOZ-Nrn. 7040-7060)

Die **GOZ-Nrn. 7040-7060** werden für **Kontrollen von Aufbissbehelfen** berechnet.

GOZ-Nr. 7040 Kontrolle eines Aufbissbehelfs **ohne** Korrekturen
GOZ-Nr. 7050 Kontrolle eines Aufbissbehelfs mit adjustierter Oberfläche **mit subtraktiven Maßnahmen**
GOZ-Nr. 7060 Kontrolle eines Aufbissbehelfs mit adjustierter Oberfläche **mit additiven Maßnahmen.**

subtraktive Maßnahme	Der Aufbissbehelf wird durch Einschleifen reduziert.
additive Maßnahme	Der Aufbissbehelf wird durch Auftragen von Kunststoff aufgebaut.

Die **GOZ-Nrn. 7040-7060** sind entsprechend dem unterschiedlichen Aufwand bewertet:

GOZ-Nr. 7040	Kontrolle ohne Korrekturen	65 Punkte
GOZ-Nr. 7050	Kontrolle mit subtraktiven Maßnahmen	180 Punkte
GOZ-Nr. 7060	Kontrolle mit additiven Maßnahmen	410 Punkte

Semipermanente Schiene, festsitzende Langzeitprovisorien

Werden in einer Sitzung additive **und** subtraktive Maßnahmen durchgeführt, so sind die GOZ-Nrn. 7050 und 7060 nebeneinander berechnungsfähig.
Die GOZ-Nr. 7040 ist nicht neben den GOZ-Nrn. 7050 und 7060 berechnungsfähig.
Die GOZ-Nr. 7050 und 7060 sind nicht an Aufbissbehelfen ohne adjustierte Oberfläche berechnungsfähig.

Semipermanente Schiene (GOZ-Nr. 7070)

Die **GOZ-Nr. 7070** wird für eine
– Schienung der Zähne
– unter Anwendung der Ätztechnik
– je Interdentalraum

berechnet. Hierbei werden die Zähne über die Interdentalräume miteinander verblockt (siehe Seite 238).

Mit der **GOZ-Nr. 7070 sind abgegolten**:
– Ätztechnik
– Aufbringen von Kunststoff
– eventuell Einarbeiten eines Drahtbogens oder Ähnlichem in den Kunststoff
– Praxiskosten nach § 4 Absatz 3 GOZ.

Für das **Anlegen von Spanngummi (Kofferdam)** kann neben der GOZ-Nr. 7070 die **GOZ-Nr. 2040** angesetzt werden. Ergänzend können gegebenenfalls z. B. berechnet werden:
GOÄ-Nr. 2685 Reposition eines Zahns
GOÄ-Nr. 3140 Reimplantation eines Zahns.
Für die **Entfernung einer semipermanenten Schiene** kann die **GOÄ-Nr. 2702** angesetzt werden.

Festsitzende Langzeitprovisorien (GOZ-Nrn. 7080-7100)

Die **GOZ-Nrn. 7080 und 7090** werden für die Versorgung eines Kiefers mit einem
– festsitzenden laborgefertigten Langzeitprovisorium
– im indirekten Verfahren
– mit einer Tragezeit von mindestens drei Monaten
– einschließlich Vorpräparation
– einschließlich Entfernung des Provisoriums
berechnet.

GOZ-Nr. 7080	**je Zahn/Implantat**
GOZ-Nr. 7090	**je Brückenglied**

Die **GOZ-Nr. 7100** wird für die Wiederherstellung der Funktion eines Langzeitprovisoriums nach den GOZ-Nrn. 7080 und 7090 berechnet, zum Beispiel:
– Bruch- oder Rissreparatur
– Anpassung an Kronen oder Brückengliedern nach Veränderungen
– je Krone
– je Spanne
– je Freiendbrückenglied.

Langzeitprovisorien werden z. B. angefertigt,
– um die Bisslage und Bisshöhe bis zur definitiven Versorgung zu sichern,
– um die Ausheilung von Extraktionswunden abzuwarten,
– als Aufbissbehelf im Zusammenhang mit einer Funktionstherapie.

Praxiskosten sind nach § 4 Absatz 3 GOZ mit den Gebühren abgegolten, bis auf
– Kosten für Abformungsmaterial (Allgemeine Bestimmung Nr. 2, Abschnitt A, GOZ) und
– Versandkosten an das gewerbliche Labor.
Zahntechnische Leistungen (Praxislabor und gewerbliches Labor) werden nach § 9 GOZ berechnet. Die Laborrechnung wird der Liquidation beigefügt.

GOZ-Nrn. 7080 und 7090

Die **GOZ-Nrn. 7080 und 7090** können nur berechnet werden, wenn
– das **festsitzende laborgefertigte Provisorium**
– eine **Tragezeit von mindestens 3 Monaten** hat.
Bei einer **Tragezeit unter 3 Monaten** sind anstelle der GOZ-Nrn. 7080 und 7090 berechnungsfähig:

GOZ-Nr. 2260	Provisorium im direkten Verfahren ohne Abformung, je Zahn/Implantat
GOZ-Nr. 2270	Provisorium im direkten Verfahren mit Abformung, je Zahn/Implantat
GOZ-Nr. 5120	Provisorische Brücke im direkten Verfahren mit Abformung, je Zahn/Implantat
GOZ-Nr. 5140	Provisorische Brücke im direkten Verfahren mit Abformung, je Brückenspanne/Freiendsattel.

(GOZ-Nrn. 2260 und 2270 siehe Seite 133, GOZ-Nrn. 5120 und 5140 siehe Band II, Lernfeld 12.2).

Im Zusammenhang mit festsitzenden laborgefertigten Provisorien (GOZ-Nrn. 7080 und 7090) können **Teilleistungen nach den GOZ-Nrn. 2230, 2240, 5050 oder 5060 nicht berechnet** werden.

GOZ-Nr. 2230	Teilleistungen bei Vollkronen, Teilkronen, Veneers bis zur Präparation des Zahns bzw. bis zur Abdrucknahme beim Implantat

Zahnärztliche Implantologie

GOZ-Nr. 2240 Teilleistungen bei Vollkronen, Teilkronen, Veneers über Präparation des Zahns bzw. Abdrucknahme beim Implantat hinaus

GOZ-Nr. 5050 Teilleistungen bei Brücken oder Prothesen bis zur Präparation der Zähne bzw. Abdrucknahme beim Implantat

GOZ-Nr. 5060 Teilleistungen bei Brücken oder Prothesen über Präparation der Zähne bzw. Abdrucknahme beim Implantat hinaus.

(siehe **Band II, Lernfeld 12.2**)

Die **GOZ-Nrn. 7080 und 7090** sind **nicht berechnungsfähig** für:
– Wiedereingliederung desselben Langzeitprovisoriums
– Entfernung desselben Langzeitprovisoriums (bei fest einzementierten Langzeitprovisorien → GOZ-Nr. 2290)
– bei Tragezeit unter 3 Monaten (außer z. B. bei Erneuerung wegen Zerstörung/Verlust des Langzeitprovisoriums oder bei Besonderheiten im Behandlungsverlauf)
– für Provisorien, die im direkten Verfahren hergestellt werden (GOZ-Nrn. 2260, 2270, 5120, 5140).

GOZ-Nr. 7100

Die **GOZ-Nr. 7100** kann nur für Maßnahmen zur **Wiederherstellung der Funktion von Langzeitprovisorien nach GOZ-Nrn. 7080 und 7090** angesetzt werden.

Die **GOZ-Nr. 7100** ist **nicht berechnungsfähig** für
– Wiedereingliederung desselben Langzeitprovisoriums
– Entfernung desselben Langzeitprovisoriums
– Wiederherstellungsmaßnahmen an Provisorien nach GOZ-Nrn. 2260, 2270, 5120, 5140
– Wiederherstellungsmaßnahmen an Interimsprothesen (GOZ-Nrn. 5200 ff.)
– in gleicher Sitzung mit GOZ-Nrn. 7080 und 7090.

Die **GOZ-Nr. 7100** wird
– je Krone
– je Spanne (nicht je Brückenglied der Spanne)
– je Freiendbrückenglied (nicht je Freiendteil)
berechnet.

8.2.5 Implantologische Leistungen

Implantologische Leistungen werden nach **Abschnitt K der GOZ** berechnet. Dabei sind ergänzend die **Zuschläge nach Abschnitt L der GOZ** zu beachten.

GOZ-Abschnitt K
Implantologische Leistungen Tabelle 8.2

GOZ-Nr.	Kurzbeschreibung	Buchseite
9000	Implantatbezogene Analyse und Vermessung	246
9003	Orientierungs-/Positionierungsschablone	248
9005	Navigationsschablone/chirurg. Führungsschablone	248
9010	Implantatinsertion	249
9020	Temporäres/orthodontisches Implantat	251
9040	Implantatfreilegung u. Einfügen Aufbauelement	252
9050	Entfernen u. Wiedereinsetzen eines Aufbauelements	252
9060	Auswechseln von Aufbauelementen im Reparaturfall	253
9090	Knochengewinnung, -aufbereitung und -implantation	256
9100	Aufbau des Alveolarfortsatzes (Augmentation)	257
9110	Interner Sinuslift	258
9120	Externer Sinuslift	259
9130	Bone Splitting/vertikale Distraktion	260
9140	Intraorale Knochenentnahme außerhalb des Aufbaugebietes	261
9150	Osteosynthese des Aufbaus	261
9160	Materialentfernung unter der Schleimhaut	262
9170	Materialentfernung aus dem Knochen	262

GOZ-Abschnitt L
Zuschläge zu chirurgischen Leistungen

	Zuschläge zu bestimmten zahnärztlich-chirurgischen Leistungen bei nichtstationärer Durchführung			
0500	Zuschlag zu Leistungen mit und zu GOZ-Nrn. 4090, 4130	250 -	499	Punkten
0510	Zuschlag zu Leistungen mit	500 -	799	Punkten
0520	Zuschlag zu Leistungen mit	800 -	1199	Punkten
0530	Zuschlag zu Leistungen mit	1200 u. mehr		Punkten

Die Zuschläge zu zahnärztlich-chirurgischen Leistungen sind bereits ausführlich auf den **Seiten 211-213** erläutert worden.
Beachten Sie bitte insbesondere die Übersicht auf der **Seite 213**.

Zahnärztliche Implantologie

GOZ-Abschnitt K.
Implantologische Leistungen
Allgemeine Bestimmungen

Bei der Berechnung von implantologischen Leistungen aus dem **GOZ-Abschnitt K** sind die folgenden **Allgemeinen Bestimmungen** zu beachten.

GOZ-Abschnitt K. Implantologische Leistungen Allgemeine Bestimmungen

1. Die **primäre Wundversorgung** (z. B. Reinigen der Wunde, Wundverschluss ohne zusätzliche Lappenbildung, gegebenenfalls einschließlich Fixieren eines plastischen Wundverbandes) ist Bestandteil der Leistungen nach Abschnitt K und **nicht gesondert berechnungsfähig**.
2. Die bei den Leistungen nach Abschnitt K verwendeten **Implantate, Implantatteile und nur einmal verwendbare Implantatfräsen** sind **gesondert berechnungsfähig**.
Knochenersatzmaterialien sowie **Materialien zur Förderung der Blutgerinnung** oder der **Geweberegeneration** (z. B. Membranen), zur **Fixierung von Membranen**, zum **Verschluss von oberflächlichen Blutungen bei hämorrhagischen Diathesen** oder, wenn dies zum **Schutz wichtiger anatomischer Strukturen** (z. B. Nerven) erforderlich ist, sowie **atraumatisches Nahtmaterial** oder **nur einmal verwendbare Explantationsfräsen** sind **gesondert berechnungsfähig**.

Nach den Allgemeinen Bestimmungen von GOZ-Abschnitt K gesondert berechnungsfähig

- ✓ Implantate
- ✓ Implantatteile
- ✓ nur einmal verwendbare Implantatfräsen
- ✓ Knochenersatzmaterialien
- ✓ Materialien zur Förderung der Blutgerinnung
- ✓ Materialien zur Förderung der Geweberegeneration (z. B. Membranen)
- ✓ Materialien zur Fixierung von Membranen
- ✓ Materialien zum Verschluss von oberflächlichen Blutungen bei hämorrhagischen Diathesen (= krankhafter Blutungsneigung)
- ✓ Materialien zum Schutz wichtiger anatomischer Strukturen (z. B. Nerven)
- ✓ atraumatisches Nahtmaterial
- ✓ nur einmal verwendbare Explantationsfräsen

Nach den Allgemeinen Bestimmungen von GOZ-Abschnitt K nicht gesondert zu berechnen

⊖ primäre Wundversorgung, z. B.
  - Reinigen der Wunde
  - Wundverschluss ohne zusätzliche Lappenbildung
  - Fixieren eines plastischen Wundverbandes

Fachliche Erläuterungen

Zahnärztliche Implantate sind künstliche Zahnwurzeln, die zur Verankerung von **Zahnkronen, Brücken oder Prothesen** verwendet werden.

Weiterhin können Implantate auch genutzt werden:
- zur **Verankerung von kieferorthopädischen Apparaturen** und
- zum **Halt von Epithesen (Gesichtsprothesen)** bei Defekten im Gesichtsbereich.

Man setzt heutzutage fast ausschließlich **enossale Implantate aus Titan** ein. Die Implantation in den Knochen (enossal) erfolgt in der Regel in örtlicher Betäubung.
Der **Ablauf einer Implantatbehandlung** gliedert sich in mehrere Schritte:
- Untersuchung und Planung
- Vorbehandlung
- Implantation
- Einheilphase
- Freilegung
- prothetische Versorgung.

Einzelheiten zum Ablauf einer Implantatbehandlung sind der **Zahnmedizinischen Assistenz** zu entnehmen (siehe dort Lernfeld 8.3).
Die vielfältigen Behandlungsmöglichkeiten im Rahmen der **zahnärztlichen Implantologie** und die hohe Erfolgssicherheit der enossalen Implantate haben dieses junge Fachgebiet zu einem unverzichtbaren Bestandteil der modernen Zahnmedizin gemacht.

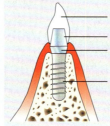

Enossales Implantat mit Kronenversorgung
- Implantatkrone (Suprakonstruktion)
- Implantataufbau (Abutment)
- polierte Implantatoberfläche im Zahnfleischbereich
- aufgeraute Implantatoberfläche im Knochenbereich

Implantatplanung

Zahnärztliche Implantate ermöglichen neue **patientenorientierte Therapiekonzepte**. So ist es mit Implantaten z. B. möglich:
- auf das Beschleifen von Nachbarzähnen bei Zahnlücken zu verzichten,
- festsitzenden Zahnersatz einzusetzen, wo sonst nur herausnehmbarer Zahnersatz durchführbar wäre,
- den Sitz von herausnehmbarem Zahnersatz deutlich zu verbessern (z. B. bei zahnlosem Kiefer).

Die prothetische Arbeit auf den Implantaten wird als **Suprakonstruktion** (bzw. **Suprastruktur**) bezeichnet.

Von den bewährten enossalen Implantaten sind die früher auch verwendeten **subperiostalen Implantate** zu unterscheiden, die **unter der Knochenhaut** (unter dem Periost) eingesetzt werden. Dieses Implantationsverfahren wird heutzutage jedoch kaum noch angewendet, da es hierbei zu ausgedehnten Entzündungen mit starkem Knochenschwund kommen kann. Die Entfernung eines subperiostalen Gerüstes kann dann sehr aufwändig und für den Patienten stark belastend sein.

Fachbegriffe

Implantat	– körperfremdes Material, das in den Körper eingesetzt wird
Implantation	– Einpflanzen von körperfremdem Material
enossal	– im Knochen
subperiostal	– unter der Knochenhaut
Epithese	– Defektprothese zum Ersatz von Teilen des Gesichts
Suprakonstruktion (Suprastruktur)	– Zahnersatz auf Implantaten
Abutment	– Aufbauelement auf dem Implantat zur Befestigung der Suprakonstruktion

Implantatplanung (GOZ-Nr. 9000)

GOZ 9000 Punkte: 884 EUR: 49,72

Implantatbezogene Analyse und Vermessung des Alveolarfortsatzes, des Kieferkörpers und der angrenzenden knöchernen Strukturen sowie der Schleimhaut,
einschließlich metrischer Auswertung von radiologischen Befundunterlagen, Modellen und Fotos zur Feststellung der Implantatposition,
ggf. mit Hilfe einer individuellen Schablone zur Diagnostik, einschließlich Implantatauswahl,
je Kiefer

Abrechnungsbestimmung
Bei Verwendung einer **Röntgenmessschablone** sind die **Material- und Laborkosten gesondert berechnungsfähig**.

Die **GOZ-Nr. 9000** wird berechnet für:
- eine **implantatbezogene Analyse** und
- **Vermessung** des Alveolarfortsatzes, des Kieferkörpers, der angrenzenden knöchernen Strukturen und der Schleimhaut
- **einschließlich metrischer Auswertung** von radiologischen Befundunterlagen, Modellen und Fotos
- **zur Festlegung der Implantatposition**,
- **gegebenenfalls mit Hilfe einer individuellen Schablone**
- einschließlich Implantatauswahl
- **je Kiefer**.

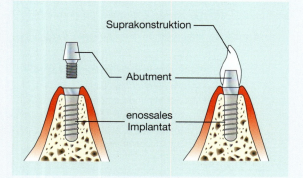

Schablonen

Die **GOZ-Nr. 9000** ist eine **komplexe Gebührenposition**, die alle diagnostischen Hilfsmittel bei der implantatbezogenen Analyse einbezieht.
Die **ergänzenden Untersuchungen und Maßnahmen sind gesondert berechnungsfähig**, unter anderem:

- Untersuchungen und Beratungen → GOZ-Nr. 0010, GOÄ-Nr. 1, 5, 6
- Abformungen für Situationsmodelle zur Diagnose und Planung → GOZ-Nr. 0050, 0060
- Vitalitätsprüfung → GOZ-Nr. 0070
- Röntgendiagnostik → GOÄ-Nrn. 5000 ff.
- Computergesteuerte Tomographie im Kopfbereich → GOÄ-Nr. 5370
- Zuschlag für computergesteuerte Analyse, einschließlich 3D-Rekonstruktion → GOÄ-Nr. 5377
- Mundhygienestatus → GOZ-Nr. 1000
- Parodontalstatus → GOZ-Nr. 4000
- Fotografische Diagnostik → analog GOZ-Nr. 6000
- Funktionsanalytische Leistungen → GOZ-Nrn. 8000 ff.
- Aufstellung eines schriftlichen Heil- und Kostenplans → GOZ-Nr. 0030

Die Verwendung einer individuellen **Röntgenmessschablone** ist bis auf die Material- und Laborkosten **mit der GOZ-Nr. 9000 abgegolten**.

Exkurs Schablonen in der Implantologie

Man unterscheidet 4 Arten von Schablonen in der Implantologie:

1. Röntgenmessschablone – wird bei der Röntgendiagnostik eingesetzt.
Dies ist eine **Schablone mit eingebauten Messkugeln oder anderen Prüfkörpern** aus röntgendichtem Material, die sich **beim Röntgen im Mund** befindet.
Anhand der röntgendichten Messkugeln/Prüfkörper kann die Röntgenaufnahme später metrisch ausgewertet werden.
Bis auf Material- und Laborkosten ist die Röntgenmessschablone Bestandteil der GOZ-Nr. 9000.

2. Orientierungsschablone/Positionierungsschablone (GOZ-Nr. 9003) – kann zwei unterschiedliche Funktionen haben:
a) **prothetische Orientierung**, z. B. als Schablone mit Probeaufstellung eines Zahnes oder mehrerer Zähne, um sich bei der Planung der Implantatposition an der angestrebten Versorgung orientieren zu können.
b) **chirurgische Positionierungsschablone**, mit der die vorab festgelegte Implantatposition und gegebenenfalls Achsenrichtung des Implantats von der Planung auf den Operationsbefund übertragen und während der Operation überprüft werden kann.

3. Navigationsschablone/Führungsschablone (GOZ-Nr. 9005) – Dies ist eine dreidimensional exakt ausgerichtete Schablone, die als Bohrschablone nicht nur die **Implantatposition (siehe GOZ-Nr. 9003)** sondern auch die **Bohrtiefe (Tiefenpositionierung) und Winkelstellung (Achsenrichtung)** des Implantats genau vorgibt.
Sie dient der **zielgenauen dreidimensionalen Führung der Bohrung** für die Implantate.

4. Implantatschablone (Tiefenlehre) – Dies ist eine Schablone in der Größe eines Implantats zur Kontrolle der präparierten Implantatkavität. Damit wird die Breite, Achsenrichtung und insbesondere Tiefe einer Implantatkavität überprüft.
Das Einsetzen der **Implantatschablone (Tiefenlehre)** ist mit der **GOZ-Nr. 9010** abgegolten.

Schablonen

Orientierungsschablone/Positionierungsschablone (GOZ-Nr. 9003)

GOZ 9003	Punkte	EUR
	100	5,62

Verwenden einer Orientierungsschablone/Positionierungsschablone zur Implantation, je Kiefer

Abrechnungsbestimmung
Bei Verwendung einer Orientierungsschablone sind die **Material- und Laborkosten gesondert berechnungsfähig**.

Die **GOZ-Nr. 9003** wird berechnet für
– die Verwendung einer **Orientierungsschablone bzw. Positionierungsschablone**
– **zur Implantation**
– **je Kiefer**.
Material- und Laborkosten sind gesondert berechnungsfähig.

Eine **Orientierungsschablone/Positionierungsschablone nach GOZ-Nr. 9003** kann zwei unterschiedliche Funktionen haben:
1. Prothetische Orientierung: Hierzu kann eine **Schablone mit fester Basis und veränderbarer Probeaufstellung** eines Zahnes oder mehrerer Zähne verwendet werden, um sich bei der Planung der Implantatposition an der angestrebten Versorgung zu orientieren.
2. Chirurgische Positionierungsschablone: Dies ist eine Schablone, mit der die diagnostisch festgelegte Implantatposition und gegebenenfalls Achsrichtung des Implantats **von der Planung auf den Operationsbefund übertragen** und **während der Operation überprüft** werden kann.
Hierzu kann diese Schablone Öffnungen oder Führungen haben, um die Implantatposition direkt auf dem Kieferkamm zu markieren.

Im Einzelfall können entsprechend auch **zwei Schablonen nach GOZ-Nr. 9003 erforderlich** sein:
– **zuerst** eine rein prothetische Orientierungsschablone, um die erforderliche Zahnplatzierung und Achsrichtung über dem Implantat als **Behandlungsziel** festzulegen,
– **dann** eine chirurgische Positionierungsschablone, die von diesem Behandlungsziel zurückgeht und die zugehörige **Implantatposition** festlegt.
Eine zuerst hergestellte prothetische Orientierungsschablone kann eventuell auch später zu einer chirurgischen Positionierungsschablone umgearbeitet werden.

Navigationsschablone/Führungsschablone (GOZ-Nr. 9005)

GOZ 9005	Punkte	EUR
	300	16,87

Verwenden einer auf dreidimensionale Daten gestützten Navigationsschablone/chirurgischen Führungsschablone zur Implantation,
ggf. einschließlich Fixierung,
je Kiefer

Abrechnungsbestimmung
Die verwendeten **Fixierungselemente** sowie die **Material- und Laborkosten** der Navigationsschablone sind **gesondert berechnungsfähig**.

Die **GOZ-Nr. 9005** wird berechnet für
– die Verwendung einer **Navigationsschablone bzw. chirurgischen Führungsschablone**
– **zur Implantation**,
– die sich auf **dreidimensionalen Daten** stützt
– ggf. **einschließlich Fixierung**
– **je Kiefer**.
Gesondert berechnungsfähig sind:
• Material- und Laborkosten
• Kosten der Fixierungselemente.

Eine **Navigationsschablone/Führungsschablone nach GOZ-Nr. 9005** ist eine dreidimensional exakt ausgerichtete Schablone, die als **Bohrschablone** nicht nur die Implantatposition (siehe GOZ-Nr. 9003) sondern auch die **Bohrtiefe (Tiefenpositionierung)** und **Winkelstellung (Achsrichtung)** des Implantats genau vorgibt.
Eine **Navigations-/Führungsschablone** dient der **zielgenauen dreidimensionalen Führung der Bohrung** für die Implantatkavität. Zur Herstellung benötigt man entsprechend exakte dreidimensionale Daten.
Um eine sichere dreidimensionale Navigation/Führung bei der Bohrung zu gewährleisten, muss die **Schablone lagestabil im Mund** sitzen. Hierzu kann die Schablone **auf vorhandenen Zähnen abgestützt** oder durch zusätzliche **Fixierschrauben** am Kiefer befestigt werden.
Die Fixierung der Schablone ist Bestandteil der GOZ-Nr. 9005. Die Kosten der verwendeten Fixierungselemente sind aber gesondert berechnungsfähig.
Eine **Orientierungsschablone nach GOZ-Nr. 9003** kann gegebenenfalls auch in eine **Navigations-/Führungsschablone nach GOZ-Nr. 9005** umgearbeitet werden.

Implantatinsertion

Implantatinsertion (GOZ-Nr. 9010)

GOZ 9010	Punkte	EUR
	1545	86,89

Implantatinsertion, je Implantat
Präparieren einer Knochenkavität für ein enossales Implantat,
Einsetzen einer Implantatschablone zur Überprüfung der Knochenkavität (z. B. Tiefenlehre), **ggf. einschließlich Knochenkondensation, Knochenglättung** im Bereich des Implantates,
Einbringen eines enossalen Implantates einschließlich Verschlussschraube
und ggf. Einbringen von Aufbauelementen bei offener Einheilung
sowie Wundverschluss

(ergänzend Zuschlag-Nr. 0530 mit 2200 Punkten)

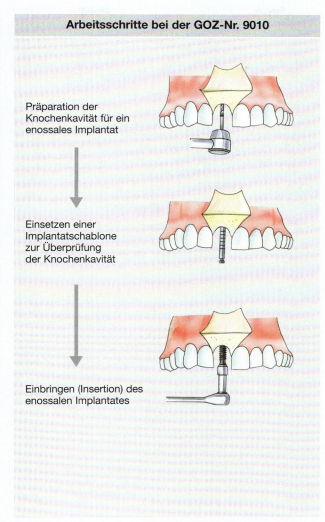

Arbeitsschritte bei der GOZ-Nr. 9010

Präparation der Knochenkavität für ein enossales Implantat

Einsetzen einer Implantatschablone zur Überprüfung der Knochenkavität

Einbringen (Insertion) des enossalen Implantates

Die **GOZ-Nr. 9010** wird für die **Insertion eines Implantates** berechnet. Sie ist eine komplexe Gebührenposition, die **folgende Arbeitsschritte** beinhaltet:
– Präparieren der Knochenkavität
– Überprüfung der Knochenkavit mit einer Implantatschablone (z. B. Tiefenlehre)
– ggf. einschließlich Knochenverdichtung (Knochenkondensation)
  und Knochenglättung im Implantatbereich
– Einbringen eines enossalen Implantates einschließlich Verschlussschraube
– ggf. Einbringen von Aufbauelementen bei offener Einheilung
– Wundverschluss.

Ergänzend ist die **GOZ-Nr. 0530** als Zuschlag bei nichtstationärer (ambulanter) Durchführung berechnungsfähig.

Die **GOZ-Nr. 9010** bildet die Grundlage für die Berechnung einer Implantation. Ein **besonderer Aufwand** bzw. **Schwierigkeiten bei der Ausführung** können durch einen **erhöhten Steigerungsfaktor** berücksichtigt werden.

Erhöhte Schwierigkeiten bei der Implantatinsertion können z. B. sein:
– extrem flacher, schmaler, unregelmäßig geformter Alveolarkamm
– besonders harter oder weicher Knochen
– Gefährdung anatomischer Nachbarstrukturen (z. B. Nerven, Kieferhöhle, Nasenboden, Nachbarzähne)
– komplizierte Schleimhautverhältnisse
– erhebliche Mundenge, geringe Distanz zum Gegenkiefer.

Implantatinsertion

Im **Rahmen einer Implantation** können neben den schon bei der **GOZ-Nr. 9000** beschriebenen **diagnostischen Leistungen** (siehe Seite 247) noch **weitere Leistungen** berechnet werden, zum Beispiel:

- Lokalanästhesie → **GOZ-Nr. 0080 - 0100**
- Blutstillung durch Abbinden, Umstechung oder Knochenbolzung → **GOZ-Nr. 3060**
- Plastischer Wundverschluss (Der einfache Wundverschluss ist mit der GOZ-Nr. 9010 abgegolten.) → **GOZ-Nr. 3100**
- Beseitigung störender Schleimhautbänder → **GOZ-Nr. 3210**
- Knochenresektion zur Formung des Prothesenlagers (aber nicht für Knochenglättung im Bereich des Implantates) → **GOZ-Nr. 3230**
- Vestibulum- oder Mundbodenplastik kleineren Umfangs → **GOZ-Nr. 3240**
- Tuberplastik, einseitig → **GOZ-Nr. 3250**
- Beseitigung scharfer Zahnkanten, Prothesenränder → **GOZ-Nr. 4030**
- Parodontale Eingriffe an Nachbarzähnen → **GOZ-Nr. 4070 - 4138**
- Umarbeitung einer vorhandenen Prothese, Wiederherstellung der Funktion → **GOZ-Nr. 5250**
- Unterfütterungen von Prothesen → **GOZ-Nr. 5270 - 5310**
- Verwendung einer Orientierungsschablone, Positionierungsschablone → **GOZ-Nr. 9003**
- Verwendung einer Navigationsschablone, chirurgische Führungsschablone → **GOZ-Nr. 9005**
- Insertion eines temporären Implantates → **GOZ-Nr. 9020**
- Knochengewinnung, -aufbereitung u. -implantation → **GOZ-Nr. 9090**
- Aufbau (Augmentation) des Alveolarfortsatzes → **GOZ-Nr. 9100**
- Interner Sinuslift → **GOZ-Nr. 9110**
- Externer Sinuslift → **GOZ-Nr. 9120**
- Bone Splitting, vertikale Distraktion → **GOZ-Nr. 9130**
- Intraorale Knochenentnahme außerhalb des Aufbaugebietes → **GOZ-Nr. 9140**
- Osteosynthese eines Alveolarkammaufbaus → **GOZ-Nr. 9150**
- Implantation alloplastischen Materials zur Weichteilunterfütterung → **GOÄ-Nr. 2442**
- Operative Entfernung eines Schlotterkamms → **GOÄ-Nr. 2670 bzw. 2671**
- Partielle Vestibulumplastik oder Mundbodenplastik oder große Tuberplastik → **GOÄ-Nr. 2675**
- Totale Mundboden- oder Vestibulumplastik → **GOÄ-Nr. 2676**
- Submuköse Vestibulumplastik → **GOÄ-Nr. 2677**
- Verbandplatte → **GOÄ-Nr. 2700**
- Röntgenkontrolle, Zahnfilm → **GOÄ-Nr. 5000**
- Röntgenkontrolle, Panoramaschichtaufnahme. → **GOÄ-Nr. 5004**

Eine gegebenenfalls erforderliche **Knochenverdichtung (Knochenkondensation)** oder **Knochenglättung** im Bereich des Implantates ist nicht gesondert berechnungsfähig. Aufgrund des Mehraufwands gegenüber der Durchschnittsleistung kann eine entsprechende Knochenkondensation oder Knochenglättung aber mit einem höheren Steigerungsfaktor berücksichtigt werden.

Auslagen

Im Rahmen einer **Implantatinsertion nach GOZ-Nr. 9010** sind die verwendeten
- **Implantate,**
- **Implantatteile** und
- **nur einmal verwendbare Implantatfräsen**

gesondert berechnungsfähig.
Weitere **gesondert berechnungsfähige Materialien** sind in den **Allgemeinen Bestimmungen von GOZ-Abschnitt K** aufgeführt (siehe Seite 245).

Nicht gesondert berechnungsfähig sind z. B. OP-Abdecksets und mehrfach verwendbare Implantatfräsen.
Der Aufwand für die **ambulante Durchführung der GOZ-Nr. 9010** in der Praxis wird mit der Zuschlagziffer **GOZ-Nr. 0530** honoriert. Mit der GOZ-Nr. 0530 sind die Kosten für
– die Aufbereitung wiederverwendbarer Operationsmaterialien und -geräte
– und Verbrauchsmaterialien (Einmalartikel)
abgegolten.

Temporäres Implantat, orthodontisches Implantat

Temporäres Implantat, orthodontisches Implantat (GOZ-Nr. 9020)

GOZ 9020	Punkte	EUR
	515	28,96
Insertion eines Implantates zum temporären Verbleib, auch orthodontisches Implantat		
(ergänzend Zuschlag-Nr. 0510 mit 750 Punkten)		

Die **GOZ-Nr. 9020** wird für die
– **Insertion eines temporären Implantates**
– oder **orthodontischen Implantates**
berechnet.

Ein **Implantat zum temporären (zeitweisen) Verbleib** dient dem Halt einer prothetischen Versorgung für eine **Übergangszeit**. Damit kann die Kaufunktion bis zur definitiven implantatgetragenen Versorgung überbrückt werden.

Implantate zum temporären Verbleib haben in der Regel einen kleineren Durchmesser als definitive Implantate und können oft **transgingival**, also durch die geschlossene Schleimhaut eingesetzt werden.

Orthodontische Implantate werden im Rahmen von **kieferorthopädischen Behandlungen** eingesetzt. Sie dienen als **feste Verankerungspunkte** für kieferorthopädische Zahnbewegungen.

Orthodontie – Lehre vom Geraderichten der Zähne (im deutschen Sprachraum durch den Begriff **Kieferorthopädie** ersetzt)

Orthodontische Implantate bleiben nur für eine bestimmte Behandlungszeit im Kiefer, sind also auch **temporäre Implantate**. Sie werden in der Regel **transgingival** eingesetzt.

Exkurs: Subgingival und transgingival einheilende Implantate im Vergleich

Bei den Implantaten unterscheidet man nach der Konstruktionsweise:
- **subgingival**, also unter dem Zahnfleisch verdeckt einheilende Implantate. Sie werden auch als **zweiphasige Implantate** bezeichnet, da bei ihnen nach der Einheilphase ein **zweiter Eingriff zur Freilegung** des Implantates erforderlich ist.
- **transgingival**, also ohne Bedeckung durch das Zahnfleisch einheilende Implantate. Man bezeichnet sie auch als **einphasige Implantate**, da bei ihnen nach der Einheilphase kein zweiter Eingriff zur Freilegung erforderlich ist.

Bei den einphasigen Implantaten kann man weiter unterscheiden:
- **einteilige Implantate**, bei denen Implantat und Aufbauteil aus einem Stück sind.
- **zweiteilige Implantate**, bei denen das **Aufbauteil (Sekundärteil)** erst nach der Einheilphase aufgesetzt wird.

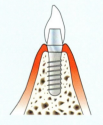

a) subgingival einheilendes (zweiphasiges) Implantat mit Sekundärteil zur Aufnahme einer Krone

b) Implantat mit Aufbau und fertiger Krone

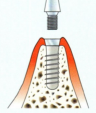

c) transgingival einheilendes (einphasiges) Implantat mit Sekundärteil zur Aufnahme einer Krone

d) transgingival einheilendes (einphasiges) Implantat mit Aufbau aus einem Stück

Fachbegriffe

Insertion	– Einsetzen (Einbringen) eines Implantates
subgingival	– unter dem Zahnfleisch
transgingival	– durch das Zahnfleisch
einphasig	– nur ein Behandlungsabschnitt
zweiphasig	– zwei Behandlungsabschnitte

Freilegen eines Implantats, Auswechseln von Aufbauelementen

GOZ 9040

Punkte: 626   EUR: 35,21

Freilegen eines Implantats und Einfügen eines oder mehrerer Aufbauelemente (z. B. eines Gingivaformers) bei einem zweiphasigen Implantatsystem

Die **GOZ-Nr. 9040** wird für das
– **Freilegen eines Implantats**
– und **Einfügen eines oder mehrerer Aufbauelemente**
– bei einem **zweiphasigen Implantatsystem**
berechnet.
Bei **zweiphasigen Implantatsystemen** unterscheidet man **zwei Behandlungsabschnitte**:
1. Implantation (Einsetzen des Implantates)
2. Freilegen und Versorgen des Implantates.
Zwischen diesen beiden Behandlungsphasen liegt eine **Einheilphase von 3 – 6 Monaten**, in der das Implantat geschützt unter der geschlossenen Schleimhautdecke knöchern einheilen kann. Die **knöcherne Einheilung** wird auch als **Osseointegration** bezeichnet.

Bei der **Freilegung** wird
– die **Gingiva über dem Implantat entfernt**,
– die **Verschlussschraube aus dem Implantat herausgedreht** und
– anschließend in der Regel ein sog. **Gingivaformer** eingesetzt.
Dadurch kann sich um das Implantat eine stabile Gingivamanschette ausbilden.
Die prothetische Versorgung kann bereits wenige Tage später beginnen. Ein zeitlicher Abstand bis zum nächsten Schritt **(GOZ-Nr. 9050)** von 1-2 Wochen hat sich in der Praxis bewährt.

GOZ 9050

Punkte: 313   EUR: 17,60

Entfernen und Wiedereinsetzen sowie Auswechseln eines oder mehrerer Aufbauelemente bei einem zweiphasigen Implantatsystem während der rekonstruktiven Phase

Abrechnungsbestimmungen
1. Die Leistung nach der **GOZ-Nr. 9050** ist **nicht neben** den Leistungen nach den **GOZ-Nrn. 9010 und 9040** berechnungsfähig.
2. Die Leistung nach der **GOZ-Nr. 9050** ist **je Implantat höchstens dreimal** und **höchstens einmal je Sitzung** berechnungsfähig.

Die **GOZ-Nr. 9050** wird für
– **Entfernen, Wiedereinsetzen und Auswechseln** von Aufbauelementen
– **bei einem zweiphasigen Implantatsystem**
– **in der rekonstruktiven Phase** (bei der Versorgung mit Krone, Brücke oder Prothese)
berechnet.
Dabei sind folgende **Abrechnungsbestimmungen** einzuhalten:
- ⛔ **nicht** neben GOZ-Nr. 9010
- ⛔ **nicht** neben GOZ-Nr. 9040
- ✅ **maximal 3x je Implantat insgesamt**
- ✅ **maximal 1x je Implantat je Sitzung**
  (auch bei Austausch von mehreren Aufbauteilen).

In der Phase der **Versorgung des Implantats mit Zahnersatz** (= rekonstruktive Phase) sind in der Regel
– Abformungen
– und Einproben
erforderlich.
Dabei muss der **Gingivaformer** gegen **Abformpfosten und Aufbauteile (Abutments)** ausgewechselt und anschließend eventuell wieder bis zur nächsten Sitzung eingesetzt werden. Für dieses Entfernen und Wiedereinsetzen ist die GOZ-Nr. 9050 **1x pro Sitzung je Implantat** berechnungsfähig.
In der **rekonstruktiven Phase**, also bis zur Fertigstellung der Versorgung, ist die GOZ-Nr. 9050 **maximal 3x je Implantat** berechnungsfähig.

Ein mehrfacher Wechsel von Aufbauelementen an einem Implantat in einer Sitzung und mehr als drei Wechselvorgänge in der Rekonstruktionsphase können bei der Bemessung des Steigerungsfaktors berücksichtigt werden.

Auswechseln von Aufbauelementen im Reparaturfall

Die **GOZ-Nrn. 9040 und 9050** entsprechen dem Behandlungsablauf bei der Versorgung eines zweiphasigen Implantats:
1. Erst wird das **Implantat freigelegt** und ein **Gingivaformer** zur Ausformung der Gingivamanschette um das Implantat eingesetzt (**GOZ-Nr. 9040**).
2. Dann wird nach Abheilung der Freilegungswunde der **Gingivaformer gegen** einen **Abformpfosten** und später gegen das definitive **Aufbauelement (Abutment)** ausgetauscht (**GOZ-Nr. 9050**).

Die **Aufbauelemente** auf den Implantaten werden auch als **Sekundärteile** oder **Abutments** (engl.: Stützpfeiler) bezeichnet.

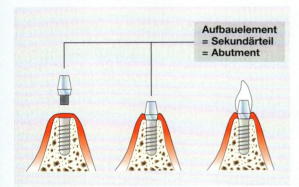

Aufbauelement
= Sekundärteil
= Abutment

GOZ 9060	Punkte	EUR
	313	17,60

Auswechseln von Aufbauelementen (Sekundärteilen) im Reparaturfall

Abrechnungsbestimmung
Die Leistung nach **GOZ-Nr. 9060** ist **für ein Implantat höchstens einmal je Sitzung** berechnungsfähig.

Die **GOZ-Nr. 9060** wird für
– das **Auswechseln von Aufbauelementen**
– im **Reparaturfall**
– maximal 1x je Sitzung und Implantat
berechnet.

Die Aufbauteile auf den Implantaten unterliegen **Verschleißbelastungen**, weshalb ihr Austausch gegen neue Teile erforderlich sein kann. Dieser Austausch dient der **Wiederherstellung der Funktion in der Gebrauchsphase**, also deutlich nach der Erstversorgung.

Die **Abnahme und Wiederbefestigung der Suprakonstruktion** (Krone, Brücken- oder Prothesenanker) ist **gesondert berechnungsfähig**:
- Entfernung Krone, Brückenanker → GOZ-Nr. 2290
- Wiedereingliederung einer Krone → GOZ-Nr. 2310
- Wiederherstellung Krone, Brückenanker → GOZ-Nr. 2320
- Wiederherstellung der Funktion eines Verbindungselements nach GOZ-Nr. 5080 → GOZ-Nr. 5090
- Erneuerung des Sekundärteils einer Teleskopkrone → GOZ-Nr. 5100
- Wiedereingliederung einer endgültigen Brücke nach Wiederherstellung. → GOZ-Nr. 5110

Auswechseln eines Aufbauelements in der rekonstruktiven Phase →	GOZ-Nr. 9050
Auswechseln eines Aufbauelements in der Gebrauchsphase (Reparatur) →	GOZ-Nr. 9060

Implantatplanung, -insertion, -freilegung und -versorgung

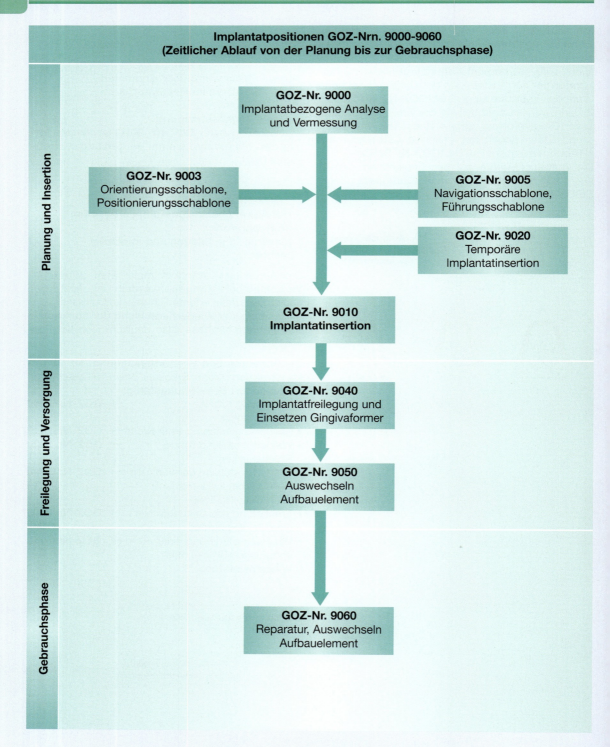

Knochenaufbau und Knochenerhalt

Zahnärztliche Implantate sind künstliche Zahnwurzeln, die nach Zahnverlust zur Verankerung einer
– Krone,
– Brücke oder
– Prothese
in den Kieferknochen (enossal) eingesetzt werden.

Oft ist es aber nicht nur zu einem **Zahnverlust** sondern auch zu einem mehr oder weniger stark ausgeprägten **Knochenverlust** gekommen.
Der **Abschnitt K der GOZ** enthält **7 Gebührenpositionen** zum Knochenaufbau (GOZ-Nrn. 9090-9150).

Hinzu kommen:
– **2 Gebührenpositionen zur Materialentfernung** (GOZ-Nrn. 9160 und 9170)
– und **parodontalchirurgische Leistungen** aus **GOZ-Abschnitt E (GOZ-Nrn. 4110, 4136, 4138).**

Fachbegriffe

Implantation	– Einpflanzung (von körperfremdem Material)
Insertion	– Einsetzen
enossal	– im Knochen
Augmentation	– Gewebevermehrung (hier: Aufbau des Kieferknochens)
Augmentat	– Aufbaumaterial
Sinus	– Kurzform für: Sinus maxillaris = Kieferhöhle
Sinuslift	– Anhebung des Kieferhöhlenbodens (= Sinusbodenelevation)
Bone Splitting	– Spaltung eines Knochens (hier: zur Verbreiterung des Alveolarkamms zum Einsetzen von Implantaten)
Bone Spreading	– Knochenspreizung (zur Verbreiterung des Alveolarkamms)
Distraktion	– Auseinanderziehen
vertikale Distraktion	– Durchtrennen des Knochens und anschließend langsames Auseinanderziehen der Knochenenden (hier: um Kieferkammhöhe zum Einsetzen von Implantaten zu gewinnen)
Osteo-	– Knochen
Osteoplastik	– Knochenformung, insbesondere Rekonstruktion des Knochens bei Defekten
Osteosynthese	– operative Verbindung von Knochenfragmenten (z. B. durch Metallplatten, Schrauben)
Osteotomie	– Durchtrennung oder Abtragung von Knochen
Knochenfragment	– Knochenbruchstück

Gebührenpositionen zum Knochenaufbau und Knochenerhalt

Knochenaufbau und Knochenerhalt (Abschnitt K)

GOZ-Nr. 9090 Knochengewinnung, -aufbereitung und -implantation, auch zur Weichteilunterfütterung

GOZ-Nr. 9100 Aufbau des Alveolarfortsatzes durch Augmentation ohne zusätzliche Stabilisierungsmaßnahmen

GOZ-Nr. 9110 Geschlossene Sinusbodenelevation vom Kieferkamm aus (interner Sinuslift)

GOZ-Nr. 9120 Offene Sinusbodenelevation durch externe Knochenfensterung (externer Sinuslift)

GOZ-Nr. 9130 Spaltung und Spreizung von Knochensegmenten (Bone Splitting) oder vertikale Distraktion des Alveolarfortsatzes einschließlich Fixierung

GOZ-Nr. 9140 Intraorale Entnahme von Knochen außerhalb des Aufbaugebietes

GOZ-Nr. 9150 Fixation oder Stabilisierung des Augmentates durch Osteosynthesemaßnahmen, zusätzlich zur GOZ-Nr. 9100

Materialentfernung (Abschnitt K)

GOZ-Nr. 9160 Entfernung unter der Schleimhaut liegender Materialien

GOZ-Nr. 9170 Entfernung im Knochen liegender Materialien durch Osteotomie

Parodontalchirurgischer Knochenaufbau/Knochenerhalt (Abschnitt E)

GOZ-Nr. 4110 Auffüllen von parodontalen Knochendefekten mit Aufbaumaterial (je Zahn oder Implantat)

GOZ-Nr. 4136 Osteoplastik (je Zahn oder Implantat)

GOZ-Nr. 4138 Verwendung einer Membran zur Behandlung eines Knochendefektes einschließlich Fixierung (je Zahn oder Implantat)

Knochengewinnung u. -implantation

GOZ 9090

	Punkte	EUR
	400	22,50

Knochengewinnung (z. B. Knochenkollektor oder Knochenschaber), Knochenaufbereitung und -implantation, auch zur Weichteilunterfütterung (ergänzend Zuschlag-Nr. 0500 mit 400 Punkten)

Abrechnungsbestimmung
Die Kosten eines **einmal verwendbaren Knochenkollektors oder -schabers** sind **gesondert berechnungsfähig**.

Die **GOZ-Nr. 9090** wird berechnet für die
– **Knochengewinnung**
– **Knochenaufbereitung** und
– **Knochenimplantation**,
– auch zur Weichteilunterfütterung.

Die Leistungsbeschreibung der **GOZ-Nr. 9090** enthält **nicht** den Aufbau des Alveolarfortsatzes (siehe GOZ-Nr. 9100), sondern die **Einpflanzung (Implantation) von Knochen**.
Unter Knochenimplantation nach GOZ-Nr. 9090 versteht man:
– das **Einbringen (Einpflanzen)** von Knochen zur Defektauffüllung, also
– die **Einlagerung von Knochen** (nicht Auflagerung wie bei der GOZ-Nr. 9100).
Dies kann z. B. erfolgen:
– zum **Auffüllen von Knochendefekten bei Sofortimplantation** nach Zahnextraktion oder
– zum **Auffüllen von Knochendefekten/Perforationen der äußeren (vestibulären) Knochenwand** bei schmalem Kieferkamm.
Hier kann zusätzlich eine **Membranabdeckung nach GOZ-Nr. 4138** zum Schutz des implantierten Knochens erforderlich sein, die **je Zahn oder Implantat** berechnet werden kann (siehe Band II, Lernfeld 10.2.3 Parodontalchirurgie).
Die Defektauffüllung kann **auch zur Weichteilunterfütterung** erfolgen, um zum Beispiel eine Schleimhauteinziehung durch Unterfütterung mit Knochen zu beseitigen.

Ist ergänzend eine **Lappenplastik zum Verschluss des Wundgebietes** erforderlich, so kann zusätzlich die **GOZ-Nr. 3100** berechnet werden:

GOZ-Nr. 3100 – Plastische Deckung im Rahmen einer Wundversorgung.

Exkurs: Parodontalchirurgie

Das **Auffüllen von Knochendefekten an bereits vorhandenen Implantaten** mit Knochen oder Knochenersatzmaterial zur **regenerativen (wiederherstellenden) Behandlung** wird nicht mit GOZ-Nr. 9090 sondern **GOZ-Nr. 4110** berechnet. Dabei können z. B. ergänzend angesetzt werden:

GOZ-Nr. 4070 Parodontalchirurgische Therapie an einem einwurzeligen Zahn oder Implantat, geschlossenes Vorgehen

GOZ-Nr. 4090 analog Lappenoperation, offene Kürettage an einem Frontzahn

GOZ-Nr. 4100 analog Lappenoperation, offene Kürettage an einem Seitenzahn

GOZ-Nr. 4138 Verwendung einer Membran zur Behandlung eines Knochendefektes, je Zahn oder Implantat

Einzelheiten zur regenerativen Behandlung im Rahmen der Parodontalchirurgie werden in **Band II, Lernfeld 10.2.3** erläutert.

Auslagen
Im Rahmen einer **Knochengewinnung, -aufbereitung und -implantation nach GOZ-Nr. 9090** sind die Kosten eines **einmal verwendbaren**
– **Knochenkollektors** (Hilfsmittel zum Sammeln von Knochen) oder
– **Knochenschabers**
gesondert berechnungsfähig.
Weitere gesondert berechnungsfähige Materialien sind in den **Allgemeinen Bestimmungen** von GOZ-Abschnitt K aufgeführt (siehe Seite 245).

Aufbau des Alveolarfortsatzes, Augmentation

GOZ 9100

Punkte	EUR
2694	151,52

Aufbau des Alveolarfortsatzes durch Augmentation ohne zusätzliche Stabilisierungsmaßnahmen, je Kieferhälfte oder Frontzahnbereich
(ergänzend Zuschlag-Nr. 0530 mit 2200 Punkten)

Abrechnungsbestimmungen
Mit der Leistung nach der GOZ-Nr. 9100 sind folgende Leistungen abgegolten:
Lagerbildung, Glättung des Alveolarfortsatzes, ggf. Entnahme von Knochen **innerhalb** des Aufbaugebietes, Einbringung von Aufbaumaterial (Knochen und/oder Knochenersatzmaterial) und Wundverschluss mit vollständiger Schleimhautabdeckung, ggf. einschließlich Einbringung und Fixierung resorbierbarer oder nicht resorbierbarer Barrieren

1. Die Leistung nach der GOZ-Nr. 9100 ist **für die Glättung des Alveolarfortsatzes** im Bereich des Implantatbettes **nicht berechnungsfähig**.
2. **Neben** der Leistung nach der **GOZ-Nr. 9100** sind die Leistungen nach der **GOZ-Nr. 9130 nicht berechnungsfähig**.
3. Wird die Leistung nach der GOZ-Nr. 9100 in derselben Kieferhälfte **neben** der Leistung nach der **GOZ-Nr. 9110** erbracht, ist die **Hälfte der Gebühr der GOZ-Nr. 9100** berechnungsfähig.
4. Wird die Leistung nach der GOZ-Nr. 9100 in derselben Kieferhälfte **neben** der Leistung nach der **GOZ-Nr. 9120** erbracht, ist ein **Drittel der Gebühr der GOZ-Nr. 9100** berechnungsfähig.

Die **GOZ-Nr. 9100** hat bei den knochenaufbauenden Maßnahmen eine **Schlüsselstellung**. Sie wird berechnet für den
– **Aufbau des Alveolarfortsatzes**
– durch Augmentation **ohne zusätzliche Stabilisierungsmaßnahmen**,
– je Kieferhälfte oder Frontzahnbereich.

Mit der **GOZ-Nr. 9100** sind abgegolten:
– Lagerbildung
– Glätten des Alveolarfortsatzes
– ggf. Entnahme von Knochen innerhalb des Aufbaugebietes
– Einbringen von Aufbaumaterial (Knochen und/oder Knochenersatzmaterial)
– Wundverschluss mit vollständiger Schleimhautabdeckung
– ggf. Einbringen und Fixieren resorbierbarer oder nicht resorbierbarer Barrieren (Membranen).

Unter **Augmentation** versteht man in der Medizin eine **Gewebevermehrung**.
In der zahnärztlichen Implantologie wird der Begriff Augmentation für den **Aufbau des Alveolarkamms** mit Knochen oder Knochenersatzmaterialien verwendet. Man unterscheidet:
– horizontalen Aufbau (laterale Augmentation) zur Verbesserung der Kieferkammbreite und
– vertikalen Aufbau (krestale Augmentation) zur Verbesserung der Kieferkammhöhe.

Die **Entnahme von Knochen** im Mund **außerhalb** des Aufbaugebietes **(GOZ-Nr. 9140)** und zusätzliche **stabilisierende Maßnahmen (GOZ-Nr. 9150)** sind **gesondert berechnungsfähig**.

Für die **Anwendung eines Operationsmikroskops** kann zusätzlich zur GOZ-Nr. 9100 die **GOZ-Nr. 0110** angesetzt werden.

GOZ-Nr. 9100 ist berechnungsfähig

- ✓ für den Aufbau des Alveolarfortsatzes ohne zusätzliche Stabilisierungsmaßnahmen
- ✓ je Kieferhälfte oder Frontzahnbereich
- ✓ neben GOZ-Nr. 9003 (Orientierungs-/Positionierungsschablone)
- ✓ neben GOZ-Nr. 9005 (Navigations-/Führungsschablone)
- ✓ neben GOZ-Nr. 9010 (Implantatinsertion)
- ✓ neben GOZ-Nr. 9110 (interner Sinuslift) nur mit halber Punktzahl
- ✓ neben GOZ-Nr. 9120 (externer Sinuslift) nur mit einem Drittel der Punktzahl
- ✓ zusammen mit GOZ-Nr. 9140 (intraorale Knochenentnahme außerhalb des Aufbaugebietes)
- ✓ zusammen mit GOZ-Nr. 9150 (Fixation/Stabilisierung des Knochenaufbaus durch Osteosynthese)
- ✓ zusammen mit GOÄ-Nr. 2700 (Verbandplatte)

GOZ-Nr. 9100 ist nicht berechnungsfähig

- ⊖ für die Glättung des Alveolarfortsatzes im Bereich des Implantatbettes (in der GOZ-Nr. 9010 enthalten)
- ⊖ neben GOZ-Nr. 9130 (Bone Splitting, vertikale Distraktion)
- ⊖ für eine Knochenimplantation zur Auffüllung eines Knochendefekts (GOZ-Nr. 9090)

Interner Sinuslift

GOZ 9110 Punkte 1500 EUR 84,36

Geschlossene Sinusbodenelevation vom Kieferkamm aus (interner Sinuslift)
(ergänzend Zuschlag-Nr. 0530 mit 2200 Punkten)

Abrechnungsbestimmungen
Mit einer Leistung nach der GOZ-Nr. 9110 sind folgende Leistungen abgegolten:
Schaffung des Zugangs durch die Alveole oder das Implantatfach,
Anhebung des Kieferhöhlenbodens durch knochenverdrängende oder knochenverdichtende Maßnahmen und der Kieferhöhlenmembran,
Entnahme von Knochenspänen **innerhalb** des Aufbaugebietes des Implantatfaches und
Einbringen von Aufbaumaterial (Knochen und/oder Knochenersatzmaterial)

Die Leistung nach der **GOZ-Nr. 9110** ist **für dieselbe Implantatkavität nicht neben** den Leistungen nach den **GOZ-Nrn. 9120 und 9130** berechnungsfähig.

Die **GOZ-Nr. 9110** wird für die
– **geschlossene Anhebung des Kieferhöhlenbodens** vom Kieferkamm aus **(interner Sinuslift)**
– **je Implantatfach**
berechnet.

Das **chirurgische Vorgehen** gliedert sich bei gleichzeitiger Insertion eines Implantats in folgende Arbeitsschritte:
1. **Präparation einer Knochenkavität** für ein Implantat im Oberkiefer bis zum Kieferhöhlenboden oder bis kurz vor den Kieferhöhlenboden.
(Dies ist Bestandteil der GOZ-Nr. 9010.)
2. **Anheben des Kieferhöhlenbodens** über die Knochenkavität mit Verdrängung und Verdichtung des Knochens nach oben. Dabei wird sorgfältig darauf geachtet, dass die Kieferhöhlenschleimhaut intakt bleibt.
3. **Entnahme von Knochen oder Verwendung von Knochenersatzmaterial.**
4. **Einbringen des Knochens oder Knochenersatzmaterials** über die Knochenkavität zum knöchernen Anheben des Kieferhöhlenbodens. Dadurch wird das Implantatfach nach oben verlängert, so dass ein längeres Implantat eingesetzt werden kann.
5. **Implantatinsertion nach GOZ-Nr. 9010**
(siehe Seite 249).

Fachbegriffe

Sinus	– Kurzform für: Sinus maxillaris = Kieferhöhle
Elevation	– Anhebung
Sinuslift	– Anhebung des Kieferhöhlenbodens mit Knochen oder Knochenersatzmaterial (= Sinusbodenelevation)
interner Sinuslift	– Sinuslift über die Implantatkavität (bzw. die Alveole) im Kieferkamm
externer Sinuslift	– Sinuslift außerhalb der Implantatkavität über eine Eröffnung des Knochens seitlich von der Kieferhöhle

Mit der **GOZ-Nr. 9110** sind abgegolten:
– Schaffung des Zugangs durch die Alveole oder das Implantatfach
– Anhebung des Kieferhöhlenbodens durch knochenverdrängende oder knochenverdichtende Maßnahmen
– Entnahme von Knochen innerhalb des Aufbaugebietes des Implantatfachs
– Einbringen von Knochen oder Knochenersatzmaterial.

Für die **Anwendung eines Operationsmikroskops** kann zusätzlich zur GOZ-Nr. 9110 die **GOZ-Nr. 0110** angesetzt werden.

Neben der GOZ-Nr. 9110 sind **für knochenaufbauende Maßnahmen berechnungsfähig**:

GOZ-Nr. 9090	Knochengewinnung, -aufbereitung und -implantation, auch zur Weichteilunterfütterung
GOZ-Nr. 9100	Aufbau des Alveolarfortsatzes (in derselben Kieferhälfte nur mit der halben Gebühr)
GOZ-Nr. 9120	Externer Sinuslift (nur für andere Implantatkavität)
GOZ-Nr. 9130	Bone Splitting oder vertikale Distraktion (nur für andere Implantatkavität)
GOZ-Nr. 9140	Intraorale Entnahme von Knochen außerhalb des Aufbaugebietes
GOZ-Nr. 9150	Fixation oder Stabilisierung eines Aufbaus durch Osteosynthese.

Neben der GOZ-Nr. 9110 sind **nicht berechnungsfähig**:

GOZ-Nr. 9120	Externer Sinuslift für dieselbe Implantatkavität
GOZ-Nr. 9130	Bone Splitting für dieselbe Implantatkavität.

Externer Sinuslift

GOZ 9120

Punkte	EUR
3000	168,73

**Sinusbodenelevation durch externe Knochenfensterung
(externer Sinuslift),
je Kieferhälfte**
(ergänzend Zuschlag-Nr. 0530 mit 2200 Punkten)

Abrechnungsbestimmungen
Mit einer Leistung nach der GOZ-Nr. 9120 sind folgende Leistungen abgegolten:
Schaffung des Zugangs zur Kieferhöhle durch Knochenfensterung (auch Knochendeckel), Präparation der Kieferhöhlenmembran,
Anhebung des Kieferhöhlenbodens und der Kieferhöhlenmembran,
Lagerbildung,
ggf. Entnahme von Knochenspänen **innerhalb** des Aufbaugebietes,
Einbringung von Aufbaumaterial (Knochen und/oder Knochenersatzmaterial),
ggf. Einbringung resorbierbarer oder nicht resorbierbarer Barrieren – einschließlich Fixierung –,
ggf. Reposition des Knochendeckels,
Verschluss der Kieferhöhle und Wundverschluss

Die **GOZ-Nr. 9120** wird für die
– **offene Anhebung des Kieferhöhlenbodens**
  durch eine Eröffnung des Knochens seitlich von der Kieferhöhle
– **je Kieferhälfte**
berechnet.

Das **chirurgische Vorgehen** eines externen Sinuslifts nach GOZ-Nr. 9120 gliedert sich in folgende Arbeitsschritte:
1. **Eröffnung des Knochens** seitlich von der Kieferhöhle (Knochenfensterung oder Knochendeckel). Dabei wird sorgfältig darauf geachtet, **dass die Kieferhöhlenschleimhaut** intakt bleibt.
2. **Präparation und Anhebung der Kieferhöhlenschleimhaut.** Die Kieferhöhlenschleimhaut wird auch als **Kieferhöhlenmembran** oder **Schneider-Membran** bezeichnet.
3. **Lagerbildung:** Vorbereitung des zwischen knöchernem Kieferhöhlenboden und der Kieferhöhlenschleimhaut geschaffenen Hohlraums zur Aufnahme von Knochen oder Knochenersatzmaterial.
4. **ggf. Entnahme von Knochenspänen** innerhalb des Aufbaugebietes.
5. **Einbringen des Knochens oder Knochenersatzmaterials** in den vorbereiteten Hohlraum zwischen dem knöchernen Kieferhöhlenboden und der Kieferhöhlenschleimhaut.
6. **ggf. Einbringen von Barrieren (Membranen)** zur Abdeckung des Aufbaus.
7. **ggf. Rückverlagerung des Knochens**, falls bei Schritt 1 (Eröffnung des Knochens) ein Knochendeckel gebildet wurde.
8. **Verschluss der Kieferhöhle und der Wunde.**

Mit der **GOZ-Nr. 9120** sind die **Schitte 1-8** des oben beschriebenen Vorgehens abgegolten.
Die Entnahme von Knochenspänen innerhalb des Aufbaugebietes ist Bestandteil bei der GOZ-Nr. 9120. Wird jedoch **Knochen im Mund außerhalb des Aufbaugebietes** entnommen, so ist die **GOZ-Nr. 9140** ergänzend anzusetzen.

Für die **Anwendung eines Operationsmikroskops** kann zusätzlich zur GOZ-Nr. 9120 die **GOZ-Nr. 0110** angesetzt werden.

Neben der GOZ-Nr. 9120 sind **für knochenaufbauende Maßnahmen berechnungsfähig**:
GOZ-Nr. 9090 Knochengewinnung, -aufbereitung und -implantation auch zur Weichteilunterfütterung
GOZ-Nr. 9100 Aufbau des Alveolarfortsatzes (in derselben Kieferhälfte nur mit einem Drittel der Gebühr)
GOZ-Nr. 9110 Interner Sinuslift (nur für andere Implantatkavität)
GOZ-Nr. 9130 Bone Splitting oder vertikale Distraktion
GOZ-Nr. 9140 Intraorale Entnahme von Knochen außerhalb des Aufbaugebietes
GOZ-Nr. 9150 Fixation oder Stabilisierung eines Aufbaus durch Osteosynthese.

Neben der GOZ-Nr. 9120 ist **nicht berechnungsfähig**:
GOZ-Nr. 9110 Interner Sinuslift für dieselbe Implantatkavität.

Bone Splittung, vertikale Distraktion

GOZ 9130
Punkte: 1540
EUR: 86,61

Spaltung und Spreizung von Knochensegmenten (Bone Splitting),
ggf. mit Auffüllung der Spalträume mittels Knochen oder Knochenersatzmaterial,
ggf. einschließlich zusätzlicher Osteosynthesemaßnahmen,
ggf. einschließlich Einbringung resorbierbarer oder nicht resorbierbarer Barrieren und deren Fixierung,
je Kieferhälfte oder Frontzahnbereich,
oder vertikale Distraktion des Alveolarfortsatzes,
einschließlich Fixierung,
je Kieferhälfte oder Frontzahnbereich
(ergänzend Zuschlag-Nr. 0530 mit 2200 Punkten)

Abrechnungsbestimmung
Neben der Leistung nach der **GOZ-Nr. 9130** ist die Leistung nach der **GOZ-Nr. 9100 nicht berechnungsfähig.**

Die **GOZ-Nr. 9130** wird für das
- **Bone Splitting** (Spaltung von Knochensegmenten zur Verbreiterung des Alveolarfortsatzes)
  oder die
- **vertikale Distraktion des Alveolarfortsatzes** zur Erhöhung des Alveolarfortsatzes
berechnet.

Beim **Bone Splitting** wird der Alveolarfortsatz zwischen der inneren und äußeren Kortikalis (Knochenwand) gespalten. Anschließend wird der Spaltraum gespreizt und gegebenenfalls mit Knochen oder Knochenersatzmaterial aufgefüllt.
Bei der **vertikalen Distraktion des Alveolarfortsatzes** wird der Alveolarfortsatz zunächst horizontal von der Basis getrennt und mit einem speziellen **Schraubmechanismus (= Distraktor)** fixiert.
Durch Drehen an diesem Schraubmechanismus kann das so gewonnene Knochensegment in der Folge langsam von der Basis abgehoben werden. Im Spaltraum bildet sich dabei – wie bei der Heilung eines Knochenbruchs – langsam neuer Knochen.
Durch die **vertikale Distraktion** kann eine ausreichende Kieferkammhöhe für eine spätere Insertion von Implantaten gewonnen werden.

Fachbegriffe
Bone Splitting	– Knochenspaltung
Bone Spreading	– Knochenspreizung (zur Verbreiterung des Alveolarkamms)
Distraktion	– Auseinanderziehen
Distraktor	– Mechanismus zum Auseinanderziehen
vertikale Distraktion	– senkrechtes Auseinanderziehen (um Kieferkammhöhe zu gewinnen)

Mit der **GOZ-Nr. 9130** sind abgegolten:
- **Spaltung und Spreizung von Knochensegmenten (Bone Splitting)** einschließlich
  - Auffüllen der Spalträume mit Knochen oder Knochenersatzmaterialien
  - Osteosynthesemaßnahmen
  - Einbringen von Barrieren (Membranen)
  - je Kieferhälfte oder Frontzahnbereich
- **oder vertikale Distraktion des Alveolarfortsatzes**
  - einschließlich Fixierung
  - je Kieferhälfte oder Frontzahnbereich.

Für die **Anwendung eines Operationsmikroskops** kann zusätzlich zur GOZ-Nr. 9130 die **GOZ-Nr. 0110** angesetzt werden.

Neben der GOZ-Nr. 9130 sind für knochenaufbauende Maßnahmen berechnungsfähig:
GOZ-Nr. 9090 Knochengewinnung, -aufbereitung und -implantation auch zur Weichteilunterfütterung
GOZ-Nr. 9110 Interner Sinuslift (nur für andere Implantatkavität)
GOZ-Nr. 9120 Externer Sinuslift
GOZ-Nr. 9140 Intraorale Entnahme von Knochen außerhalb des Aufbaugebietes
GOZ-Nr. 9150 Fixation oder Stabilisierung eines Aufbaus durch Osteosynthese.

Neben der GOZ-Nr. 9130 sind nicht berechnungsfähig:
GOZ-Nr. 9100 Aufbau des Alveolarfortsatzes
GOZ-Nr. 9110 Interner Sinuslift für dieselbe Implantatkavität.

Knochenentnahme außerhalb des Aufbaugebietes, Osteosynthese

GOZ 9140
	Punkte	EUR
	650	36,56

Intraorale Entnahme von Knochen außerhalb des Aufbaugebietes,
ggf. einschließlich Aufbereitung des Knochenmaterials und/oder der Aufnahmeregion, einschließlich der notwendigen Versorgung der Entnahmestelle, je Kieferhälfte oder Frontzahnbereich
(ergänzend Zuschlag-Nr. 0510 mit 750 Punkten)

Abrechnungsbestimmung
Bei **Entnahme von einem oder mehreren Knochenblöcken** ist das **Doppelte der Gebühr** nach der GOZ-Nr. 9140 berechnungsfähig.
Von einem **Knochenblock** im Sinne dieser Abrechnungsbestimmung ist auszugehen, wenn dieser bei der Implantation **eigenständig fixiert** werden muss.

Die **GOZ-Nr. 9140** wird für die
– **Entnahme von Knochen im Mund außerhalb des Aufbaugebietes,**
– **einschließlich Aufbereitung** des Knochenmaterials und der Aufnahmeregion,
– **einschließlich Versorgung der Entnahmestelle**
– je Kieferhälfte oder Frontzahnbereich
berechnet.

Bei der Entnahme von Knochen unterscheidet man:
• **Entnahme von Knochenspänen** und
• **Entnahme von Knochenblöcken**.
Der deutliche höhere Aufwand bei der **Entnahme von Knochenblöcken** wird bei der **GOZ-Nr. 9140** durch die **doppelte Gebühr** honoriert. Dabei ist es unerheblich, ob ein oder mehrere Knochenblöcke entnommen werden.
Knochenblöcke sind nach der Definition der Abrechnungsbestimmung zur GOZ-Nr. 9140 **Knochenteile, die eigenständig fixiert werden müssen** (z. B. mit einer Osteosyntheseschraube).

Berechnung der GOZ-Nr. 9140

1x 9140 für die **Entnahme von Knochenspänen**
2x 9140 für die **Entnahme von Knochenblöcken**, die eigenständig fixiert werden müssen (unabhängig, ob ein oder mehrere Knochenblöcke)

GOZ 9150
	Punkte	EUR
	675	37,96

Fixation oder Stabilisierung des Augmentates durch Osteosynthesemaßnahmen
(z. B. Schrauben- oder Plattenosteosynthese oder Titannetze),
zusätzlich zu der Leistung nach der GOZ-Nr. 9100,
je Kieferhälfte oder Frontzahnbereich
(ergänzend Zuschlag-Nr. 0510 mit 750 Punkten)

Die **GOZ-Nr. 9150** wird für die
– **Fixation oder Stabilisierung**
– **von Aufbaumaterial** (= Augmentat)
– **durch Osteosynthesematerial**
– zusätzlich zur **GOZ-Nr. 9100**
– je Kieferhälfte oder Frontzahnbereich
berechnet.

Unter einer **Osteosynthese** versteht man die **stabile Verbindung von Knochenfragmenten** miteinander, zum Beispiel mit:
– Schrauben,
– Platten oder
– Titannetzen.
Die **GOZ-Nr. 9150** wird **zusätzlich zur GOZ-Nr. 9100** z. B. für die Befestigung eines Knochenblocks im Implantationsbereich mit Schrauben oder Platten berechnet.
Für die **Entnahme des Knochens** außerhalb des Aufbaugebietes wird ergänzend die **GOZ-Nr. 9140** angesetzt.

GOZ-Nr. 9100	Aufbau des Alveolarfortsatzes
GOZ-Nr. 9140	Entnahme von Knochenblöcken, die eigenständig fixiert werden müssen (doppelte Gebühr)
GOZ-Nr. 9150	Fixation der Knochenblöcke durch Osteosynthese.

Materialentfernung (unter der Schleimhaut, aus dem Knochen)

GOZ 9160
Punkte 330 **EUR** 18,56

Entfernung unter der Schleimhaut liegender Materialien
(z. B. Barrieren – einschließlich Fixierung –, Osteosynthesematerial),
je Kieferhälfte oder Frontzahnbereich
(ergänzend Zuschlag-Nr. 0500 mit 400 Punkten)

Die **GOZ-Nr. 9160** wird für die
– **Entfernung unter der Schleimhaut liegender Materialien**
– je Kieferhälfte oder Frontzahnbereich
berechnet.

Die **GOZ-Nr. 9160** umfasst die Entfernung von Materialien, die im Rahmen der Implantologie zum Aufbau des Alveolarfortsatzes oder des Implantatlagers unter der Schleimhaut eingesetzt worden sind.
In typischer Weise wird die **GOZ-Nr. 9160** z. B. für die **Entfernung einer Membran einschließlich ihrer Fixierung** berechnet.

Für die **Anwendung eines Lasers** kann zusätzlich zur GOZ-Nr. 9160 die **GOZ-Nr. 0120** angesetzt werden.

GOZ 9170
Punkte 500 **EUR** 28,12

Entfernung im Knochen liegender Materialien durch Osteotomie
(z. B. Osteosynthesematerial, Knochenschrauben)
oder
Entfernung eines subperiostalen Gerüstimplantates,
je Kieferhälfte oder Frontzahnbereich
(ergänzend Zuschlag-Nr. 0510 mit 750 Punkten)

Abrechnungsbestimmung
Die **Entfernung eines Implantates** ist mit der Gebühr für die Leistungen nach den **GOZ-Nrn. 3000 und 3030** abgegolten.

Die **GOZ-Nr. 9170** wird für die
– **Entfernung im Knochen liegender Materialien durch Osteotomie** oder
– **Entfernung eines subperiostalen Gerüstimplantates**
– je Kieferhälfte oder Frontzahnbereich
berechnet.

Die **GOZ-Nr. 9170** umfasst eine **Osteotomie zur Entfernung von Materialien**, die im Rahmen der Implantologie zum Aufbau des Alveolarfortsatzes oder des Implantatlagers in den Knochen eingesetzt worden sind.
In typischer Weise wird die **GOZ-Nr. 9170** z. B. für die **Entfernung von Knochenschrauben und Osteosyntheseplatten durch Osteotomie** berechnet.

Die **GOZ-Nr. 9170** kann auch für die **Entfernung eines subperiostalen Gerüstimplantates** berechnet werden.
Subperiostale Gerüstimplantate wurden zum Teil früher verwendet. Dabei wurden **individuelle Metallgerüste** nach entsprechender Abformung des Kiefers angefertigt und dann **unter der Knochenhaut (= subperiostal)** eingesetzt.
Dieses Verfahren wird heute nicht mehr angewendet, da es hierbei zu ausgedehnten Entzündungen mit starkem Knochenschwund kommen kann.

Für die **Anwendung eines Operationsmikroskops** kann zusätzlich zur GOZ-Nr. 9170 die **GOZ-Nr. 0110** angesetzt werden.

Die **GOZ-Nr. 9170** kann **nicht für die Entfernung eines enossalen Implantates** berechnet werden. Hierfür werden die **GOZ-Nrn. 3000 bzw. 3030** angesetzt (siehe Seiten 215, 216).

Implantate bei gesetzlich versicherten Patienten

Zahnärztliche Implantate bei gesetzlich versicherten Patienten

Implantologische Leistungen sind **Privatleistungen**. Sie werden entsprechend nach der **Gebührenordnung für Zahnärzte** berechnet. Dabei sind die **GOZ-Nrn. 9000-9170** von Abschnitt K der GOZ anzuwenden.

Die **Behandlung von gesetzlich versicherten Patienten** hat sich
– nach den geltenden Gesetzen und Vorschriften
– den Verträgen mit den gesetzlichen Krankenkassen
– den Richtlinien des Bundesausschusses der Zahnärzte und Krankenkassen
– und der laufenden Rechtsprechung
zu richten.

Implantologische Leistungen im Rahmen der vertragszahnärztlichen Versorgung von gesetzlich versicherten Patienten werden durch **§ 28 Abs.2 des Fünften Sozialgesetzbuches (SGB V)** geregelt.

§ 28 Abs.2 SGB V

[...] Ebenso gehören funktionsanalytische und funktionstherapeutische Maßnahmen nicht zur zahnärztlichen Behandlung; sie dürfen von den Krankenkassen auch nicht bezuschusst werden. Das Gleiche gilt für **implantologische Leistungen**, es sei denn, es liegen **seltene** vom Gemeinsamen Bundesausschuss in Richtlinien nach § 92 Abs.1 festzulegende **Ausnahmeindikationen für besonders schwere Fälle** vor, in denen die Krankenkasse diese **Leistung einschließlich der Suprakonstruktion** als Sachleistung im Rahmen einer medizinischen Gesamtbehandlung erbringt.
[...]

Danach werden **in seltenen Ausnahmeindikationen für besonders schwere Fälle**
– sowohl die **implantologischen Leistungen (GOZ-Nrn. 9000 ff.)**
– als auch die **Suprakonstruktion** (der implantatgetragene Zahnersatz)
von der Krankenkasse als Sachleistung erbracht.

Die **Richtlinien des Bundesausschusses der Zahnärzte und Krankenkassen** legen die seltenen Ausnahmeindikationen für besonders schwere Fälle, in denen ein Anspruch auf die implantologischen Leistungen einschließlich der zugehörigen Suprakonstruktion gemäß § 28 Abs.2 SGB V besteht, in Teil B Abschnitt VII fest.

Liegt eine entsprechende Ausnahmeindikation vor, so besteht ein Anspruch des Versicherten auf Implantate zur Abstützung von Zahnersatz jedoch nur dann, wenn
– die implantologischen Leistungen **im Rahmen einer medizinischen Gesamtbehandlung** erbracht werden
– und eine **konventionelle prothetische Versorgung** ohne Implantate **nicht möglich** ist.

Richtlinien des Gemeinsamen Bundesausschusses für eine ausreichende, zweckmäßige und wirtschaftliche vertragszahnärztliche Versorgung
Ausnahmeindikationen für Implantate und Suprakonstruktionen gemäß § 28 Abs. 2 SGB V

Abschnitt B VII

Ausnahmeindikationen für implantologische Leistungen

1. Der Bundesausschuss der Zahnärzte und Krankenkassen legt in Richtlinien gem. § 92 Abs. 1 SGB V die **seltenen Ausnahmeindikationen für besonders schwere Fälle** fest, in denen
   – der Anspruch auf implantologische Leistungen
   – einschließlich der Epithesen und/oder der Suprakonstruktionen (implantatgetragener Zahnersatz)
   – im **Rahmen einer medizinischen Gesamtbehandlung** gemäß § 28 Abs. 2 Satz 9 SGB V
   – als **Sachleistung** besteht.

   Der Bundesausschuss der Zahnärzte und Krankenkassen folgt dabei den Intentionen des Gesetzgebers, dass Versicherte nur in zwingend notwendigen Ausnahmefällen diese Leistungen erhalten.

2. **Ausnahmeindikationen** für Implantate und Suprakonstruktionen im Sinne von § 28 Abs. 2 Satz 9 SGB V liegen in den in Satz 4 aufgeführten besonders schweren Fällen vor. Bei Vorliegen dieser Ausnahmeindikationen besteht Anspruch auf Implantate zur Abstützung von Zahnersatz als Sachleistung nur dann, **wenn eine konventionelle prothetische Versorgung ohne Implantate nicht möglich** ist.

   In den Fällen von Satz 4 Buchstaben a) bis c) gilt dies nur dann, wenn das rekonstruierte Prothe-

Implantate bei gesetzlich versicherten Patienten

senlager durch einen schleimhautgelagerten Zahnersatz nicht belastbar ist.

Besonders schwere Fälle liegen vor

a) bei **größeren Kiefer- oder Gesichtsdefekten**, die ihre Ursache
   - in Tumoroperationen,
   - in Entzündungen des Kiefers,
   - in Operationen infolge von großen Zysten (z. B. große follikuläre Zysten oder Keratozysten),
   - in Operationen infolge von Osteopathien, sofern keine Kontraindikation für eine Implantatversorgung vorliegt,
   - in angeborenen Fehlbildungen des Kiefers (Lippen-, Kiefer-, Gaumenspalten, ektodermale Dysplasien) oder
   - in Unfällen
   haben,

b) bei dauerhaft bestehender **extremer Xerostomie**, insbesondere im Rahmen einer Tumorbehandlung,

c) bei **generalisierter genetischer Nichtanlage von Zähnen**,

d) bei **nicht willentlich beeinflussbaren muskulären Fehlfunktionen** im Mund- und Gesichtsbereich (z. B. Spastiken).

3. Bei **extraoralen Defekten im Gesichtsbereich** nach Tumoroperationen oder Unfällen oder infolge genetisch bedingter Nichtanlagen ist die operative Deckung der Defekte das primäre Ziel. Ist eine rein operative Rehabilitation nicht möglich und scheidet die Fixierung von Epithesen zum Defektverschluss durch andere Fixierungsmöglichkeiten aus, so ist eine **Verankerung von Epithesen durch Implantate** angezeigt.

4. Die **Krankenkasse muss** die in diesen Richtlinien genannten Behandlungsfälle mit dem Ziel **begutachten lassen**, ob die Ausnahmeindikationen vorliegen. Zahnarzt und Krankenkasse können eine Überprüfung des Gutachtens durch einen Obergutachter bei der KZBV beantragen. Gutachter und Obergutachter müssen implantologisch erfahrene Zahnärzte sein, die von der KZBV im Einvernehmen mit den Spitzenverbänden der Krankenkassen benannt werden. Das Vorschlagsrecht für entsprechende Gutachter und Obergutachter liegt sowohl bei der KZBV als auch bei den Spitzenverbänden der Krankenkassen.

Fachbegriffe, die in den Richtlinien enthalten sind

Epithese	– Defektprothese zum Ersatz von Teilen des Gesichts
Suprakonstruktion	– prothetische Arbeit auf Implantaten
Osteopathie	– Knochenerkrankung
Xerostomie	– Mundtrockenheit
genetische Nichtanlage	– erblich bedingte Nichtanlage

Die Krankenkassen **müssen** die in den Richtlinien genannten Behandlungsfälle **begutachten lassen**, um zu prüfen, ob eine Ausnahmeindikation auch tatsächlich vorliegt.

Ein **gesetzlich versicherter Patient** hat nur dann einen **Leistungsanspruch auf Implantate** zur Abstützung von Zahnersatz gemäß § 28 Abs.2 SGB V, wenn **folgende Bedingungen** erfüllt sind:

- Es liegt eine **seltene Ausnahmeindikation für besonders schwere Fälle** nach Teil B Abschnitt VII der Richtlinien des Bundesausschusses vor.
- Die implantologischen Leistungen werden **im Rahmen einer medizinischen Gesamtbehandlung** erbracht.
- Eine **konventionelle prothetische Versorgung** ohne Implantate ist **nicht möglich**.

Ist eine Bedingung nicht erfüllt, so besteht kein Leistungsanspruch des Versicherten gegenüber der gesetzlichen Krankenversicherung. Die Behandlung kann jedoch als **Privatbehandlung** durchgeführt und dem Patienten entsprechend im Rahmen der GOZ berechnet werden.

Zahnersatz auf Implantaten bei gesetzlich versicherten Patienten

Suprakonstruktionen bei gesetzlich versicherten Patienten

Als **Suprakonstruktion (bzw. Suprastruktur)** bezeichnet man Zahnersatz auf Implantaten.

Grundsätzlich sind die
- **implantologischen Leistungen** (GOZ-Nrn. 9000-9170)
- und die **Suprakonstruktion**, also der implantatgetragene Zahnersatz,

Privatleistungen und entsprechend nach der GOZ in Rechnung zu stellen.

Suprakonstruktionen im Rahmen der vertragszahnärztlichen Versorgung von gesetzlich versicherten Patienten werden geregelt durch:
- das **Sozialgesetzbuch SGB V** und
- die **Richtlinien des Gemeinsamen Bundesausschusses** für die vertragszahnärztliche Versorgung mit **Zahnersatz und Zahnkronen Abschnitt D V**.

Nach den Richtlinien gehören **Suprakonstruktionen** in folgenden **Ausnahmefällen zur Regelversorgung**:
a) bei **zahnbegrenzten Einzelzahnlücken,**
  - wenn **keine Parodontalbehandlung erforderlich** ist und
  - die **Nachbarzähne kariesfrei** und **nicht überkronungsbedürftig bzw. überkront** sind
b) bei **atrophiertem zahnlosen Kiefer**.

Richtlinien des Gemeinsamen Bundesausschusses für eine ausreichende, zweckmäßige und wirtschaftliche vertragszahnärztliche Versorgung mit Zahnersatz und Zahnkronen (Versorgung mit Suprakonstruktionen)

D. Anforderungen an einzelne Behandlungsbereiche

V. Versorgung mit Suprakonstruktionen (implantatgestützter Zahnersatz)

36. **Suprakonstruktionen** gehören in folgenden **Ausnahmefällen zur Regelversorgung**:
 a) bei **zahnbegrenzten Einzelzahnlücken**, wenn keine parodontale Behandlungsbedürftigkeit besteht, die Nachbarzähne kariesfrei und nicht überkronungsbedürftig bzw. überkront sind sowie
 b) bei **atrophiertem zahnlosen Kiefer**.

37. Der Anspruch im Rahmen der Regelversorgung ist
 - bei **zahnbegrenzten Einzelzahnlücken** nach Nummer 36 Buchstabe a auf die Versorgung mit **Einzelzahnkronen** und
 - bei **atrophiertem zahnlosen Kiefer** nach Nummer 36 Buchstabe b auf die Versorgung mit **Totalprothesen**

 als vertragszahnärztliche Leistungen begrenzt.

38. Sämtliche **Leistungen im Zusammenhang mit den Implantaten**, wie
 - die Implantate selbst,
 - die Implantataufbauten
 - die implantatbedingten Verbindungselemente

 gehören nicht zur Regelversorgung bei Suprakonstruktionen.

39. Die Krankenkasse **kann** die vorgelegte Behandlungsplanung einem Gutachter zur Klärung der Frage zuleiten, ob ein unter Nummer 36 genannter **Ausnahmefall** vorliegt.
 Dabei gilt das zwischen der KZBV und den Spitzenverbänden der Krankenkassen vereinbarte Gutachterverfahren für die Versorgung mit Zahnersatz und Zahnkronen entsprechend. Das Nähere hierzu regeln die Partner der Bundesmantelverträge.

Einzelzahnimplantat im Frontzahnbereich

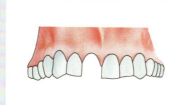

a) Ausgangssituation: Zahn 11 fehlt

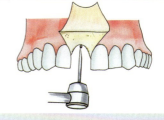

b) Aufklappung und Ankörnung der Implantationsstelle mit einem kleinen Rosenbohrer

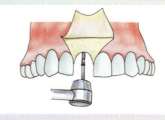

c) Präparation des Implantatlagers mit einem genormten Spiralbohrer. Allgemein verwendet man zu Beginn einen dünnen Spiralbohrer (sog. Pilotbohrer) und erweitert die Kavität anschließend mit dickeren Spiralbohrern.

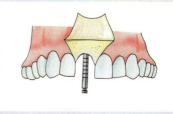

d) Überprüfung der Bohrtiefe mit einer Tiefenmesslehre

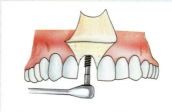

e) Vorschneiden des Schraubengewindes für das Implantat mit einem Gewindeschneider

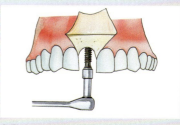

f) Eindrehen des Implantates

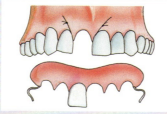

g) Verschluss der Wunde und provisorische Versorgung der Lücke

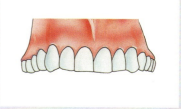

h) Definitive Versorgung der Lücke nach ca. 3-4 Monaten mit einer Krone

Anhang

Gebührenverzeichnis des Einheitlichen Bewertungsmaßstabes – BEMA 268

Gebührenverzeichnis der GOZ und GOÄ (Auszug) 269

Stichwortverzeichnis 272

Bildquellenverzeichnis 274

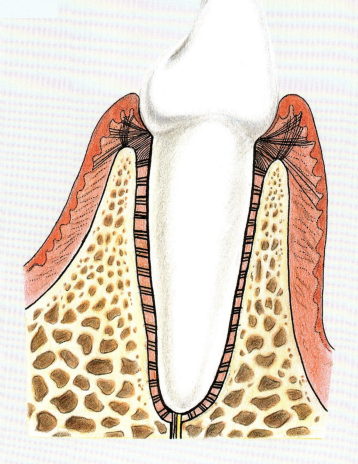

Gebührenverzeichnis der Kassenabrechnung

Verzeichnis der Gebührenpositionen aus dem **BEMA Teil 1 und 2**, die in diesem Buch aufgeführt sind.

Geb.-Nr.	Kurzform	BEMA Leistungsbeschreibung (gekürzt)	Buchseite
1. Kons./Chirurgie			
Ä 1	Ber	Beratung	73
Ä 161	Inz 1	Eröffnung oberflächl. Abszess	181
Ä 925a	Rö 2	Röntgen, bis zu 2 Aufnahmen der Zähne	87
Ä 925b	Rö 5	Röntgen, bis zu 5 Aufnahmen der Zähne	87
Ä 925c	Rö 8	Röntgen, bis zu 8 Aufnahmen der Zähne	87
Ä 925d	Stat	Röntgenstatus, mehr als 8 Aufnahmen	87
01	U	Eingehende Untersuchung	82
01k		Kieferorthopädische Untersuchung	84
02	Ohn	Hilfeleistung bei Ohnmacht	84, 165
03	Zu	Zuschlag, außerhalb der Sprechstunde	85
04		Erhebung des PSI-Code	85
05		Materialgewinnung zur zytolog. Untersuchung	86
8	ViPr	Sensibilitätsprüfung der Zähne	86
10	üZ	Behandlung überempfindlicher Zähne	92
11	pV	Provisorischer Verschluss	92
12	bMF	Besond. Maßnahmen beim Präparieren/Füllen	93
13a	F1	Einflächige Füllung mit plast. Material	94
13b	F2	Zweiflächige Füllung mit plast. Material	94
13c	F3	Dreiflächige Füllung mit plast. Material	94
13d	F4	Mehr als dreiflächige Füllung/Eckenaufbau	94
13e		Einflächige Kompositfüllung, Seitenzahn	94
13f		Zweiflächige Kompositfüllung, Seitenzahn	94
13g		Dreiflächige Kompositfüllung, Seitenzahn	94
13h		Mehr als dreifläch. Kompositfüllung, Seitenzahn	94
14		Konfektionierte Krone bei Kindern	100
16	St	Stiftverankerung einer Füllung	99
23	Ekr	Entfernung Krone, Brückenanker, Stift, Steg	100
25	Cp	Indirekte Überkappung	143
26	P	Direkte Überkappung	144
27	Pulp	Pulpotomie	145
28	VitE	Vitalexstirpation	147
29	Dev	Devitalisation	148
31	Trep 1	Trepanation eines pulpatoten Zahnes	149
32	WK	Wurzelkanalaufbereitung	149
34	Med	Medikamentöse Einlage	150
35	WF	Wurzelkanalfüllung	150
36	Nbl 1	Stillung übermäßiger Blutung	179
37	Nbl 2	Blutstill. d. Abbind., Umstech., Knochenbolzung	179
38	N	Nachbehandlung	180
40	I	Infiltrationsanästhesie	141
41a	L 1	Leitungsanästhesie, intraoral	142
41b	L 2	Leitungsanästhesie, extraoral	142
43	X 1	Entfernung einwurzeliger Zahn	174
44	X 2	Entfernung mehrwurzeliger Zahn	174
45	X 3	Entfernung tief frakturierter Zahn	174
46	XN	Chirurgische Wundrevision	180
47a	Ost 1	Zahnentfernung durch Osteotomie	176
47b	Hem	Hemisektion	177
48	Ost 2	Entfernung ret./verlag. Zahn durch Osteotomie	176
49	Exz 1	Exzision Schleimhaut/Granulationsgewebe	182
50	Exz 2	Exzision Schleimhautwucherung	182
51a	Pla 1	Plast. Verschluss d. Kieferh. selbst./m. Extrakt.	184
51b	Pla 0	Plast. Verschluss d. Kieferh. i.V.m. Osteotomie	184
52	Trep 2	Trepanation des Kieferknochens	186
53	Ost 3	Sequestrotomie bei Osteomyelitis	186
54a	WR 1	Wurzelspitzenresektion Frontzahn	187
54b	WR 2	Wurzelspitzenres. Seitenzahn, erste Wurzelspitze	187
54c	WR 3	Wurzelspitzenres. Seitenzahn, weit. Wurzelspitze	187
55	RI	Reimplantation eines Zahnes	189
56a	Zy 1	Zystektomie	189
56b	Zy 2	Zystostomie	189
56c	Zy 3	Zystektomie i.V.m. Ost./Wurzelspitzenres.	189
56d	Zy 4	Zystostomie i.V.m. Ost./Wurzelspitzenres.	189
57	SMS	Beseit. Schleimh.-band., Muskelans., Schlotterk.	192
58	KnR	Knochenresektion	196
59	Pla 2	Mundboden-/Vestibulumplastik	194
60	Pla 3	Tuberplastik	195
61	Dia	Diastema-Operation	200
62	Alv	Alveolotomie	197
63	Fl	Freilegung eines ret./verl. Zahnes	201
105	Mu	Mundschleimhautbehandlung	89
106	sK	Beseitigen scharfer Zahnkanten	90
107(a)	(PB)Zst	Zahnsteinentfernung	91
151	Bs1	Besuch eines Versicherten	75
152a/b	Bs2a/b	Besuch je weiterem Versicherten	75
153a	Bs3a	Besuch eines Versicherten in einer Einrichtung	75
153b	Bs3b	Besuch je weiterem Versicherten nach 153a	75
154	Bs4	Besuch in stat. Pflege mit Koop.-Vertrag	75
155	Bs5	je weit. Bes. in stat. Pflege mit Koop.-Vertrag	75
161a-f	ZBs1	a-f Zuschläge zu Nrn. 151, 154	76
162a-f	ZBs2	a-f Zuschläge zu Nrn. 152, 155	76
165	ZKi	Zuschlag zu Nrn. 151-155 bei Kind. bis 4. Lebensj.	76
171a	PBA1a	Zuschlag zu Nr. 151 bei pflegebedürf. Pat.	77
171b	PBA1b	Zuschlag zu Nrn. 152a, 152b bei weit. pflegeb. Pat.	77
172a/b	SP1a/b	Zuschläge zu Nrn. 154, 155	77
173a	ZBs3a	Zuschlag zu Nr. 153a	78
173b	ZBs3b	Zuschlag zu Nr. 153b	78
174a/b	PBa/b	Mundgesundheit (Plan/Aufklärung)	79
181,182	Ksl(K)	Konsil. Erörterung Ärzte/Zahnärzte (m. Koop.-V.)	80
601		Materialkosten für Stifte	71, 99
602		Telefon-, Versand-, Portokosten	71
603		Laborkosten Zahnarztlabor	71
604		Laborkosten Fremdlabor	71
605		Pauschalbetrag Abformmaterial	71
2. Verletzungen des Gesichtsschädels, Kiefergelenkserkrankungen			
2		Heil- und Kostenplan	205
7		Vorbereit. Maßnahmen, Abformung, Bissnahme	205
K 1		Einglied. Aufbissb. mit adjust. Oberfläche	206
K 2		Einglied. Aufbissb. ohne adjust. Oberfläche	206
K 3		Umarb. Prothese zum adjust. Aufbissb.	206
K 4		Semipermanente Schienung m. Ätztechnik	206
K 6		Wiederherst./Unterfütterung Aufbissbehelf	206
K 7		Kontrollbehandlung, ggf. einfache Korrekturen	206
K 8		Kontrollbeh. m. Einschleifen (subtrakt. M.)	206
K 9		Kontrollbeh. m. Aufbau (additive M.)	206

Gebührenverzeichnis der Privatabrechnung

GOZ / GOÄ

Auszug aus den **Gebührenverzeichnissen der GOZ und GOÄ** mit den Leistungen, die in diesem Buch aufgeführt sind.

Geb.-Nr.	GOZ Leistungsbeschreibung (gekürzt)	Buchseite
A. Allgemeine zahnärztliche Leistungen		
0010	Eingehende Untersuchung	114
0030	Heil- und Kostenplan	117
0040	Heil- und Kostenplan für KFO oder Funktionsanalyse/-therapie	Bd. II
0050	Abformung eines Kiefers zur Planung	Bd. II
0060	Abformung beider Kiefer zur Planung	Bd. II
0065	Optisch-elektronische Abformung	Bd. II
0070	Vitalitätsprüfung	115
0080	Oberflächenanästhesie, intraoral	151
0090	Infiltrationsanästhesie, intraoral	152
0100	Leitungsanästhesie, intraoral	152
0110	Zuschlag für OP-Mikroskop	118
0120	Zuschlag für Laser	118
B. Prophylaktische Leistungen		
Die **prophylaktischen Leistungen** (GOZ-Nrn. 1000-1040) werden in **Band II Lernfeld 11** erläutert.		
1000	Mundhygienestatus, eingehende Unterweisung	Bd. II
1010	Kontrolle Übungserfolg, weitere Unterweisung	Bd. II
1020	Lokale Fluoridierung	Bd. II
1030	Individuelle Medikamentenschiene	Bd. II
1040	Professionelle Zahnreinigung	Bd. II
C. Konservierende Leistungen		
2000	Fissuren-/Glattflächenversiegelung	Bd. II
2010	Behandlung überempfindlicher Zahnflächen	124
2020	Temporärer speicheldichter Verschluss	125
2030	Besondere Maßnahmen beim Präparieren/Füllen	125
2040	Anlegen von Spanngummi	126
2050	Einflächige Füllung mit plastischem Material	126
2060	Einflächige Füllung mit Adhäsivkomposit	127
2070	Zweiflächige Füllung mit plastischem Material	126
2080	Zweiflächige Füllung mit Adhäsivkomposit	127
2090	Dreiflächige Füllung mit plastischem Material	126
2100	Dreiflächige Füllung mit Adhäsivkomposit	127
2110	Mehr als dreiflächige Füllung mit plastischem Material	126
2120	Mehr als dreiflächige Füllung mit Adhäsivkomposit	127
2130	Kontrolle, Finieren/Polieren einer Restauration	129
2150	Einlagefüllung, einflächig	130
2160	Einlagefüllung, zweiflächig	130
2170	Einlagefüllung, mehr als zweiflächig	130
2180	Plastischer Zahnaufbau für Krone	131
2190	Gegossener Stiftaufbau für Krone	131
2195	Schraubenaufbau/Glasfaserstift für Krone	131
2197	Adhäsive Befestigung	132, 234
2200	Vollkrone, Tangentialpräparation (Zahn/Implantat)	Bd. II
2210	Vollkrone, Hohlkehl- oder Stufenpräparation (Zahn)	Bd. II
2220	Teilkrone, Veneer	Bd. II
2230	Teilleistungen nach 2200-2220, ½ Gebühr	Bd. II
2240	Teilleistungen nach 2200-2220, ¾ Gebühr	Bd. II
2250	Konfektionierte Krone bei Kindern	133
2260	Provisorium, direkt ohne Abformung	133
2270	Provisorium, direkt mit Abformung	133

Geb.-Nr.	GOZ Leistungsbeschreibung (gekürzt)	Buchseite
2290	Entfernen/Abtrennen Inlay, Krone, Brückenglied, Steg	134
2300	Entfernen eines Wurzelstiftes	134
2310	Wiedereinglied. Inlay, Krone, Verblend. heraus. ZE	135
2320	Wiederherstell. Krone, Brücke, Verblend. fest. ZE	Bd. II
2330	Indirekte Überkappung	153
2340	Direkte Überkappung	153
2350	Vitalamputation	153
2360	Vitalexstirpation	154
2380	Amputation der avitalen Milchzahnpulpa	155
2390	Trepanation eines Zahnes	157
2400	Elektrometrische Längenbest. d. Wurzelkanals	158
2410	Wurzelkanalaufbereitung	158
2420	Elektrophysikalisch-chemische Methoden, je Kanal	159
2430	Medikamentöse Einlage, je Zahn	160
2440	Wurzelkanalfüllung	160
D. Chirurgische Leistungen		
3000	Entfernung einwurzeliger Zahn/Implantat	215
3010	Entfernung mehrwurzeliger Zahn	215
3020	Entfernung tief frakturierter/zerstörter Zahn	216
3030	Osteotomie eines Zahnes/Implantates	216
3040	Osteotomie eines ret./verlagerten Zahnes	216
3045	Umfangr. Osteotomie extrem ret./verlag. Zahnes	216
3050	Stillung übermäßiger Blutung	218
3060	Blutstill. d. Abbind., Umstech., Knochenbolzung	218
3070	Exzision Schleimhaut/Granulationsgewebe	220
3080	Exzision einer größeren Schleimhautwucherung	220
3090	Plastischer Verschluss der Kieferhöhle	221
3100	Plastischer Wundverschluss	222
3110	Wurzelspitzenresektion Frontzahn	223
3120	Wurzelspitzenresektion Seitenzahn	223
3130	Hemisektion u. Teilextraktion mehrwurzel. Zahn	224
3140	Reimplantation eines Zahnes	224
3160	Transplantation eines Zahnes	224
3190	Zystektomie i.V.m. Osteotomie/Wurzelspitzenres.	225
3200	Zystektomie, selbstständig	225
3210	Beseitigung störender Schleimhautbänder	228
3230	Knochenresektion am Alveolarfortsatz	233
3240	Vestibulum-/Mundbodenplastik kleineren Umfangs	228
3250	Tuberplastik	228
3260	Freilegen eines ret./verlagerten Zahnes	233
3270	Germektomie	216
3280	Diastema-Operation	233
3290	Kontrolle nach chirurgischem Eingriff	235
3300	Nachbehandlung nach chirurgischem Eingriff	235
3310	Chirurgische Wundrevision	235

Gebührenverzeichnis der Privatabrechnung

Die Punktwerte der GOZ und GOÄ unterscheiden sich: **1 GOZ-Punkt = 5,62421 Cent, 1 GOÄ-Punkt = 5,82873 Cent.**

Geb.-Nr.	GOZ	Leistungsbeschreibung (gekürzt)	Buchseite

E. Leistungen bei Erkrankungen der Mundschleimhaut und des Parodontiums

Die **Parodontalbehandlungen (GOZ-Nrn. 4000-4150)** werden in **Band II Lernfeld 10** erläutert. In diesem Band werden nur die **GOZ-Nrn. 4005-4060, 4080 und 4130** beschrieben.

4000	Erstellen eines PAR-Status	Bd. II
4005	Erhebung eines Gingiva-/PAR-Index	115
4020	Mundschleimhautbehandlung	119
4025	Subgingivale Medikamentenapplikation	120
4030	Beseitigung scharfer Zahnkanten, Prothesenränder	120
4040	Beseitigung grober Vorkontakte/Einschleifen	121
4050	Entfernung harter/weicher Beläge, einwurzel. Zahn, Impl.	122
4055	Entfernung harter/weicher Beläge, mehrwurzel. Zahn	122
4060	Kontrolle/Nachreinigung nach 1040, 4050, 4055	123
4070	Geschlossene PAR-Chirurgie, einwurzel. Zahn, Impl.	Bd. II
4075	Geschlossene PAR-Chirurgie, mehrwurzel. Zahn	Bd. II
4080	Gingivektomie, Gingivoplastik	221
4090	Lappen-Op, offene Kürettage am Frontzahn	Bd. II
4100	Lappen-Op, offene Kürettage am Seitenzahn	Bd. II
4110	Auffüllen parodontaler Knochendefekte je Zahn, Impl.	Bd. II
4120	Verlegen eines gestielten Schleimhautlappens	Bd. II
4130	Schleimhauttransplantation	231
4133	Bindegewebstransplantation	Bd. II
4136	Osteoplastik, Kronenverlängerung je Zahn, Implantat	Bd. II
4138	Membrananwendung bei Knochendefekt	Bd. II
4150	Kontrolle/Nachbehandlung je Zahn, Implantat	Bd. II

F. Prothetische Leistungen

Die **prothetischen Leistungen (GOZ-Nrn. 5000-5340)** werden in **Band II Lernfeld 12** erläutert.

G. Kieferorthopädische Leistungen

Die **kieferorthopädischen Leistungen (GOZ-Nrn. 6000-6260)** werden in **Band II Lernfeld 10** erläutert. In diesem Band werden nur die **GOZ-Nrn. 6100, 6120 und 6190** kurz beschrieben.

6100	Eingliederung eines Klebebrackets	233
6120	Eingliederung eines Bandes	233
6190	Beratung mit Anweisungen bei Dysfunktion	108

H. Eingliederung von Aufbissbehelfen und Schienen

7000	Eingliederung Aufbissbehelf ohne adjust. Oberfläche	240
7010	Eingliederung Aufbissbehelf mit adjust. Oberfläche	240
7020	Umarbeiten einer Prothese zum Aufbissbehelf	240
7030	Wiederherstellung eines Aufbissbehelfs	240
7040	Kontrolle eines Aufbissbehelfs	240
7050	Kontrolle adjust. Aufbissb.: subtraktive Maßnahmen	240
7060	Kontrolle adjust. Aufbissb.: additive Maßnahmen	241
7070	Semipermanente Schiene mit Ätztechnik	225, 237, 241
7080	Langzeitprovisorium, Krone	241
7090	Langzeitprovisorium, Brückenglied	241
7100	Langzeitprovisorium, Wiederherstellung	241

J. Funktionsanalytische und funktionstherapeutische Leistungen

Die **funktionsanalytischen und -therapeutischen Leistungen (GOZ-Nrn. 8000-8100)** werden in **Band II Lernfeld 12** erläutert.

K. Implantologische Leistungen

9000	Implantatbezogene Analyse und Vermessung	246
9003	Orientierungs-/Positionierungsschablone	248
9005	Navigations-/chirurgische Führungsschablone	248
9010	Implantatinsertion	249
9020	Temporäres/orthodontisches Implantat	251
9040	Implantatfreilegung u. Einfügen Aufbauelement	252
9050	Entfernen/Wiedereinsetzen eines Aufbauelements	252
9060	Reparatur eines Aufbauelements	253
9090	Knochengewinnung und -implantation	256
9100	Aufbau des Alveolarfortsatzes (Augmentation)	257
9110	Interner Sinuslift	258
9120	Externer Sinuslift	259
9130	Bone Splitting/vertikale Distraktion	260
9140	Knochenentnahme außerhalb des Aufbaugebietes	261
9150	Osteosynthese des Aufbaus	261
9160	Materialentfernung unter der Schleimhaut	262
9170	Materialentfernung aus dem Knochen	262

L. Zuschläge zu chirurgischen Leistungen

0500	Zuschlag zu Leistungen mit 250 - 499 Punkten	211
0510	Zuschlag zu Leistungen mit 500 - 799 Punkten	211
0520	Zuschlag zu Leistungen mit 800 - 1199 Punkten	212
0530	Zuschlag zu Leistungen mit 1200 u. mehr Punkten	212

Geb.-Nr.	GOÄ		Leistungsbeschreibung (gekürzt)	Buchseite

B. Grundleistungen und allgemeine Leistungen

GOÄ	1	Beratung	103
GOÄ	2	Wiederholungsrezept, Befundübermittlung	104
GOÄ	3	Eingehende Beratung	103
GOÄ	4	Erhebung der Fremdanamnese	104
GOÄ	5	Symptombezogene Untersuchung	105
GOÄ	6	Untersuchung des stomatognathen Systems	105
GOÄ	15	Flankierende Maßnahmen	106
		Zuschläge zu GOÄ-Nrn. 1, 3-8	
A		Zuschlag außerhalb der Sprechstunde	106
B		Zuschlag, 20-22 oder 6-8 Uhr	106
C		Zuschlag, 22-6 Uhr	106
D		Zuschlag, Samstag, Sonn- und Feiertage	107
K1		Zuschlag zu GOÄ 5-8 bei Kind. bis vollend. 4. Lebensj.	107
GOÄ	30	Homöopathische Erstanamnese	107
GOÄ	31	Homöopathische Folgeanamnese	107
GOÄ	34	Erörterung lebensveränd./bedrohend. Erkrankung	108

Gebührenverzeichnis der Privatabrechnung

Geb.-Nr.	GOÄ	Leistungsbeschreibung (gekürzt)	Buchseite
GOÄ	45	Visite im Krankenhaus	109
GOÄ	46	Zweitvisite im Krankenhaus	109
GOÄ	48	Besuch eines Patienten auf einer Pflegestation	109
GOÄ	50	Besuch, einschl. Ber. und sympt. Untersuchung	109
GOÄ	51	Besuch eines weiteren Kranken	109
GOÄ	52	Aufsuchen eines Pat. durch nichtärztl. Personal	110
GOÄ	55	Begleitung eines Patienten, stat. Aufnahme	80, 110
GOÄ	56	Verweilen ohne Leistungserbringung	80, 110, 169
GOÄ	60	Konsil. Erörterung zwischen Ärzten	111
GOÄ	61	Kollegialer Beistand eines Arztes, Assistenz	80, 111
GOÄ	62	Zuziehung eines ärztlichen Assistenten bei Op.	80, 111
		Zuschläge zu GOÄ-Nrn. 45-62	80, 111
E		Zuschlag, dringend, unverzügl. Ausführung	80, 111
F		Zuschlag, 20-22 oder 6-8 Uhr	80, 111
G		Zuschlag, 22-6 Uhr	80, 112
H		Zuschlag, Samstag, Sonn- und Feiertage	80, 112
J		Zuschlag zu Visite, Bereitschaft	80, 112
K2		Zuschlag bei Kind. bis vollend. 4. Lebensj.	80, 112
GOÄ	70	Kurze Bescheinigung, Arbeitsunfähigkeitsb.	81, 113
GOÄ	75	Schriftlicher Krankheits-/Befundbericht	81, 113
GOÄ	76	Schriftlicher Diätplan	113
GOÄ	80	Schriftliches Gutachten	113
GOÄ	85	Aufwändiges schriftliches Gutachten	113
GOÄ	95	Schreibgebühr	113
GOÄ	96	Schreibgebühr, je Kopie	113
GOÄ	250	Blutentnahme aus der Vene	165, 168
GOÄ	251	Blutentnahme aus der Arterie	165, 168
GOÄ	252	Injektion, subkutan, -mukös, intrakutan, -muskulär	165, 168
GOÄ	253	Injektion, intravenös	165, 168
GOÄ	254	Injektion, intraarteriell	165, 168
GOÄ	255	Injektion, intraartikulär oder perineural	165, 168
GOÄ	267	Injektion zu Heilzwecken	152, 168
GOÄ	271	Infusion, intravenös, bis zu 30 Minuten	166, 168
GOÄ	272	Infusion, intravenös, mehr als 30 Minuten	166, 168
GOÄ	300	Punktion eines Gelenkes	166, 169
GOÄ	303	Punktion einer Drüse, eines Schleimbeutels	166, 169
GOÄ	429	Wiederbelebungsversuch	167
GOÄ	440	Zuschlag für Operationsmikroskop	118, 214
GOÄ	441	Zuschlag für Laser	119, 214
GOÄ	442	Zuschlag für amb. Op. mit 250 - 499 Punkten	214
GOÄ	443	Zuschlag für amb. Op. mit 500 - 799 Punkten	214
GOÄ	444	Zuschlag für amb. Op. mit 800 - 1199 Punkten	214
GOÄ	445	Zuschlag für amb. Op. mit 1200 u. mehr Punkten	214
GOÄ	538	Infrarotbehandlung	236
GOÄ	548	Kurzwellen-, Mikrowellenbehandlung	236
GOÄ	552	Iontophorese	236
GOÄ	1465	Punktion der Kieferhöhle	222
GOÄ	1466	Endoskop. Unters. d. Kieferhöhle (Antroskopie)	222
GOÄ	1467	Op. Eröffn. d. Kieferhöhle vom Mundvorhof aus	222
GOÄ	1468	Op. Eröffn. d. Kieferhöhle von der Nase aus	222
GOÄ	1479	Ausspülen d. Kieferhöhle (Keilbein-, Stirnhöhle)	222
GOÄ	1480	Absaugen der Nebenhöhlen	222
GOÄ	1486	Radikaloperation der Kieferhöhle	222
GOÄ	1508	Entfernung eingespießter Fremdkörper	182, 219
GOÄ	1628	Plast. Verschluss einer Kieferhöhlenfistel	222
GOÄ	2000	Erstversorgung kleiner Wunde	237
GOÄ	2001	Versorgung kleiner Wunde einschl. Naht	237
GOÄ	2002	Versorgung kl. Wunde einschl. Umschn. u. Naht	237
GOÄ	2003	Erstversorgung gr./stark verunrein. Wunde	237
GOÄ	2004	Versorgung gr. Wunde einschl. Naht	237
GOÄ	2005	Versorgung gr./ verunrein. Wunde m. Umschn. u. Naht	237
GOÄ	2006	Behandl. nicht primär heil. Wunde	236, 237
GOÄ	2007	Fädenentfernung	236, 237
GOÄ	2008	Wund- oder Fistelspaltung	181, 219, 236
GOÄ	2009	Entfernung oberflächl. Fremdkörper	182, 219
GOÄ	2010	Entfernung tief sitzender Fremdkörper	182, 219
GOÄ	2380	Überpflanzung von Epidermisstücken	193
GOÄ	2381	Einfache Hautlappenplastik	193
GOÄ	2382	Schwierige Hautlappenplastik	193
GOÄ	2386	Schleimhauttransplantation	231
GOÄ	2401	Probeexzision aus oberflächl. Region	182, 220
GOÄ	2402	Probeexzision aus tiefer Region	182, 220
GOÄ	2403	Exzision einer oberflächl. kleinen Geschwulst	183, 220
GOÄ	2404	Exzision einer größeren Geschwulst	183, 220
GOÄ	2428	Eröffnung oberflächl. Abszess	219
GOÄ	2430	Eröffnung tief liegender Abszess	181, 219
GOÄ	2432	Eröffnung einer Phlegmone	181, 219
GOÄ	2442	Impl. alloplast. Mat. zur Weichteilunterfütterung	232
GOÄ	2650	Entfernung extrem verlag./ret. Zahn	178
GOÄ	2651	Entf. tiefl. Fremdkörper/Sequestrotomie durch Ost.	182, 219
GOÄ	2655	Große Zystektomie	227
GOÄ	2656	Große Zystektomie i. V. m. Ost./Wurzelspitzenres.	227
GOÄ	2657	Große Zystostomie	227
GOÄ	2658	Große Zystostomie i. V. m. Ost./Wurzelspitzenres.	227
GOÄ	2670	Op. Schlotterkammentfernung	231
GOÄ	2671	Op. Schlotterkammentf. i. V. m. GOÄ 2675, 2676	231
GOÄ	2675	Part. Vest.-/Mundbodenplastik, gr. Tuberplastik	228
GOÄ	2676	Totale Mundboden-/Vestibulumplastik	229
GOÄ	2677	Submuköse Vestibulumplastik	229
GOÄ	2680	Einrenkung Unterkiefer	238
GOÄ	2681	Einrenkung Unterkiefer bei alter Luxation	238
GOÄ	2685	Reposition eines Zahnes	225, 237
GOÄ	2686	Reposition zahntrag. Alveolarfortsatz	225, 239
GOÄ	2687	Allmähl. Repos. Ober-/Unterkiefer/Alv.-Fortsatz	239
GOÄ	2688	Osteosynthese nicht disloz. Kieferfraktur	239
GOÄ	2690	Op. Repos. u. Osteosynthese Unterkieferfraktur	239
GOÄ	2694	Op. Entfernung von Osteosynthesematerial	239
GOÄ	2695	Intra-extraorale Schienung einer Kieferfraktur	239
GOÄ	2697	Anlegen Drahtligatur, Drahthäkchen	234, 239
GOÄ	2698	Schiene am unverletzten Kiefer	239
GOÄ	2699	Schiene am verletzten Kiefer	239
GOÄ	2700	Stütz-, Halte- oder Hilfsvorrichtung, Verbandplatte	239
GOÄ	2702	Wiederanbringung/Entfernung von Schienen	239
GOÄ	5000	Röntgenaufnahme der Zähne (Zahnfilm)	116

Stichwortverzeichnis

A

Abformpfosten 252
Abformung 205
Abformungsmaterial 102
Abrechnung, elektronisch 72
Abrechnung, papierlos 72
Abrechnungsformulare 16, 30
Abstrich zur Krebsvorsorge 86
Abszess 181, 219
Abutment 246, 253
abweichende Gebührenvereinbarung 33, 34, 39, 48, 52
adhäsive Befestigung 128, 132
Adhäsivtechnik 94, 98, 127, 128
adjustierte Kaufläche 203, 206 – 208, 240 – 242
AEV 13
Allgemeinanästhesie 140, 152
Alveolotomie 197, 198, 199
Amalgamallergie 94, 96, 98
Amalgamfüllungen 94
Amalgamfüllungen, Kontraindikationen 94
Analogberechnung 40
Analogleistungen 40, 48
Anamnese, homöopathische 107
Anästhesieleistungen 140, 151
Antagonist 90
Aphthe 89
apikal 59
approximal 59
Arbeitslosenversicherung 10
Arbeitsunfähigkeitsbescheinigung 25, 79, 113
Arbeitsunfall 10
Artikulation 60, 90
Arzneiverordnungsblatt 22 – 24
AU 25
Aufbau des Alveolarfortsatzes 257
Aufbau eines zerstörten Zahnes 131
Aufbauelement 253
Aufbauelement auswechseln 252, 253, 254
Aufbauelement reparieren 253, 254
Aufbaufüllungen 95, 96
Aufbewahrungsfristen 17
Aufbissbehelfe 202, 206 – 208, 240 – 242
Aufbissschiene 203
Aufklappung 176
Aufzeichnungen 17
Augmentat 255
Augmentation 255, 257
Auslagen 35, 44, 52
Auslagenersatz 44, 52
Ausnahmeindikationen für Implantate 263 – 265
Ausnahmeindikationen für Suprakonstruktionen 263 – 265
außervertragliche Leistungen 53 – 57, 97

B

Beamte 26
Befundübermittlung 104
Behandlungsfall 18, 50, 73, 102
Behandlungsunterlagen 17
Behandlungsvertrag 26 – 28
Beihilfe 26 – 28
Beihilfestelle 26
Beitragsbemessungsgrenze 10
Belagentfernung 122, 123

Belegzahnärzte 42
BEMA 16, 19, 20
Beratung 73, 74, 102, 103
Beratung, eingehende 103
Berichte 82, 113
Berufsgenossenschaft 10, 12
Berufskrankheit 10
Beseitigen scharfer Kanten 90, 120
Beseitigung grober Vorkontakte 121
besondere Maßnahmen beim Präparieren oder Füllen 93, 125
Besuche 75, 76, 109
Bewertungsmaßstab, einheitlicher 16, 19, 20
BGH 32
BGW 10
Bismarck 11
Bissflügelaufnahmen 87
Blutentnahme 165, 168
Blutstillung 179, 218
Blutung, übermäßige 179, 218
BMV-Z 15, 16
Bone Splitting 255, 260
Bone Spreading 255, 260
Bonusheft 83
Briefe 82, 113
bukkal 59
Bundeseinheitliches Kassenverzeichnis 13, 72
Bundesgerichtshof 32
Bundesmantelvertrag-Zahnärzte 15, 16
Bundespolizei 12
Bundeswehr 12
Bundeszahnärztekammer 29
BZÄK 29

C

Caries profunda 143
Chirurgie 171, 209
chirurgische Wundrevision 180, 235, 236

D

D-Arzt 25
Datenschutz 49
Datenträgeraustausch 72
Dentitio difficilis 183
Devitalisation 148
Diastema 200, 201, 233, 234
Diastema mediale 200, 201, 234
Diastema-Operation 200, 233, 234
Dienstvertrag 26
direkte Überkappung 144, 153
distal 59
Distraktion 255, 260
Distraktor 260
Drahtligatur 239
DTA 72
Durchgangsarzt 25
Dysfunktionen 108

E

Eckenaufbauten 96
eGK 20, 21
eingehende Untersuchung 83, 114
Einlagefüllungen 130
einphasig 251

Einrenkung einer Unterkieferluxation 238
Ekr 100
elektrometrische Längenbestimmung 158
elektronische Abrechnung 72
elektronische Gesundheitskarte 20, 21
elektrophysikalisch-chemische Methoden 159
Elektrotherapie 236
Endodontie 137
enossal 245, 246, 255
enossales Implantat 245, 246
Entfernen einer Krone 100, 134
Entfernen eines Wurzelstiftes 134
Entschädigungen 35, 42, 43
Epithese 246
Erfassungsschein 68 – 71
Ersatz von Auslagen 35, 44, 52
Ersatzkassen 12, 13
Ersatzkassenvertrag 15, 16, 18
Erythroplakie 86
Exfoliativzytologie 86
externer Sinuslift 259
Extraktionen 174, 215
Exzision 182, 220

F

Fädenentfernung 180, 235
FDI-Zahnschema 58, 59
festsitzende Langzeitprovisorien 243
Fibrom 231
Fibromatose 231
Formulare 16, 22, 30, 54
Frakturversorgung 239
Fremdanamnese 104
Fremdkörperentfernung 182, 219
Frenektomie 192, 228
Führungsschablone 247, 248, 254
Füllungen 92, 94 – 98, 124, 126 – 131

G

Gebühren 35 – 38, 46 – 48
Gebührenhöhe 38, 46 – 48
Gebührenordnung für Ärzte 51
Gebührenordnung für Zahnärzte 29 – 32
Gebührenrahmen 37, 38
Gebührenrahmen in der GOÄ 52
Gebührenrahmen, reduzierter 52
Gebührensatz 37, 38, 46, 47
Gebührensätze in der GOÄ 52
Gebührenvereinbarung, abweichende 33, 34, 39, 48, 52
Gebührenverzeichnis der GOZ 30, 50
Germektomie 216, 217, 233
gesetzliche Krankenversicherung 10 – 13
Gewährleistung bei Füllungen 97
Gingivaextensionsplastik 228, 229, 231
Gingivaformer 252
gingival 59
Gingivektomie 221
Gingivoplastik 221
GKV 12
GOÄ 51
GOÄ-Leistungen 40, 41, 51, 52

Goldinlays 130
GOZ 29 – 32
Granulationsgewebe 175, 216
Gutachten 113

H

Hautlappenplastik 193
Heil- und Kostenplan 34, 57, 117
Heilanästhesie 152, 168
Hemisektion 173, 177, 178, 224
homöopathische Anamnese 107
horizontal 59

I

Implantat, orthodontisches 251
Implantat, temporäres 251
Implantate 244
Implantate bei gesetzlich versicherten Patienten 263 – 265
Implantate, zahnärztliche 245
Implantatfreilegung 252, 254
Implantatinsertion 249, 250, 254
Implantation 255
Implantatplanung 246
Implantatschablone 247
Implantologie, zahnärztliche 244, 245
implantologische Leistungen 244
indirekte Überkappung 143, 153
Infiltrationsanästhesie 141, 152
Infrarotbehandlung 236
Infusion 166, 168
Injektionen 165, 168
Inlays 130
Insert 128
Insertion 251, 255
interdental 59
interner Sinuslift 258
intraligamentäre Anästhesie 141, 152
inzisal 59
Inzision 181, 219
Iontophorese 236

K

Kariesentstehung 64
Kariestherapie 63
Karzinom 86
Kassenabrechnung 15, 16, 18
Kassenverzeichnis, bundeseinheitlich 13, 72
Kassenzahnärztliche Bundesvereinigung 14
Kassenzahnärztliche Vereinigung 14, 15
KdöR 12, 15, 28
KFO-Chirurgie 200, 201, 233, 234
Kieferbruch 202
Kieferfrakturen 239
Kiefergelenkserkrankungen 202, 240
Kieferhöhlen-Operation 222
Kieferorthopädie 200, 233, 251
kieferorthopädische Untersuchung 84
Klebebracket 233
Knochenaufbau 255, 257
Knochenentnahme außerhalb des Aufbaugebietes 261
Knochenerhalt 255
Knochengewinnung 256
Knochenglättung 196, 232
Knochenimplantation 256

Stichwortverzeichnis

Knochenkollektor 256
Knochenresektion 196 – 199, 232, 233
Knochenschaber 256
Knochenspaltung 255, 260
Knochenspreizung 255, 260
Kofferdam 93, 126
Kompositfüllungen 94 – 98
Kompositfüllungen in Adhäsivtechnik 127 – 129
Konditionieren 128
konfektionierte Kronen 100, 133
Konkremente 91
konsiliarische Erörterung 80, 111
koronal 59
Körperschaft des öffentlichen Rechts 12, 15, 28
kostenerstattende Stellen 27, 28
Kostenerstattung 14
Kostenträger 13
Kostenvoranschlag 44
Krankenkassen 12, 13
Krankenversichertenkarte 17, 20, 21
Krankenversicherung, gesetzliche 10 – 13
Krankenversicherung, private 12, 26 – 28
Krankheitsfall 73
Kreislaufkollaps 84
Kronenentfernung 100, 134
Kurzwellenbehandlung 236
KVK 17, 20, 21
KZBV 14
KZV 14, 15

L

labial 59
Laborleistungen 52
Lage- und Richtungsbezeichnungen 59
Längenbestimmung eines Wurzelkanals 158
Längenbestimmung, elektrometrische 158
Langzeitprovisorien, festsitzende 243
Laser 118, 119
lateral 59
Leistungen durch Dritte 37
Leitungsanästhesie 142, 152
Leukoplakie 86
Lichen planus 86
lingual 59
Liquidation 28
Lokalanästhesie 140, 151
Lokalapplikation 120

M

Materialentfernung aus dem Knochen 262
Materialentfernung unter der Schleimhaut 262
MAV 184, 221
medikamentöse Einlage 150, 160
medizinisch notwendig 32
Mehrkostenvereinbarung bei Füllungen 56, 97
Mehrschichttechnik 128
mesial 59
Mikrowellenbehandlung 236
Miniplastschiene 203
MKG-Chirurg 20, 51
Mortalamputation 148, 155

mukogingivale Chirurgie 228
Mund-Antrum-Verbindung 184, 221
Mund-Kiefer-Gesichtschirurgie 20, 51, 237 – 240
Mundbodenplastik 194, 195, 228 – 230
Mundhöhle 60
Mundschleimhautbehandlung 89, 119, 120
Mundschleimhauterkrankung 89
Myoarthropathie 203, 206, 207

N

Nachbehandlung 180, 235, 236
Narkose 140, 152, 173
Navigationsschablone 247, 248, 254
Niereninsuffizienz 94, 96, 98
Notfallbehandlung 163

O

Ohnmacht 84, 164
okklusal 59
Okklusion 60, 90
Operationsmikroskop 118
operative Zahnentfernung 175, 176, 216
oral 59
Orientierungsschablone 247, 248, 254
Orthodontie 251
orthodontisches Implantat 251
Osseointegration 252
Osteomyelitis 186
Osteoplastik 255
Osteosynthese 239, 255, 261
Osteotomie 176, 216, 217
Osteotomie, umfangreiche 178, 216, 217

P

palatinal 59
Papierabrechnung 68, 72
papierlose Abrechnung 59, 72
Papillenblutung, übermäßige 93, 125
Parafunktion 207
Parodontaler Screening-Index 85, 115
Pflegeversicherung 10
Phlegmone 181, 219
PKV 12, 26 – 28
plastischer Verschluss der Kieferhöhle 184, 221
plastischer Wundverschluss 222
Politur einer Restauration 129
Polizei 12
Positionierungsschablone 247, 248, 254
Prädilektionsstellen für Karies 64
Prämolarisierung 177, 178, 224
präprothetische Chirurgie 191, 227
Praxiskosten 36
Primärkassen 12, 13
Privatabrechnung 26 – 28
Privatbehandlung auf Wunsch 55, 97
private Krankenversicherung 12, 26 – 28
Privatleistungen bei Kassenpatienten 53 – 57, 97
Privatleistungen bei Zahnersatz 57
Privatpatient 26, 27

Privatrechnung 28, 45 – 49
Privatrezept 23
Probeexzision 182, 183, 220
Prothesendruckstelle 89
Provisorien im direkten Verfahren 133
provisorischer Verschluss 92, 125
PSI-Code 85, 115
Pulpotomie 145, 153
Punktion 166, 169
Punktwert 19, 31, 37, 38, 51
Punktzahl 19, 37, 38

Q

Quartalsabrechnung 68

R

radikulär 59
Rechnung 45 – 49
Reduzierter Gebührenrahmen 52
Reichsversicherungsordnung 11
Reimplantation 189, 224, 238
Reiseentschädigung 42, 43, 81
Rentenversicherung 10
Reposition 238
Restaurationen mit plastischem Material 126 – 129
retinierter Zahn 217
Rezept 22 – 24
Richtlinien für die vertragszahnärztliche Versorgung 65, 138, 172, 203
Richtungsbezeichnungen 59
Röntgendiagnostik 65, 67, 87, 88, 116
Röntgenmessaufnahme 158
Röntgenmessschablone 246, 247
Rundung 39
RVO 11

S

Sachleistung 14
sagittal 59
Schablonen in der Implantologie 247, 248
Schienen 202, 203, 240, 241
Schienung 206, 208, 241, 243
Schienung, semipermanente 203, 206, 241, 243
Schleimhautbänder 228
Schleimhauttransplantation 193, 228, 231
Schlotterkamm 192, 231
Schlotterkammexzision 192, 231
Schneider-Membran 259
Schreibgebühr 113
Schweigepflicht 49
SDA-Restauration 128
Sekundärteil 251, 253
selbstständige Leistung 157, 218
semipermanente Schienung 203, 206, 241, 243
Sensibilitätsprüfung 86, 115
Sequestrotomie 182, 186, 219
SGB 11, 12
Sinus 255, 258, 259
Sinus maxillaris 255, 258, 259
Sinusbodenelevation 255, 258, 259
Sinuslift 255, 258, 259
Sinuslift, externer 259
Sinuslift, interner 258
SMS 192
Solidarprinzip 10

Sozialgesetzbuch 11, 12
Sozialversicherung 9 – 11
Spanngummi 93, 126
Sprechstundenbedarf 23, 24
stationäre Behandlung 42
Steigerungsfaktor 37, 38, 52
Stiftmaterial 99
Stiftverankerung 95, 99
subgingival 59
subgingival einheilendes Implantat 251
submuköse Vestibulumplastik 229, 230
subperiostales Gerüstimplantat 262
supragingival 59
Suprakonstruktion 246, 265
Suprastruktur 246
symptombezogene Untersuchung 105

T

Teilextraktion 173, 177, 178, 224
Teilleistungen 36
Teilretention 177
temporärer speichdichter Verschluss 125
temporäres Implantat 251
Tiefenlehre 247, 249
transdentale Fixation 225
transgingival einheilendes Implantat 251
Transplantation 189, 224, 225
transversal 59
Trepanation 149, 157
Trepanation des Kieferknochens 186
Tuberplastik 195, 196, 228, 229

U

überempfindliche Zahnflächen 92, 124
Überkappung, direkte 144, 153
Überkappung, indirekte 143, 153
übermäßige Blutung 179, 218
umfangreiche Osteotomie 178, 216, 217
Unfallversicherung 10
Untersuchung 83, 84, 105, 114
Untersuchung, eingehende 83, 114
Untersuchung, kieferorthopädische 84
Untersuchung, symptombezogene 105

V

VdAK 13
vdek 13
Verband der Ersatzkassen 13
Verbandplatte 239
Vereinbarung, abweichende 33, 34, 39, 48, 52
Vergütungen 35, 51, 52
Verlangensleistungen 32, 34, 48
Verletzungen des Gesichtsschädels 202, 237
vertikal 59
vertikale Distraktion 255, 260
Vertragszahnärzte 14, 17
vertragszahnärztliche Versorgung 17
Verweilgebühr 77, 110, 166, 169
vestibulär 59

Stichwortverzeichnis

Vestibulumplastik 194, 195, 228 – 230
Vestibulumplastik, submuköse 229, 230
Visiten 109
Vitalamputation 145, 153
Vitalerhaltung der Pulpa 143 – 146, 153, 154
Vitalexstirpation 147, 154
Vitalitätsprüfung 86, 115

W

Wegegeld 35, 42, 43, 80, 81
Weichteilunterfütterung 232
Weichteilverletzungen 237
Werkvertrag 27, 37
Wiederbelebungsversuch 167
Wiedereingliederung einer Krone 135
Wiederholungsrezept 104
Wirtschaftlichkeitsgebot 13
Wundkontrolle 235, 236
Wundrevision, chirurgische 180, 235, 236
Wundversorgung 210, 237
Wurzelkanalaufbereitung 149, 158
Wurzelkanalbehandlung 146 – 150, 154 – 160
Wurzelkanalfüllung 150, 160
Wurzelspitzenresektion 173, 187, 188, 223

Z

Zahnärztekammer 28, 29
Zahnentfernungen 174 – 178, 215 – 217
Zahnkeim 177
Zahnluxation 237, 238
Zahnsteinentfernung 91, 122, 123
zahntechnische Leistungen 44
ZÄK 29
zentral 59
zervikal 59
Zielleistungsprinzip 35, 36, 210
Zuschlag K1 107
Zuschlag K2 82, 112
Zuschläge A – D 106,107
Zuschläge E – J 82, 111, 112
Zuschläge zu ambulanten Operationen 214
Zuschläge zu Besuchen 76 – 78, 80
Zuschläge zu zahnärztlich-chirurgischen Leistungen 211
zweiphasig 251
Zystektomie 189, 190, 225 – 227
Zystenoperationen 189 – 191, 225 – 227
Zystostomie 189, 190, 225 – 227

Bildquellenverzeichnis

Einzelpersonen

PD Dr. Dr. K. Bieniek, Wuppertal: S. 89 rechts, S. 95 oben, 130, 137

Prof. Dr. Dr. H.G. Bull, Düsseldorf: S. 226

Scott Krausen, Dipl.-Biologe, Mönchengladbach: S. 8-12, 18, 21, 22, 26, 28, 58-60, 63, 64, 68, 71-73, 75-77, 80, 83-88, 93, 95, 96, 99, 100, 103, 106, 107, 112, 113, 115, 120, 122, 126, 136, 140-150, 157, 158, 162-164, 167, 170, 171, 175-181, 183-190, 192-198, 200, 201, 217, 218, 224, 226, 228-231, 233, 234, 245, 246, 249, 251, 253

Dr. O. Leykauf, Meerbusch: S. 158

Prof. Dr. Dr. S. Reinert, Tübingen: S. 89 links, 238

Dr. F. Schubert, Krefeld: S. 91, 122, 223

Firmen

Gebr. Brasseler GmbH & Co. KG (Komet), Lemgo: S. 62, 94

ROEKO GmbH & Co. KG, Langenau: S. 93

Leistungsabrechnung Band II

Noch Lust auf Abrechnung?
Wir empfehlen unsere **Leistungsabrechnung Band II**:
- **Innovative Gestaltung** mit exzellenter Übersicht
- **Abrechnungswissen auf neuestem Stand**
- **Kassen- und Privatabrechnung** ausführlich erläutert
- komplette Abrechnung **Rö, PAR, KFO, IP, Prothetik**
- exakt auf die **Zahnmedizinische Assistenz** abgestimmt.

Dieses Werk bietet eine **hervorragende Einführung** in die **Leistungsabrechnung Teil II** und ist ein **verlässliches Nachschlagewerk** für Schule und Beruf.

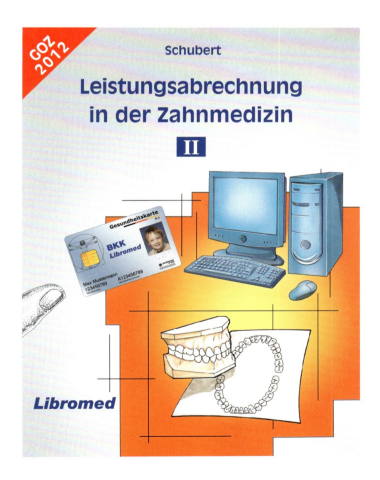

Die Lehrbuchreihe

Dieses Buch ist Teil einer **Unterrichtsreihe**. Dabei bilden die **Zahnmedizinische Assistenz** und die **Leistungsabrechnung Band I und II** die fachliche Grundlage.

Zur Unterrichtsreihe gehören:

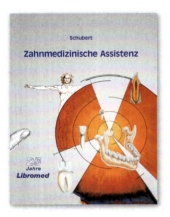

Zahnmedizinische Assistenz
ISBN 978-3-927 865-16-7
432 Seiten, gebunden
komplett 4-farbig

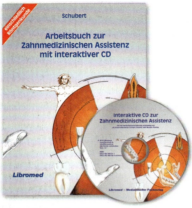

Arbeitsbuch zur Zahnmedizinischen Assistenz mit interaktiver CD
ISBN 978-3-927 865-20-4
176 Seiten, kartoniert
über 500 Arbeitsfolien

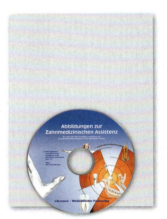

Abbildungen zur Zahnmedizinischen Assistenz
ISBN 978-3-927 865-22-8
über 600 Abbildungen
auf 418 Folien

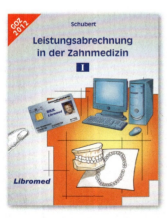

Leistungsabrechnung Band I
ISBN 978-3-927 865-12-9
276 Seiten, kartoniert
komplett 4-farbig
(Kons./Chirurgie)

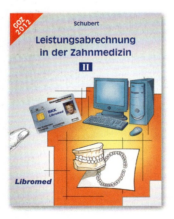

Leistungsabrechnung Band II
ISBN 978-3-927 865-13-6
248 Seiten, kartoniert
komplett 4-farbig
(Rö, PAR, KFO, IP, Prothetik)

Nur mit den **Libromed** Original-Fachbüchern und den **Libromed** Original-CDs können Sie den optimalen **Libromed**-Lernerfolg erzielen!